全国高职高专护理类专业规划教材（第三轮）

内科护理学

第 3 版

（供护理、助产等专业用）

主　编　刘俊香　洪　霞　邓意志
副主编　于晓斌　李　芳　丁淑芳　昌大平　李兰慧
编　者　（以姓氏笔画为序）
　　　　丁淑芳（皖南医学院第一附属医院）
　　　　于晓斌（四川中医药高等专科学校）
　　　　邓意志（长沙卫生职业学院）
　　　　成　芸（济源职业技术学院）
　　　　刘俊香（重庆三峡医药高等专科学校）
　　　　李　芳（江苏医药职业学院）
　　　　李冬秀（福建卫生职业技术学院）
　　　　李兰慧（山东医药技师学院）
　　　　张真容（重庆三峡医药高等专科学校）
　　　　昌大平（广东江门中医药职业学院）
　　　　罗银霞（达州中医药职业学院）
　　　　洪　霞（福建卫生职业技术学院）
　　　　蒋林麟（云南工商学院）
　　　　鲍　宇（山东医学高等专科学校）
　　　　廖林梅（雅安职业技术学院）
编写秘书　张真容

中国健康传媒集团
中国医药科技出版社

内 容 提 要

本教材为"全国高职高专护理类专业规划教材（第三轮）"之一，是根据本套教材的编写指导思想和原则，结合专业培养目标和课程教学目标的内容与任务要求编写而成，具有专业针对性强、与职业岗位工作任务匹配度高等特点。共分十章，包括绪论和呼吸、循环、消化、泌尿、血液、内分泌与代谢、风湿、神经系统疾病及传染病患者的护理。本教材为书网融合教材，即纸质教材有机融合电子教材，教材配套资源（PPT、微课等）、题库系统、数字化在线服务（在线教学、在线作业、在线考试），便教易学。

本教材主要供高等职业院校护理、助产等专业师生教学使用，也可供临床护理人员工作者、成人高等教育学生及自学考试学生使用和参考。

图书在版编目（CIP）数据

内科护理学／刘俊香，洪霞，邓意志主编. -- 3 版.
北京：中国医药科技出版社，2025. 1. --（全国高职高专护理类专业规划教材）. -- ISBN 978-7-5214-5087-3

Ⅰ. R473.5

中国国家版本馆 CIP 数据核字第 2025RB3519 号

美术编辑　陈君杞
版式设计　友全图文

出版　**中国健康传媒集团**｜中国医药科技出版社
地址　北京市海淀区文慧园北路甲 22 号
邮编　100082
电话　发行：010 - 62227427　邮购：010 - 62236938
网址　www. cmstp. com
规格　889mm×1194mm $\frac{1}{16}$
印张　26 $\frac{1}{4}$
字数　820 千字
初版　2015 年 8 月第 1 版
版次　2025 年 1 月第 3 版
印次　2025 年 1 月第 1 次印刷
印刷　河北环京美印刷有限公司
经销　全国各地新华书店
书号　ISBN 978-7-5214-5087-3
定价　**89.00 元**
版权所有　盗版必究
举报电话：010 - 62228771
本社图书如存在印装质量问题请与本社联系调换

获取新书信息、投稿、为图书纠错，请扫码联系我们。

数字化教材编委会

主　编　刘俊香　洪　霞　邓意志
副主编　于晓斌　李　芳　丁淑芳　昌大平　李兰慧
编　者　（以姓氏笔画为序）
　　　　丁淑芳（皖南医学院第一附属医院）
　　　　于晓斌（四川中医药高等专科学校）
　　　　邓意志（长沙卫生职业学院）
　　　　成　芸（济源职业技术学院）
　　　　刘俊香（重庆三峡医药高等专科学校）
　　　　李　芳（江苏医药职业学院）
　　　　李冬秀（福建卫生职业技术学院）
　　　　李兰慧（山东医药技师学院）
　　　　张真容（重庆三峡医药高等专科学校）
　　　　昌大平（广东江门中医药职业学院）
　　　　罗银霞（达州中医药职业学院）
　　　　洪　霞（福建卫生职业技术学院）
　　　　黄海英（上海建桥学院健康管理学院）
　　　　蒋林麟（云南工商学院）
　　　　鲍　宇（山东医学高等专科学校）
　　　　廖林梅（雅安职业技术学院）

出版说明

全国高职高专护理类专业规划教材，第一轮于 2015 年出版，第二轮于 2019年出版，自出版以来受到各院校师生的欢迎和好评。为深入学习贯彻党的二十大精神，落实《国务院关于印发国家职业教育改革实施方案的通知》《关于深化现代职业教育体系建设改革的意见》《关于推动现代职业教育高质量发展的意见》等有关文件精神，适应学科发展和高等职业教育教学改革等新要求，对标国家健康战略、对接医药市场需求、服务健康产业转型升级，进一步提升教材质量、优化教材品种，支撑高质量现代职业教育体系发展的需要，使教材更好地服务于院校教学，中国健康传媒集团中国医药科技出版社在教育部、国家药品监督管理局的领导下，组织和规划了"全国高职高专护理类专业规划教材（第三轮）"的修订和编写工作。本轮教材共包含 24 门，其中 21 门为修订教材，3 门为新增教材。本套教材定位清晰、特色鲜明，主要体现在以下方面。

1. 强化课程思政，辅助三全育人

贯彻党的教育方针，坚决把立德树人贯穿、落实到教材建设全过程的各方面、各环节。教材编写将价值塑造、知识传授和能力培养三者融为一体。深度挖掘提炼专业知识体系中所蕴含的思想价值和精神内涵，科学合理拓展课程的广度、深度和温度，多角度增加课程的知识性、人文性，提升引领性、时代性和开放性，辅助实现"三全育人"（全员育人、全程育人、全方位育人），培养新时代技能型创新人才。

2. 推进产教融合，体现职教精神

围绕"教随产出、产教同行"，引入行业人员参与到教材编写的各环节，为教材内容适应行业发展献言献策。教材内容体现行业最新、成熟的技术和标准，充分体现新技术、新工艺、新规范。

3. 创新教材模式，岗课赛证融通

教材紧密结合当前实际要求，教材内容与技术发展衔接、与生产过程对接、人才培养与现代产业需求融合。教材内容对标岗位职业能力，以学生为中心、成果为导向，持续改进，确立"真懂（知识目标）、真用（能力目标）、真爱（素质目标）"的教学目标，从知识、能力、素养三个方面培养学生的理想信念，提升学生的创新思维和意识；梳理技能竞赛、职业技能等级考证中的理论知识、实操技能、职业素养等内容，将其对应的知识点、技能点、竞赛点与教学内容深度衔接；调整和重构教材内容，推进与技能竞赛考核、职业技能等级证书考核的有机结合。

4. 建新型态教材，适应转型需求

适应职业教育数字化转型趋势和变革要求，依托"医药大学堂"在线学习平台，搭建与教材配套的数字化课程教学资源（数字教材、教学课件、视频及练习题等），丰富多样化、立体化教学资源，并提升教学手段，促进师生互动，满足教学管理需要，为提高教育教学水平和质量提供支撑。

前言 PREFACE

本教材为"全国高职高专护理类专业规划教材（第三轮）"之一，是根据本套教材的编写指导思想和原则，结合专业培养目标和课程教学目标的内容与任务要求，在上一版的基础上编写而成。本教材遵循职业教育规律及高职高专学生认知特点，以整体护理观为指导，体现以人为本、以学生为本，恪守"厚思政、强技能、精理论、重实践、求创新"的总体思想，着力提高护理专业学生的职业能力。在教材编写过程中遵循"三基、五性"编写原则，所有护理内容均以国内外护理最新标准为依据，对接国家护士执业资格考试大纲，以岗位需求为导向，以能力为本位，以发展技能为核心的职业教育办学理念，贴近学生，贴近临床。

为保持内容的时效性和前沿性，本版教材以临床内科护理工作中的常见病、多发病以及护士执业资格考试大纲的内容为重点，根据最新护士执业资格考试大纲、护士岗位工作特点及临床疾病谱的变化，删除了上版教材中常用诊疗技术、肥胖症患者的护理等内容，增加了支原体肺炎、病毒性肺炎、呼吸窘迫综合征、血友病、面神经炎、三叉神经痛及传染病患者的护理，还适度增加了护士执业资格考试大纲以外的内容，以利于护生未来职业的发展与提升。全书共十章，内容包括绪论和呼吸、循环、消化、泌尿、血液病、内分泌与代谢、风湿、神经系统疾病及传染病患者的护理等。本教材编写遵循以人为本的整体护理理念，以护理程序为框架，以发现和正确解决内科护理问题的能力为根本，在修订过程中参照了有关疾病的最新诊疗指南，反映了国内外临床内科护理的新进展、新技术和新护理标准，突出了常见病、多发病的护理，兼顾了知识的系统性、完整性和连贯性。

本教材编写特色有：①章首设有"学习目标"，明确学习重点；每种疾病前设置"情景导入"，激发学习兴趣并引入任务，以任务引导学习；每节后有目标检测题，以提高学生的执考通过率及知识的应用能力；每章末设"重点小结"，以二维码的形式呈现。②增设"知识链接"，融入思政元素，强化课程思政，体现立德树人，提升学习兴趣，开阔学生视野。③采用图、文、表结合编写，加强教材的直观性。④注重人文，将人文知识融于知识链接及目标检测题中，增强学生人文关怀意识。⑤工学结合，教材引入临床护理工作人员参与编写，教材内容更贴近临床。⑥本教材为书网融合教材，教材配套资源（PPT、微课、题库等）丰富。同时，纸质教材中配有与知识点相关的部分内容的二维码，便于学生随时扫描学习。

本教材编写团队由来自全国 13 所学校、医院的护理专业教师和护理专家组成，15 名编者都是"双师型"教师，同时，编写工作得到了各编者所在单位的大力支持，在此一并表示感谢！

各位编者在本教材的编写修订中认真负责，克服了时间短、内容多、要求高的困难，但由于编者知识容量和水平有限，在编写过程中难免存在一些疏漏和不足之处，恳请广大师生和读者批评指正。

编　者
2024 年 9 月

CONTENTS 目录

第一章 绪 论

内科护理学是研究内科疾病患者生理、心理和社会等方面问题的发生发展规律，并运用护理程序发现和处理患者的健康问题，对患者实施整体护理，以达到减轻痛苦、促进康复、增进健康的一门临床护理学科。内科护理学是护理专业的职业核心课程，是其他临床护理课程的基础，同时又和其他临床护理课程存在密切联系，其内容在临床护理各科中均具有重要意义，是临床各科护理学的基础。因此，掌握内科护理学知识是学习其他临床护理课程的关键。

随着医学模式的改变及诊疗技术的发展，现代护理理念的建立和整体护理观的形成，临床护理工作内容在不断地更新和拓展，内科护理的工作范畴已经从医院拓展到社区、到家庭，工作对象已经从患者扩展到所有的人，工作目标已经从减轻病痛、促进康复拓展到增进和维持健康，因此，对内科护士的素质也提出了更高的要求。

一、内科护理学的发展

内科护理学的发展是随着相关医学的发展（如基础医学、临床医学等）、护理学的发展、医学模式的转变而发展的。

1. 基础医学与临床医学的发展，促进了内科护理学的发展 近年来，由于基础医学与临床医学的飞速发展，许多疾病的病因和发病机制的研究已经深入基因、细胞生物学、分子生物学水平，从而为疾病的预防、治疗开辟了新途径。例如，随着分子生物技术的发展，可以采用转基因的方法治疗疾病（如血友病）；随着免疫学的发展，肿瘤的生物学治疗、器官移植后的免疫治疗有了一定程度的进步；基于新科技、新方法的应用，诞生了血管内超声检查及旋切等技术。由于新技术的发展应用、标本的采集及临床意义的解释，对内科护士提出了更高的要求，因此促进了内科护理学的发展。

2. 重症监护和诊断技术的进展，促进了内科护理学的发展 电子技术的发展，使器官功能监测如心、肺、脑电监护进入小型化、随身化、动态化阶段，并能及时报警、实时传输，有效提高了发现问题、解决问题、成功抢救的能力。而无线动态血糖的监测，不仅可以随时动态观察血糖变化情况，更可以通过远程传输至医护人员，及时发现问题，指导治疗。而正电子发射计算机体层显像（PET）、正电子发射计算机断层显像（PET－CT）等检查方法的运用大大提高了对一些疾病，尤其是肿瘤和内分泌疾病的早期诊断率。这些监护设备和技术的应用不仅要求内科护士掌握常规监护技术原理、操作方法以及监测要点，还要求护士熟悉各种监护设备的使用与保养、各种突发问题的应急处理等。因此，重症监护技术的发展，促进了内科护理学的发展。

3. 预防和治疗技术，促进了内科护理学的发展 随着现代科学技术的飞速发展，新的治疗方法和技术不断应用于临床，如血液滤过治疗、器官移植、埋藏式人工起搏器、靶向药物、生物疗法等临床新药的应用，为一些疾病的治疗带来了新希望，大大提高了治疗的效果，改善了患者的生存质量。新的治疗技术和药物的应用，需要护士了解基本原理、操作过程，观察治疗效果和不良反应，掌握其相应的护理措施，因此，预防和治疗技术的进展促进了内科护理学的发展。

4. 健康观念的改变，促进了内科护理学的发展 随着社会的进步和发展、人们生活水平的提高、生活方式的改变以及环境污染的加重等，人类疾病谱发生改变，肿瘤、心血管疾病、糖尿病及其他伴随心理社会因素的疾病呈不断上升趋势。随着物质文化生活水平的提高，人们对卫生保健的需求也不断提高，不仅积极求医治病、促进康复，更重要的是积极寻求健康指导，维持和增进健康，预防疾病。疾病谱、健康观念的变化及以人的健康为中心的整体护理模式的实施，促进了内科护理学的发展。

二、内科护理学的内容与结构

内科护理学是建立在基础医学、人文伦理学之上的综合性学科，涉及范围广、领域宽、内容多、整体性强。内科护理学教材涵盖了呼吸、循环、消化、泌尿、血液、风湿、内分泌与代谢、神经系统疾病及传染病等患者的护理。在选择编写的病种时，注重与其他临床护理教材之间的协调，避免不必要的重复，力求全套教材的整体优化。本教材的编写除绪论部分外，坚持"以人的健康为中心"的整体护理理念为指导思想，每个系统以常见病、多发病为主线，以病因及发病机制、护理评估（含健康史评估、身体评估、心理 - 社会评估、辅助检查评估）、护理诊断/问题、护理措施（含一般护理、病情观察、配合治疗、用药护理、对症护理、心理护理及健康指导）为构架，涵盖了临床护理实践需要、护士执业资格考试所需的疾病范围、知识结构、系统性要求，同时又体现了知识的新颖性与前沿性。

三、内科护理学的特色

内科护理学教材以整体护理的理念为指导，在编写体例上以护理程序为框架，遵循护理程序的临床思维和工作方法，体现了护理的专业特色。

1. 树立整体护理理念 "以人的健康为中心"整体护理理念是指与生物 - 心理 - 社会医学模式相适应的护理观念。为了培养和树立学生的整体护理观，护理专业教材建设始终贯穿这一理念，从教材构架构建、课程内容选择、教学过程实施，都力求体现整体护理思想。如护理评估过程增加了心理 - 社会评估；护理措施增加了心理护理；而健康指导中也强调了整个社会及家庭环境、社会医疗救护体系对疾病康复的重要性。

在知识碎片化的时代，作为教材，除了强调疾病的知识性以外，还必须强调知识的系统性、关联性和整体性。因此，在整体护理理念之下，本教材不仅阐述了各系统疾病患者护理评估的重点内容、各系统常见症状的护理、常见疾病患者的护理，同时，对每种疾病患者护理给出了"学习目标""目标检测"，通过各章"重点小结"强化重点内容，并通过"知识链接"增加趣味性和前沿性。

2. 应用护理程序 护理程序是体现整体护理观的临床思维和工作方法，是护理任务得以执行的保障。在临床实践中，由于疾病病种的多样性、病变演变的多变性、病情发展的不可预测性，因此，要求护理人员在临床实践中必须认真仔细监测病情变化并能及时识别病情变化，认真执行医嘱、实施护理措施，并对护理措施实施的效果进行评价，从而综合评估患者生理 - 心理 - 社会各层次的需求，并主动地进行适当的干预。

应用护理程序去收集患者资料、综合评估资料、做出判断（护理问题/合作性问题）、制订护理计划、实施护理方案并评价护理工作效果，这一过程有利于促使护士不断地提高业务能力，规范有序地开展护理工作；还有利于增强护士的专业意识，调动护士专业自主性，体现护理专业的独特性；也有利于护理人员之间的有效沟通，向患者提供连续的整体的护理，提高护理质量和患者满意度。

本教材贯彻临床护理程序实施过程，从疾病的病因与发病机制，到对患者护理评估、找出护理诊断/问题、确定护理目标、制订护理措施，以及目标结果的评价，养成和强化了护士对护理程序的思维习惯，进而转化为临床护理的工作方法。

四、内科护理中护士的角色

内科护理的对象从青少年、中年到老年人群，年龄跨度大，对健康问题及保健的需求相对复杂。临床护理工作观念从疾病护理转向以人为中心的整体护理，护理对象从患者扩大到所有人，护理范畴从医院扩展到社区。这些变化要求护士既是患者的直接护理者，同时还要承担协调者、教育者、代言者、管理者及研究者等角色。

1. 护理者 护理患者是护士的基本工作职责。作为专业的护理人员，需应用科学的理论和知识指导临床实践。以服务对象为中心，树立整体护理观，从生理－心理－社会层面对患者及家庭进行全面评估，发现并诊断人对健康问题的反应，满足其生理、心理、文化、环境等方面的需求。因此，护理者不仅需要专业的知识、技能，还需要良好的专业素养、人文社科知识，以护理的形式，将爱、关怀、知识传递给服务对象。

2. 协作者　在临床工作中，仅靠护士单独的护理工作不能完成对服务对象全面、高质量的护理，需要与医生、其他护士、营养师、康复治疗师、心理治疗师、社会工作者以及有关机构、社团进行合作、协调、沟通，共同制订和完成护理计划，共同探讨解决问题的对策，才能为服务对象提供全面的、协调的、高质量的护理。

3. 教育者　随着健康观念的转变，人们对卫生服务的需求已经从单纯的疾病治疗扩展到预防疾病、增进健康。同时，慢性疾病不断增多，越来越多的健康教育需要由护士来承担和完成。护士除了对服务对象的健康教育，还要承担对护理专业学生、低年资护士及辅助护理人员的带教与培养工作。

4. 代言者　护士不仅是所在单位的代言者，也是卫生行业的代言者；不仅承担疾病护理的工作者，也是国家卫生政策的宣传者、代言人；更重要的是，护士还是患者的隐私保护者、权益的代理人和维护者。因此，护士应该积极参与我国医疗卫生体制改革，为提高医疗护理质量提出建设性意见和建议。

5. 管理者　护理工作不仅要做好对所服务对象的管理，同时还涉及护理资源、环境、人员以及时间的管理。如何有效分配好时间、利用好资源、协调好同行及上下级关系，需要护理工作者学习和运用好有关管理理论和技巧，营造良好的护理环境，保障优质的护理质量。

6. 研究者　不断进行科学研究是促进护理学科发展的基础。护士在护理实践中会遇到很多需要解决的问题，因此，护士应增强科研意识，注重对临床实践经验的总结和归纳，用科学的方法，对护理实践中的问题进行研究和分析，找到解决问题的方法，优化护理方案，得出真实、客观的结论，丰富护理学知识体系，进一步指导护理实践。

五、内科护理学的学习目的与教学方法

1. 学习目的　内科护理学在护理专业课程体系中有着非常重要的地位，它与临床各科护理密切相关，因此学生首先必须学好内科护理学，为学习其他临床护理专业课奠定基础。努力学好内科护理学的基本理论、知识和技能，把学得的理论、知识和技能综合运用于护理实践之中，逐步培养独立工作的能力。树立整体护理的理念，以护理程序为临床思维和工作方法，在临床实践中发现和解决临床护理问题的能力，是对护理学专业学生的基本要求，也是成为一名合格护士，为在护理实践中进一步深造、发展专科领域护理能力打下扎实的基础。内科护理学及相关领域科技发展迅速，学生在认真研读教材的基础上，还应主动获取和充分利用各种来源的信息资源，及时学习、了解临床诊断、治疗和护理的新的知识、方法和技术。

2. 教学方法　内科护理学具有较强的实用性、操作性，对学生的实践操作能力和理论学习能力都具有较高的要求。在教学中，应根据教学内容，灵活运用小组讨论、护理病例分析、临床情景模拟等教学方法，逐步培养学生的临床思维、分析问题、解决问题及创新的能力。在课堂、见习和顶岗实习中实施"教学做一体化"模式，强调"做中学、学中做"，注重理论与实践相结合，有助于理论知识具体化，更突出以学生为中心，能激发学生学习热情，提高教学质量，有助于学生更好地适应工作岗位，增强与岗位的对接能力。同时在教学中还必须把人文教育、人文关怀、敬畏生命、守护健康等元素融入内科护理的教与学中，体现立德树人。

（刘俊香）

第二章 呼吸系统疾病患者的护理

学习目标

知识目标：通过本章的学习，掌握呼吸系统常见疾病患者的身体状况、护理措施；熟悉呼吸系统常见疾病的治疗要点、重要辅助检查；了解呼吸系统常见疾病的病因及发病机制。

能力目标：具备对呼吸系统常见疾病患者进行整体护理、危重症患者初步抢救、社区群体健康教育的能力；能够正确指导患者进行排痰、呼吸功能锻炼、体位引流。

素质目标：树立严谨求实的科学态度，乐于思考、勇于质疑的精神；具有尊重、关心患者的素质。

呼吸系统疾病是危害我国人民健康的常见疾病。由于环境污染、吸烟、理化因子、病原微生物吸入、人口老龄化等因素的影响，慢性阻塞性肺病、支气管哮喘、肺癌等呼吸系统疾病的发病率和死亡率持续上升，给患者和家庭带来巨大的经济和社会负担。

2023 年中国统计年鉴显示，呼吸系统疾病在我国城市及农村人口的主要疾病死亡率及死因构成中居第三位，仅次于心脑血管疾病、恶性肿瘤。《中国居民营养与慢性病状况报告（2020 年）》显示，我国仍是全球慢性阻塞性肺疾病发病率最高的国家之一，40 岁及以上居民患病率从 2015 年发布的 9.9% 上升至 13.7%，总患者数超过 1 亿，哮喘患者超过 3000 万，是严重危害公众健康的重大公共卫生问题。我国仍是 WHO 公布的全球结核病高负担国家之一，传染性肺结核患病率虽已下降至 59.3/10 万，但耐药结核病仍然是目前乃至今后一段时间需要面对的重点问题。由于病原体的变化和免疫功能受损的宿主增加，肺部感染的发病率和死亡率仍有增无减。严重急性呼吸综合征、甲型 H_1N_1 流感、人感染 H_7N_9 禽流感以及新型冠状病毒感染等突发急性传染病疫情造成的影响和损失，使得呼吸系统疾病的防治和研究工作更加重要和迫切。

第一节 呼吸系统概述、常见疾病症状体征的护理

PPT

一、概述

（一）呼吸系统的结构

呼吸系统主要由呼吸道、肺和胸膜组成。

1. 呼吸道　是气体进出肺的通道，以环状软骨为界分为上、下呼吸道。

（1）上呼吸道　由鼻、咽、喉构成。鼻对吸入气体有加温、湿化和净化作用；咽是呼吸道与消化道的共同通路，吞咽时会厌软骨将喉关闭，对防止食物及口腔分泌物误入呼吸道起重要作用。喉是发音的主要器官，由甲状软骨和环状软骨等构成，环甲膜连接甲状软骨和环状软骨，是喉梗阻时进行环甲膜穿刺的部位。

（2）下呼吸道　由气管和支气管组成。气管在隆凸处（相当于胸骨角处）分为左、右支气管。右支气管粗、短而陡直，因此异物更易进入右主支气管。左、右支气管向下逐渐分支为肺叶支气管、肺段支气管，直至终末细支气管、呼吸性细支气管，临床上将内径小于 2mm 的细支气管称为"小气道"，呼吸性细支气管以下到肺泡囊，为气体交换场所。

2. 肺和胸膜

（1）肺　位于胸腔内纵隔的两侧。肺泡是气体交换的场所。肺泡 I 型上皮细胞参与气 - 血屏障的构成，是气体交换的场所。肺泡 II 型上皮细胞分泌表面活性物质，防止肺泡萎陷。

（2）胸膜　可分为壁层和脏层，脏层胸膜和壁层胸膜构成的密闭潜在腔隙，称为胸膜腔。正常胸膜腔内呈负压，腔内有少量浆液，具有润滑作用。

（二）呼吸系统的生理功能

1. 呼吸功能　呼吸系统通过肺通气和肺换气与外界进行气体交换。肺通气是外环境与肺之间的气体交换。临床常用用力肺活量（FVC）、第一秒用力呼气容积（FEV_1）等指标来评价通气功能；肺换气是肺泡与肺毛细血管血液之间的气体交换，以气体弥散的方式进行。正常的肺换气受气体的分压差、呼吸膜的厚度与面积、肺泡通气量和通气/血流比例等影响。肺的血液供应包括肺循环和支气管循环。

2. 呼吸系统的防御功能　呼吸系统具有防止有害物质入侵的功能。①通过咳嗽、支气管收缩等反射防御机制避免吸入异物；②呼吸道黏膜和黏液－纤毛运输系统，参与空气净化和清除异物；③肺泡巨噬细胞对微生物的吞噬作用；呼吸道免疫球蛋白（IgA、IgM 等）、溶菌酶在抵御呼吸道感染中起到重要作用。当各种原因引起呼吸道防御功能下降，就可引起呼吸道损伤或病变。

3. 呼吸的调节　呼吸运动的调节通过中枢神经控制、神经反射性调节（肺牵张）和化学反射性调节（感受 O_2、CO_2、H^+ 浓度）来完成。

二、常见症状体征的护理

咳嗽与咳痰

咳嗽（cough）是机体的一种反射性防御动作，有利于清除呼吸道分泌物和有害因子。但咳嗽也有不利的方面，如可能导致呼吸道感染扩散、诱发咯血及自发性气胸等。

咳痰（expectoration）是通过咳嗽动作将气管、支气管的分泌物或肺泡内渗出液排出的过程。正常的支气管黏膜腺体和杯状细胞只分泌少量黏液，用以保持呼吸道湿润。当气道炎症时，气道黏膜充血、水肿，黏液分泌增加，毛细血管通透性增加，浆液渗出。渗出物与黏液、吸入的尘埃和某些坏死组织等混合而成痰液，随咳嗽排出。

【护理评估】

（一）健康史评估

评估患者既往健康情况，如是否有慢性阻塞性肺疾病、肺结核等；与气候变化的关系；询问患者目前的祛痰、止咳治疗情况，有无吸烟史、过敏史、职业史（如长期粉尘接触史等）。

（二）身体评估

1. 症状

（1）咳嗽　评估咳嗽发生与持续的时间、性质、规律、音色、伴随症状等，咳嗽与体位、气候变化的关系。干性咳嗽常见于急性咽喉炎、支气管异物等。湿性咳嗽常见于慢性支气管炎、支气管扩张、肺炎等。突发性咳嗽常见于吸入刺激性气体。发作性咳嗽常见于百日咳、咳嗽变异性哮喘等。长期慢性咳嗽多见于慢性支气管炎、慢性阻塞性肺疾病、肺结核等。夜间咳嗽常见于左心衰竭、变异性哮喘。咳嗽时伴声音嘶哑多见于声带炎症或肿瘤压迫喉返神经。鸡鸣样咳嗽，多见于百日咳、喉部疾病或气管受压。呈金属音咳嗽常因肿瘤直接压迫气管所致，见于纵隔肿瘤、肺癌等。

（2）咳痰　评估痰液的颜色、性质、量、气味，能否有效咳痰等。主要评估以下内容。①痰液的性质：痰液可分为黏液性、浆液性、血性和脓性等。咳黏液性痰多见于急性支气管炎、慢性支气管炎、支气管哮喘等。浆液性痰多见于肺水肿等。血性痰多见于肺结核、肺癌和支气管扩张。脓性痰多见于肺炎、支气管扩张、肺脓肿等。②痰量：急性呼吸道感染时痰量较少。痰量多常见于支气管扩张、肺脓肿等，痰量多静置后可出现分层现象，上层为泡沫，中层为浆液或浆液脓性，下层为坏死物质见于支气管扩张。③痰液颜色和气味：咳铁锈色痰常见于肺炎链球菌肺炎；黄绿色或翠绿色痰提示有铜绿假单胞菌感染；黄色痰提示金黄色葡萄球菌感染；痰液黏稠且呈拉丝状提示真菌感染；粉红色泡沫痰常见于急性肺水肿；恶臭痰提示有厌氧菌感染。

（3）伴随症状　伴发热提示可能呼吸道感染；伴胸痛常见于胸膜炎、支气管肺癌、自发性气胸等；伴呼吸困难常见于支气管哮喘、慢性阻塞性肺疾病、重症肺炎等；伴咯血常见于支气管扩张症、肺结核、支气管肺癌等。

2. 体征　重点评估以下内容：①生命体征及意识状态，尤其是体温、呼吸节律和频率等。②营养状态，有无消瘦及营养不良。③体位与活动，有无强迫体位，如端坐呼吸等。④皮肤、黏膜，有无脱水、多汗及发绀。⑤肺部听诊，有无肺泡呼吸音改变、异常呼吸音及干啰音、湿啰音等。

（三）心理 – 社会状况

评估咳嗽、咳痰对患者日常生活、工作，以及饮食及睡眠的影响，评估患者有无焦虑、抑郁等不良情绪反应。

（四）辅助检查

痰液检查有无致病菌；胸部 X 线及 CT 检查确定病变部位；动脉血气分析有无 PaO_2 下降和 $PaCO_2$ 升高；支气管镜、肺功能检查有无异常。

【主要护理诊断/问题】

清理呼吸道无效　与痰液过多、痰液黏稠不易咳出，或患者胸痛导致无效咳嗽有关。

【护理措施】

（一）一般护理

1. 环境与休息　为患者提供安静、舒适环境，保持室内空气清新，注意通风。维持适宜的室内温度（18～20℃）和湿度（50%～60%），以充分发挥呼吸道的自然防御功能。

2. 饮食护理　应给予足够热量的饮食，适当增加蛋白质和维生素的摄入，避免油腻、辛辣刺激性食物。无心、肾功能异常的患者应给予充足的水分，使每天饮水量达到 1500～2000ml，有利于呼吸道黏膜的湿润，使稀释痰液容易排出。

（二）病情观察

密切观察咳嗽、咳痰的情况，能否有效咳出痰液，详细记录痰液的颜色、性质、气味和量等。

（三）对症护理

促进有效排痰包括有效咳嗽、气道湿化、胸部叩击、体位引流和机械吸痰等措施。

1. 指导有效咳嗽　评估患者自主和反射性咳嗽的能力。实施过程中注意：①指导有效咳嗽的方法。患者尽量取舒适和放松的坐位，身体前倾是最佳的咳嗽体位；先示范并指导深而慢的腹式呼吸5～6次，然后深吸气，屏气3～5秒后发出2～3次短促有力的咳嗽，帮助痰液咳出。②经常变化体位有利于痰液咳出。③对于腹部肌肉无力、不能有效咳嗽的患者，在深吸气时医护人员可将手从患者剑突下向上向里用力推，帮助患者引起咳嗽。④对于胸痛不敢咳嗽的患者，如胸部有伤口可用双手或枕头轻压伤口，避免咳嗽时胸廓扩展牵拉伤口引起疼痛。疼痛剧烈时可遵医嘱给予止痛药物，30分钟后再进行有效咳嗽。

2. 气道湿化　包括湿化治疗和雾化治疗两种方法。湿化治疗是通过湿化装置，将水或溶液蒸发成水蒸气或小水泡，以提高吸入气体的湿度，达到湿润气道黏膜、稀释痰液的目的。雾化吸入又称气溶胶吸入疗法，是指使用特制的气溶胶发生装置，使药物和水分形成气溶胶的液体或固体微粒，吸入后沉积于呼吸道和肺内，达到治疗疾病、改善症状的目的。

3. 胸部叩击　叩击所产生的振动和重力作用，使滞留在气道内的分泌物松动，移行到中心气道，通过咳嗽排出体外。叩击禁用于骨折、肺栓塞、严重胸壁疼痛及有明显出血倾向的患者。叩击时取侧卧位或坐位，叩击者手指弯曲并拢，掌侧呈杯状，以手腕的力量，叩击被引流的肺叶。注意事项如下。①评估：叩击前听诊肺部有无呼吸音异常及干啰音、湿啰音，明确痰液的位置。②叩击要点：叩击时避免乳房、心脏及骨突出的部位（如肩胛骨、胸骨）及衣服拉链、纽扣等；叩击力量适中，以患者不感到疼痛为宜；每次叩击时间为 3~5 分钟，应安排在餐后 2 小时至下一餐前 30 分钟完成，以避免引发呕吐。③叩击后护理：协助患者排痰并做好口腔护理，去除痰液的异味；评估患者的感受，观察痰液情况，复查生命体征和肺部呼吸音、啰音的变化。

4. 体位引流　见支气管扩张体位引流的护理。

5. 机械吸痰　适用于痰液黏稠无力咳出、意识不清或建立人工气道的患者。注意事项：①每次吸引时间不超过 15 秒，两次抽吸间隔时间大于 3 分钟；②吸痰动作迅速、轻柔；③吸痰前后适当提高吸入氧气浓度，避免低氧血症的发生；④严格无菌操作，避免呼吸道交叉感染；⑤吸痰过程中注意观察患者生命体征、血氧饱和度等。

（四）用药护理

遵医嘱使用抗生素、止咳及祛痰药物。用药期间注意观察药物疗效及不良反应。痰液多且排痰困难的患者慎用可待因等强镇咳药，以免抑制咳嗽反射，加重痰液的积聚。

肺源性呼吸困难

呼吸困难（dyspnea）指患者主观感觉空气不足、呼吸费力，客观上表现为呼吸用力，并伴有呼吸频率、节律和深度的改变。

肺源性呼吸困难根据临床特点分为 3 种类型。①吸气性呼吸困难：吸气费力及吸气时间延长，重者出现"三凹征"，即胸骨上窝、锁骨上窝和肋间隙在吸气时凹陷，多见于喉头水肿、气管异物、肿瘤或受压等引起的上呼吸道梗阻。②呼气性呼吸困难：呼气费力，呼气时间明显延长，常伴有哮鸣音。常见于慢性阻塞性肺疾病、支气管哮喘等引起的下呼吸道梗阻。③混合性呼吸困难：吸气期和呼气期均感呼吸费力、呼吸频率增快、深度变浅。常见于重症肺炎、重症肺结核、大量胸腔积液、气胸等引起的呼吸面积减少。

【护理评估】

（一）健康史评估

评估患者有无慢性阻塞性肺疾病（COPD）、支气管哮喘病史。有无喉、气管与支气管的炎症、水肿所致狭窄或梗阻。有无肺炎、肺结核、肺淤血、气胸及大量胸腔积液等病史。

（二）身体评估

1. 症状、体征

（1）起病缓急与持续时间　急性呼吸困难多见于食物、异物的误吸，吸入性损伤，支气管哮喘发作等。慢性呼吸困难多见于慢性阻塞性肺疾病、肺结核、支气管扩张症等。

（2）呼吸困难的类型　吸气性、呼气性或混合性呼吸困难。

（3）呼吸困难的严重程度　根据呼吸困难与日常活动的关系将呼吸困难分度（表 2-1）。

表 2-1　呼吸困难程度与日常生活自理能力评价

分度	呼吸困难程度	日常活动能力水平
Ⅰ度	日常活动无不适，中、重体力活动时出现气促	正常，无气促
Ⅱ度	与同龄健康人平地行走无气促，登高或上楼时出现气促	满意，有轻度气促，但日常生活可自理，不需要帮助或中间停顿
Ⅲ度	与同龄健康人以同等速度行走时呼吸困难	尚可，有中度气促，日常生活可自理，但必须停下来喘气，费时、费力
Ⅳ度	以自己的步速平地行走 100m 或数分钟即有呼吸困难	差，有显著呼吸困难，日常生活自理能力下降，需部分帮助
Ⅴ度	洗脸、穿衣，甚至休息时也有呼吸困难	困难，日常生活不能自理，完全需要帮助

（4）伴随症状　是否伴有发热、咳嗽、咳痰、胸痛、意识障碍等。

2. 体征 重点评估：①呼吸的频率、节律、深度；②肺部有无异常呼吸音、干湿性音；③有无表情痛苦、口唇发绀、鼻翼扇动、张口呼吸、三凹征等严重呼吸困难表现；④有无烦躁不安、嗜睡、意识模糊甚至昏迷。

（三）心理－社会状况

严重呼吸困难时患者常有紧张、疲乏、失眠、抑郁、焦虑甚至恐惧心理，长期呼吸困难可致生活和工作能力下降或丧失，可产生悲观、沮丧等心理。

（四）辅助检查

动脉血气分析有助于判断有无缺氧和（或）二氧化碳潴留及程度；肺功能测定可了解肺功能的情况，明确肺功能异常的程度和类型。

【主要护理诊断/问题】

气体交换受损 与呼吸道痉挛、呼吸面积减少、换气功能障碍等有关。

【护理措施】

（一）一般护理

1. 环境与休息 保持病室环境安静与舒适、空气洁净和温度适宜。支气管哮喘患者室内应避免湿度过高及存在过敏原，如尘螨、刺激性气体、花粉等。

2. 体位 采取半卧位或端坐位，以减轻呼吸困难。必要时设置跨床小桌，以便患者伏桌休息。因为半卧位或端坐位有利于膈肌活动，使肺活量比卧位时增加 10%～30%。

（二）病情观察

观察并判断呼吸困难的类型，动态评估患者呼吸频率、节律及呼吸困难的严重程度，必要时监测血氧饱和度。

（三）对症护理

1. 保持呼吸道通畅 协助患者清除呼吸道分泌物及异物，指导正确使用支气管舒张药，必要时建立人工气道。

2. 氧疗及机械通气的护理 以纠正缺氧，缓解呼吸困难。根据呼吸困难类型、严重程度，采取合理的氧疗或机械通气治疗（详见本章"呼吸衰竭"）。

（四）用药护理

遵医嘱使用支气管舒张药、糖皮质激素、抗生素等治疗，观察药物疗效和不良反应。

咯　血

咯血（hemoptysis）指喉及喉以下的呼吸道和肺的出血经口咯出。主要见于呼吸系统疾病。咯血常见病因有肺结核、支气管扩张和支气管肺癌等。我国引起咯血首要原因是肺结核。

【护理评估】

（一）健康史评估

详细评估患者有无肺结核、支气管扩张、肺炎、肺癌等病史。有无二尖瓣狭窄、肺梗死、急性肺水肿等。评估咯血的时间、性质、量、次数及治疗的经过等。

（二）身体评估

1. 症状

（1）咯血量的估计　①小量咯血：每日咯血量在100ml以内；②中等量咯血：每日咯血量100～500ml；③大量咯血：每日咯血量500ml以上，或一次咯血300ml以上。

（2）颜色和性状　咯血多为鲜红色，含有泡沫或痰液，不易凝固，呈碱性。

2. 体征 咯血量多的患者常伴有脉搏细速、呼吸急促、面色苍白、出冷汗、恐惧感。

3. 并发症 有窒息、休克、肺部感染等。窒息是咯血最严重的并发症，应及时识别窒息先兆，积极抢救。发生窒息表现为：咯血突然减少或中止，表情紧张或惊恐、大汗淋漓，两手乱动或手指喉头，继而出现发绀、呼吸窘迫、全身抽搐、昏迷，甚至心搏、呼吸停止而死亡。

（三）心理 – 社会状况

常引起患者及家属紧张和恐慌，一旦大量咯血或发生窒息，患者会产生极度恐惧心理。

（四）辅助检查

血常规、胸部 X 线检查、CT 检查、支气管镜、超声心动图等有助于明确病因。

【主要护理诊断/问题】

1. 有窒息的危险 与咯血不畅引起气道阻塞有关。

2. 恐惧 与突然大咯血或咯血反复发作有关。

【护理措施】

（一）一般护理

1. 休息与体位 大咯血患者需绝对卧床休息，减少搬动，协助患者取患侧卧位或平卧位头偏向一侧。

2. 饮食护理 大咯血者暂时禁食，小量咯血者宜进少量温凉流质饮食，多饮水，多食富含纤维素的饮食，避免刺激性食物，保持大便通畅。

（二）病情观察

观察患者咯血的量、颜色、次数及速度。定时监测血压、脉搏、呼吸、心率、瞳孔及意识变化并做好记录。密切观察窒息的先兆表现，一旦发现立即报告医师并协助抢救。

（三）对症护理

1. 保持呼吸道通畅 及时清除患者口、鼻腔内血液，保持口腔清洁。鼓励患者轻轻咯出气道内积血，不能屏气，以免导致窒息。

2. 窒息的抢救配合

（1）做好急救准备 凡是大咯血及意识不清的患者，应床旁备好急救器械，做好气管插管或气管切开的准备。

（2）保持合适体位 立即置患者头低足高 45°俯卧位，头偏一侧，轻拍背部以利气道内血液排出。

（3）及时清理呼吸道 为抢救窒息最为重要的措施。及时清除口腔、鼻腔内血块，或迅速用吸引器插入气管内抽吸，以清除呼吸道内的积血。

（4）氧疗 血块清除后患者呼吸仍未恢复者，应行人工呼吸，给予高流量吸氧或遵医嘱应用呼吸中枢兴奋剂，密切观察病情变化，警惕窒息再次发生。

（四）用药护理

①垂体后叶素：治疗大咯血的首选药物。遵医嘱控制滴速，观察有无恶心、排便感、面色苍白、心悸、腹痛等不良反应。高血压、冠心病及妊娠者禁用。②镇静剂：烦躁不安者遵医嘱应用镇静剂，如地西泮肌内注射，禁用吗啡、哌替啶，以免抑制呼吸。③镇咳药：剧烈咳嗽者遵医嘱予以小剂量止咳剂；年老体弱、肺功能不全者慎用强镇咳药，以免抑制咳嗽反射，使血块不能咯出而发生窒息。

胸 痛

胸痛（chest pain）是指胸内脏器或胸部组织病变引起的胸部疼痛，患者常主诉闷痛、紧缩感、针刺样痛、压榨感、撕裂样痛等，可放射至颜面部和咽喉部、肩背部或上腹部。胸痛的程度因个体痛阈的差异而不同，与疾病病情轻重不一致。

【护理评估】

（一）健康史评估

评估患者有无胸壁疾病，如肋间神经炎、肋骨骨折等；有无呼吸系统疾病，如胸膜炎、自发性气胸、肺炎等；有无循环系统疾病，如心绞痛、心肌梗死等。

（二）身体评估

1. 症状

（1）发病年龄　青壮年胸痛多因结核性胸膜炎、自发性气胸等，40 岁以上患者出现的胸痛注意心绞痛、心肌梗死等。

（2）胸痛部位　胸壁疾病所致的胸痛常在病变部位，局部有压痛，胸壁皮肤的炎症性病变，局部可有红、肿、热、痛等表现；胸膜炎引起的疼痛多在胸侧部。

（3）胸痛性质　带状疱疹呈刀割样或灼热样剧痛；食管炎多为烧灼样痛；肋间神经痛为阵发性灼痛或刺痛；气胸在发病初期有撕裂样疼痛；胸膜炎常呈隐痛、钝痛和刺痛；夹层动脉瘤常呈突然发生胸背部撕裂样剧痛；肺梗死可突发胸部剧痛或绞痛，伴呼吸困难与发绀。

（4）持续时间　平滑肌痉挛或血管狭窄缺血所致的胸痛多为阵发性；炎症、肿瘤、栓塞或梗死所致的胸痛呈持续性。

（5）影响因素　食管疾病多在进食时胸痛发作或加剧，服用抗酸剂和促动力药物可使疼痛减轻或消失；胸膜炎及心包炎所致的胸痛常因咳嗽或用力呼吸而加剧。

2. 体征　评估胸壁和胸廓外观的改变，有无压痛，叩诊音和呼吸音的改变，有无胸膜摩擦音和心包摩擦音等。

（三）心理－社会状况

剧烈胸痛影响患者正常的生活、工作、睡眠和休息，从而引起焦虑、恐惧等不良情绪。

（四）辅助检查

心电图、X 线胸片、心肌损伤标志物、血气分析等均可协助诊断病因。

【主要护理诊断/问题】

疼痛：胸痛　与胸壁或胸内脏器病变有关。

【护理措施及依据】

（一）一般护理

根据病情采取舒适体位，如胸膜炎可取患侧卧位，以减少局部胸壁与肺的活动。

（二）病情观察

观察胸痛的部位、性质、持续时间、影响胸痛的因素及对胸痛的反应；观察胸部体征变化，发现异常及时报告。

（三）对症护理

1. 胸膜炎、肺结核取患侧卧位，气胸在呼气末用 15 cm 宽胶布固定患侧胸（胶布长度超过前后正中线），以减低呼吸幅度，达到缓解疼痛的目的。

2. 采用局部按摩、针灸、经皮肤电刺激止痛穴位，以及局部冷敷或热敷等疗法，降低疼痛敏感性，延长镇痛药用药的间隔时间，减少对药物的依赖和成瘾。

3. 在咳嗽、深呼吸或活动时，指导患者用手按压疼痛部位制动。

4. 剧烈、持续性胸痛或癌症引起胸痛等，遵医嘱使用镇痛剂和镇静剂，如布桂嗪（强痛定）或哌替啶、地西泮等；或使用注射泵，患者根据自身需要，间歇或连续输注止痛药。

目标检测

选择题

A1／A2 型题

1. 上呼吸道与下呼吸道的分界是
   A. 咽部   B. 鼻腔   C. 甲状软骨   D. 气管隆嵴处   E. 环状软骨

2. 左、右主支气管分叉水平对应的解剖部位是
   A. 颈动脉切迹   B. 胸骨柄   C. 胸骨角   D. 胸骨体   E. 剑突

3. 关于胸膜腔的正常解剖生理的叙述，正确的是
   A. 胸膜腔为潜在的密闭性腔隙   B. 胸膜腔是一个潜在的开放腔隙
   C. 吸气时胸膜腔内正压增大   D. 正常人胸膜腔内也有多量液体起润滑作用
   E. 胸膜腔内压是抑制胸腔内静脉血和淋巴液回流的重要因素

4. 小气道是指气管直径小于
   A. 6mm   B. 4mm   C. 8mm   D. 10mm   E. 2mm

5. 在正常情况下，呼吸中枢发出冲动主要依靠
   A. 二氧化碳   B. 氧气   C. pH   D. 呼吸频率   E. 潮气量

（昌大平）

第二节 急性上呼吸道感染患者的护理

PPT

情境导入

情境：患者，男，30 岁，以"咽痛、咳嗽 3 天，发热 1 天"门诊就诊。护理评估：T 39℃，P 108 次／分，R 30 次／分，BP 110/74mmHg，咽部充血、水肿，颌下淋巴结肿大、压痛，双肺呼吸音清。血常规：白细胞 $15 \times 10^9/L$，中性粒细胞 84%。

任务：1. 该患者是病毒感染还是细菌感染？
        2. 请你对该患者进行生活护理。

急性上呼吸道感染（acute upper respiratory tract infection）简称上感，是鼻、咽部和喉部急性炎症的总称。常见病原体是病毒，少数由细菌引起。通常病情较轻、病程短、可自愈，多数预后良好，但发病率高，不仅影响工作和生活，少数还可引起严重并发症，甚至危及生命。本病全年均可发生，冬春季多发。

【病因及发病机制】

（一）病因

1. 病毒 70%～80% 的上呼吸道感染由病毒引起。主要有鼻病毒、腺病毒、流感病毒、冠状病毒、呼吸道合胞病毒、埃可病毒、柯萨奇病毒等。

2. 细菌 20%～30% 的上呼吸道感染由细菌引起。可直接或继发于病毒感染后，以口腔内定植细菌溶血性链球菌多见，其次是流感嗜血杆菌、肺炎链球菌和葡萄球菌等。

（二）发病机制

接触病原体后是否发病，取决于传播途径和人群易感性。当机体或呼吸道局部防御功能降低时（如受凉、淋雨、过度疲劳等），原已存在于上呼吸道或从外界侵入的病毒或细菌可迅速繁殖引起本

病。老幼体弱、免疫能力低下或有慢性呼吸系统疾病更易发病。

【护理评估】

（一）健康史评估

评估患者有无与急性上呼吸道感染患者密切接触史；有无受凉、淋雨及过度疲劳等诱因。

（二）身体评估

1. 症状、体征　根据病因和临床表现不同，急性上呼吸道感染分为不同类型，严重者可引起并发症。

（1）普通感冒　俗称"伤风"，又称急性鼻炎或上呼吸道卡他。多为鼻病毒所致，以鼻咽部的卡他性炎症为主要表现。起病较急，初期有咳嗽、咽干、咽痒，继而出现打喷嚏、鼻塞及流清涕。2~3天后鼻涕变稠，伴咽痛、流泪及声音嘶哑，咽鼓管炎时可致听力减退。严重者有发热、轻度畏寒和头痛等。体检鼻腔黏膜充血、水肿、有分泌物，咽部轻度充血等。如无并发症，5~7天痊愈。

（2）急性病毒性咽炎和喉炎　多为鼻病毒、腺病毒、流感病毒、副流感病毒所致，以咽喉部炎症为主。急性病毒性咽炎表现为咽部发痒和灼热感，咽痛轻且短暂，咳嗽少见，可伴有发热。体检可见咽部充血、水肿及颌下淋巴结肿大和触痛。急性病毒性喉炎表现为声音嘶哑、讲话困难、咽痛，咳嗽时咽喉疼痛加重，可伴发热。体检可见喉部充血、水肿，局部淋巴结肿大和触痛。

（3）急性疱疹性咽峡炎　多为柯萨奇病毒 A 所致，表现为明显咽痛、发热，病程约为 1 周。体检可见咽部充血，软腭、悬雍垂、咽及扁桃体表面有灰白色疱疹及浅表溃疡，周围伴红晕。多见于儿童，夏季多发。

（4）急性咽结膜炎　多为腺病毒、柯萨奇病毒引起。表现为发热、咽痛、畏光及流泪，病程 4~6 天。体检可见咽及结膜明显充血。多见于儿童，夏季好发，常通过游泳传播。

（5）急性咽 – 扁桃体炎　多由溶血性链球菌引起。起病急，咽痛明显，伴畏寒、发热，体温达39℃以上。体检可见咽部明显充血，扁桃体肿大，表面有脓性分泌物，颌下淋巴结肿大、有压痛。

2. 并发症　可并发急性鼻窦炎、中耳炎、急性气管 – 支气管炎等。少数患者也可继发病毒性心肌炎、肾小球肾炎及风湿热等。

（三）心理 – 社会评估

急性上呼吸道感染患者常因身体不适，出现紧张、焦虑等心理反应。

（四）辅助检查

1. 血常规检查　病毒感染时白细胞计数多正常或降低，淋巴细胞比例升高。细菌感染时白细胞计数及中性粒细胞比例增高，可有核左移现象。

2. 病原学检查　咽拭子培养可判断病原体类型；细菌药物敏感试验可指导临床用药。

【主要护理诊断/问题】

1. 体温过高　与鼻、咽、喉部病毒或细菌感染有关。

2. 急性疼痛：头痛、咽痛　与鼻、咽、喉部感染有关。

【护理措施】

（一）一般护理

1. 休息与活动　室内环境清洁、干净，温度、湿度适宜，空气流通，防止受凉。患者以休息为主，高热患者卧床休息，限制活动。

2. 饮食护理　给予高热量、富含维生素、清淡易消化食物，鼓励患者每天多饮水，避免刺激性食物，戒烟、戒酒。

（二）病情观察

1. 生命体征　每 4 小时测量体温、脉搏和呼吸，体温骤升或骤降时，随时测量并记录。

2. 观察有无并发症　若发热、头痛加重，伴流脓性鼻涕，提示鼻窦炎；如有耳痛、耳鸣、听力下降、外耳道流脓，提示中耳炎；如患者出现心悸、胸闷、心律失常，提示合并病毒性心肌炎；若出现水肿、血尿、高血压等，提示并发肾小球肾炎。

（三）配合治疗

呼吸道病毒感染主要以对症和中医治疗为主，亦可用抗毒药物利巴韦林、奥司他韦等治疗；如有细菌感染，可根据病原菌或药敏试验选用青霉素类、头孢菌素类、大环内酯类、喹诺酮类抗生素；头痛、发热、全身肌肉酸痛者，酌情给予解热镇痛药；鼻塞者可选用1%的麻黄碱滴鼻；频繁喷嚏、流涕者用抗过敏药物，咳嗽较为明显者可给予镇咳药。

（四）用药护理

在用药过程中，注意观察疗效和不良反应。解热镇痛药为减轻消化道不良反应，应在饭后服用；抗过敏药物为减轻头晕、嗜睡等不良反应，宜在睡前服用；青霉素类药物应做过敏试验，以防过敏反应发生。

（五）对症护理

发热者观察热型、发热程度，高热患者进行物理降温，如头部冷敷、大血管部位置冰袋、乙醇或温水拭浴，必要时药物降温。注意观察降温效果，老年患者应注意观察血压、脉搏变化，防止发生虚脱。有咽痛、声音嘶哑等不适时进行雾化吸入。

（六）心理护理

向患者讲解本病预后良好，不必担心；治疗不当可发展为下呼吸道感染或出现并发症，应引起患者重视。出现并发症的患者，护士应耐心沟通，解答患者的疑问，缓解其焦虑情绪。

（七）健康指导

1. 生活指导　保持室内空气新鲜；注意休息，劳逸结合，坚持适当体育活动，增强机体抵抗力。疾病高发季节、患病期间避免或减少到人群密集的公共场所，防止交互感染。

2. 疾病知识指导　指导患者和家属了解疾病的相关知识，避免诱发因素。若症状持续不缓解或出现相关并发症症状，及时就诊。

目标检测

选择题

A1／A2 型题

1. 急性上呼吸道感染最常见的病原体是
    A. 细菌　　　　　　B. 病毒　　　　　　C. 支原体　　　　　D. 衣原体　　　　　E. 幽门螺杆菌
2. 护士在向患者介绍避免上呼吸道感染出现的诱因，不正确的是
    A. 受凉　　　　　　B. 气候突变　　　　C. 饱餐　　　　　　D. 淋雨　　　　　　E. 劳累
3. 关于上呼吸道感染患儿发热的护理措施，不正确的是
    A. 保持室内温度适宜，空气清新　　　　B. 保证营养和水分的摄入
    C. 松解衣被，及时更换汗湿的衣服　　　　D. 体温升至38℃时，给予乙醇擦浴
    E. 注意观察是否有高热惊厥发生
4. 对急性上呼吸道感染患者进行预防措施指导时，护士的下列说法中不当的是
    A. 避免过度劳累　　　　　　　　　　　　B. 避免到人多拥挤的场所
    C. 保持环境整洁，空气清新　　　　　　　D. 坚持规律体育锻炼
    E. 接种疫苗后可产生终身免疫力

5. 患者，女，36 岁。3 天前受凉感冒后发热，护士给予的正确饮食指导是
   A. 低脂肪饮食　　　　　　　　　　B. 清淡饮食并多饮水
   C. 进食辛辣食物，以提高食欲　　　D. 高热量饮食
   E. 高蛋白饮食

（昌大平）

PPT

第三节　急性气管 – 支气管炎患者的护理

情境导入

情境：患者，男，36 岁，以"咳嗽、胸闷 2 天"门诊就诊。护理评估：T 36.5℃，P 98 次/分，BP 110/74mmHg，R 22 次/分，身体评估：咽部充血，双侧扁桃体Ⅰ°肿大，后壁可见数个淋巴滤泡，双肺呼吸音粗，未闻及干湿性啰音。

任务：1. 该患者目前最主要的护理诊断是什么？
　　　2. 应采取哪些护理措施？

急性气管 – 支气管炎（acute tracheobronchitis）是由感染、物理、化学、过敏因素等引起的气管 – 支气管黏膜的急性炎症。多散发，无流行倾向，年老体弱者易感。常发病于寒冷季节或气候突变时，部分病例由急性上呼吸道感染迁延而来。

【病因及发病机制】

1. 感染　本病主要由感染因素所致，一般病毒感染最常见。病毒常有腺病毒、流感病毒、鼻病毒和副流感病毒等。细菌常为流感嗜血杆菌、肺炎链球菌、链球菌等。近年来衣原体和支原体感染明显增加，在病毒感染的基础上继发细菌感染亦较多见。

2. 理化因素　冷空气、粉尘、刺激性气体或烟雾（如二氧化硫、二氧化氮、氨气、氯气等）吸入，可刺激气管 – 支气管黏膜引起急性损伤和炎症反应。

3. 过敏反应　花粉、粉尘、真菌孢子、蛋白质过敏等，均可引起气管 – 支气管急性炎症。

【护理评估】

（一）健康史评估

评估患者有无上呼吸道感染病史，诊疗经过和效果，既往病史。有无受凉、劳累等诱因。

（二）身体评估

1. 症状　起病较急，常先有鼻塞、流涕、咽痛、声音嘶哑等急性上呼吸道感染症状，继之出现咳嗽、咳痰，开始为频繁干咳或少量黏液痰，2 ~ 3 天后痰液由黏液性转为黏液脓性，痰量亦增多，偶有痰中带血。全身症状一般较轻，可有低热或中等程度发热伴乏力等，多 3 ~ 5 天后恢复正常。累及气管时，深呼吸和咳嗽时感胸骨后疼痛；伴支气管痉挛时，可有胸闷和气促。

2. 体征　胸部听诊呼吸音增粗，并可闻及散在的干、湿性啰音，啰音部位不固定，咳嗽后可减少或消失。支气管痉挛时可闻及哮鸣音。

3. 并发症　急性气管 – 支气管炎如迁延不愈可演变成慢性支气管炎。

（三）心理 – 社会评估

患者常因咳嗽、咳痰等身体不适，有紧张、急躁、烦躁等心理反应。

（四）辅助检查

病毒感染时，血常规白细胞计数多正常；细菌感染较重时，白细胞计数和中性粒细胞增高。痰涂片或培养可发现致病菌。胸部 X 线检查多无异常，或仅有肺纹理增粗、紊乱。

【主要护理诊断/问题】

1. 清理呼吸道无效　与支气管炎症、痰液黏稠有关。

2. 体温过高　与气管－支气管感染有关。

【护理措施】

（一）一般护理

1. 环境与休息　保持室内空气新鲜，温、湿度适宜。症状明显者嘱卧床休息，适当限制活动量，避免劳累。

2. 饮食护理　给予清淡、易消化、高热量、高维生素、低脂肪的流质或半流质饮食，鼓励多饮水，避免刺激性食物，忌烟酒。

（二）病情观察

观察患者咳嗽与咳痰的性质、持续时间、咳痰的量，观察、记录发热患者的体温变化，同时观察患者面色、呼吸、脉搏、血压变化。

（三）配合治疗

1. 病因治疗　①病毒感染：选用病毒唑、阿昔洛韦等抗病毒药。②细菌感染：一般选用青霉素类、头孢菌素类、大环内酯类等，或者根据细菌培养和药敏试验结果选择药物，以口服给药为主，必要时静脉滴注。

2. 对症治疗　主要是止咳、祛痰、平喘，以减轻患者不适。剧烈咳嗽无痰者酌情选用喷托维林（咳必清）、氢溴酸右美沙芬等止咳药；咳嗽有痰而不易咳出者可选用盐酸氨溴索、溴己新（必嗽平）等祛痰药，有支气管痉挛者可选用茶碱类、β_2受体激动剂等支气管舒张药。

（四）用药护理

在用药过程中，注意观察药物的疗效和不良反应。青霉素类药物应注意防止过敏反应的发生；氨茶碱宜在饭后口服或者选择肠溶片，以防引起恶心、呕吐、胃部不适；喷托维林有口干、恶心、腹胀、头痛等不良反应。

（五）对症护理

指导患者有效的咳嗽排痰技巧，必要时雾化吸入或蒸汽吸入，以利于痰液排出。高热时物理降温，必要时遵医嘱应用药物降温。出汗后应及时更换内衣和被褥，防止受凉。

（六）心理护理

关心体贴患者，向患者解释疾病相关知识，消除患者的不良心理反应，使之能积极配合治疗。

（七）健康指导

1. 疾病预防指导　积极预防和治疗上呼吸道感染，寒冷季节或气候骤然变化时注意保暖。平时进行适当的体育锻炼和耐寒锻炼，以增强体质。生活要有规律，避免过度劳累、受凉、淋雨等诱发因素。

2. 疾病知识指导　患病期间注意休息，避免劳累；饮食清淡，多饮水，富于营养；遵医嘱用药，不要滥用抗菌药物；症状持续不缓解或出现并发症时，应及时就医。

目标检测

选择题

A1／A2 型题

1. 急性支气管炎的主要症状为

　　A. 发热　　　　　B. 食欲减退　　　　　C. 乏力　　　　　D. 咳嗽　　　　　E. 气促

2. 患儿，男，2 岁。体温 38.4℃，听诊双肺干性和不固定湿啰音。该患儿可能患
　　A. 急性上呼吸道感染　　　　　B. 支气管肺炎
　　C. 急性支气管炎　　　　　　　D. 轻症肺炎
　　E. 重症肺炎

3. 喘息性支气管炎的主要特点不包括
　　A. 多见于有湿疹或其他过敏史的婴幼儿
　　B. 有类似哮喘的临床表现，如吸气性呼吸困难
　　C. 部分病例可复发，大多与感染有关
　　D. 近期预后大多良好
　　E. 少数可发展为支气管哮喘

4. 关于急性支气管炎的治疗原则，错误的是
　　A. 控制感染　　　　　　　　　B. 止咳、化痰、平喘
　　C. 常口服祛痰剂以止咳祛痰　　D. 可行超声雾化吸入
　　E. 使用镇咳剂

5. 患者，男，75 岁。因"发热、反复咳嗽并伴有脓性痰液 3 周"入院，诊断为急性支气管炎。下列药物易加重病情的是
　　A. 可待因　　　B. 必嗽平　　　C. 复方甘草合剂　　D. 复方氯化铵　　E. 沐舒坦

（昌大平）

第四节　肺炎患者的护理

PPT

情境导入

情境：患者，男，24 岁，以"发热、咳嗽 1 周，加重伴右侧胸痛两天"入院。护理评估：T 39.8℃，P 112 次/分，BP 100/70mmHg，R 28 次/分，神志清楚、面色潮红。触诊右下肺呼吸运动减弱，叩诊浊音，可闻及少量湿啰音，深吸气时有胸膜摩擦音。血常规检查：白细胞计数 22×10^9/L，中性粒细胞百分比 85%，胸部 X 线检查：右下肺大片浸润阴影。

任务：1. 应密切观察该患者的哪些情况？
　　　2. 请你为该患者进行健康指导。

一、概述

肺炎（pneumonia）是指终末气道、肺泡和肺间质的炎症，由多种病原微生物、理化因素、免疫损伤和过敏等引起。肺炎是最常见的感染性疾病之一，发病率高，死亡率高，尤其是老年、儿童、长期吸烟、伴有基础疾病或机体免疫力低下者。

【分类】

（一）按病因分类

1. 感染性肺炎　由细菌、病毒、真菌、支原体、衣原体及寄生虫等感染所致，其中细菌感染为最常见病因。

（1）细菌性肺炎　致病菌有肺炎链球菌、金黄色葡萄球菌、肺炎克雷伯杆菌、铜绿假单胞菌等。其中肺炎链球菌最常见。

（2）病毒性肺炎　如冠状病毒、呼吸道合胞病毒、腺病毒、巨细胞病毒等引起的肺炎。

（3）非典型肺炎　如支原体、衣原体、军团菌等引起的肺炎。

（4）真菌性肺炎　致病菌有白色念珠菌、曲霉菌、隐球菌等引起的肺炎。

（5）其他病原体所致肺炎　如立克次体、弓形体、寄生虫等引起的肺炎。

2. 非感染性肺炎　放射性损伤引起的放射性肺炎、胃酸吸入引起的化学性肺炎，吸入刺激性气体、液体等也可引起化学性肺炎。

（二）按解剖部位分类

1. 大叶性（肺泡性）肺炎　致病菌以肺炎球菌感染最为多见。病原体先在肺泡引起炎症，经肺泡间孔（Cohn孔）蔓延至其他肺泡，致使部分或整个肺段、肺叶发生炎症。典型者表现为肺实质的炎症，多数不累及支气管。X线显示肺叶或肺段的实变阴影。

2. 小叶性（支气管）肺炎　由肺炎球菌、病毒引起，比大叶性肺炎更常见。病原体经支气管入侵，继而累及细支气管、终末细支气管及远端小肺泡的炎症。常继发于有基础性疾病或长期卧床的危重患者。X线显示为沿肺纹理分布的不规则斑片状阴影。

3. 间质性肺炎　由细菌、病毒、支原体、衣原体等引起。以肺间质的炎症为主，累及支气管壁、支气管周围组织。由于病变在肺间质，故呼吸道症状常较轻，体征也较少。X线下可见肺下部不规则条索状及网织状阴影。

（三）按患病环境分类

1. 社区获得性肺炎（community acquired pneumonia，CAP）　也称医院外肺炎，是指患者在医院外罹患的感染性肺实质炎症，包括具有明确潜伏期的病原体感染而入院后在平均潜伏期内发病的肺炎。主要是由革兰阳性菌所致，其中以肺炎链球菌最为常见，其次有金黄色葡萄球菌、肺炎支原体等。传播途径为飞沫、空气或血源传播。

2. 医院获得性肺炎（hospital acquired pneumonia，HAP）　亦称医院内肺炎，是指患者入院时不存在，也不处于潜伏期，而在入院48小时后再发生的肺炎，也包括出院后48小时内发生的肺炎。常见致病菌为革兰阴性杆菌，如铜绿假单胞菌、肺炎克雷伯杆菌、大肠埃希菌等。以呼吸机相关肺炎最为常见，治疗和预防较困难。

【发病机制】

1. 机体防御机制降低　呼吸道防御功能包括上呼吸道局部屏障和清除机制、肺泡吞噬细胞的吞噬功能以及机体的正常免疫功能。各种因素使这些功能受损时，肺炎就容易发生。这些因素通常称为肺炎的易患因素，包括有基础性疾病的患者，老年人、婴幼儿，长期使用糖皮质激素、免疫抑制剂或抗肿瘤药物的患者，以及受凉、劳累、酗酒和吸烟等诱发因素。

2. 病原体入侵　与病原体的数量、毒力有关。病原体侵入下呼吸道的途径包括：①吸入口腔及咽喉部的分泌物；②直接吸入周围空气中的细菌；③邻近部位的感染直接蔓延到肺。

二、肺炎链球菌肺炎

肺炎链球菌肺炎（streptococcus pneumonia）是由肺炎链球菌所引起的急性肺炎，居社区获得性肺炎的首位。本病冬季与初春高发，青壮年多见。通常起病急骤，以高热、寒战、咳嗽、咳铁锈色痰和胸痛为典型表现。少数情况下可发生感染性休克，甚至危及生命。

【护理评估】

（一）健康史评估

询问患者有无受凉、淋雨、过度疲劳、醉酒等诱发因素，有无慢性阻塞性肺疾病、糖尿病、肿瘤等慢性疾病史；有无应用免疫抑制剂或长期应用抗生素。

（二）身体评估

1. 症状

（1）全身症状　起病多急骤，寒战、高热，体温在数小时内上升到39~40℃，呈稽留热型，起病 5~10 天后体温可自行骤降或逐渐消退；伴头痛、全身酸痛、食欲减退、乏力，少数患者出现恶心、呕吐、腹胀、腹泻，重症患者烦躁不安、意识模糊、谵妄甚至昏迷。

（2）**呼吸系统症状**　炎症累及胸膜时患侧胸痛，疼痛性质为刺痛，咳嗽或深呼吸时加剧。早期咳少量黏液痰，24~48 小时后呈典型铁锈色痰，为肺泡内大量红细胞崩解、释放含铁血黄素所致。病变范围广泛时有呼吸困难等表现，呼吸次数可达 30~40 次/分。

2. 体征　患者呈急性病容，面色潮红，皮肤灼热、干燥。口角及鼻周有单纯疱疹，严重者发绀、心动过速、心律不齐。早期肺部无明显异常体征，肺实变时触诊语颤增强，叩诊浊音，听诊闻及支气管肺泡呼吸音或管样呼吸音；消散期可闻及湿啰音。

3. 并发症　重症患者可并发感染性休克、心肌炎、胸膜炎、脑膜炎等。

知识链接

《中国成人社区获得性肺炎诊断和治疗指南（2016 年版）》重症肺炎诊断标准

符合 1 项主要标准，或 ≥3 项次要标准者可诊断为重症肺炎。

主要标准：①需要气管插管行机械通气治疗；②脓毒症休克经积极液体复苏后仍需要血管活性药物治疗。次要标准：①呼吸频率 ≥30 次/分；②$PaO_2/FiO_2 \leq 250mmHg$；③多肺叶浸润；④意识障碍和（或）定向障碍；⑤血尿素氮 ≥7.14mmol/L；⑥收缩压 <90mmHg，需要积极的液体复苏。

（三）心理 - 社会状况

肺炎起病急骤，病情严重，高热和全身中毒症状明显，患者及家属常出现焦虑和恐惧。

（四）辅助检查

1. 血常规检查　白细胞计数升高至（10~30）×10^9/L，中性粒细胞增至 80%，有核左移。年老体弱、免疫功能低下者等白细胞计数常不增高，但中性粒细胞的比例增高。

2. 痰液检查　痰涂片做革兰染色及荚膜染色镜检，如革兰染色阳性、发现带荚膜的双球菌，可做初步诊断。痰培养 24~48 小时可确定病原体。

3. 胸部 X 线检查　可见肺叶或肺段密度均匀的阴影，在实变阴影中可见支气管充气征。消散期，炎性浸润逐渐吸收，可有片状区域吸收较快而呈"假空洞"征，一般起病 3~4 周后完全消散。病变累及胸膜并出现积液时，可见肋膈角变钝征象。

4. 血气分析　出现动脉血氧分压下降和（或）二氧化碳分压增高。休克型肺炎出现呼吸性酸中毒合并代谢性酸中毒。

（五）配合治疗

1. 抗感染治疗　首选青霉素 G 治疗，轻者肌内注射，重者静脉注射，给药剂量视病情轻重及有无并发症而定；对青霉素过敏者，可用红霉素、林可霉素或喹诺酮类药物；对青霉素耐药、重症或有合并症者，可选用头孢菌素（头孢噻肟或头孢曲松）、喹诺酮类等。抗感染治疗疗程一般为 5~7 天，或在热退后 3 天停药，或由静脉改口服维持数天。

2. 对症支持治疗　补充足够热量、蛋白质、维生素，每天饮水 1000~2000ml，维持水、电解质平衡；高热者物理或药物（不用阿司匹林或其他解热镇痛药）降温；剧烈胸痛者给少量止痛药（如可待因）；PaO_2 <60mmHg 或有发绀者给氧气吸入；烦躁不安、谵妄者给地西泮，禁用抑制呼吸的镇静剂；感染并发休克的患者抗休克、抗感染治疗。

3. 处理并发症　出现感染性休克、呼吸衰竭、急性左心衰等危及生命的并发症时，要及时发现并尽早治疗。

三、葡萄球菌性肺炎

葡萄球菌肺炎（staphylococcal pneumonia）是由葡萄球菌所引起的肺部急性化脓性感染。多发生于婴幼儿、年老体弱者和免疫能力低下的患者。本病起病多急骤，病情重，有寒战、高热、胸痛，咳大量脓性痰，易早期出现循环衰竭，细菌耐药率高，若治疗不及时或治疗不当，病死率极高。

（一）病因

葡萄球菌为革兰阳性球菌，有金黄色葡萄球菌（金葡菌）和表皮葡萄球菌两类。其中金黄色葡萄球菌的致病力最强，是化脓性感染的主要原因。葡萄球菌的致病物质主要是毒素和酶，具有溶血、坏死和致血管痉挛等作用。

（二）发病机制

金黄色葡萄球菌肺炎侵入途径有两种。一种是经呼吸道吸入感染，常见于儿童患流感或麻疹时，葡萄球菌经呼吸道而引起的肺炎，常为肺叶或肺段化脓性炎症。另一种是血源性感染，由体内金黄色葡萄球菌感染灶如痈、毛囊炎、伤口感染等处的葡萄球菌经血循环而产生肺部感染，在肺内引起多处浸润、化脓和组织破坏，形成单个或多发性肺脓肿。脓肿可以溃破而引起气胸、脓气胸，偶尔伴发化脓性心包炎、脑膜炎等。

【护理评估】

（一）健康史评估

询问患者发病前是否有上呼吸道感染史；有无受凉、淋雨、疲劳、醉酒等诱因；有无慢性阻塞性肺疾病、糖尿病等慢性疾病；有无器官移植、应用免疫抑制剂或长期应用抗生素史。

（二）身体评估

1. 症状　起病急骤，寒战、高热，体温达 $39 \sim 40℃$。咳嗽、咳痰，痰为脓性，量多，典型痰液常带血丝或呈脓血状，伴胸痛。严重者，早期可出现恶心、呕吐、腹泻、腹胀、烦躁不安、谵妄，甚至昏迷等症状。医院内感染者，起病较隐匿，体温逐渐上升，且有脓痰。

2. 体征　早期肺部体征轻，常与严重中毒症状和呼吸道症状不平行。一侧或双侧肺部可闻及散在湿啰音，典型的肺实变体征少见，如病变较大或融合时可有肺实变体征。

（三）心理 - 社会评估

本病起病急骤，病情严重，患者及家属没有思想准备，当寒战、高热时，患者易产生焦虑、紧张、恐惧心理。

（四）辅助检查

1. 血常规　白细胞计数明显升高，中性粒细胞比例增加、核左移并有中毒颗粒。

2. 病原学检查　在应用抗生素前进行痰涂片、培养或血培养、胸腔积液培养找到大量葡萄球菌可明确诊断。

3. 胸部 X 线检查　显示肺段或肺叶实变，可见空洞、小叶样浸润、单个或多发的液气囊腔。X线阴影的易变性为金黄色葡萄球菌肺炎的重要特征。

（五）治疗原则和主要措施

治疗原则是早期清除原发病灶及抗菌治疗。

1. 抗菌治疗　早期、联合、足量、静脉给药，金黄色葡萄球菌对青霉素多耐药，首选耐青霉素酶的半合成青霉素或头孢菌素，如苯唑西林、头孢唑林钠等，联合氨基糖苷类。对青霉素过敏者可选用红霉素、林可霉素等。对苯唑西林耐药的金黄色葡萄球菌感染，选用万古霉素、替考拉宁等。临床选择抗菌药物时可参考细菌培养的药物敏感试验。

2. 对症支持治疗　患者宜卧床休息，饮食富含足够热量及蛋白质，多饮水。有发绀者给予氧气吸入。对气胸、脓胸或脓气胸者应尽早引流治疗。

四、其他肺炎

常见革兰阴性杆菌肺炎

革兰阴性杆菌肺炎（gram negative bacillary pneumonia）常见于肺炎克雷伯杆菌、铜绿假单胞菌等感染，是医院获得性肺炎的常见致病菌，其中肺炎克雷伯杆菌是医院获得性肺炎的主要致病菌，且耐药株不断增加。病情危重，病死率高，成为医院获得性肺炎防治的难点。本病好发于老年人、久病体弱的患者。

【护理评估】

（一）健康史评估

本病好发于长期酗酒、久病体弱的住院患者，尤其是有慢性呼吸系统疾病、糖尿病、恶性肿瘤、长期使用糖皮质激素、免疫功能低下者。长期在重症监护病房（ICU）治疗的患者，应用呼吸治疗装置的患者，如机械通气、雾化治疗等，亦是高发人群，应注意评估。

（二）身体评估

1. 症状 起病急骤，中毒症状较重，有寒战、高热、胸痛、咳嗽、咳痰。肺炎克雷伯杆菌肺炎咳典型的砖红色胶冻样痰；铜绿假单胞菌肺炎咳典型的翠绿色脓痰。流感嗜血杆菌肺炎咳脓痰或痰中带血，严重者可出现周围循环衰竭、肺水肿和呼吸衰竭。

2. 体征 急性病容、发绀，部分患者可有血压下降、休克。肺部可闻及湿啰音。

（三）心理-社会评估

本病起病急骤，病情危重，死亡率高，患者常会出现紧张不安、焦虑、恐惧等不良情绪。

（四）辅助检查

1. 血常规 白细胞计数增高，有中毒颗粒及核左移现象，常合并贫血。约1/4的患者白细胞总数正常或减少，白细胞计数减少常是预后不良的征兆。

2. 病原体检查 痰涂片革兰染色及培养仍是一项重要的初步筛选手段及诊断措施。

3. 胸部X线检查 表现大叶实变、小叶浸润、脓肿形成，可呈蜂窝状。大叶实变多位于右上叶，由于炎性渗出物量多，黏稠且重，故叶间裂呈弧形下坠。

（五）配合治疗

本病治疗关键是早期选择有效抗菌药物，治疗原则为大剂量、长疗程、联合用药、静脉给药。治疗疗程至少2~3周。还需注意营养支持、补充水分及充分引流痰液。

1. 肺炎杆菌肺炎 头孢菌素类和氨基糖苷类是目前治疗肺炎杆菌肺炎的首选药，重症患者常联合用药，但联合用药可能增加肾毒的危险，故应监测肾功能。

2. 铜绿假单胞菌肺炎 有效抗生素β-内酯胺类、氨基糖苷类和喹诺酮类。铜绿假单胞菌肺炎对两类药物联用时产生交叉耐药的菌株较少，临床上可联合用药，如头孢曲松+阿米卡星。

肺炎支原体肺炎

肺炎支原体肺炎（mycoplasmal pneumonia）是由肺炎支原体引起的呼吸道和肺部的急性炎症病变，常同时有咽炎、支气管炎和肺炎。全年均可发病，秋季较多见，散发或流行，约占非细菌性肺炎的1/3以上。各年龄均可发病，好发于儿童及青年人。

肺炎支原体是介于细菌与病毒之间、兼性厌氧、能独立生活的最小微生物，经口、鼻分泌物在空气中传播，健康人经吸入而感染。发病前2~3天至病愈数周，可在呼吸道分泌物中发现肺炎支原体，其致病性可能是患者对支原体或其代谢产物的过敏反应所致。

【护理评估】

（一）健康史评估

评估患者有无接触呼吸道感染者，有无抵抗力下降，了解患者既往健康状况等。

（二）身体评估

1. 症状　起病缓慢，起初有数天到1周的无症状，然后出现咳嗽、发热、头痛、咽痛、乏力、肌痛等症状。咳嗽逐渐加剧，呈阵发性、刺激性呛咳，咳少量黏液痰，偶有血丝，因支原体生长在支气管纤毛上皮之间不易清除，故顽固持久的咳嗽为支原体肺炎较典型的表现。发热可持续2~3周，体温正常后仍可有咳嗽。

2. 体征　可有咽、鼓膜充血，颈部淋巴结肿大等。肺部体征不明显，与肺部病变程度常不相称。很少有肺实变体征。

（三）心理－社会状况

本病随着病情发展与症状加重，病程时间长，影响患者学习、工作，担心预后不良，可出现焦虑、恐惧心理。

（四）辅助检查

血白细胞计数正常或增高，以中性粒细胞为主。血清肺炎支原体 IgM 抗体阳性可作为急性感染的指标，尤其是儿科患者。胸部 X 线显示多种形态的浸润影，节段性分布，以肺下叶多见。病变可于3~4周后自行消散。

（五）配合治疗

本病有自限性，首选药物为大环内酯类抗生素，如红霉素、阿奇霉素，早期使用可减轻症状和缩短病程。对大环内酯类不敏感者可用喹诺酮类，如左氧氟沙星等，疗程一般2~3周。剧烈呛咳者，可适当给予镇咳药，家庭中发病者应注意呼吸道隔离，避免传播。

病毒性肺炎

病毒性肺炎（virus pneumonia）是由多种病毒感染引起的上呼吸道病毒感染向下蔓延，侵犯肺实质所致的肺部炎症。常见病毒有流感病毒、呼吸道合胞病毒和冠状病毒等。病毒主要经飞沫吸入，也可通过污染的餐具或玩具以及与患者直接接触而感染，传播广泛而迅速。以冬春季多见。婴幼儿、老年人、原有慢性心肺疾病等免疫力差者易发病，且病情危重，可导致死亡。

【护理评估】

（一）健康史评估

评估患者有无接触呼吸道病毒感染，有无慢性心肺疾病或其他基础疾病等，近期有无机体抵抗力下降，了解患者既往健康状况等。

（二）身体评估

1. 症状　起病急性，发热、头痛、鼻塞、咽痛、全身肌肉酸痛、乏力等症状较突出，累及肺部后出现咳嗽，咳少量痰或白色黏液痰等。婴幼儿、老年人及免疫低下者易发展为重症肺炎，表现为呼吸困难、发绀、嗜睡、精神萎靡，甚至出现休克、心力衰竭和呼吸衰竭等合并症，也可以发生急性呼吸窘迫综合征。

2. 体征　肺部体不明显，病情严重者有呼吸浅速、心率增快、发绀、肺部干湿啰音等。

（三）心理－社会状况

起病急，症状轻，早期患者和家属对疾病发生不重视，但随着病情的进展与症状加重，患者及家属出现紧张不安、焦虑加重，甚至恐惧心理。

（四）辅助检查

1. 血液检查 血白细胞计数正常、稍高或偏低，可见淋巴细胞计数减少，多数患者 C 反应蛋白和血沉可增快。

2. 病原学检查 包括病毒分离、病毒抗原、血清学检测。其中血清检测病毒的特异性 IgM 抗体，有助于早期诊断。急性期和恢复期的双份血清抗体滴度增高 4 倍或以上有确诊意义。应用聚合酶链反应（PCR）检测病毒核酸对新发变异病毒或少见病毒有确诊价值。

3. 影像学检查 胸部 X 线显示肺纹理增多，磨玻璃状阴影，小片状浸润或广泛浸润、实变。病情严重者双肺呈弥漫性结节性浸润。胸部 CT 表现多样，常见小叶分布的磨玻璃影、小结节病灶，或表现为网织、条索影等，胸腔积液少量。

（五）配合治疗

1. 对症和支持治疗 以对症和支持治疗为主，积极防治并发症。维持室内空气流通，采取呼吸道隔离，以避免交叉感染。保持呼吸道通畅。重症患者肺功能较差，需要进行呼吸支持，包括有效的氧疗、气管插管、机械通气、体外膜肺氧合（ECMO）治疗。

2. 抗病毒治疗 如利巴韦林（病毒唑）、阿昔洛韦、奥司他韦、阿糖腺苷等。同时可辅以中医药和生物制剂治疗。合并有细菌感染时，及时应用抗生素。本病多数预后良好。

五、肺炎患者的护理

【主要护理诊断/问题】

1. 体温过高 与细菌或病毒感染有关。

2. 清理呼吸道无效 与肺部炎症、大量脓痰、咳嗽无力有关。

3. 气体交换受损 与气道内黏液堆积、肺部感染等因素致呼吸面积减少有关。

4. 潜在并发症 感染性休克。

【护理措施】

（一）一般护理

1. 环境与休息 保持室内空气清新，维持适宜的温、湿度。急性期、全身症状明显者应卧床休息，协助取半卧位或高枕卧位。胸痛明显时，协助患者取患侧卧位，指导患者在咳嗽和深呼吸时用手按压患侧胸部，降低患侧呼吸幅度以减轻疼痛。

2. 饮食护理 给予高热量、高蛋白、维生素丰富、易消化的流质或半流质饮食。鼓励患者多饮水，以补充丢失的水分及湿化气道、稀释痰液。

（二）病情观察

观察患者意识、生命特征、皮肤色泽变化，观察呼吸的频率、节律、深度及有无呼吸困难，监测血白细胞总数和分类计数、动脉血气分析值，观察痰液的颜色、性质、气味和量，以此判断何种病原体感染。

（三）用药护理

遵医嘱使用抗菌药物，注意药物浓度、配伍禁忌、滴速和用药间隔时间，观察药物疗效和不良反应。应用青霉素前评估患者过敏史。头孢类药物可出现药物热、皮疹、胃肠道不适等症状。喹诺酮类药物偶见恶心、呕吐、腹泻等不良反应，不宜用于孕妇、未成年儿童；有癫痫病史者慎用。氨基糖苷类抗生素有肾、耳毒性，老年人或肾功能减退者应特别注意有无耳鸣、头晕、唇舌发麻等不良反应。使用血管活性药物时防止药液外渗引起局部组织坏死。

（四）对症护理

1. 高热的护理 可采用温水擦浴、冰袋、冰帽等物理降温，以逐渐降温为宜，防止虚脱。患者大汗时，及时协助擦拭和更换衣服，避免受凉，并保持皮肤干燥清洁。

2. 咳嗽、咳痰的护理　见本章第一节常见症状体征的护理相关内容。

3. 胸痛护理　嘱患者取患侧卧位，呼气末宽胶布固定患侧胸壁，以减少胸壁和肺的活动度，从而减轻疼痛，必要时遵医嘱给予止痛药。

4. 呼吸困难的护理　有低氧血症或气急发绀者给予氧气吸入，以提高血氧饱和度，纠正组织缺氧，改善呼吸困难。

（五）感染性休克的护理

1. 一般护理

（1）体位　患者采取仰卧中凹位，头胸部抬高约20°，下肢抬高约30°，以利于呼吸和静脉血的回流。

（2）吸氧　鼻导管给予中高流量吸氧，维持动脉血氧分压在60mmHg以上，若为COPD患者，应低流量、低浓度持续吸氧，改善缺氧状况。

（3）保暖　禁用热水袋，以防血管扩张导致血压下降。

（4）监护　持续心电及生命体征的监护，密切观察病情变化，对烦躁不安者，预防坠床等意外的发生。

2. 补充血容量　迅速建立两条静脉通道，一条用于维持扩容，另一条滴注升压药物。一般先输低分子右旋糖酐，以迅速扩充血容量，降低血液黏稠度，疏通微循环，防止弥散性血管内凝血（DIC）。然后输注5%葡萄糖盐水、复方氯化钠溶液等。可在中心静脉压检测下决定补液量和速度，以中心静脉压不超过10cmH$_2$O，尿量>30ml/h为宜。血容量已补足表现：口唇红润、肢端温暖、收缩压>90mmHg、尿量>30ml/h以上。若在血容量已基本补足的情况下，尿量仍<30ml/h、比重<1.018，应及时报告医生，警惕急性肾衰竭的发生。

3. 用药护理

（1）遵医嘱输入多巴胺、间羟胺（可拉明）等血管活性类药物。根据血压随时调整输液速度，维持收缩压在90~100mmHg左右，以保证重要器官的血液供应，改善微循环。输注过程中应防止药物溢出血管外引起局部组织的坏死。

（2）有明显酸中毒者可应用5%碳酸氢钠静滴。碱性活性药物因配伍禁忌较多，可集中先行输入，后给其他药物。

（六）心理护理

向患者和家属介绍有关肺炎的知识，给予心理支持，使其尽快适应环境，消除紧张感。对感染性休克者，及时与患者及家属进行沟通，陪伴在患者身边，减轻其恐惧心理。

（七）健康指导

1. 生活指导　生活规律，充分休息，劳逸结合，适当锻炼，增强体质。

2. 预防指导　避免受凉、淋雨、吸烟、酗酒、过度疲劳等肺炎诱因；年老体弱、长期卧床的患者经常翻身、拍背，以维持呼吸道通畅、防止感染发生；年老体弱等易感人群注射接种肺炎疫苗、流感疫苗。

3. 疾病知识指导　指导患者遵医嘱按疗程用药，出院后定期随访。出现高热、心率增快、咳嗽、咳痰、胸痛等症状及时就诊。

目标检测

选择题

A1/A2 型题

1. 患者，男，19岁。淋雨后出现畏寒、高热，咳少量铁锈色痰，右侧胸痛。查体：神志清楚，

T 40℃，BP 110/70mmHg。胸部 X 线检查示右下肺叶大片模糊阴影。血白细胞计数 $15 \times 10^9/L$。最可能的诊断是

A. 肺炎链球菌肺炎 　　　B. 肺结核 　　　C. 支气管哮喘

D. 肺炎伴中毒性休克 　　　E. 右侧胸膜炎

2. 患者，男，18 岁，中学生。2 天前打篮球后夜里突起寒战、高热、咳嗽、呼吸困难伴右侧胸痛而急诊入院。查体：急性病容，面颊绯红，T 39.5℃，P 118 次/分，BP 110/70mmHg，右肺实变体征。给予青霉素抗感染、对乙酰氨基酚对症治疗。今晨患者面色苍白，出冷汗，烦躁不安，呼吸 26 次/分，血压 85/55mmHg。为抢救患者，首选的药物是

A. 硝酸甘油 　　　B. 多巴胺 　　　C. 盐酸肾上腺素

D. 垂体加压素 　　　E. 低分子右旋糖酐

3. 患者，男，18 岁。突然畏寒、发热伴胸痛 1 天，胸透见右中肺有大片炎性阴影。以肺炎球菌性肺炎收入院。住院期间，患者体温高达 40.5℃，脉搏细弱，血压 90/70mmHg。护士应特别警惕发生

A. 晕厥 　　　B. 昏迷 　　　C. 心律失常

D. 休克 　　　E. 快速补充液体

4. 肺炎患者出现高热时，给予的饮食不包括

A. 高蛋白质 　　　B. 高热量 　　　C. 高脂肪

D. 高维生素 　　　E. 易消化的流质饮食

5. 患者，男，50 岁。重症肺炎并发感染性休克入院。护士配合抢救时实施静脉输液的过程中，错误的是

A. 尽快建立两条静脉通道

B. 妥善安排输液顺序

C. 输液量宜先少后多

D. 输入血管活性药物时应根据血压随时调整滴速

E. 保持输液通畅，防止药物外渗

（昌大平）

第五节　支气管哮喘患者的护理 📱微课1

PPT

▶▶ 情境导入 ////

情境：患者，男，24 岁。以"发作性喘息伴咳嗽、咳痰 5 天，加重 1 天"入院。护理评估：T 37℃，P 86 次/分，BP 120/75mmHg，R 28 次/分，神志清楚，指端及口唇轻度发绀，触诊胸廓饱满、叩诊清音，双肺呼吸音粗且呼气延长，可闻及散在哮鸣音。

任务：1. 该患者哮喘发作的诱因是什么？

2. 应如何选择哮喘治疗药物？

支气管哮喘（bronchial asthma）简称哮喘，是由多种细胞（如嗜酸性粒细胞、肥大细胞、T 淋巴细胞、中性粒细胞等）和细胞组分参与的气道慢性炎症性疾病。主要特征为气道慢性炎症、气道对多种刺激呈现的高反应性、广泛多变的可逆性气流受限以及随着病程延长而导致的一系列气道结构异常即气道重构。临床表现为反复发作的喘息、气急、胸闷或咳嗽等症状，常在夜间和（或）清晨发作、加剧，多数患者可自行缓解或经治疗缓解。

支气管哮喘是最常见的慢性呼吸系统疾病之一，全世界约有 3 亿哮喘患者，发病率且呈逐年上升趋势。我国约有 3000 万哮喘患者，以儿童及少年多见，老年人患病率有增高趋势。

世界哮喘防治日

1998 年 12 月 11 日，在西班牙巴塞罗那举行的第二届世界哮喘会的开幕日上，全球哮喘病防治创议委员会（GINA）与欧洲呼吸学会（ERS）代表世界卫生组织（WHO）提出了开展世界哮喘日活动，并将该日作为第一个世界哮喘日。自 2000 年起，每年 GINA 都会选择一个主题并举行相关的活动。此后的世界哮喘日改为每年 5 月的第一个周二，而不是 12 月 11 日。世界哮喘日的宗旨是：使人们意识到哮喘是一个全球性的健康问题；宣传已经取得的科技进步；并促使公众和有关当局参与实施有效的管理方法。

【病因及发病机制】

（一）病因

1. 遗传因素　哮喘患者的亲属患病率高于群体患病率，亲缘关系越近、患病率越高、病情越严重。有研究表明，气道高反应性、IgE 调节和特应性反应相关的基因在哮喘的发病中起着重要作用。

2. 环境因素　是哮喘发作的激发因素，主要包括：①吸入性变应原，如花粉、尘螨、真菌、动物毛屑、二氧化硫、氨气等各种特异和非特异性吸入物。②感染，如细菌、病毒、原虫、寄生虫等。③食物，如鱼、虾、蟹、蛋类、牛奶等。④药物，如普萘洛尔（心得安）、阿司匹林等。⑤其他，如气候变化、剧烈运动、精神因素等。

（二）发病机制

支气管哮喘发病机制，是免疫－炎症反应和神经调节机制相互作用的过程（图 2-1）。

1. 免疫－炎症机制　在功能上分为免疫介导的和细胞介导的免疫过程，免疫反应的关键步骤是 T 细胞被抗原激活。

（1）气道炎症形成机制　当变异原初次进入体内，可激活 T 细胞，产生多种细胞因子，包括白介素－4、白介素－5 等，可以进一步激活 B 淋巴细胞产生特异性 IgE，并结合于肥大细胞和嗜碱性粒细胞等细胞表面的 IgE 受体。当变异原再次进入体内后，与结合在细胞表面的 IgE 交联，使该细胞合成并释放炎症介质，导致气道平滑肌收缩、黏液分泌增加、血管通透性增高和炎症细胞浸润等。

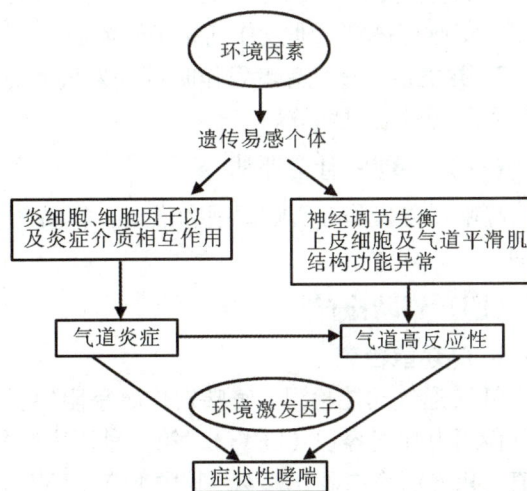

图 2-1　支气管哮喘的发病机制

炎症细胞又可分泌多种介质，使气道病变加重，炎症浸润增加，产生哮喘的症状。根据变应原吸入后哮喘发生的时间，可分为速发型哮喘反应（IAR）、迟发型哮喘反应（LAR）和双相型哮喘反应（OAR）。

（2）气道高反应性　指气道对正常不引起或仅引起轻度应答反应的刺激物出现过度的气道收缩反应，常有家族倾向，受遗传因素的影响。气道高反应性是哮喘患者的重要特征之一，气道炎症是导致气道高反应性最重要的机制。

（3）气道重塑　哮喘时气道上皮细胞正常修复机制受损，继而导致气道重塑，是难治性哮喘的重要发病机制。

2. 神经调节机制　神经因素是哮喘发病的重要环节。支气管哮喘与 β－肾上腺素受体功能低下和迷走神经张力亢进有关，并可能存在 α－肾上腺素能神经的反应性增加。NANC 能释放舒张支气管平滑肌的神经介质如血管活性肠肽（VIP）、一氧化氮及收缩支气管平滑肌的介质如神经激肽，两者平衡失调，则可引起支气管平滑肌收缩。

【护理评估】

（一）健康史评估

评估哮喘的病因和诱因。有无接触变应原，室内有无尘螨、动物的皮毛、花粉等；有无进食虾蟹、鱼、牛奶、蛋类等食物；有无服用普萘洛尔、阿司匹林等药物；有无受凉、气候变化、剧烈运动等诱发因素；有无紧张、烦躁不安、焦虑等精神因素；有无哮喘家族史。

（二）身体评估

1. 症状

（1）先兆症状 发作前常有干咳、打喷嚏、流清涕、胸闷等先兆症状，随后出现哮喘。

（2）呼吸困难、咳嗽 典型表现为发作性呼气性呼吸困难伴有哮鸣音，或发作性胸闷、咳嗽，干咳或咳大量白色泡沫样痰，夜间、凌晨发作或加重为其特征。严重者被迫坐位或端坐呼吸，甚至发绀。部分患者以咳嗽为唯一症状，称为咳嗽变异型哮喘。哮喘症状在夜间及凌晨发作和加重是哮喘的特征之一，可在数分内发作，持续数小时至数日，可自行缓解或应用支气管舒张剂后缓解。有些哮喘症状表现为运动时出现胸闷、咳嗽和呼吸困难，称为运动性哮喘。严重哮喘发作持续 24 小时以上、经一般治疗不易缓解者，称之为哮喘持续状态，表现为极度呼吸困难、发绀、端坐呼吸、大汗淋漓、甚至呼吸循环衰竭。

2. 体征 发作时胸部呈过度充气状态，听诊双肺广泛哮鸣音，呼气音延长，严重哮喘发作时哮鸣音减弱甚至消失，称为"沉默肺"，是病情危重的表现。严重者还可出现心率增快、发绀、颈静脉怒张、奇脉等体征。非发作期无阳性体征。

3. 并发症 重症患者发作时可并发气胸、纵隔气肿、肺不张，长期反复发作并发慢性阻塞性肺疾病和肺源性心脏病等。

（三）心理 - 社会评估

哮喘反复发作，影响睡眠和活动，容易产生烦躁、焦虑心理，严重的呼吸困难会使患者产生恐惧心理。

（四）辅助检查

1. 肺功能检查

（1）通气功能检测 哮喘发作时呈阻塞性通气障碍，有关呼气流速的全部指标均显著下降，如第一秒用力呼气容积（FEV_1）、第一秒用力呼气容积占用力肺活量的比值（$FEV_1/FVC\%$）、呼气峰流速值（PEF）等均显著减少，其中 $FEV_1/FVC\% < 70\%$ 或 FEV_1 低于正常预计值的 80% 为判断气道阻塞的重要指标；肺容量指标可有用力肺活量减少，残气量、肺总量增加，残气量占肺总量百分比增高。

（2）支气管激发试验（BPT） 用以测定气道反应性，常用吸入激发剂为醋甲胆碱、组胺。适用于非哮喘发作期、FEV_1 占正常预计值的 70% 以上的患者。吸入激发剂后如 FEV_1 下降≥20%，为激发试验阳性，提示存在气道高反应性。

（3）支气管舒张试验（BDT） 用以测定气道的可逆性，常用吸入支气管舒张药如沙丁胺醇、特布他林，如 FEV_1 较用药前增加≥12%，且其绝对值增加≥200ml，为舒张试验阳性。

（4）呼气流量峰值（PEF）及其变异率测定 PEF 反映气道通气功能的变化，哮喘发作时 PEF 下降。监测 PEF 变异率有助于哮喘的诊断和病情评估。昼夜 PEF 变异率≥20%，提示存在可逆性的气道改变。

2. 动脉血气分析 哮喘发作时由于气道阻塞，严重发作时可有缺氧，PaO_2 降低，机体呼吸加深、加快，导致过度通气可使 $PaCO_2$ 下降，pH 上升，出现呼吸性碱中毒。重症哮喘，气道阻塞严重，肺通气量不足，可有 PaO_2 降低、$PaCO_2$ 增高，表现为呼吸性酸中毒。若缺氧明显，可合并代谢性酸中毒。

3. 胸部 X 线检查 发作时双肺透亮度增加，呈过度充气状态，合并肺部感染时，可见肺纹理增粗及炎症的浸润阴影。缓解期多无异常。

4. 血常规检查 发作时嗜酸性粒细胞增高，合并感染时白细胞计数和中性粒细胞比例增高。

5. 痰液检查 涂片可见较多嗜酸性粒细胞，可发现 Curschman 螺旋体（黏液管型）。

6. 特异性变应原检测 皮肤点刺试验和体外特异性 IgE 监测，有助于测定异质性过敏原。变应性哮喘患者血清特异性 IgE 明显增高。

【主要护理诊断/问题】

1. 低效性呼吸型态 与支气管痉挛、气道炎症、黏液分泌增加、气道阻力增加有关。

2. 清理呼吸道无效 与支气管痉挛、痰液黏稠及气道黏液栓形成、无效咳嗽有关。

3. 知识缺乏 缺乏正确使用雾化吸入器的有关知识。

【护理措施】

（一）一般护理

1. 环境与体位 保持室内空气流通、新鲜，维持适宜的温湿度，室内不宜放置花草、地毯、皮毛及羽绒、蚕丝织物，湿式清扫，避免房间内尘埃飞扬。发作期患者应卧床休息，协助患者取舒适的半卧位或坐位，使用跨床小桌供患者伏桌休息，以减轻其体力消耗。

2. 饮食护理 给予清淡、易消化、足够热量、富含维生素的食物。忌食易诱发哮喘的食物，如鱼、虾、蟹、蛋、奶；避免进食生、冷、硬、油炸及刺激性食物；避免某些易诱发哮喘的食物添加剂如酒石黄；戒烟酒；若无心、肾功能不全，鼓励患者每日饮水 2500~3000ml，以补充水分，稀释痰液。

（二）病情观察

1. 观察患者生命体征、意识状态，尤注意观察呼吸变化，监测呼吸音、哮鸣音变化。

2. 观察咳嗽、咳痰情况，注意痰液黏稠度和量。

3. 监测动脉血气分析、血电解质、酸碱平衡状况，严重哮喘发作患者需要准确记录 24 小时液体出入量。加强对急性发作患者的监护，尤应加强夜间和凌晨巡视。

4. 如患者出现呼吸窘迫、发绀明显、说话不连贯、大汗淋漓、奇脉、哮鸣音减少、呼吸音减弱或消失等，提示病情严重或出现并发症，应及时通知医生并立积极配合抢救。

（三）配合治疗

1. 消除病因 迅速脱离变应原，避免接触刺激因子，是防止哮喘最有效的方法。

2. 控制急性发作 急性发作时应尽快缓解哮喘症状，改善肺功能，纠正低氧血症。

（1）支气管舒张剂

1）β_2 受体激动剂 是控制哮喘急性发作的首选药物。①主要作用：舒张支气管平滑肌，改善气道阻塞，抗气道炎症；②常用药物：短效 β_2 受体激动剂有沙丁胺醇（舒喘宁）、特布他林（博利康尼、喘康速）等，长效 β_2 受体激动剂有沙美特罗和福莫特罗；③常用给药方法：吸入（包括定量气雾剂吸入、干粉吸入、持续雾化吸入等）、口服和静脉注射法。首选定量吸入法，因药物吸入气道直接作用于呼吸道，局部浓度高且作用迅速，所用剂量较小，全身性不良反应少。

2）茶碱类 目前治疗哮喘的有效药物。①主要作用：舒张支气管平滑肌，增强呼吸肌收缩、增强气道纤毛清除功能和抗气道炎症作用；②常用药物：口服的氨茶碱片和氨茶碱控（缓）释茶碱片，氨茶碱注射液；③常用给药方法：口服、静脉给药。与糖皮质激素合用具有协同作用。

3）抗胆碱药 ①主要作用：舒张支气管，减少痰液分泌；②常用药物：速效抗胆碱药异丙托溴铵有定量气雾剂吸入（MDI）和雾化溶液两种剂型，长效抗胆碱药噻托溴铵有干粉吸入剂和喷雾剂；③常用给药方法：吸入。

（2）抗炎药物

1）糖皮质激素　是当前控制哮喘最有效的药物。①主要作用：抑制气道变应性炎症，降低气道高反应性；②常用药物：吸入的倍氯米松、布地奈德、莫米松等，口服的泼尼松和泼尼松龙，静脉注射的琥珀酸氢化可的松或甲泼尼松龙；③常用给药方法：吸入、口服、静脉给药，吸入给药是目前长期甚至终身抗感染治疗哮喘最常用的给药方法。

2）色甘酸钠　①主要作用：通过抑制炎症细胞（肥大细胞）释放多种炎症介质，对预防运动或变应原诱发的哮喘最为有效；②常用给药方法：吸入。

3）白三烯（LTs）调节剂　①主要作用：通过调节 LTs 的生物活性而发挥抗炎作用，同时具有舒张支气管平滑肌的作用；②常用药物：如孟鲁司特、扎鲁司特，口服。

4）H_1 受体阻断剂　有酮替酚和新一代组胺 H_1 受体阻断剂如阿司咪唑、曲尼斯特、氯雷他定，对轻症哮喘和季节性哮喘有一定效果。

3. 预防复发　①免疫疗法：包括脱敏疗法和非特异性免疫疗法（注射卡介苗、转移因子等）；②发作期病情缓解后应继续吸入维持量的糖皮质激素 3～6 个月；③色甘酸钠吸入对哮喘的预防有一定的作用。

（四）用药护理

1. β_2 受体激动剂　①按医嘱用药，不宜长期规律、单一、大剂量使用，药物用量过大可引起严重心律失常，甚至猝死，同时会引起 β_2 受体功能下降，出现耐药性；②指导患者正确使用雾化吸入器，以保证药物疗效；③静脉点滴沙丁胺醇时，注意观察有无头痛、头晕、心悸、骨骼肌震颤、低血钾等不良反应。

2. 氨茶碱　①主要不良反应为恶心、呕吐、心律失常、血压下降、呼吸中枢兴奋和抽搐，甚至心搏骤停等；②静脉注射时浓度不宜过高，速度不宜过快，注射时间应在 10 分钟以上，氨茶碱用量不宜过大，日用量一般不超过 1.0g；③用药中监测血药浓度，其安全有效浓度为 6～15μg/ml；④茶碱缓释片或茶碱控释片，不能嚼服，必须整片吞服。

3. 糖皮质激素　①吸入糖皮质激素时，指导患者掌握正确的吸入方法，吸药后立即用清水漱口，以防口咽部真菌感染；②嘱患者勿自行减量或停药，应遵医嘱逐渐减量至停药；③口服用药宜在饭后，以减少其对胃肠道的刺激。④长期用药可导致肥胖、高血压、糖尿病、骨质疏松、消化性溃疡等，应注意观察。

4. 其他药物　①抗胆碱药：可有口苦、口干感。②酮替芬：有镇静、头晕、口干、嗜睡等不良反应，高空作业人员、驾驶员、操作精密仪器者慎用。③LT 调节剂：主要不良反应有胃肠道症状，少数有皮疹、血管性水肿、转氨酶增高，停药后可恢复。④色甘酸钠：咽喉部不适、口干、恶心等。⑤免疫治疗：有可能发生严重哮喘发作和全身过敏反应，因而治疗需在有急救条件的医院进行，并严密观察患者的反应。哮喘发作及缓解期，患者禁用阿司匹林、普萘洛尔等和其他可能诱发哮喘的药物，以免诱发或加重哮喘。

（五）对症护理

1. 口腔和皮肤护理　哮喘发作时，常会大汗淋漓，应每日以温水擦浴，勤换衣服和床单，保持皮肤清洁、干燥和舒适。协助并鼓励咳嗽后用温盐水漱口，保持口腔清洁。

2. 氧疗护理　重症哮喘常伴有不同程度的低氧血症，应遵医嘱给予鼻导管或面罩吸氧，吸氧流量为 1～3L/min，吸入氧浓度一般不超过 40%。为避免气道干燥和寒冷气流的刺激而导致气道痉挛，吸入的氧气应尽量温暖湿润。在给氧过程中，监测动脉血气分析。如哮喘严重发作，经一般药物治疗无效，或患者出现神志改变、$PaO_2 < 60mmHg$、$PaCO_2 > 50mmHg$ 时，应准备进行机械通气。

3. 保持呼吸道通畅　指导有效咳嗽、协助胸部叩击，以促进排痰。痰液黏稠者，可蒸汽吸入或氧气雾化吸入，以湿化气道。以上措施无效时机械吸痰。

（六）吸入器应用护理

1. 定量雾化吸入器（MDI）　MDI 的使用需要患者协调呼吸运动，正确使用是保证治疗的关键。①介绍雾化吸入器具。②掌握 MDI 的正确使用方法：打开盖子→摇匀药液→头略后仰并深呼气至不能再呼时张口→将喷嘴放入口中含住，双唇包紧→做深而慢的吸气，最好大于 5 秒，同时用手指按压喷药→吸气末屏气 10 秒钟，使较小的雾粒沉降到气道远端→然后缓慢呼气、休息 3 分钟后可再进行一次。③指导患者反复练习，直至患者完全掌握。

2. 干粉吸入器　常用的是都保装置和准纳器。

（1）都保装置　即储存剂量型涡流式干粉吸入剂。使用方法：①旋转并拔出瓶盖，确保红色旋柄在下方；②一手握住瓶体，另一手握住底盖红色部分，先向右转到底再向左转到底，听到"咔嗒"声，即完成一次剂量的装药；③吸入之前先呼气，然后含住并双唇包住吸嘴，用力深吸气，然后将吸嘴移开，屏气 5～10 秒钟后恢复正常呼吸。

（2）准纳器　常用的有沙美特罗替卡松粉吸入剂（舒利迭）。使用方法：①一手握住外壳，另一手拇指放在拇指柄上，向外推动准纳器的滑动杆，直至发出"咔嗒"声，表明准纳器已做好吸药的准备；②握住准纳器，在保证平稳呼吸的前提下，尽量呼气；③将吸嘴放入口中，深而平稳地吸气，将药物吸入口中，屏气约 10 秒钟；④拿出准纳器，缓慢恢复呼气，关闭准纳器。

（七）心理护理

哮喘发作时，患者的紧张、烦躁、恐惧情绪常会加重哮喘发作。护理人员应向患者解释不良心理反应不利于疾病的治疗和恢复。与患者耐心沟通，并给予适当的心理疏导和安慰，帮助患者保持情绪稳定，使其产生信任和安全感。鼓励患者的家属为其提供身心支持，提高患者对治疗的信心和依从性。

（八）健康指导

1. 疾病知识指导　向患者和家属介绍哮喘的有关知识，使患者认识到哮喘虽不能彻底治愈，但通过长期、适当、充分的治疗，可以有效地控制哮喘发作。帮助患者熟悉哮喘发作的先兆表现及哮喘发作时的自我紧急处理方法。指导患者缓解期适当运动和耐寒训练，以增强机体对气候改变的适应性和抗病能力。

2. 避免诱因指导　指导患者控制诱发哮喘的各种因素：①室内勿放置花草，墙上勿挂壁毯、地面勿铺地毯，避免使用丝棉、呢绒、皮毛、羽绒等制品，不养宠物，避免吸烟，避免杀虫剂、樟脑丸等有挥发性气味的物品，保持室内空气新鲜。②避免诱发哮喘发作的食物、调味品、食品添加剂和药物，避免刺激性食物。③冬春季节外出戴口罩，避免接触花粉、刺激性气体和冷空气。④注意保暖，预防呼吸道感染。⑤避免剧烈运动和强烈精神刺激。

3. 病情监测指导　指导患者和家属识别哮喘发作的先兆症状及病情加重的表现；学会哮喘发作时的自我紧急处理方法；学会峰流速仪的使用方法，做好哮喘日记；知道病情严重时应立即去医院就诊。

4. 用药指导　指导患者了解常用药物的名称、用量、用法、不良反应及注意事项，指导患者和家属掌握正确的药物吸入技术。两种吸入剂同时使用时，先吸入支气管扩张剂，再吸入糖皮质激素。

目标检测

选择题

A1／A2 型题

1. 患者，女，18 岁。因"与自家宠物密切接触后咳嗽、咳痰伴喘息 4 小时"入院。查体：体温 36.5℃，脉搏 90 次/分，肺部听诊可闻及广泛哮鸣音。应考虑该患者为

A. 大叶性肺炎   B. 支气管扩张   C. 支气管哮喘

D. 肺结核   E. 慢性阻塞性肺疾病

2. 患者，男，52岁，患支气管哮喘。入院给予某药物治疗后，患者出现了心血管方面的不良反应。该患者使用的药物可能是

A. 沙丁胺醇   B. 阿托品   C. 泼尼松

D. 氨茶碱   E. 色甘酸钠

3. 患者，男，25岁。因"剧烈运动后出现咳嗽、咳痰伴喘息2小时"入院。查体：喘息貌，唇绀，肺部可闻及广泛哮鸣音。医生诊断为"支气管哮喘"。控制上述症状的首选药是

A. 氨茶碱   B. 地塞米松   C. 色甘酸钠

D. 氯苯那敏   E. 沙丁胺醇

4. 患者，女，35岁。因突然停用糖皮质激素后出现哮喘重度发作，呈端坐呼吸、发绀、大汗淋漓、呼吸频率30次/分、脉搏118次/分、血压90/60mmHg。宜选用的药物是

A. 氨茶碱   B. 地塞米松   C. 色甘酸钠

D. 氯苯那敏   E. 沙丁胺醇

5. 患者，男，18岁。支气管哮喘病史3年，同时使用几种气雾剂治疗。正确的使用顺序是

A. 先用支气管扩张剂，再用激素类气雾剂 B. 先用激素类气雾剂，再用支气管扩张剂

C. 多饮水，促进痰液排出   D. 乙醇湿化低流量给氧

E. 哮喘发作时避免讲话及进食

（昌大平）

第六节 支气管扩张症患者的护理

PPT

情境导入

  情境：患者，男，45岁，因"反复间断咳嗽、咳痰、咯血3年，加重1周"入院。3岁时曾患"麻疹合并支气管肺炎"。护理评估：听诊右下肺固定、持久湿啰音，杵状指。今晨患者咳嗽后出现呼吸困难、大汗淋漓、张口瞪目、双手乱抓、面部发绀。

  任务：1. 该患者目前发生了什么严重并发症？

     2. 护士对该患者的急救措施和观察重点有哪些？

  支气管扩张症（bronchiectasis）是由于急、慢性呼吸道感染和支气管阻塞后，反复发生支气管炎症，致使支气管壁结构破坏，引起的支气管异常和持久性扩张。临床特点为慢性咳嗽、咳大量脓痰和（或）反复咯血。多见于儿童和青年。近年来，由于急慢性呼吸道感染得到恰当治疗，其发病率有减少趋势。

【病因及发病机制】

（一）病因

  支气管扩张的主要原因是支气管－肺组织感染和支气管阻塞。两者相互影响，促使支气管扩张的发生和发展。

  1. 支气管－肺组织感染和支气管阻塞 是支气管扩张最常见的病因。两者相互影响，促使支气管扩张的发生和发展。多数患者婴幼儿时期有百日咳、麻疹、支气管肺炎等病史，此外，支气管和肺部的慢性炎症如肺结核、COPD、肺脓肿等，可使支气管壁的弹性减退易于扩张；慢性支气管炎、支气管哮喘等如反复合并感染，也可继发支气管扩张。

  2. 机体免疫功能失调 部分支气管扩张患者有不同程度的体液免疫和（或）细胞免疫功能异常，

提示支气管扩张可能与机体免疫功能失调有关，如类风湿关节炎、系统性红斑狼疮、溃疡性结肠炎、Crohn病等疾病可伴有支气管扩张。

3. 先天发育障碍及遗传因素 也可引起支气管扩张。如支气管先天性发育障碍、α_1-抗胰蛋白酶缺乏、肺囊性纤维化、软骨缺陷、先天性肺血管发育畸形等引起的支气管扩张，此类原因所致的支气管扩张少见。

4. 全身性疾病 如类风湿关节炎、系统性红斑狼疮、人免疫缺陷病毒感染等，不同程度的体液免疫和（或）细胞免疫功能异等也可导致支气管扩张的发生。

（二）发病机制

不同病因所致支气管及周围组织慢性炎症，中性粒细胞产生自由基、炎性因子和弹性蛋白酶，使管壁弹力纤维、平滑肌和软骨受到破坏，管壁变形和扩张，而炎症所致支气管黏膜肿胀、黏液分泌增多，又可造成支气管堵塞，炎性分泌物不能排出，从而加重堵塞的支气管及周围肺组织的感染。慢性支气管周围肺组织可纤维化，肺组织体积缩小，胸腔负压增大，持续负压牵引，更易形成支气管扩张。支气管肺组织反复感染和支气管堵塞，两者相互作用、互为因果，促使支气管扩张的发生和进展。支气管扩张多见于两肺下叶，左下叶比右下叶多见。炎症可使支气管壁血管增多，并伴有相应支气管动脉扩张及支气管动脉和肺动脉吻合，形成血管瘤，为反复大量咯血的主要原因。

【护理评估】

（一）健康史评估

评估患者童年时期有无麻疹、百日咳、支气管肺炎等病史。是否有肿瘤、异物、支气管周围淋巴结肿大或肺癌等所致的支气管阻塞等。有无支气管先天发育障碍、肺囊性纤维化、遗传性 α_1-抗胰蛋白酶缺乏等疾病。

（二）身体评估

1. 症状

（1）慢性咳嗽伴大量脓痰 约90%的患者有慢性咳嗽、大量脓痰。咳嗽、咳痰与体位变化有关，晨起或入夜卧床时咳嗽、痰量增多，这是因为分泌物积储于支气管扩张部位，改变体位时分泌物刺激支气管黏膜引起咳嗽和排痰。痰呈黄色或黄绿色脓性痰，其严重程度可用咳痰量估计：小于10ml/d为轻度，10~150ml/d为中度；超过150ml/d为重度。呼吸道感染时黄绿色脓痰明显增多，一日可达数百毫升，伴厌氧菌混合感染时痰有恶臭。痰液静置后可分三层：上层为泡沫，中层为混浊黏液，下层为脓性物和坏死组织。

（2）反复咯血 50%~70%患者有不同程度的咯血，咯血主要是由于支气管小动脉压力较高而破裂所致。根据咯血量可将咯血分为痰中带血、小量咯血、大量咯血。咯血多发生于继发感染时，但部分患者无咳嗽、咳痰症状，而以反复咯血为唯一症状，称为"干性支气管扩张"，常见于结核引起的支气管扩张，病变多位于引流良好的上叶支气管。

（3）反复肺部感染 常表现为同一肺段反复发生肺炎且迁延不愈。表现为咳嗽加重、脓痰增多，痰黏稠不易咳出、气短、胸痛等。常见的细菌感染多为铜绿假单胞菌、金黄色葡萄球菌、肺炎链球菌等。

（4）全身感染中毒症状 可出现高热、乏力、盗汗、食欲不振、消瘦和贫血等，儿童可影响生长发育。

2. 体征 轻症或早期患者可无异常发现，病变明显或继发感染时，在支气管扩张部位可听到局限性、固定性湿性啰音，有时可闻及哮鸣音。慢性患者可伴有杵状指（趾）。合并肺炎、肺气肿、肺源性心脏病时则有相应的体征。

（三）心理-社会评估

疾病的迁延不愈和反复发作易让患者产生焦虑、抑郁的情绪。反复咯血或大咯血时患者可能会出现紧张、恐惧的心理。

（四）辅助检查

1. 痰液检查 痰微生物检查包括痰涂片、痰细菌培养、抗生素敏感试验，除了常见的球菌、杆菌以外，还要注意分枝杆菌、真菌的检查，以指导抗生素的应用。

2. 影像学检查

（1）胸部 X 线检查 囊状支气管扩张的气道表现为显著囊腔，腔内可见液平面，纵切面可显示"双轨征"，横切面显示"环形阴影"其他表现为支气管周围炎症所致的气道壁增厚。

（2）胸部 CT 检查 高分辨 CT（HRCT）的敏感性可达 97%，可在横断面上清楚地显示扩张的支气管，由于无创、易重复和易接受的特点，已成为支气管扩张症的主要诊断方法。

3. 纤维支气管镜检查 直接观察气道黏膜病变，可做支气管肺泡灌洗液检查，能进行细菌、细胞病理学、免疫学的检查，可进一步明确病因，指导诊断和治疗。

4. 支气管造影 能明确诊断，确定病变部位、性质、范围、严重程度，为治疗或手术切除提供重要参考依据。但有一定创伤性，目前已被 CT 取代。

【主要护理诊断/问题】

1. 清理呼吸道无效 与痰多、痰液黏稠、咳嗽无力、咳嗽方式无效有关。

2. 有窒息的危险 与大咯血有关。

3. 营养失调：低于机体需要量 与反复感染、机体消耗增多有关。

【护理措施】

（一）一般护理

1. 休息与活动 保持病室适宜的温湿度，急性感染或小量咯血应以静卧休息为主，注意保暖；大咯血或病情危重者应绝对卧床休息，尽量避免搬动。取患侧卧位，可减少患侧胸部的活动度，既防止病灶向健侧扩散，同时有利于健侧肺的通气功能。

2. 饮食护理 给予高热量、高蛋白、高维生素饮食，少食多餐。多食富含纤维素食物，以保持排便通畅，避免排便时腹压增加而引起再度咯血。避免生冷、辛辣刺激性食物，以免诱发咳嗽。少量咯血患者宜进少量温凉流质饮食，大量咯血患者应暂禁食。鼓励患者每日饮水不少于 1500ml，以提供充足的水分，促进稀释痰液，利于排痰。

3. 口腔护理 患者晨起睡前、饭前及饭后漱口，以去除口臭，保持口腔清洁，增加食欲，减少呼吸道感染机会。

（二）病情观察

观察痰液的量、颜色、气味、黏稠度以及与体位的关系并记录；观察咯血的量、次数、颜色、性状并记录；定时测量并记录呼吸、心率、体温、血压；合并咯血时应观察患者有无胸闷、气急、烦躁不安、面色苍白、神色紧张、出冷汗等异常表现。

（三）配合治疗

治疗原则是控制感染、促进排痰、控制咯血，必要时手术治疗。

1. 控制感染 出现急性感染征象如发热、痰量增多或咳脓痰需应用抗感染药物。急性加重期开始抗菌药物治疗前，根据病情、痰培养及药物敏感试验，选用合适抗生素控制感染。轻症患者常口服阿莫西林或氨苄西林，或第一、二代头孢菌素，也可服用喹诺酮类（环丙沙星、左氧氟沙星）或磺胺类抗生素。重症患者，特别是铜绿假单胞菌感染者，该菌易产生耐药，常需选择第三代头孢菌素（头孢曲松钠、头孢噻肟）加氨基糖苷类联合静脉给药，如有厌氧菌混合感染者加用甲硝唑或替硝唑。对于慢性咳脓痰患者，可使用疗程更长的抗生素，如口服阿莫西林或吸入氨基糖苷类药物。

2. 清除气道分泌物 包括物理排痰和化痰药物。物理排痰如胸壁震荡、体位引流，可配合震动拍击背部协助痰液引流；应用黏液溶解药如氨溴索、N－乙酰半胱氨酸口服或雾化吸入，有助于痰液的稀释和排出。

3. 改善气流受限　针对支气管痉挛，给予支气管舒张药，以改善气流受限并帮助清除分泌物。

4. 咯血治疗　咯血时，嘱患者不要屏气，以免诱发喉头痉挛，使血液引流不畅形成血块，导致窒息。咯血时，极度紧张、咳嗽剧烈患者，可给予小剂量镇静剂、镇咳药。咯血时患者应卧床休息，减少胸部活动和振动。反复少量咯血患者口服卡巴克络（安络血）、云南白药，中量、大量咯血患者给予垂体后叶素治疗。

5. 外科治疗　对于局限性支气管扩张症，经充分内科治疗后仍顽固反复发作者，可考虑外科手术，做肺段或肺叶切除术切除病变组织。

（四）用药护理

1. 垂体后叶素　收缩小动脉，减少肺血流量，从而减轻咯血。但也能引起子宫、肠道平滑肌收缩和冠状动脉收缩，故冠心病、高血压患者及孕妇忌用。静脉滴注时速度勿过快，以免引起恶心、便意、心悸、面色苍白等不良反应。

2. 镇静药和镇咳药　对年老体弱、肺功能不全患者应用镇静药和镇咳药后，应注意观察有无呼吸中枢和咳嗽反射受抑制，以早期发现因呼吸抑制引起的呼吸衰竭和血块不能咯出而引发的窒息。

（五）对症护理

1. 咳嗽、咳痰　指导有效咳嗽和正确的排痰方法，对痰量多或痰液黏稠者，遵医嘱用祛痰药（氨溴索、溴己新）稀释痰液、支气管舒张药（沙丁胺醇雾化吸入）缓解支气管痉挛，提高祛痰效果，必要时吸痰，吸痰前后应适当提高氧流量，避免吸痰引起低氧血症，对痰量多不易咳出的患者进行体位引流。体位引流又称重力引流，是借助重力作用将呼吸道痰液、分泌物排出体外的物理治疗方法。其主要目的是促进脓痰的排出，使病肺处于高位，其引流支气管的开口向下，促使痰液借重力作用，顺体位引流气管咳出，有助于痰液的引流。体位引流护理措施如下。

（1）体位引流适应证　①支气管扩张、肺脓肿。②由于用力呼气受限，如 COPD、肺纤维化，而无力排出分泌物的患者急性感染时。③支气管碘油造影术前后。

（2）体位引流禁忌证　①呼吸功能不全、头部外伤、胸部创伤、有明显呼吸困难和发绀者；②近 1 ~ 2 周内有大咯血史；③严重的心血管疾病及不可控的气道误吸风险；④极度虚弱、年老、意识不清无法耐受所需的体位及无力排除分泌物者。

（3）引流前准备　①向患者及其家属讲解体位引流的目的、过程和注意事项，以消除顾虑，取得合作。②听诊肺部，明确病变部位。痰液黏稠不易咳出者引流前 15 分钟遵医嘱给予雾化吸入、祛痰药、支气管舒张药。③备好靠背架、纱布或排痰用纸巾、痰杯、漱口水等物品。

（4）引流过程

1）患者体位　引流体位的选择取决于分泌物潴留的部位和患者的耐受程度，原则上抬高病灶部位的位置，使引流支气管开口向下，有利于潴留的分泌物随重力作用流入支气管和气管排出。首先引流上叶，然后引流下叶后基底段。如果患者不能耐受，应及时调整姿势，体位引流的方法（图 2-2）。

2）引流时间　①根据病变部位、病情和患者状况，每天引流 1 ~ 3 次，每次 15 ~ 20 分钟。一般于饭前 1 ~ 2 小时进行，早晨清醒后立即进行效果最好。②如在餐后进行，应在餐后 2 小时，以免引流导致恶心和呕吐等不良反应。

（5）引流中的观察　①观察患者有无脉搏细弱、疲劳、面色苍白等表现。②监测心率、血压、血氧饱和度等；观察患者口唇及皮肤颜色；观察患者的呼吸的频率、节律、有无呼吸困难等。③评估患者对体位引流的耐受程度，如患者心率 >120 次/分、心律失常、高血压、低血压、发绀，应立即停止引流并通知医生。④观察痰液的量、色和性状，并记录。

（6）引流中的配合　①体位引流中，指导患者腹式深呼吸，辅以胸部叩击或震荡等措施。②协助患者保持引流体位时进行咳嗽，提高引流效果。

（7）引流后护理　①帮助取舒适体位，给予清水或漱口液漱口。②观察患者的心率、呼吸状况，及时发现异常，通知医生并处理。③观察咳痰的性质、量及颜色，听诊肺部呼吸音的改变，评价体位引流的效果，并记录。

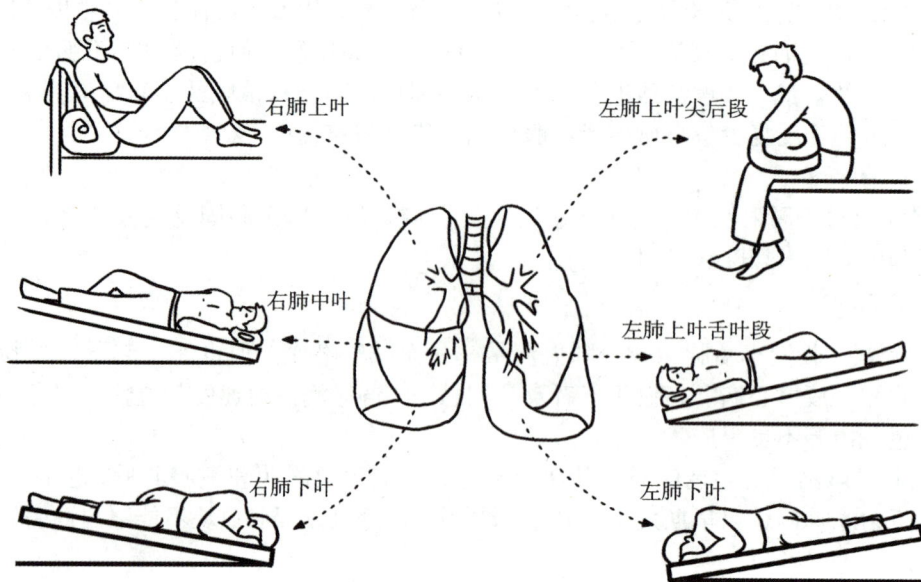

图 2-2　体位引流

2. 窒息的预防与抢救配合

（1）密切观察病情变化，注意有无窒息的先兆。

（2）对大咯血及意识不清的患者，准备好急救设备（吸痰器、气管切开包）。

（3）发现患者出现窒息征象，应立即取头低脚高 45°俯卧位，面向一侧，轻拍背部以利血块的排出。迅速用负压吸引，清除呼吸道内积血，必要时气管插管或气管镜直视下吸取血块。

（4）气道通畅后，如患者自主呼吸未恢复，应进行人工呼吸，给予高浓度吸氧。

（六）心理护理

病情反复、迁延不愈延不愈，因而经济负担加重、生活工作受影响，所以容易出现焦虑、悲观等心理。同时由于患者咳大量脓臭，常有自卑心理，不愿与他人交往，容易产生孤独感。大量咯血或反复咯血不止的患者常有紧张、烦躁、恐惧等心理反应。

（七）健康指导

1. 生活指导　生活规律，情绪稳定，劳逸结合，戒烟戒酒；加强营养，摄入高热量、高蛋白、富含维生素食物；加强体育锻炼，增强机体抵抗力；加强口腔卫生，每日坚持漱口数次，以防止呼吸道感染、去除臭味。

2. 疾病知识指导　进行预防接种，预防麻疹、百日咳等传染病；彻底治疗麻疹、百日咳、支气管肺炎、肺结核等疾病；注意保暖，防止受凉，不接触呼吸道感染患者，以防止呼吸道感染。

3. 病情监测指导　教会患者自我监测病情，学会识别病情变化的征象，一旦发现症状加重，如痰量增多、咯血、呼吸困难加重等，应及时就诊。

目标检测

选择题

A1/A2 型题

1. 支气管扩张症患者临床特点不包括

　　A. 慢性咳嗽　　　　　　　B. 咳大量脓痰　　　　　　C. 胸痛

　　D. 反复咯血　　　　　　　E. 同一肺段反复感染

2. 护理支气管扩张症患者的首要措施是
   A. 保持呼吸道通畅 　　　　B. 预防咯血 　　　　C. 超声雾化吸入
   D. 使用抗菌药物 　　　　E. 使用支气管舒张药

3. 患者，男，30岁，童年有麻疹病史，常在晨起及晚间躺下时咳出大量脓痰，伴少量鲜血，可能的临床诊断是
   A. 肺脓肿 　　　　B. 慢性支气管炎 　　　　C. 肺结核
   D. 支气管扩张症 　　　　E. 肺气肿

4. 患者，女，50岁，支气管扩张症，因大咯血入院。下列护理措施中不妥的是
   A. 观察咯血的情况 　　　　B. 告知患者进食高热量、高蛋白、高维生素饮食
   C. 保持呼吸道通畅 　　　　D. 保持大便通畅
   E. 指导患者咯血时屏气

5. 患者左肺下叶支气管扩张症有大量脓痰，做体位引流应采取的体位是
   A. 俯卧头高足低 　　　　B. 坐位 　　　　C. 左侧头低足高位
   D. 右侧头低足高位 　　　　E. 仰卧头高足低

（丁淑芳）

第七节　慢性阻塞性肺疾病患者的护理

PPT

情境导入

情境：患者，男，76岁，吸烟42年，因"慢性咳嗽、咳痰26年，劳累后气促6年，加重7天"入院。护理评估：T 38.2℃，P 103次/分，R 28次/分，BP 120/80mmHg，神志清楚，半坐卧位，呼吸急促，口唇发绀，胸廓呈桶状，叩诊过清音，触觉语颤减弱，两肺可闻及湿啰音。入院诊断：COPD（急性加重期）。

任务：1. 该患者目前存在哪些主要护理问题？
　　　　2. 该患者如何给氧，为什么这样给氧？

慢性阻塞性肺疾病（chronic obstructive pulmonary disease，COPD）简称慢阻肺，是一种以气流受限为特征的可以预防和治疗的疾病，气流受限不完全可逆，呈进行性发展，与肺部对香烟烟雾等有害气体或颗粒的异常炎症反应有关。COPD是呼吸系统常见病和多发病，其患病率和死亡率均较高。严重危害人们的健康，已成为一个重要的公共卫生问题。

COPD与慢性支气管炎和肺气肿密切相关。慢性支气管炎（简称慢支）是指气管、支气管黏膜及其周围组织的慢性非特异性炎症。临床上以咳嗽、咳痰或伴有喘息为主要症状，慢性咳嗽、咳痰每年发病持续3个月以上，连续2年或2年以上，排除具有咳嗽、咳痰、喘息症状的其他疾病。肺气肿是指肺部终末细支气管远端气腔出现异常持久的扩张，并伴有肺泡壁和细支气管的破坏而无明显肺纤维化。

以上慢支炎和肺气肿的定义中都没有提到气流受限，而COPD是以气流受限为特征的疾病，因此现在国内外均逐渐以COPD取代具有气流受限的慢支炎和（或）肺气肿。如果一个患者，具有COPD的危险因素，又长期咳嗽、咳痰的症状，但肺功能检查正常，则只能视为COPD的高危人群，其中一部分患者在以后的随访过程中，可出现气流受限，但也有些患者肺功能始终正常，当其出现气流受限时，才能称为COPD。因此，COPD是指具有气流受限的慢性支气管炎和（或）肺气肿。慢支或肺气肿可单独存在，但绝大多数合并存在，无论是单独或合并存在，只要有气流受限，均可以称为COPD。

【病因及发病机制】

（一）病因　COPD 的病因至今仍不十分清楚，可能的危险因素如下。

1. 吸烟　为 COPD 重要的发病因素，吸烟者慢性支气管炎的患病率比不吸烟者高 2～8 倍，吸烟年龄越早、吸烟时间越长、吸烟量越多，COPD 患病率越高。烟草中的焦油、尼古丁等化学物质可损伤气道上皮细胞，致纤毛运动障碍和巨噬细胞吞噬功能下降，促使支气管黏液腺和杯状细胞增生肥大，黏液分泌增多，使气道净化能力下降。还可使氧自由基产生增多，诱导中性粒细胞释放蛋白酶，破坏肺弹力纤维，诱发肺气肿形成。

2. 职业粉尘和化学物质　接触职业粉尘及化学物质，如烟雾、变应原、工业废气及室内空气污染等，浓度过高或时间过长时，均可导致 COPD 的发生。

3. 空气污染　大气中的二氧化硫、二氧化氮、氯气等有害气体及微小颗粒物可损伤气道黏膜上皮，使纤毛清除功能下降，黏液分泌增加，并为细菌感染创造条件。

4. 感染因素　感染是 COPD 发生发展的重要因素。长期反复感染可破坏呼吸道防御功能，引起气管和支气管黏膜损伤和慢性炎症。病原体主要是病毒和细菌，亦可是肺炎支原体。病毒以流感病毒、鼻病毒多见；细菌感染常继发于病毒感染，病原菌以流感嗜血杆菌、肺炎链球菌多见。

5. 易感基因　比较明确的是，表达先天性 α_1 - 抗胰蛋白酶缺乏的基因，可导致组织结构破坏，产生肺气肿。

（二）发病机制

在各种有害因素作用下，导致气道壁损伤和修复过程反复循环发生。修复过程导致气道壁结构重塑、胶原含量增加及瘢痕组织形成，这些病理改变造成气腔狭窄，引起固定性气道阻塞。随着病情发展，阻塞的气道可弥漫分布于全肺，并有肺毛细血管床的破坏，最终导致气流受限不完全可逆。

【护理评估】

（一）健康史评估

评估患者年龄、吸烟史、烟雾粉尘接触史、过敏史、受凉感染史等，评估患者的生活环境。

（二）身体评估

1. 症状　起病缓慢、病程较长。反复急性发作可使病情加重。主要症状包括咳嗽、咳痰或气短、进行性的呼吸困难。

（1）慢性咳嗽　为首发症状。初期间歇性咳嗽，清晨咳嗽较明显，后期早晚或整日都有咳嗽，重症患者咳嗽频繁，常年不断，冬春季加重。

（2）咳痰　一般为白色黏液或浆液性泡沫痰，晨起排痰较多。合并感染时痰量增多，可有脓性痰。

（3）气短或呼吸困难　是 COPD 的标志性症状。早期仅在体力劳动或上楼等活动时出现，随着病情发展逐渐加重，严重者稍事活动甚至休息时也感到气短。

（4）喘息和胸闷　部分患者特别是重度患者或急性加重时可出现喘息。

（5）其他　晚期患者会有体重下降，食欲减退等。

2. 体征　早期可无异常体征。随疾病进展出现以下体征。①视诊：桶状胸，有些患者呼吸变浅、频率增快，严重者可有缩唇呼吸等。②触诊：语颤减弱。③叩诊：呈过清音，心浊音界缩小，肺下界和肝浊音界下降。④听诊：两肺呼吸音减弱，呼气时相延长，部分患者合并感染可闻及湿啰音和（或）干啰音。

3. 并发症　包括慢性呼吸衰竭、自发性气胸、慢性肺源性心脏病等。

4. COPD 的病情严重程度评估

（1）症状评估　可采用改良版英国医学研究委员会呼吸困难问卷（mMRC 问卷）评估（表 2-2）。

表 2 – 2　mMRC 问卷

mMRC 分级	呼吸困难症状
0 级	剧烈运动出现呼吸困难
1 级	平地快步走或上缓坡时出现呼吸困难
2 级	因呼吸困难而比同龄人步行慢，或需要停下来休息
3 级	在平地上步行 100m 或数分钟后需要停下来呼吸
4 级	明显的呼吸困难而不能离开房间，或穿脱衣服即可引起气短

（2）肺功能评估　使用 GOLD 分级，COPD 患者吸入支气管舒张药后 $FEV_1/FVC < 70\%$，再根据 FEV_1 下降程度进行气流受限的严重程度分级（表 2 – 3）。

表 2 – 3　COPD 患者肺功能严重程度 GOLD 分级

分级	分级标准
Ⅰ级：轻度	$FEV_1/FVC < 70\%$，$FEV_1 \geqslant 80\%$ 预计值
Ⅱ级：中度	$FEV_1/FVC < 70\%$，$50\% \leqslant FEV_1 < 80\%$ 预计值
Ⅲ级：重度	$FEV_1/FVC < 70\%$，$30\% \leqslant FEV_1 < 50\%$ 预计值
Ⅳ级：极重度	$FEV_1/FVC < 70\%$，$FEV_1 < 30\%$ 预计值；或 $FEV_1 < 50\%$ 预计值，伴慢性呼吸衰竭

5. COPD 病程分期　COPD 的病程可以根据患者症状和体征变化分为以下 2 期。

（1）急性加重期　是指在疾病发展过程中，短期内出现咳嗽、咳痰、气短和（或）喘息加重、痰量增多，呈脓性或黏液脓性痰，可伴发热等症状。

（2）稳定期　指患者咳嗽、咳痰、气短等症状稳定或较轻。

（三）心理 - 社会评估

患者音病程长、反复发作、病情逐渐加重，患者的生活、工作、社交等均受到影响，其家庭经济负担加重，生活质量明显降低，因而患者易出现焦虑、忧郁等情绪。

（四）辅助检查

1. 肺功能检查　是判断气流受限的主要客观指标。第一秒用力呼气容积占用力肺活量百分比（FEV_1/FVC）是评价气流受限的一项敏感指标。

（1）第一秒用力呼气容积占预计值百分比（$FEV_1\%$ 预计值），是评估 COPD 严重程度的良好指标，吸入支气管舒张药后 $FEV_1/FVC < 70\%$ 及 $FEV_1 < 80\%$ 预计值者，可确定为不能完全可逆的气流受限。

（2）肺总量（TLC）、功能残气量（FRC）和残气量（RV）增高，肺活量（VC）减低，表明肺过度充气，有参考价值。

2. 影像学检查　慢支炎可见肺纹理增多；如果病变以肺气肿为主，可见肺透光度增加、肺纹理稀少、肋间隙增宽、横膈低平，有时可见肺大疱。CT 上可见到低密度的肺泡腔、肺大疱与肺血管减少，并可区别小叶中心型肺气肿，全小叶型肺气肿或隔旁肺气肿，并排除具有相似症状的其他呼吸系统疾病。

3. 动脉血气分析　早期无异常，随疾病进展可发生低氧血症、高碳酸血症、酸碱平衡失调等，对判断呼吸衰竭的类型有重要价值。

【主要护理诊断/问题】

1. 气体交换受损　与肺组织弹性降低、通气不足、肺泡呼吸面积减少等有关。

2. 清理呼吸道无效　与痰液增多而黏稠、气道湿度降低和无效咳嗽有关。

3. 活动无耐力　与疲劳、呼吸困难、氧耗增加有关。

4. 营养失调：低于机体需要量　与食欲减退、摄入减少、腹胀、呼吸困难有关。

5. 潜在并发症　慢性肺源性心脏病、自发性气胸、慢性呼吸衰竭。

【护理措施】

（一）一般护理

1. 环境要求 居住环境清洁、干净，空气新鲜流通、温暖湿润，室内空气定期消毒，保持适宜的温度和湿度，冬季注意保暖，避免直接吸入冷空气，避免烟雾、粉尘、刺激性气体吸入。

2. 休息与活动 早期患者，根据病情合理安排活动，以患者不感到疲劳、不加重症状为宜。COPD 急性加重期患者应卧床休息，协助患者取舒适卧位，晚期患者宜采取半坐位或坐位，身体前倾，借助重力作用使膈肌下降，改善呼吸困难。

3. 饮食护理 给予高热量、高蛋白、高维生素的饮食。多食新鲜蔬菜水果，以供给足够的营养，满足机体代谢需要；多饮水，补充水分，利于痰液的稀释和排出；避免进食产气食物，如汽水、啤酒、豆类、马铃薯等，以免腹部胀气，使膈肌上抬，影响肺部换气功能。

（二）病情观察

密切观察咳嗽、咳痰情况，记录痰液的颜色、量及性状，观察咳痰是否顺畅；观察呼吸的频率、节律、深浅度以及呼吸困难的程度，有无并发症表现；监测动脉血气和水、电解质、酸碱平衡情况。

（三）配合治疗

治疗目的：缓解症状；预防疾病进展；改善活动耐受性；改善全身状况；预防治疗并发症；预防急性加重；降低病死率，提高生活质量。

1. 稳定期治疗

（1）戒烟 COPD 与吸烟的关系十分密切，劝导患者戒烟，避免诱发因素，加强锻炼，增强体质。

（2）药物治疗 依据症状、肺功能和急性加重风险等综合评估稳定期 COPD 患者的病情严重程度，并依据评估结果选择主要治疗药物（表 2-4）。

表 2-4 稳定期 COPD 患者病情严重程度综合性评估及其主要药物治疗

综合评估分组	特征	肺功能分级	上一年急性加重次数	mMRC 分级	首选治疗药物
A	低风险，症状少	GOLD 1~2 级	≤1 次	0~1 级	SAMA 或 SABA，必要时
B	低风险，症状多	GOLD 1~2 级	≤1 次	≥2 级	LAMA 或 LABA
C	高风险，症状少	GOLD 3~4 级	≥2 次	0~1 级	ICS 加 LABA，或 LAMA
D	高风险，症状多	GOLD 3~4 级	≥2 次	≥2 级	ICS 加 LABA，或 LAMA

注：SABA，指短效 β_2 受体激动剂；SAMA，指速效抗胆碱能药；LABA，指长效 β_2 受体激动剂；LAMA，指长效抗胆碱能药；ICS，指吸入糖皮质激素

1）支气管舒张药 是控制症状的主要措施，常用沙丁胺醇气雾剂、异丙托溴铵气雾剂、茶碱缓释片或控释片。

2）祛痰药 COPD 患者的咳嗽是因痰多引起，因此应协助其排痰，有些患者痰液黏稠，不易咳出，不仅影响通气功能，还会增加感染机会。常用药物有盐酸氨溴索、N-乙酰半胱氨酸。也可超声雾化吸入，注意补充液体，入量过少则会使痰液干燥黏稠，不易咳出。

3）糖皮质激素 长期吸入皮质激素并不能改变 COPD 患者 FEV_1 下降的趋势，但对 $FEV_1 < 50\%$ 预计值并有症状和反复发生急性加重的 COPD 患者，规则地每日吸入布地奈德/福莫特罗，或沙美特罗/氟地卡松联合制剂可减少急性加重的发作，提高生活质量。

（3）长期家庭氧疗（LTOT） 氧疗的指征为：①$PaO_2 < 55mmHg$ 或 $SaO_2 \leq 88\%$，有或无高碳酸血症；②PaO_2 55~60mmHg，或 $SaO_2 < 89\%$，并有肺动脉高压、右心衰竭或红细胞增多症。一般鼻导管吸氧，氧流量 1~2L/min，吸氧时间 >15h/d。COPD 患者低流量吸氧是维持缺氧对呼吸的兴奋，以免缺氧纠正呼吸抑制，加重二氧化碳潴留。氧疗的目标是在静息状态下，$PaO_2 \geq 60mmHg$，或使 SaO_2 升至90%以上。长期家庭氧疗可以缓解患者的呼吸困难，改善生活质量，树立生活信心。

2. 急性加重期治疗

（1）确定病因　首先确定导致急性加重期的原因，最常见的是细菌或病毒感染，并根据病情严重程度决定门诊或住院治疗。

（2）支气管舒张药　有严重喘息症状者可给予较大剂量雾化吸入治疗，如沙丁胺醇 1000μg 加异丙托溴铵 250~500μg，通过小型雾化器给患者吸入治疗以缓解症状。

（3）低流量吸氧　发生低氧血症者可用鼻导管吸氧，鼻导管给氧时，吸入的氧浓度与给氧流量有关，估算公式为吸入氧浓度 FiO_2（%）= 21 + 4 × 氧流量（L/min）。一般吸入氧浓度为 25%~29%，应避免吸入氧浓度过高而引起二氧化碳潴留。

（4）控制感染　当患者呼吸困难加重、痰量增加和咳脓性痰时，根据常见或确定的病原菌种类及药物敏感试验结果选用抗生素。病情较轻者可用青霉素、阿莫西林/克拉维酸、大环内酯类或喹诺酮类、第1或2代头孢菌素，一般可口服给药。病情较重者可用 β－内酰胺类/酶抑制剂、第2或3代头孢菌素和喹诺酮类，一般多静脉给药。

（5）糖皮质激素　对需住院治疗的急性加重期患者可口服泼尼松龙 30~40mg/d，或静脉给予甲泼尼龙 40~80mg/d，连续 5~7 天。

（6）祛痰药　溴己新 8~16mg，3 次/d；或盐酸氨溴索 30mg，3 次/d。

（7）机械通气　严重呼吸衰竭的患者可使用机械通气。目的是通过机械通气，支持生命，降低病死率，缓解症状，同时争取时间，通过药物等其他治疗使病情得到逆转。

（四）用药护理

遵医嘱应用抗生素、支气管舒张药和祛痰药，注意观察疗效及不良反应（见本章第五节"支气管哮喘患者的护理"）。

（五）心理护理

COPD 患者因长期患病，社会活动减少，极易产生焦虑和抑郁的心理，对生活失去信心。关心体贴患者，与患者和家属共同制订康复计划，增加患者战胜疾病的信心。培养生活兴趣，如听轻音乐、养花等，以分散注意力，缓解焦虑、紧张的精神状态。

（六）呼吸功能锻炼

缓解期的主要护理是呼吸功能锻炼。COPD 患者常通过增加呼吸频率来代偿呼吸，这种代偿多有赖于辅助呼吸肌的参与，患者容易疲劳。因此，护理人员指导患者进行缩唇呼吸、腹式呼吸等呼吸锻炼，以加强胸、腹呼吸肌的肌力和耐力，改善呼吸功能。

1. 缩唇呼吸　是通过缩唇形成的微弱阻力来延长呼气时间，增加气道内压力，延缓气道过早塌陷，以减少肺内残气量。嘱患者闭嘴经鼻吸气，然后半闭口唇（吹口哨样）慢慢呼气，同时收缩腹部。呼气与吸气时间之比为 2：1 或 3：1。缩唇程度和呼气流量：以能使距口唇 15~20cm 处，与口唇等高水平的蜡烛火焰随气流倾斜而不熄灭为宜。每分钟呼吸

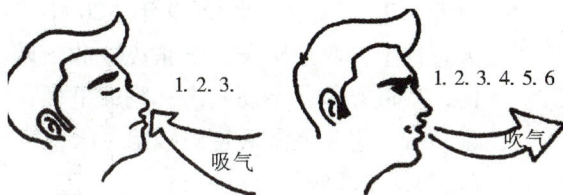

图 2－3　缩唇呼吸

7~8 次、每次训练 10~15 分钟、每日训练 2 次（图 2－3）。

2. 腹式呼吸　通过增加腹肌的主动舒张与收缩加强腹肌训练，使腹肌阻力降低，增加肺泡通气量，以改善呼吸功能。患者可取立位、平卧位或半卧位，两手分别放于前胸部和上腹部。用鼻缓慢吸气时，膈肌最大程度下降，腹肌松弛腹部鼓出，手感到腹部向上抬起。呼气时经口呼出，腹肌收缩，膈肌松弛，膈肌随腹腔内压增加而上抬，推动肺部气体排出，手感到腹部下降。

呼吸锻炼时，可以在腹部放置小枕头等帮助训练腹式呼吸。如果吸气时，物体上升，证明是腹式呼吸。缩唇呼吸和腹式呼吸每天训练 3~4 次，每次重复 8~10 次。腹式呼吸需要增加能量消耗，因此只能在疾病恢复期或出院前进行训练。

（七）健康指导

1. 疾病预防指导　戒烟是预防 COPD 的重要措施，应对吸烟者采取多种宣教措施劝导其戒烟。避免或减少有害粉尘、烟雾或气体的吸入，防治呼吸道感染对预防 COPD 也十分重要。

2. 疾病知识指导　教会患者及家属依据呼吸困难与活动之间的关系，判断呼吸困难的严重程度，以便合理安排工作和生活。让患者理解康复锻炼的意义，发挥患者的主观能动性，制订个体化锻炼计划，坚持进行腹式呼吸或缩唇呼吸训练等，同时加强步行、慢跑、气功等体育锻炼，以提高机体抵抗力。

3. 家庭氧疗指导　指导患者和家属做到：①了解氧疗的目的、必要性及注意事项；②注意安全供氧装置周围严禁烟火，防止氧气燃烧爆炸；③氧疗装置定期更换、清洁、消毒。

目标检测

一、选择题

A1/A2 型题

1. COPD 患者急性加重期的治疗，最为主要的措施是
   - A. 止咳祛痰
   - B. 控制感染
   - C. 解痉平喘
   - D. 菌苗注射
   - E. 吸氧补液

2. 下列肺功能检查结果强烈提示阻塞性通气功能障碍的是
   - A. FEV_1 < 预计值的 80%
   - B. FEV_1/FVC < 70%
   - C. FVC < 预计值的 80%
   - D. 残气量 < 预计值的 80%
   - E. 肺总量 < 预计值的 80%

3. 患者，男，67 岁。咳嗽、咳痰 20 年，加重伴气短 1 周。查体：T 36.8℃，双肺呼吸音减弱，语音震颤减弱，叩诊呈过清音。该患者最可能的诊断是
   - A. 支气管哮喘
   - B. 心力衰竭
   - C. 气胸
   - D. 支气管扩张
   - E. 慢性阻塞性肺疾病

4. 患者，男，68 岁。间断咳嗽、咳痰 1 余年，活动性气短 2 年。曾行胸片示：双肺纹理增粗、紊乱，膈肌低平。吸烟史 40 年，1 包/天，已戒 3 年。为明确该患者是否为慢性阻塞性肺病，宜采取的检查措施为
   - A. 胸部高分辨 CT
   - B. 血气分析
   - C. 支气管黏膜活检
   - D. 通气功能检查
   - E. 弥散功能检查

5. 患者，男，62 岁，烟龄 40 年。20 年前冬季首次出现持续咳嗽、咳痰，冬春季加剧。因"近 3 天急性上呼吸道感染，咳脓痰"收入院。身体评估：体温 38.1℃，神志恍惚，昼睡夜醒；气促，痰液黏稠，不易咳出；胸廓呈桶状，呼吸音弱，叩诊过清音；听诊双肺底可闻及散在干、湿啰音。患者入院后遵医嘱给予吸氧，合适的氧浓度是
   - A. 28%～30%
   - B. 30%～40%
   - C. 25%～29%
   - D. 40%～50%
   - E. 50% 以上

第八节　肺结核患者的护理

PPT

情境导入

情境：患者，男，21 岁，在校大学生。因"反复咳嗽 2 月余，发热伴乏力盗汗 2 周"入院。护理评估：T 37.9℃，P 97 次/分，R 20 次/分，BP 106/62mmHg。神志清楚，精神欠佳，面色苍白，消瘦，听诊双肺呼吸音粗，双肺叩诊呈清音，右下肺可闻及少许湿啰音。辅助检查：血常规显示 Hb

$102g/L$，$RBC\ 3.3 \times 10^{12}/L$，$WBC\ 3.2 \times 10^{9}/L$。胸部 CT 示：双肺多发斑片状阴影，边缘模糊，密度不均匀，右下肺可见空洞。

　　任务： 1. 该患者为明确诊断需做哪些辅助检查？
　　　　　　2. 对该患者进行哪些健康指导？

　　肺结核（pulmonary tuberculosis）是一种慢性的肺部感染性疾病，其病原菌为结核分枝杆菌。结核分枝杆菌大多经由呼吸道侵入人体，可累及肺、胸膜、肠道等多个脏器组织，最为常见的是肺部感染。

　　结核病是全球流行的严重危害人类健康的主要传染性疾病之一，亦是全球成年人传染性疾病的首要死因。严重危害人民群众的健康。目前，全球结核病负担占比最高的三个国家是印度（27%）、中国（14%）和俄罗斯（8%）。更值得关注的是，耐药肺结核患者正在逐步增长，因此，耐药结核病仍构成公共卫生威胁。我国 2020 年新发结核患者 84.2 万例。随着结核病防治工作的大力开展，结核病总的疫情有明显下降，但流行形势仍十分严峻。因此，结核病防治工作任重而道远，我们需要长期不懈的努力。

【病因及发病机制】

（一）病因

　　1. 结核分枝杆菌　结核病为结核分枝杆菌感染所致，典型的结核分枝杆菌是细长稍弯曲两端圆形的杆菌，分为 4 型，即人型、牛型、鼠型和非洲型，其中人类结核病的主要病原菌是人型结核分枝杆菌，牛型菌感染相对少见。结核分枝杆菌具有以下生物学特性。

　　（1）抗酸性　结核分枝杆菌的涂片染色结果呈红色，因其具有抗酸性，可以对抗盐酸酒精的脱色作用，故又名抗酸杆菌。

　　（2）生长缓慢　结核分枝杆菌属于需氧菌，生长较为缓慢，10～20 小时才能增殖一代，形成菌落一般需培养 4 周以上。因具有此特点，结核病属于慢性疾病，其治疗周期相比其他细菌所致的感染要明显加长。

　　（3）抵抗力强　结核分枝杆菌具有较强的抵抗干燥、寒冷、潮湿以及酸、碱的能力。在干燥环境下，能存活 6～8 个月甚至数年，在阴湿环境下可存活达数月。但对热和紫外线照射较为敏感。可通过以下方法杀灭结核杆菌：烈日下暴晒 2～7 小时、紫外线距离 0.5～1m 照射 30 分钟、煮沸 5 分钟、70% 乙醇接触 2 分钟均可杀灭。而最为简单的方法就是将痰吐于纸上直接焚烧。

　　（4）菌体结构复杂　结核分枝杆菌具有复杂的菌体成分，主要包括有类脂质、蛋白质及多糖类。其中，50%～60% 为类脂质，它与结核病的组织坏死、干酪液化、空洞形成及结核变态反应密切相关；而结核菌素的主要成分是菌体蛋白质，它可引发皮肤的变态反应；多糖类则与血清反应等免疫应答相关。

　　2. 肺结核的传播

　　（1）传染源　主要传染源为痰中排菌的肺结核患者，尤其是未经正规治疗的患者。

　　（2）传播途径　最主要的传播途径是经呼吸道传播，其中，以飞沫传播最为常见。当患者咳嗽、咳痰、打喷嚏时，喷出的微滴中含有大量的结核菌，飘浮于空气中，密切接触者吸入并引发感染。此外，结核菌也可经消化道、皮肤及泌尿生殖等系统传播，但较为少见。

　　（3）易感人群　人群普遍易感，而与肺结核患者密切接触者、长期使用免疫抑制剂和糖皮质激素者、HIV 感染者、糖尿病患者、老年人、婴幼儿、流浪人员以及生活水平低下、居住空间狭小、空气不流通、长时间营养不良者相对更容易感染结核杆菌。

（二）发病机制

　　1. 人体感染后的反应　当人体感染结核分枝杆菌后会发生以下两种反应。

　　（1）免疫反应　人体通过接种卡介苗或当被结核分枝杆菌感染后，可获得特异性（获得性）免疫力。细胞免疫是结核病特异性免疫的主要方式，表现为淋巴细胞致敏和吞噬细胞功能增强，入侵的结核分枝杆菌被杀灭，从而达到防止发病或使病变趋于局限的作用。但当患者患有糖尿病、艾滋病及其他慢性疾病或当患者处于营养不良、使用糖皮质激素、免疫抑制剂等情况下，受免疫功能低下的影响，人体易因结核分枝杆菌感染而发病，或诱发原先稳定的病灶重新活动。

（2）变态反应　人体被结核分枝杆菌入侵4~8周后，会诱发机体对结核分枝杆菌及其代谢产物产生反应，被称为Ⅳ型（迟发性）变态反应。此时通过结核菌素试验可以进行检测，呈现阳性反应。

2. 肺结核的发生与发展　原发性和继发性是肺结核的两大类型。

（1）原发性肺结核　是指人体初次被结核分枝杆菌感染，引起肺内发生病变，以小儿较为多见。在这种情况下，人体的反应性降低，在肺部结核分枝杆菌会形成渗出性炎症病灶，即原发病灶。原发病灶中的结核分枝杆菌多沿淋巴管到达肺门淋巴结，导致淋巴管炎和淋巴结炎。而原发综合征就是肺部原发病灶、淋巴管炎和局部淋巴结炎三者的统称。原发病灶继续发展，邻近的组织器官常直接或经血液被播散。大部分原发性肺结核病灶中的结核分枝杆菌被杀灭，病灶迅速吸收、钙化愈合。但有少数结核分枝杆菌仍然存活，长期处于休眠期，即潜在病灶。这些结核分枝杆菌在人体抵抗力下降时，会重新生长繁殖而导致结核病。

（2）继发性肺结核　人体初次感染结核杆菌后又再次感染，被称为继发性肺结核。当原发性结核感染后，潜藏在肺内的结核分枝杆菌重新生长繁殖，或当结核分枝杆菌再次感染时会诱发继发性肺结核。其中，以曾经感染过结核分枝杆菌的成年人较为多见。病变较局限，发展较缓慢是继发性肺结核的主要特点，较少出现全身播散。但是，其局部病变容易出现渗出、干酪样坏死、液化而形成空洞和排菌，此时具有传染性，这也是肺结核防治工作的重点。

知识链接

科赫（Koch）现象

罗伯特·科赫（Robert Koch）是德国著名的医生和细菌学家，也是世界病原细菌学的奠基人和开拓者。1890年，科赫经过大量研究发现，当给未曾感染过结核分枝杆菌的豚鼠接种一定量的结核分枝杆菌，10~14天后，注射局部皮肤会出现红、肿，逐渐形成溃疡，难以愈合，局部淋巴结肿大，结核菌可沿淋巴结及血液循环向全身播散，并最终导致豚鼠死亡。而当豚鼠在4~6周前曾感染过少量的结核分枝杆菌，再将等量的结核分枝杆菌注入其体内，2~3天后，注射局部皮肤出现红、肿、溃疡，但不久即可愈合、结痂、未发生局部淋巴结的肿大和全身播散，也不会导致豚鼠死亡。由此可见，机体对结核分枝杆菌的再感染与初感染会表现出明显不同的反应，为纪念科赫的这一重大发现，人们将这种现象命名为科赫（Koch）现象。

【护理评估】

（一）健康史评估

询问患者有否接种卡介苗，有无接触开放性肺结核患者，有否服用糖皮质激素、免疫抑制剂等药物，既往有无营养不良、糖尿病、艾滋病等免疫低下疾病，了解患者的生活环境。

（二）身体评估

1. 症状

（1）全身症状　肺结核最常见的全身症状是发热，多表现为长时间午后低热。部分患者会出现全身毒性症状，如乏力、食欲下降、盗汗、体重减轻等。当肺部病灶发展并播散时，患者会出现不规则高热、畏寒等症状。少数育龄女性会出现月经失调或闭经现象。

（2）呼吸系统症状　表现为有咳嗽、咳痰、咯血、胸痛、呼吸困难等。

1）咳嗽、咳痰　肺结核最常见的症状为咳嗽、咳痰。当患者出现咳嗽、咳痰两周及以上或痰中带血情况时，常怀疑是肺结核。咳嗽、咳痰常表现为干咳或有少量白色黏液痰。当伴有空洞形成时，痰量会出现增多现象；合并细菌感染时，痰量增多且为脓性痰；合并厌氧菌感染时，痰量多且伴有脓臭味；而出现刺激性咳嗽者常考虑合并气管结核。

2）咯血　我国年轻人咯血最常见病因是肺结核。肺结核患者中，出现不同程度咯血，常表现为痰中带血或小量咯血，少数严重患者会出现大量咯血，甚至会发生失血性休克，病情危重，需及时配合医生采取抢救措施。

3）胸痛　部分肺结核患者会出现胸壁刺痛，且在呼吸及咳嗽时加重，是病变累及壁层胸膜所致。

4）呼吸困难　当肺结核发展至干酪样肺炎，或伴有大量胸腔积液时，或当纤维空洞性肺结核患者病变广泛时，患者常会出现呼吸困难症状。

2. 体征　因病变性质和范围的不同而表现各异。病变范围小，患者多无异常体征。当渗出性病变范围较大或发生干酪样坏死时，患者会出现肺实变体征。慢性纤维空洞型肺结核出现广泛纤维化或胸膜粘连增厚，会出现胸廓凹陷，纵隔和气管被挤压向健侧移位，健侧会出现代偿性肺气肿。结核性胸膜炎患者常伴有胸腔积液。

3. 并发症　常见并发症包括自发性气胸、脓气胸、支气管扩张、慢性肺源性心脏病等。此外，结核分枝杆菌可发生血行播散，导致淋巴结、脑膜、骨及泌尿生殖器官等肺外结核。

4. 分类　在我国，肺结核分为 6 大类型。

（1）原发性肺结核　多见于儿童及从边远山区初到城市的成人。多有结核病患者接触史，无症状或症状轻微。原发病灶、引流淋巴管炎和肿大的肺门淋巴结形成典型的原发综合征。结核菌素试验多为强阳性，X 线表现为哑铃型阴影（图 2 - 4）。原发病灶一般吸收较快，不留任何痕迹。

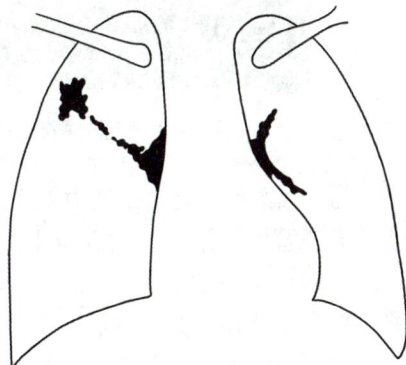

图 2 - 4　原发综合征

（2）血行播散型肺结核　分为 3 类，包括急性血行播散型肺结核（急性粟粒型肺结核）、亚急性及慢性血行播散型肺结核。

婴幼儿和青少年常发生急性粟粒型结核，急性血型播散型肺结核主要是当机体免疫力下降时，大量结核分枝杆菌进入血循环在肺内形成广泛播散而引发。临床表现为起病急，全身毒血症状重，常并发结核性脑膜炎。X 线胸片显示为双肺布满粟粒状阴影，其大小、密度、分布均匀一致，结节直径 2mm 左右（图 2 - 5）。而亚急性及慢性血行播散型肺结核，则主要是当机体免疫力较强时，少量的结核分枝杆菌分批经血液循环进入肺部而引发。临床表现可无明显中毒症状，病情发展也较为缓慢，X 线胸片显示为双肺斑点状阴影，大小不等、密度不均（图 2 - 6）。

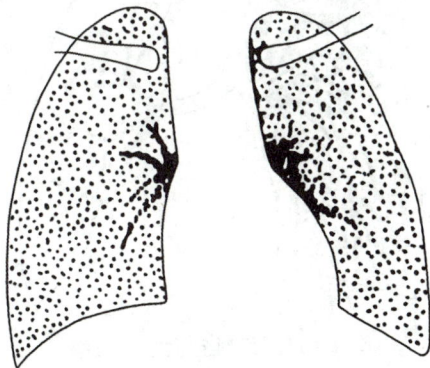

图 2 - 5　急性粟粒型肺结核

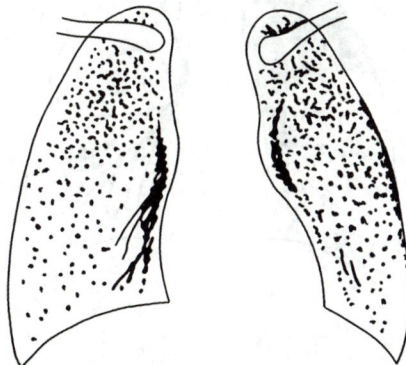

图 2 - 6　亚急性、慢性播散型肺结核

（3）继发性肺结核　常可分为浸润型肺结核、慢性纤维空洞型肺结核和干酪样肺炎等类型。多见于成人，病程较长，易反复发作，其中，肺结核中最常见的类型为浸润型肺结核。

1）浸润型肺结核　是继发性肺结核中最常见的类型，肺尖和锁骨下是病变的多发部位。X 线胸片显示片状、絮状阴影，易相互融合形成空洞（图2-7）。

2）空洞性肺结核　当病灶发生干酪样坏死、液化，并发展形成空洞，常伴有支气管播散。发热、咳嗽、咳痰和咯血等为其常见的临床表现，这类患者的痰液中常带有结核分枝杆菌。X线胸片显示为单个或多个形态不一的薄壁空腔（图2-8）。

3）结核球　多由干酪样坏死灶，被部分吸收后，周围被纤维包膜而形成。或者当空洞的引流支气管被阻塞，不能排出空洞内干酪物质，从而凝结成球形病灶，即"结核球"（图2-9）。

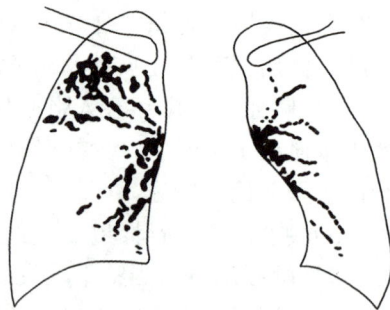

图2-7　浸润型肺结核

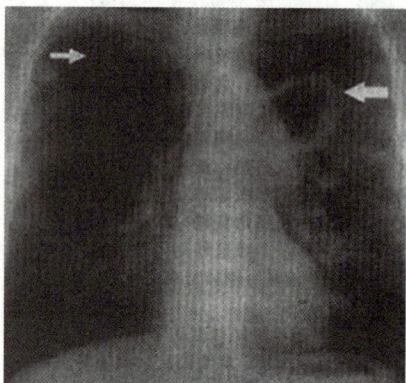

图2-8　空洞性肺结核

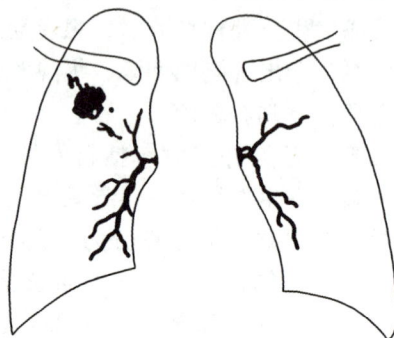

图2-9　结核球

4）干酪样肺炎　免疫力低下、体质虚弱、大量结核分枝杆菌感染的患者多发，或当患者伴有淋巴结支气管瘘，淋巴结内大量干酪样物质经支气管进入肺内，引发不同程度干酪样坏死的病变，病变以渗出和细胞浸润为主，症状明显。干酪样肺炎主要包括大叶性干酪样肺炎和小叶性干酪样肺炎两类。X线胸片显示为大片状、絮状、毛玻璃状阴影（图2-10）。

5）纤维空洞性肺结核　主要因肺结核发现不及时或未经规范治疗，导致空洞长期不愈，出现空洞壁增厚和广泛纤维化；伴随机体免疫力的高低变化，病灶吸收、修复与恶化反复交替发生，从而形成纤维空洞。X线胸片显示为一侧或双侧出现一个或数个厚壁空洞和广泛纤维增生，导致肺门抬高，肺纹理呈现垂柳状，纵隔向患侧移位，健侧呈代偿性肺气肿改变（图2-11）。

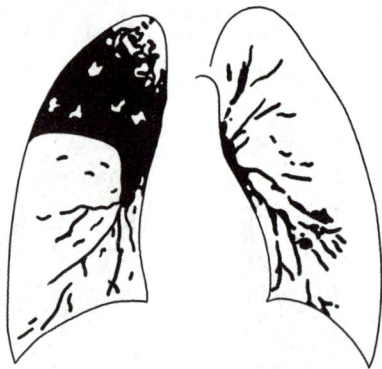

图2-10　干酪样肺炎

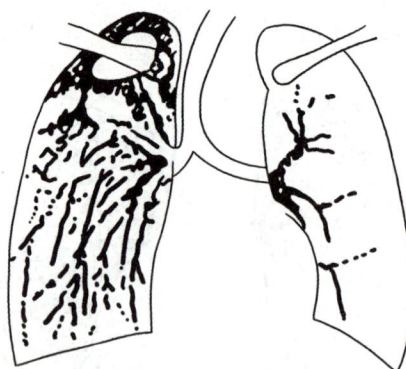

图2-11　纤维空洞性肺结核

（4）结核性胸膜炎　主要分为干性胸膜炎和渗出性胸膜炎。患者均与结核病患者有接触史。在胸腔渗液早期渗液量较少时，可发生干性胸膜炎，主要表现为胸痛和干咳，可闻及胸膜摩擦音。而结核性胸膜炎中最常见的类型是渗出性胸膜炎，此类患者全身中毒症状明显，并伴有高热、胸闷、呼吸困难等症状。当胸腔积液进一步增多，胸痛症状可随之减轻，但患者呼吸困难反而加重，并出现胸腔积液体征。X线胸片显示为当少量积液时仅见肋膈角变钝，中等量积液时表现为中下肺野呈一片均匀的密度增高阴影，上缘呈外侧高、内侧低的弧形曲线。大量胸腔积液时，大部分肺野呈均匀浓密阴影（图 2 – 12），纵隔向健侧移位。

（5）肺外结核 按部位和脏器命名，如结核性脑膜炎、骨结核、肾结核、肠结核等。

（6）菌阴肺结核 当患者 3 次痰涂片及 1 次痰培养结果为阴性时，称为菌阴肺结核。其诊断标准如下：①典型的肺结核临床症状和胸部 X 线影像学表现。②抗结核治疗有效。③临床可排除其他非结核性肺部疾病。④PPD 强阳性，血清抗结核抗体阳性。⑤痰结核菌 PCR + 探针检测呈阳性。⑥肺外组织病理证实结核病变。⑦检出抗酸分枝杆菌。⑧支气管或肺部组织病理证明为结核病变。具备①～⑥中的 3 项或⑦～⑧中任何 1 项便可确诊为菌阴肺结核。

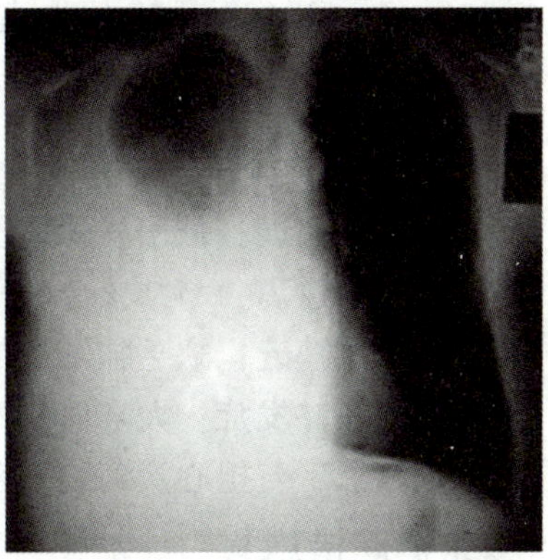

图 2 – 12 结核性胸膜炎（渗出性）

（三）心理 – 社会评估

肺结核是慢性传染病，患者害怕病后影响生活、工作，患者家属及其他社会关系可能会由于害怕传染而疏远患者；由于本病需要隔离治疗且病程长，故患者常出现自卑、悲观等。当出现咯血甚至大咯血时，患者又会因此而感到恐惧、紧张等。

（四）辅助检查

1. 痰结核分枝杆菌检查 是确诊肺结核、制订治疗方案和评价治疗效果的主要依据。痰结核分枝杆菌检查是诊断肺结核的金标准。在痰液中找到结核分枝杆菌便可确诊肺结核。检查方法主要可分为 3 种：痰直接涂片法、痰集菌法、痰培养法。考虑到患者咳痰时存在不确定性，在检查时，应做到连续多次送检。初诊者至少送检 3 次，包括晨痰、夜间痰和即时痰，复诊者至少送检 2 次，如患者无痰，可采用诱导痰技术诱导排痰以取得痰液标本进行送检。

2. 影像学检查

（1）胸部 X 线检查 是早期辨别肺结核的主要方法。通过胸部 X 线检查，可以辅助判断肺部病变的位置、范围、形态、性质以及了解其发展。①原发综合征表现为哑铃状阴影；②纤维钙化的硬结病灶呈现为密度较高、边缘清晰的斑点、条索或结节；③干酪样病灶显示为密度较高、浓密不均的阴影；④空洞病灶表现为有环形边界的不规则透光区；⑤浸润性肺结核表现为云雾状、边缘模糊的阴影。

（2）胸部 CT 检查 通过胸部 CT 检查，可辅助发现微小或隐藏病变，协助鉴别肺部病灶的性质。

3. 结核菌素试验 采用结核菌素试验，可以帮助判断患者是否存在结核分枝杆菌感染，但不能用于确诊结核病。试验时常常采用的结核菌素为纯蛋白衍化物（PPD）。

（1）试验方法 使用 1ml 注射器抽取 0.1ml（5IU）结核菌素，于患者前臂屈侧处，进行皮内注射 0.1ml，等待 48～72 小时后，观察注射处局部皮肤状态，测量皮肤硬结直径，并及时记录试验结果。

（2）结果判断 硬结直径 <5mm 或无反应为阴性（ - ）；硬结直径 5～9mm 为弱阳性（ + ）；硬结直径 10～19mm 为阳性（ + + ）；硬结直径≥20mm 或虽小于 20mm 但局部皮肤出现水泡、淋巴管炎及组织坏死为强阳性（ + + + ）。

（3）临床意义 结核菌素试验呈现出阳性反应，只代表患者曾经发生过结核分枝杆菌感染，并不表示患者目前一定患有结核病。对于 3 岁以下呈现出强阳性反应的患者，表示患者有新近感染的活动性结核病，应积极接受规范治疗。而结核菌素试验呈现出阴性反应，主要考虑以下几种情况：①患者未发生结核分枝杆菌感染。②结核感染 4～8 周内，机体处于变态反应前期。③机体免疫力下降或免疫受抑制，如使用糖皮质激素或免疫抑制剂、淋巴细胞免疫系统缺陷、麻疹、百日咳、严重结核病和病情复杂危重患者。

4. 其他检查　纤维支气管镜检查常用于支气管结核和淋巴结支气管瘘的诊断；活动性肺结核血沉可增快；部分病例有红细胞、血红蛋白降低。

【主要护理诊断/问题】

1. 营养失调：低于机体需要量　与机体消耗量增加，食欲下降有关。

2. 体温过高　与结核分枝杆菌所致的毒血症状有关。

3. 知识缺乏　缺乏肺结核的预防、发生、发展、治疗、护理及预后的相关知识。

4. 潜在并发症　大咯血、窒息、自发性气胸、胸腔积液、呼吸衰竭。

5. 焦虑　与担心疾病是否存在传染性及担心疾病预后有关。

【护理措施】

（一）一般护理

1. 休息与活动　肺结核患者症状明显，有咯血、高热等严重结核病毒性症状，或结核性胸膜炎伴大量胸腔积液者，应卧床休息。恢复期可适当增加户外活动，如散步、打太极拳、做保健操等，加强体格锻炼，提高机体的抵抗能力。轻症患者在坚持化学药物治疗的同时，可进行正常工作，但应避免劳累和重体力劳动，保证充足的睡眠和休息，做到劳逸结合。卧床休息时宜取患侧卧位，以利于健侧通气，同时减少患侧胸廓的活动度，降低病灶向健侧扩散。

2. 饮食护理

（1）制订合理的膳食计划　肺结核是一种慢性消耗性疾病，宜给予高热量、高蛋白、富含维生素的易消化饮食，忌烟酒及辛辣刺激食物。蛋白质不仅能提供热量，还可增加机体的抗病能力及机体修复能力，建议每天蛋白质摄入量为 $1.5 \sim 2.0\text{g/kg}$，其中鱼、肉、蛋、牛奶等优质蛋白摄入量占一半以上。因食物中的维生素 C 有减轻血管渗透性的作用，可以促进渗出病灶的吸收；维生素 B 对神经系统及胃肠神经有调节作用，可促进食欲，所以要多进食新鲜蔬菜和水果，以补充足够的维生素。

（2）增进食欲　饮食中注意添加具有促进消化、增进食欲作用的食物，如藕粉、山楂，新鲜水果正餐前后可适量摄入。尽量采用患者喜欢的烹调方法，保证饭菜的色、香、味俱全，食物应多样化，以增进患者的食欲；进餐时保持心情愉快，可促进食物的消化吸收。

（3）鼓励患者多饮水　每日不少于 1500ml 以补充代谢增加、盗汗所致的水分消耗，同时促进体内毒素的排泄。

（二）病情观察

观察患者咳嗽、咳痰有无加重，痰量有无增多或脓性，痰中是否带血；有无高热、盗汗；观察有无咯血，咯血的量、颜色、性质；注意患者生命体征和意识状态的变化；有无呼吸衰竭、气胸、窒息等并发症的发生。

（三）配合治疗

1. 抗结核治疗　治疗肺结核的关键在于合理规范的抗结核化学药物治疗（简称化疗），所有的活动性肺结核（出现全身中毒症状、痰结核分枝杆菌检测阳性、X 线显示病灶处于发展或吸收阶段）患者都应进行抗结核药物治疗。

（1）化疗原则　早期、联合、适量、规律、全程。

（2）常用药物　根据抗结核药物抗菌作用的强弱分为两类，即杀菌剂和抑菌剂。其中，可杀灭细胞内外结核分枝杆菌的药物为全杀菌剂，主要包括异烟肼和利福平。而链霉素在碱性环境中可杀灭除巨噬细胞以外的结核分枝杆菌，吡嗪酰胺可杀灭巨噬细胞内酸性环境中的结核菌分枝杆菌，因此，这两者属于半杀菌剂。抑菌剂主要包括乙胺丁醇和对氨基水杨酸钠。常用抗结核药物成人剂量及主要不良反应（表 2-5）。

表 2 - 5 常用抗结核药物成人剂量及主要不良反应

药名	缩写	每日剂量/g	主要不良反应
异烟肼	INH，H	0.3	周围神经炎、偶有肝功能损害
利福平	RFP，R	0.45~0.6	肝功能损害、过敏反应
链霉素	SM，S	0.75~1.0	听力障碍、眩晕、肾功能损害
吡嗪酰胺	PZA，Z	1.5~2.0	胃肠道不适、肝功能损害、高尿酸血症、关节痛
乙胺丁醇	EMB，E	0.75~1.0	视神经炎
对氨基水杨酸钠	PAS，P	8~12	胃肠道反应、过敏反应、肝功能损害

（3）治疗方案　通常化疗方案可分为强化治疗和巩固治疗两个阶段。迅速杀灭繁殖菌，有效控制病情进展是强化阶段的宗旨所在；而巩固阶段旨在杀灭生长较为缓慢的结核分枝杆菌，从而达到提高治愈率，减少结核复发的目的。一般情况下，总疗程为 6~9 个月，其中，初治为强化期 2 个月/巩固期 4 个月，复治为强化期 2 个月/巩固期 6~10 个月。可以采用每日用药方案（每日用药），亦可采用间歇用药方案（隔日一次或每周三次用药）。药物顿服比分次服药效果更好。

1）初治涂阳肺结核治疗方案　2HRZE/4HR 为每日用药方案，$2H_3R_3Z_3E_3/4H_3R_3$ 为间歇用药方案。

2）复治涂阳肺结核治疗方案　2HRZSE/4~6HRE 为每日用药方案，$2H_3R_3Z_3S_3E_3/6H_3R_3E_3$ 为间歇用药方案。

3）初治涂阴肺结核治疗方案　2HRZ/4HR 为每日用药方案，$2H_3R_3Z_3/4H_3R_3$ 为间歇用药方案。注意方案药物前面的数字分别代表强化期和巩固期的月数，而药物后面的下标数字代表每周服药的次数，无下标者表示为每天服用。

2. 对症支持治疗

（1）毒性症状　一般在有效抗结核治疗 1~3 周内消退，无须特殊处理。若中毒症状重，如高热或大量胸腔积液在确保有效抗结核药治疗的情况下，可短期加用糖皮质激素，减轻中毒症状和炎症反应。

（2）咯血　见本章第一节"呼吸系统概述、常见疾病症状体征的护理"。

（3）胸腔穿刺　结核性胸膜炎有大量胸腔积液时，需及时抽液以缓解症状，防止胸膜肥厚影响肺功能，一般每次抽液量不超过 1000ml，避免抽液过多使纵隔复位太快，引起循环障碍，发生肺水肿。抽液时注意观察患者有无不适，如患者出现头晕、出汗、心悸、面色苍白等"胸膜反应"应立即停止抽液，让患者平卧，必要时注射 0.1% 肾上腺素 0.5ml 密切观察血压变化，预防休克发生。

3. 手术治疗　经合理化学治疗无效、多重耐药的厚壁空洞、大块干酪灶、结核性脓胸、支气管胸膜瘘和大咯血保守治疗无效者，可考虑手术治疗。

（四）用药护理

1. 介绍用药知识　有计划、有目的地向患者及家属逐步介绍抗结核药物治疗相关知识，并借助科普读物、图示、动画、科普视频等手段帮助患者加深理解，使患者掌握药物治疗的原则、服药方法、常用药物的剂量及不良反应。

2. 强调用药原则　反复向患者解释并强调抗结核药物治疗的原则，使患者充分认识早期、联合、适量、规律、全程化疗的重要性，指导患者养成遵医嘱按时、按量、按疗程用药的习惯，防止因漏服、减量、停药、不按时服药等导致治疗失败而产生耐药结核分枝杆菌，从而增加治疗的困难和经济负担。

3. 全程督导化疗　WHO 积极推行全程督导短程化疗（DOTS），要求患者每次用药必须在医务人员或经培训的家庭督导员直接监督下进行，因故未服药时必须采取补救措施以确保按时用药。其目的是提高治疗依从性，保证规律用药，提高治愈率，减少复发率和耐药病例的产生，有条件者可配用吃药提醒器。目前一般抗结核药为每日一次顿服，为提高患者的服药依从性提供了方便。

4. 告知药物的主要不良反应及其注意事项 ①异烟肼：可引起周围神经炎，用药期间应关注肢体远端的感觉改变。②利福平：最易引发肝功能损害，应遵医嘱定期监测肝功能。同时，应告知患者利福平可致体液呈现橘红色，因此，如尿液呈橘红色，不必过于紧张。③链霉素：主要不良反应有听力障碍、肾功能损害，用药期间应密切关注有无出现耳鸣、耳聋、眩晕等不良症状，并遵医嘱定期进行尿常规及肾功能检查。④吡嗪酰胺：可导致胃肠道不适和高尿酸血症。用药期间应关注有无关节疼痛、皮疹、并监测血清尿酸浓度。⑤乙胺丁醇：易致球后视神经炎，应定期进行视功能检查，监测视觉灵敏度和颜色分辨力改变。⑥对氨基水杨酸：主要不良反应是胃肠道反应，建议饭后服药以减轻胃肠道不适。

（五）对症护理

1. 发热的护理 肺结核患者多为低热，通过正规的治疗，体温可逐渐恢复正常，无须特殊处理。如毒血症状重，出现高热者，可给予物理降温或遵医嘱使用退热药物，鼓励患者多饮水，并做好皮肤护理，勤换衣服和被单，防止受凉。

2. 胸痛的护理 应协助取患侧卧位，以减少患侧的胸廓活动度，减轻疼痛。

3. 盗汗护理 室内温湿度适宜，定期通风换气，盖被厚薄合适，大量出汗时及时用干毛巾擦干并更换衣服、被单。

4. 咯血、窒息的护理 详见本章第一节"呼吸系统概述、常见疾病症状体征的护理"。

（六）心理护理

肺结核患者因躯体不适以及结核病病程长，具有传染性需要隔离治疗等因素，易使患者产生焦虑、自卑、孤独等情绪。医护人员充分理解和尊重患者，主动与患者及家属沟通，建立良好的医患关系，耐心地介绍本病的相关知识，告诉患者肺结核可以治愈，帮助患者解除心理压力，使其树立战胜疾病的信心。痰涂阴性和经有效抗结核治疗4周以上的患者，传染性消失，应鼓励患者参加正常的社会生活，指导患者进行自我调节，以最佳的心理状态接受治疗，鼓励亲人和朋友给予精神和经济上的支撑，减轻患者的心理压力。

（七）健康指导

1. 疾病预防指导

（1）控制传染源 早发现并彻底治愈肺结核是控制传染源的关键。加强卫生宣教，建立和健全各级结核病防治机构，对结核患者进行登记管理，及时、准确、完整地报告结核病疫情，督促患者合理化疗，是控制传染源的有效方法。肺结核病程长、易复发和具有传染性，必须长期随访。

（2）切断传播途径 ①开放性肺结核患者需单居一室，进行呼吸道隔离。室内每日定时通风，保持空气清新流通。使用紫外线每日进行消毒。如需外出，患者必须佩戴口罩。②养成良好的卫生习惯，与他人交谈保持一定距离，不面对他人打喷嚏、咳嗽或讲话，以防飞沫传播，在咳嗽、打喷嚏或讲话时用双层纸巾遮住口鼻，并将纸巾焚烧；严禁随地吐痰，将痰吐在卫生纸上或纸盒内焚烧，此为最简单有效的灭菌方法。开放性肺结核患者所咳出的痰液可用含氯消毒液浸泡1小时后再弃去。③最好采取分餐制，与他人共餐时使用公筷，患者使用过的餐具有传染性，应煮沸消毒或使用消毒液浸泡消毒后洗涤。④物品消毒，被褥、书籍、衣服在烈日下暴晒6小时以上。

（3）保护易感人群 ①对未受过结核菌感染的人群，如新生儿等，及时进行卡介苗接种，从而诱发机体对结核菌的特异性免疫力。②对于长期使用免疫抑制剂和糖皮质激素者、HIV感染者、糖尿病患者、老年人、长时间营养不良者等这类易感人群，应加强健康教育宣传，提高防病意识。③对于密切接触者以及高危易感人群，可根据具体情况，适当开展预防性治疗。

2. 疾病知识指导 指导患者保证充足的休息和睡眠，避免过劳、情绪波动及呼吸道感染和刺激；指导患者进行有利于身心健康和疾病恢复的有益活动，以促进疾病早日康复；宣传休息、营养、阳光、空气对结核病康复的重要性。宣传结核病的传播途径及消毒、隔离重要性，指导患者采取有效的消毒、隔离措施，并能自觉遵照执行。

3. 用药指导　督促患者严格遵医嘱服药，强调早期、联合、适量、规律、全程用药的重要性，顺利完成化疗疗程。

4. 病情监测指导　肺结核病程长、易复发、具有传染性，指导患者定期复查肝功能、肾功能、胸部 X 线片，及时了解病情变化，及时复诊，以利调整治疗方案并彻底治愈。

●●●● **目标检测**

选择题

A1/A2 型题

1. 患者，女，26 岁，因"反复咳嗽、咳痰 1 年余，痰中带血 1 周，时有胸闷、晚间盗汗"就诊。查体：T 37.6℃，P 80 次/分，R 19 次/分，BP 103/69mmHg，消瘦。门诊查胸片示：锁骨下片状、絮状阴影，边缘模糊。想要明确诊断，应采取的检查方法是

    A. 结核菌素试验　　　　　B. 痰结核分枝杆菌检查　　　C. 血常规检查

    D. 纤维支气管镜检查　　　E. 胸部 CT 检查

2. 防止结核病传播的主要方法之一是切断传播途径，下列不属于其措施的是

    A. 患者的痰液及时进行消毒　　　　　　B. 避免老人、儿童与患者接触

    C. 引导患者前往发热门诊就诊　　　　　D. 患者的餐具单独使用，并煮沸消毒

    E. 开放性肺结核患者进行单间隔离

3. 肺结核患者管理的重点内容是

    A. 督促患者注意休息　　　B. 督促患者定期复查　　　C. 督促患者自我隔离

    D. 督促患者加强营养　　　E. 督促患者坚持规范化疗

4. 肺结核的化疗原则不包括

    A. 规律　　　　　　　　　B. 早期　　　　　　　　　C. 足量

    D. 联合　　　　　　　　　E. 全程

5. 患者，男，33 岁，因"咳嗽半年余，盗汗、乏力 2 月余"入院，入院后确诊肺结核并予以对症治疗。服药期间患者出现步态不稳，手指麻木针刺感，主要考虑是哪种药物的不良反应

    A. 异烟肼　　　　　　　　B. 利福平　　　　　　　　C. 吡嗪酰胺

    D. 对氨基水杨酸　　　　　E. 乙胺丁醇

（丁淑芳）

第九节　原发性支气管肺癌患者的护理

PPT

▶▶ **情境导入** ◀◀

情境：患者，男，50 岁，因"刺激性咳嗽，伴高调金属音，痰中带血，气促胸闷，右胸背胀痛 2 个月"入院。护理评估：T 37℃，P 82 次/分，R 20 次/分，BP 124/84mmHg，神清合作，消瘦，贫血，双侧锁骨上扪及肿大淋巴结；CT 显示右上肺有结节状阴影，边缘模糊毛糙，可见细短的毛刺影。

    任务：1. 该患者目前存在哪些主要的护理问题？

           2. 你从哪些方面对该患者进行健康指导？

原发性支气管肺癌（primary bronchogenic carcinoma）简称肺癌，是指起源于支气管黏膜或腺体的恶性肿瘤。肺癌是严重危害人类健康的疾病。2020 年全球新发肺癌病例 220 万，仅次于乳腺癌居全球第二；死亡人数 180 万，仍居全球癌症首位。国家癌症中心于 2024 年发布的数据显示，我国肺癌

发病率和死亡率均居恶性肿瘤首位，其中新发肺癌病例 78.7 万，肺癌死亡病例 63.1 万，发病率和死亡率均呈上升趋势。

【病因及发病机制】

肺癌的具体病因和发病机制目前并未明确，但认为与下列因素有着密切的关系。

1. 吸烟　肺癌发病率和死亡率持续攀升的首要原因就是吸烟。烟雾中含有大量的致癌物质，如苯并芘、尼古丁等均具有较强的致癌作用。有研究表明，随着吸烟年限的增长，累计吸烟量的增多，肺癌的发病率和死亡率也会随之增加。此外，长期处于被动吸烟环境下的人群，其肺癌的发病率及死亡率较正常人群也明显增高。

2. 职业致癌因子　已经被确认引发肺癌的职业致癌物质有石棉、砷、铬、镍、铍、煤焦油、三氯甲醚、氯甲甲醚、烟草的加热产物、某些放射性物质、电离辐射和微波辐射等。

3. 空气污染　空气污染并不仅仅指室外大环境污染，同时也包括室内小环境的空气污染，室内空气污染常容易被忽略。室外的空气污染主要包括汽车尾气、工业废气、沥青等，其中均含有较强的致癌成分。而室内小环境的空气污染主要指室内被动吸烟、室内用煤以及在食物烹饪过程中都会产生不同程度的致癌物质。

4. 电离辐射　大剂量的电离辐射也是引发肺癌的危险因素，而不同种类射线辐射所产生的效应也有所不同。

5. 饮食与营养　有调查研究显示，维生素 A 及其衍生物 β 胡萝卜素摄入不足，肺癌发生的危险性会出现增高趋势。

6. 其他因素　肺结核是引发肺癌的因素之一。此外，病毒感染、真菌毒素、矽肺、慢性阻塞性肺疾病等肺部的慢性疾病，对肺癌的发生，也有着不同程度的促进作用。

【分类】

1. 按解剖学部位分类

（1）中央型肺癌　指发生在段支气管至主支气管的肺癌，主要多见于鳞状上皮细胞癌和小细胞未分化癌。

（2）周围型肺癌　起源于肺段支气管以下的肺癌，以腺癌较为多见。

2. 按组织病理学分类

（1）非小细胞肺癌　①鳞状上皮细胞癌：多见于老年男性，与吸烟关系密切，鳞癌癌肿多起源于段支气管黏膜，向管腔内生长，早期常引起支气管狭窄，导致肺不张或阻塞性肺炎，生长慢，转移晚，手术切除机会多，以中央型肺癌多见。②腺癌：多为周围型肺癌，腺癌主要起源于支气管黏液腺，可发生于中央气道或细小支气管倾向于气管外生长，好发于女性，临床多表现为周围型实质肿块或磨玻璃结节。局部浸润和血行转移比鳞癌早，容易转移至肝、脑和骨，更易累及胸膜引起胸腔积液。腺癌是肺癌最常见的类型。③大细胞癌：是一种未分化的非小细胞癌，少见，转移较晚，手术切除机会较大。

（2）小细胞肺癌　主要包括燕麦细胞型、中间细胞型、复合燕麦细胞型，因其倍增时间短、出现淋巴和血行转移较早，且转移较广泛，因此，肺癌中恶性程度最高的类型即为小细胞肺癌。

【护理评估】

（一）健康史评估

评估患者性别、年龄、职业、工作环境，有无职业性致癌因子的长期接触史，有无吸烟史以及吸烟的烟龄和数量，有无射线接触史，有无慢性肺部疾病史和家族史。

（二）身体评估

1. 症状　肺癌患者的症状受肿瘤的大小、类型、进展阶段、病变位置、有无并发症或是否发生远处转移等因素的影响。其中，有 5%～15% 患者无明显症状，当进行体检、胸部影像学检查（X

线、CT等）时方可发现异常病变。当患者出现呼吸道症状，尤其是刺激性干咳、痰中带血，或原有呼吸道症状加重等情况，时间超过2周，经对症治疗仍不能改善，需高度警惕肺癌的可能性。

（1）原发肿瘤引起的症状

1）咳嗽　是肺癌的早期症状，多为刺激性干咳或少量黏痰液。当肿瘤增长导致支气管狭窄时咳嗽加重，咳嗽为高调金属音或刺激性呛咳。继发感染时痰量增多，呈黏液脓痰。

2）血痰或咯血　多见于中央型肺癌。当肿瘤向管腔内侵袭生长，患者可出现间歇性或持续性的痰中带血，如果表面糜烂严重，侵蚀大血管，可出现大咯血。

3）气短或喘鸣　肿瘤引起支气管部分阻塞，听诊时有局限或单侧喘鸣音；气管狭窄、大量胸腔积液时患者会出现呼吸困难、气短、喘闷。

4）发热　多为继发感染或肿瘤组织坏死引起。

5）体重减轻　消瘦为恶性肿瘤的常见症状。当肺癌进展到晚期，因为肿瘤毒素和机体消耗，以及并发感染或食欲下降等因素，患者会出现明显的消瘦甚至是恶病质。

（2）肺外胸内扩展引起的症状

1）胸痛　肿瘤侵犯胸膜或胸壁，患者会出现持续性的模糊或难以描述的隐痛或钝痛；当肿瘤侵犯肋骨或脊柱时，则有压痛点；若肿瘤压迫肋间神经，胸痛可波及其分布区域。

2）声音嘶哑　当肿瘤压迫喉返神经时，患者会出现声音嘶哑。

3）吞咽困难　肿瘤侵犯或压迫食管可引起吞咽困难，亦可引起支气管–食管瘘。

4）胸腔积液　当肿瘤转移累及胸膜或出现肺淋巴回流受阻时，约有10%的肺癌患者会出现不同程度的胸腔积液。

5）上腔静脉阻塞综合征　肿瘤压迫上腔静脉时。患者可出现面部、颈部和上肢水肿及颈静脉扩张，也可在前胸壁见到扩张的静脉侧支循环，常提示静脉回流出现障碍。

6）霍纳（Horner）综合征　肿瘤压迫颈部交感神经，出现患侧眼睑下垂、瞳孔缩小、眼球内陷，同侧额部与胸壁少汗或无汗，这些症状统称为Horner综合征。

（3）肿瘤远处转移引起的症状

1）脑转移　出现头痛、呕吐、眩晕、复视、共济失调、颅内高压等症状。

2）骨转移　肋骨、肱骨、椎骨、骨盆等局部疼痛和压痛，也可引起病理性骨折。

3）肝转移　表现为食欲减退、肝区疼痛、肝大、黄疸和腹水等。

4）淋巴结转移　锁骨上淋巴结是肺癌常见的转移部位，可无症状。肿大淋巴结固定且坚硬，逐渐增大、增多，可融合，多无痛感。

2. 体征　肿瘤引起气道狭窄，可闻及局限性哮鸣音；并发阻塞性肺炎，会出现肺实变体征；累及胸膜时，有胸腔积液体征；转移至浅表淋巴结时，可触及肿大的淋巴结等。

（三）心理–社会评估

早期诊断不明，在接受各种检查时易出现焦虑、怀疑等心理反应。一旦确诊为肺癌，患者常出现惊恐、易怒、否定、怨恨等心理反应。当病情恶化、使用化疗药物治疗不良反应明显且治疗效果不佳时，患者易产生绝望心理，表现出悲观甚至会有轻生自杀的念头。

（四）辅助检查

1. 影像学检查　主要包括胸部X线检查和胸部CT检查。

（1）胸部X线　胸部普通X线检查是发现肺癌最重要的方法之一，在肺癌的普查和诊断中占重要地位。通过透视、摄片，发现肿块或可疑病灶。

（2）胸部CT　可发现直径小于2mm的微小结节，有助于早期诊断和鉴别诊断，能确定肿瘤大小、形状、位置，能识别有无侵犯邻近器官，是目前临床上用于肺癌诊断、分期、疗效评价的最重要和最常用的手段。

（3）磁共振显像（MRI）　在明确肿瘤与大血管间的关系上优于CT，但在发现小病灶（<5mm）

方面则不如 CT 敏感。

（4）正电子发射计算机断层显像（PET - CT）　可用于肺癌及淋巴结转移的定性诊断。

2. 纤维支气管镜检查　对诊断、确定病变范围、明确手术指征和方式有帮助，能直接观察肿瘤的大小和位置，进行摄影、刷检、活检、获得组织及分泌物，还可进行局部治疗。

3. 痰脱落细胞学检查　在收集方法得当，痰标本符合要求的前提下，送检 3 次以上的系列痰标本，中央型肺癌和周围型肺癌的诊断率可分别提高到 80% 和 50%。

4. 针吸细胞学检查　可经皮或经纤支镜针吸细胞学检查，还可在超声波、CT 或 X 线引导下进行。目前常用的主要为浅表淋巴结或经超声波引导针吸细胞学检查。

【主要护理诊断/问题】

1. 恐惧　与确诊肺癌、不了解疾病相关知识及预感到治疗对机体功能的影响和感受到死亡威胁有关。

2. 疼痛　与癌细胞浸润、肿瘤压迫或发生转移有关。

3. 营养失调：低于机体需要量　与肿瘤致机体过度消耗、吞咽困难、化疗后食欲减退等有关。

4. 预感性悲哀　与担心疾病治疗效果与疾病预后有关。

5. 潜在并发症　化疗药物不良反应、肺部感染、呼吸衰竭等。

【护理措施】

（一）一般护理

1. 休息和活动　晚期癌症患者体质虚弱呈现恶病质，应注意卧床休息，减少机体消耗。协助患者采取舒适卧位，经常更换体位，帮助翻身、皮肤护理，防止发生压疮。

2. 饮食护理　指导患者进食高蛋白、高热量、高维生素、清淡、易消化的饮食，多吃新鲜蔬菜水果。建议患者进食时细嚼慢咽，以利于消化吸收。对于吞咽困难的患者，给予流质饮食，进食时取坐位或半坐卧位，速度宜慢，避免呛咳或发生误吸。病情危重者可鼻饲等增加摄入量，必要时静脉给予脂肪乳剂、复方氨基酸等，以保证机体的营养需要。

（二）病情观察

注意观察患者有无咳嗽、咯血、发热、呼吸困难、吞咽困难、声音嘶哑等，注意观察有无出现肿瘤远处转移的表现，如有无胸痛、头痛、呕吐、骨骼局部压痛等转移症状。化疗和放疗的患者，注意观察有无恶心、呕吐、脱发、乏力、皮肤干燥瘙痒、骨髓抑制等不良反应。

（三）配合治疗

1. 外科手术治疗　手术切除是肺癌的主要治疗手段。详见外科护理学相关章节。

2. 化学药物治疗　简称化疗，对小细胞肺癌治疗的效果显著。主要用于肺癌晚期或复发患者的治疗。常用的化疗药物有依托泊苷（VP - 16，足叶乙甙）、顺铂（DDP）、卡铂（CBP）、环磷酰胺（CTX）、阿霉素（ADM）、长春新碱（VCR）、丝裂霉素（MMC）、紫杉醇或多西紫杉醇等，选择 2 种或 2 种以上的药物组成联合方案。非小细胞肺癌化疗主要作为不能手术及术后复发患者的姑息性治疗，或作为手术治疗及放疗的辅助治疗，治疗 4~6 个周期。

3. 放射治疗　放疗对小细胞肺癌效果较好，其次为鳞癌和腺癌。放疗分为根治性和姑息性两种。

4. 其他治疗　近年来，分子靶向治疗为晚期肺癌患者提供了新的治疗手段。另外，中医治疗、冷冻治疗、经纤支镜电刀切割癌体或行激光治疗等也在治疗中起一定作用。

（四）用药护理

1. 化疗药物的护理

（1）建立良好的静脉通路　化疗是一个长期的过程。对于有条件的患者，建议置入 PICC 管或输液港等，可以降低化疗药物的外渗，防止化疗药物对局部血管和皮肤的不良刺激，对于行外周静脉穿刺的患者，需使用型号合适的静脉留置针，且避免在同一部位反复穿刺。

（2）观察药物不良反应 详见"白血病患者的护理"相关内容。

2. 放疗护理

（1）放疗前护理 向患者说明放疗目的、方法、可能的副反应，使患者有充足的思想准备；在放疗部位的皮肤上涂上标志，告知患者放射结束后切勿擦去。

（2）放疗中护理 照射时协助患者取好体位，不能随意移动，以防损伤其他部位皮肤。

（3）放疗后护理 ①局部皮肤护理：放疗后皮肤可出现红斑、表皮脱屑和瘙痒等，指导患者避免抓伤、压迫和衣服摩擦；洗澡时不用肥皂；避免阳光照射或冷热刺激；照射部位忌贴胶布，不用红汞、碘酊等涂擦；渗出性皮炎部位用暴露疗法，外涂康复新等；湿性脱皮若溃疡已结痂，痂皮不能用手抠除，让其自然脱落；干性脱皮可用氢化可的松软膏外涂。②观察血常规：每1~2周复查血常规一次，必要时遵医嘱给予升白细胞药物。③注意照射器官的反应：患者出现吞咽困难时疼痛，提示发生了放射性食管炎，宜进流质或半流质饮食。

（五）疼痛护理

1. 评估疼痛 ①疼痛的部位、程度及止痛药的效果。②疼痛加重或减轻的因素；疼痛持续、缓解的时间。③疼痛对睡眠、进食、活动等日常生活的影响程度。

2. 避免疼痛加重因素 ①尽量避免咳嗽，必要时给止咳剂。②活动困难者，变换体位时避免推、拉动作，防止用力不当引起疼痛。③指导和协助胸痛患者用手或枕头按住胸部，以减轻深呼吸、咳嗽或变换体位所引起的疼痛。

3. 缓解疼痛 ①环境与休息：提供安静舒适的环境，取舒适的体位。②减轻心理压力：耐心倾听患者诉说，鼓励安慰患者，以减轻患者的心理压力。③转移注意力：采用听音乐、与人交谈等方式转移注意力，以降低疼痛的敏感度。④物理方法止痛：采取按摩、热敷、针灸等止痛。⑤药物止痛：疼痛明显，遵医嘱按WHO三阶梯止痛方案用药，据疼痛程度选择非阿片类（阿司匹林、布洛芬等）、弱阿片类（可待因、曲马朵等）或强阿片类（吗啡、哌替啶等）止痛药，按时、按阶梯、个体化给药。晚期患者疼痛严重而持续，常规给药方法，如果不能有效控制疼痛，则可采用自控镇痛泵（PCA）止痛，该方法是用计算机化的注射泵，经由静脉、皮下或椎管留置导管连续性输注止痛药，患者可自我控制和调节用药方式和剂量。

4. 观察止痛效果和药物不良反应 观察止痛效果；观察药物的不良反应，如阿片类药物有便秘、呕吐等反应，嘱患者多食粗纤维的蔬菜和水果等，以此缓解和预防便秘。

（六）心理护理

帮助患者及家属正确分析所面临的情况，鼓励患者和家属积极参与治疗和护理计划的制订，让患者和家属了解疾病相关知识和治疗措施。介绍治疗成功的病例为患者树立信心。鼓励家属和朋友定期看望患者，多沟通交流，了解患者的心理需求，尽量满足其合理需求和愿望，使其感受到温暖与关爱，克服焦虑、恐惧等不良情绪，以积极乐观的态度配合治疗。

（七）健康指导

1. 疾病预防指导 倡导建立健康的生活方式，劝导戒烟限酒。改善工作和生活环境。建立良好的饮食习惯，多食新鲜蔬菜、水果，远离不必要的电离辐射。对于肺癌高危人群，建议定期进行体检，早发现、早治疗。

2. 治疗知识指导 指导患者加强营养，劳逸结合，合理安排休息和活动，适当参加体育锻炼，增强机体抵抗力。避免去人群密集、空气不流通的场所，季节交替时，及时增减衣物，预防呼吸道感染。督促患者坚持完成放疗或化疗疗程。若出现咯血、呼吸困难、疼痛加重等症状应及时随诊。

3. 指导患者定期随访 ①肿瘤标志物：治疗开始后，1~3年内每3个月检测1次；3~5年内每半年检测1次；5年以后每年检测1次。②胸部CT：NSCLC手术治疗后，2年内每6个月复查一次胸部CT，其后每年1次。③支气管镜：肺癌经支气管镜下治疗后，6周内复查内镜，其后2年内每6个月复查一次内镜，2年后每年复查一次内镜。

选择题

A1/A2 型题

1. 预后最差的肺癌是
    A. 鳞状细胞癌　　　　　　　B. 小细胞未分化癌　　　　　C. 腺癌
    D. 大细胞癌　　　　　　　　E. 肉瘤样癌

2. 肺癌中恶性程度最高的类型是
    A. 小细胞癌　　　　　　　　B. 鳞癌　　　　　　　　　　C. 腺癌
    D. 腺鳞癌　　　　　　　　　E. 类癌

3. 下列不属于肺癌原发肿瘤所引起的临床表现的是
    A. 痰中带血　　　　　　　　B. 气短　　　　　　　　　　C. 发热
    D. 声音嘶哑　　　　　　　　E. 咳嗽

4. 患者，女，53 岁，主诉咳嗽伴痰中带血 2 月余，左锁骨上窝可触及一个肿大的淋巴结，左侧眼睑下垂、瞳孔缩小、眼球内陷。提示该患者的诊断是
    A. 喉癌　　　　　　　　　　B. 肺癌　　　　　　　　　　C. 甲状腺癌
    D. 纵隔肿瘤　　　　　　　　E. 肺结核

5. 患者，男，61 岁，主诉咳嗽伴声音嘶哑 1 月余，胸部 CT 示左肺下叶周围型结节，电子支气管镜检查病理结果示：小细胞肺癌。该患者应首选的治疗方法是
    A. 化疗和放疗　　　　　　　B. 手术治疗　　　　　　　　C. 分子靶向治疗
    D. 介入治疗　　　　　　　　E. 中医治疗

（丁淑芳）

第十节　呼吸衰竭患者的护理

PPT

▶▶ 情境导入 ◀◀

情境： 患者，男，65 岁，因"咳嗽咳痰伴喘息 5 年余，加重 1 周"入院。护理评估：T 38.3℃，P 118 次/分，R 28 次/分，BP 153/87mmHg；端坐呼吸，咳嗽、咳痰，痰液不易咳出，两肺呼吸音粗，可闻及湿啰音。辅助检查：动脉血气分析显示 PaO_2 43.8mmHg，$PaCO_2$ 78.3mmHg，pH 7.25；血常规示 WBC 12.3×10^9/L，Hb 75g/L。

任务： 1. 该患者属于哪种类型的呼吸衰竭？

　　　　 2. 该患者目前存在哪些主要护理问题？

呼吸衰竭（respiratory failure）简称呼衰，是由各种原因导致的肺功能严重障碍，使患者在静息状态下也不能进行正常的肺通气和（或）肺换气，使气体交换受损，导致缺氧伴（或不伴）二氧化碳潴留，从而引起一系列生理功能障碍及代谢紊乱的综合征。

呼吸衰竭诊断标准为：在海平面、静息状态、呼吸空气条件下，动脉血气分析：动脉血氧分压（PaO_2）<60mmHg，伴或不伴动脉血二氧化碳分压（$PaCO_2$）>50mmHg，并排除心内解剖分流和原发于心排出量降低等因素所致的低氧血症。

【分类】

（一）根据动脉血气分析分类

1. Ⅰ型呼吸衰竭 患者仅有缺氧（$PaO_2 < 60mmHg$）表现，无二氧化碳潴留，见于换气功能障碍所致，如肺通气/血流比例失调、弥散功能障碍、肺内动静脉分流等。

2. Ⅱ型呼吸衰竭 患者既有缺氧，又有二氧化碳潴留，动脉血气分析 $PaO_2 < 60mmHg$、$PaCO_2 > 50mmHg$，是由于肺泡通气不足引起的。

（二）根据起病缓急分类

1. 急性呼吸衰竭 指患者原来肺功能正常，由于突发致病因素，引起肺通气和换气功能出现严重障碍，在短时间内迅速导致的呼吸衰竭，如气道异物、溺水、电击、药物中毒等。

2. 慢性呼吸衰竭 由慢性呼吸系统疾病如慢性阻塞性肺疾病、支气管扩张、肺结核等引起呼吸功能损害逐渐加重，发展成为慢性呼吸衰竭。本节主要阐述慢性呼吸衰竭。

【病因及发病机制】

（一）病因

1. 气道阻塞性病变 如慢性阻塞性肺疾病、重症哮喘、异物等。引起气道阻塞和肺通气不足，导致缺氧和二氧化碳潴留，引起呼吸衰竭，最常见的病因是慢性阻塞性肺疾病。

2. 肺组织病变 如严重肺炎、肺结核、肺气肿等。导致有效弥散面积减少、通气/血流比例失调，造成缺氧或伴有二氧化碳潴留，引起呼吸衰竭。

3. 肺血管疾病 如肺栓塞可引起通气/血流比例失调，发生呼吸衰竭。

4. 胸廓与胸膜病变 如严重的自发性或外伤性气胸、胸部手术、外伤、严重的脊柱畸形、大量胸腔积液或伴有胸膜肥厚与粘连等。造成通气减少，发生呼吸衰竭。

5. 神经、肌肉疾病 如脑血管疾病、重症肌无力可累及呼吸肌，造成呼吸肌无力或麻痹。

6. 心脏疾病 各种缺血性心脏病、心肌病等。导致通气和换气功能障碍发生呼吸衰竭。

（二）发病机制

1. 缺氧和二氧化碳潴留发生机制

（1）肺泡通气不足 在静息状态下，健康成人肺泡通气量达 $4L/min$ 才能维持正常肺泡氧分压（PaO_2）和二氧化碳分压（$PaCO_2$），进行有效的气体交换。各种原因造成气道阻力增加，导致肺泡通气不足使 PaO_2 下降和 $PaCO_2$ 升高，从而引起缺氧和 CO_2 潴留。

（2）通气/血流比例失调 正常成人每分钟肺泡通气量（V）为 $4L$，肺毛细血管血流量（Q）为 $5L$，$V/Q = 0.8$，才能保证有效气体交换。通气血流比例失调通常见于：①肺泡通气不足，如 COPD、肺炎、肺不张等导致部分肺泡通气减少，而血流并未下降，流经该区域的静脉血未能充分氧合，$V/Q < 0.8$，主要表现为 PaO_2 下降而 $PaCO_2$ 升高并不明显，患者既有缺氧又有 CO_2 潴留。②肺泡血流不足，当部分肺泡血管因血流减少如肺栓塞时，部分肺泡血流量减少，肺泡通气功能不能被充分利用，形成功能性无效腔增大。$V/Q > 0.8$ 引起缺氧无 CO_2 潴留。

（3）弥散障碍 气体弥散量取决于弥散面积、肺泡膜的厚度和通透性、气体和血液接触的时间及气体分压差。由于氧气的弥散速度比二氧化碳慢，且氧气的弥散能力仅为二氧化碳的 1/20，故在弥散障碍时通常以低氧血症为主。

（4）氧耗量增加 发热、寒战、呼吸困难和抽搐等均可增加氧耗量。正常人可借助增加通气量以防止缺氧，而原有通气功能障碍的患者，在氧耗量增加的情况下会出现严重的低氧血症。

2. 缺氧和二氧化碳潴留对机体的影响

（1）对中枢神经系统的影响 脑组织对缺氧十分敏感，完全停止供氧 $4 \sim 5$ 分钟，即可导致脑组织不可逆损害。若 PaO_2 降至 $60mmHg$ 时，可出现注意力不集中、视力和智力轻度减退；若 PaO_2 降至

40~50mmHg 以下时，引起一系列神经精神症状，如头痛、定向与记忆力障碍、精神错乱、嗜睡；若 PaO_2 <30mmHg 时，可引起神志丧失，甚至昏迷；PaO_2 <20mmHg 时，数分钟即可导致神经细胞不可逆损伤。急性缺氧可引起头痛、烦躁不安、谵妄、抽搐；慢性缺氧时症状出现缓慢。$PaCO_2$ 轻度增加时，对皮质下层刺激增强，间接引起皮质兴奋，患者往往出现失眠、精神兴奋、烦躁不安等兴奋症状。若 $PaCO_2$ 继续升高，降低脑组织兴奋性，抑制皮质活动，称二氧化碳麻醉。

（2）对循环系统的影响　缺氧和二氧化碳潴留均可引起反射性心率加快、心肌收缩力增强、心排出量增加。缺氧引起肺小动脉收缩，肺循环阻力增加，导致肺动脉高压、右心负荷加重。$PaCO_2$ 轻、中度升高，可使浅表毛细血管和静脉扩张，表现为四肢红润、温暖、多汗；而肾脏和肌肉血管则收缩。急性严重缺氧或酸中毒可引起严重心律失常或心搏骤停。

（3）对呼吸系统的影响　缺氧和二氧化碳的潴留对呼吸的影响为双向的，即兴奋作用和抑制作用。当 PaO_2 <60mmHg 时，通过颈动脉窦和主动脉体化学感受器的刺激，反射性地兴奋呼吸中枢；如果缺氧继续加重，PaO_2 <30mmHg 时，又会抑制呼吸中枢。当二氧化碳浓度增高时，对呼吸中枢有刺激作用，能增加通气量，但二氧化碳分压过度升高（$PaCO_2$ >80mmHg）时，反而抑制呼吸中枢，此时，呼吸运动主要靠缺氧的反射性呼吸兴奋作用维持。

（4）对消化系统的影响　严重缺氧可使胃壁血管收缩，胃黏膜屏障作用降低。若二氧化碳潴留可以增强胃壁细胞碳酸酐酶活性，促使胃酸分泌增多，出现胃肠黏膜糜烂、坏死、溃疡，甚至出血。缺氧可以直接或间接损害肝细胞，致使丙氨酸氨基转移酶上升。

（5）对肾功能的影响　缺氧和二氧化碳潴留常合并肾功能不全，当 PaO_2 <40mmHg，$PaCO_2$ >65mmHg 时，可使肾血管痉挛、肾血流量减少，进而导致肾功能不全。

（6）对电解质、酸碱平衡的影响　严重缺氧可以抑制细胞能量代谢的中间过程，可使能量产生降低，并产生大量的乳酸和无机磷，最终引起代谢性酸中毒。持续或严重缺氧可使能量产生不足，导致钠泵功能障碍，使细胞内 K^+ 转移至血液，而 Na^+ 和 H^+ 进入细胞内，造成高钾血症和细胞内酸中毒。慢性呼吸衰竭因二氧化碳潴留时，肾脏排出 HCO_3^- 减少以维持正常 pH，机体为了维持血中主要阴离子的相对恒定，出现排 Cl^- 增加，造成低氯血症。$PaCO_2$ 增高（>45mmHg）可使 pH 下降（<7.35），导致呼吸性酸中毒。

【护理评估】

（一）健康史评估

评估患者有无慢性支气管、肺部疾病，如 COPD、严重肺结核等病因；有无感染特别是呼吸道感染、手术、创伤、使用麻醉药等诱因，呼吸衰竭最常见的诱因是呼吸道感染。

（二）身体评估

1. 症状　除原发病临床症状外，主要是缺氧和二氧化碳潴留所致多脏器功能紊乱表现。

（1）呼吸困难　是呼吸衰竭最早、最突出的症状。表现为呼吸频率、节律和深度的改变、呼气延长，严重时呼吸浅快。发生二氧化碳麻醉时，出现呼吸浅慢或潮式呼吸。

（2）发绀　是缺氧的典型表现。可在口唇、指甲、舌等处出现发绀。发绀是还原血红蛋白的含量增多所致，红细胞增多的患者发绀明显，但严重贫血患者可不明显。

（3）精神神经症状　是慢性呼吸衰竭随着二氧化碳升高、出现先兴奋后抑制的症状。兴奋症状有多汗、昼夜颠倒、烦躁不安，甚至谵妄。随着二氧化碳潴留继续加重，可逐渐出现抑制症状，表现为表情淡漠、肌肉颤动、间歇性抽搐、嗜睡甚至昏迷，称为肺性脑病。

（4）循环系统症状　早期出现心率加快，血压升高；晚期出现严重缺氧和酸中毒，可引起循环衰竭、血压下降、心肌损伤、心律失常甚至心搏骤停。

（5）酸碱平衡失调和电解质紊乱　出现严重缺氧抑制细胞能量代谢，产生大量乳酸和无机磷，导致代谢性酸中毒。二氧化碳潴留可导致呼吸性酸中毒，常伴高钾血症和低氯血症。

（6）其他　严重缺氧和二氧化碳潴留可对消化系统、泌尿系统等有影响，临床可出现黄疸、血尿、蛋白尿、管型尿和丙氨酸氨基转移酶升高、血尿素氮升高，亦可导致胃肠道黏膜充血、水肿、糜烂渗血，引起上消化道出血。

2. 体征 除原发病体征外，呼吸衰竭的患者呼吸困难时有三凹征；缺氧时出现皮肤黏膜发绀；二氧化碳潴留引起皮肤潮红、温暖多汗、球结膜充血水肿等体征。

（三）心理 – 社会评估

因患者对病情和预后的顾虑，往往会产生抑郁、恐惧、依赖心理，容易对治疗失去信心。如果气管插管或气管切开行机械通气的患者，因语言表达及沟通障碍，导致情绪烦躁、痛苦悲观，甚至产生绝望的心理反应，一般表现为拒绝治疗或对呼吸机产生依赖心理。

（四）辅助检查

1. 动脉血气分析 是诊断呼吸衰竭和判断呼吸衰竭类型的最主要的依据。呼吸衰竭时 $PaO_2 <$ 60mmHg，伴或不伴 $PaCO_2 > 50$mmHg；动脉血氧饱和度（SaO_2）＜75%；pH＜7.35 提示失代偿性酸中毒，pH＞7.45，提示失代偿性碱中毒。常见的酸碱失衡为呼吸性酸中毒、呼吸性酸中毒合并代谢性酸中毒等。

2. 电解质检查 呼吸性酸中毒合并代谢性酸中毒时，常伴有高钾血症；呼吸性酸中毒合并代谢性碱中毒时，常有低钾血症和低氯血症。

3. 胸部影像学检查 X 线胸片、胸部 CT 和放射性核素检查可协助分析呼吸衰竭的原因。

4. 肺功能检查 1 秒用力呼气量（FEV_1）、用力肺活量（FVC）低于正常值。

5. 痰液检查 根据痰涂片与细菌培养的检查结果有助于指导抗生素的使用。

6. 其他 尿常规有红细胞、蛋白尿、管型尿；血清 BUN、Scr、ALT 可有不同程度升高。

【主要护理诊断/问题】

1. 气体交换受损 与患者肺通气、换气功能障碍和呼吸中枢抑制有关。

2. 清理呼吸道无效 与患者分泌物过多、意识障碍有关。

3. 营养失调：低于机体需要量 与患者食欲减退、气管插管、机体消耗增加有关。

4. 语言沟通障碍 与患者建立人工气道及持续机械通气有关。

5. 潜在并发症 肺性脑病、上消化道出血、电解质紊乱。

【护理措施】

（一）一般护理

1. 休息与活动 保持病室适宜的温度和湿度，定时通风换气，协助患者取半卧位或坐位。为降低机体耗氧量，呼吸困难明显患者应卧床休息，协助生活自理。

2. 饮食指导 鼓励清醒患者自行进食，给予高热量、高蛋白、高维生素、易消化、少产气的食物，避免摄入辛辣、刺激的食物。昏迷患者鼻饲流质饮食，鼻饲期间要经常观察有无腹胀、腹泻或便秘等不适。必要时给予静脉营养支持。

（二）病情观察

观察患者呼吸的频率、节律和深度，观察患者呼吸困难的程度和类型，观察使用辅助呼吸机的情况；监测生命体征、心率、心律、意识状态和神经精神症状，观察有无肺性脑病症状；观察皮肤黏膜颜色、温度、血管充盈情况；动态观察血气分析、电解质等检查结果。

（三）配合治疗

呼吸衰竭的治疗原则是在保持患者呼吸道通畅的条件下，改善患者的缺氧和纠正二氧化碳潴留及代谢功能紊乱，积极治疗患者的原发病，消除诱因，预防和治疗并发症。

1. 保持呼吸道通畅 是治疗呼吸衰竭最基本的措施。①体位：昏迷患者处于仰卧位，头后仰，托起下颌并将口打开。②清除气道内分泌物。③缓解支气管痉挛：用支气管舒张药。④如上述方法不能奏效，应建立人工气道，如口咽管、气管插管或气管切开。

2. 氧疗 是呼吸衰竭患者的重要治疗措施。根据患者病情和血气分析结果采取不同的给氧方法和给氧浓度。

（1）给氧方法 主要有鼻导管、面罩、鼻塞、气管内和呼吸机给氧。如缺氧严重而无二氧化碳潴留者，可用面罩给氧；如缺氧伴二氧化碳潴留者，可用鼻导管或鼻塞法给氧。

（2）给氧浓度 ①I型呼吸衰竭：给予较高浓度（>35%）吸氧，可以迅速缓解低氧血症。②II型呼吸衰竭：采取低浓度（25%~29%）、低流量（1~2L/min）持续吸氧。因为II型呼吸衰竭，呼吸中枢对二氧化碳的反应性较差，呼吸的维持主要依靠缺氧刺激，若给予高浓度吸氧，可消除缺氧对呼吸的驱动作用，而使通气量迅速减低，使 $PaCO_2$ 进一步升高，加重二氧化碳潴留，诱发肺性脑病。

（3）密切观察氧疗效果 如吸氧后呼吸困难缓解、发绀减轻、心率减慢，表明氧疗有效；如果意识障碍加深或呼吸过度表浅、缓慢，可能为二氧化碳潴留加重，应根据患者动脉血气分析结果及临床表现，及时调整吸氧的流量或浓度，做到既保证氧疗效果，又能防止氧中毒和二氧化碳麻醉。

3. 增加通气量，减少二氧化碳潴留

（1）呼吸兴奋剂 中枢抑制、通气量不足的患者，使用呼吸兴奋剂，但必须保证气道通畅，否则易促发呼吸肌疲劳，加重 CO_2 潴留。常用药物有尼可刹米、洛贝林、多沙普仑、阿米三嗪，目前常用沙普仑替。

（2）机械通气 当机体出现严重的通气和（或）换气功能障碍时，以人工辅助通气装置（呼吸机）来改善通气和（或）换气功能，即进行机械通气。

（3）体外膜肺氧合 当机械通气无效时，可采用体外膜肺氧合（ECMO）是通过将患者静脉血引出体外后经氧合器进行充分的气体交换，然后再输入患者体内。ECMO 是严重呼吸衰竭的终极呼吸支持方式，主要目的是部分或全部替代心肺功能，减少使用呼吸机相关性肺损伤的发生，为原发病的治疗争取更多的时间。

4. 抗感染治疗 感染为慢性呼吸衰竭急性加重最常见诱因，应根据临床表现、痰培养和药敏试验结果选择敏感抗生素治疗。

5. 纠正酸碱平衡和电解质紊乱 呼吸性酸中毒治疗关键是吸氧和改善通气，慎用碱性药；代谢性酸中毒主要通过改善缺氧来纠正，严重者静脉滴注5%碳酸氢钠；代谢性碱中毒应适当控制通气量，避免二氧化碳排出过快，同时适当补氯、补钾。

6. 病因治疗 针对不同病因的治疗措施是十分必要的，也是治疗呼吸衰竭的根本所在。

（四）用药护理

1. 使用呼吸兴奋剂

（1）呼吸兴奋剂能改善通气，减轻二氧化碳潴留，但量过大可引起惊厥、血压升高、呼吸功增加、耗氧量和二氧化碳产生量增加等不良反应。

（2）用药前提是呼吸道必须保持通畅，并适当提高吸氧浓度。

（3）在给药过程中，静脉滴注速度不宜过快，并观察神志、呼吸、动脉血气的变化。

（4）出现恶心、呕吐、烦躁、面色潮红、皮肤瘙痒、肌肉颤动等现象时应减慢滴注速度，出现严重肌肉抽搐等严重不良反应时立即通知医生。

2. 镇静剂 对烦躁不安、失眠患者，慎用镇静剂，以防引起呼吸抑制。

（五）心理护理

呼吸衰竭患者病情危重、病情变化快，严重的缺氧和呼吸困难容易产生紧张、恐惧、抑郁等心理。护士应关心体贴患者，及时了解并尽可能满足他们的各种需求；向患者说明积极治疗可以缓解病情，鼓励患者坚持治疗；指导患者应用分散注意力等方式缓解不良心理；经常巡视观察患者，特别是建立人工气道和使用机械通气的患者更应严密观察；及时向家属通报患者病情，适当安排家人或关系密切者探视，以满足双方安全、爱与归属等方面的需求。

（六）健康指导

1. 日常生活指导 避免到人多拥挤的地方去，尽量减少与感冒患者接触，注意防寒保暖，防止呼吸道感染，养成良好的生活习惯，生活规律、避免劳累、戒烟戒酒、加强营养。

2. 疾病知识指导　向患者及家属讲解疾病的发生、发展和转归。指导患者制订合理的休息与活动的计划，教会患者避免氧耗量较大的活动，并增加休息的时间。

3. 用药指导　教会患者正确用药，并熟悉药物的用法、不良反应和注意事项。有条件者教会患者家庭氧疗的方法和注意事项。

4. 病情监测　指导患者定期复查，教会患者识别发热、咳嗽加重、痰量增多、气急加重等呼吸道感染症状，一旦出现，及时就医。

5. 康复期指导　教会患者有效咳嗽和呼吸的方法，提高患者的自我护理能力。教会患者家庭氧疗的方法和注意事项。鼓励患者坚持进行耐寒锻炼和呼吸功能锻炼，提高呼吸道的抗病能力，以改善呼吸功能，促进康复。

目标检测

选择题

A1/A2 型题

1. 以下哪项符合Ⅱ型呼吸衰竭的动脉血气分析特点
   A. $PaO_2 < 60mmHg$，$PaCO_2 < 50mmHg$
   B. $PaO_2 > 60mmHg$，$PaCO_2 > 50mmHg$
   C. $PaO_2 > 60mmHg$，$PaCO_2 < 50mmHg$
   D. $PaO_2 < 60mmHg$，$PaCO_2 > 50mmHg$
   E. 以上都不是

2. 患者，男，72岁，因"咳嗽、咳痰20余年，胸闷气喘伴呼吸困难2天"入院，入院后查动脉血气分析示 PaO_2 52.5mmHg，$PaCO_2$ 72.3mmHg，护士给该患者吸氧的流量应为
   A. 1～2L/min
   B. 3～4L/min
   C. 5～6L/min
   D. 7～8L/min
   E. 9～10L/min

3. 下列关于为Ⅱ型呼吸衰竭的说法，不正确的是
   A. 由肺泡通气不足所致
   B. 若伴换气功能障碍，则缺氧更为严重
   C. 缺氧伴二氧化碳潴留
   D. 常见于慢性阻塞性肺疾病
   E. 常见于弥漫性肺间质纤维化、ARDS 等

4. 慢性呼吸衰竭最常见的病因是
   A. 肺结核
   B. 慢性阻塞性肺疾病
   C. 广泛胸膜增厚
   D. 支气管肺炎
   E. 弥漫性肺间质纤维化

5. 引起二氧化碳潴留的最主要机制是
   A. 弥散障碍
   B. 无效腔通气
   C. 通气不足
   D. 动静脉分流
   E. 通气/血流比例失调

（丁淑芳）

第十一节　急性呼吸窘迫综合征患者的护理

PPT

▶ 情境导入

　　情境：患者，男，35岁，因"咳嗽咳痰10余天，加重伴呼吸困难3天"入院。护理评估：T 36.7℃，P 130 次/分，R 28 次/分，BP 90/55mmHg；呼吸急促，口唇发绀。双肺呼吸音粗，可闻及广泛干、湿啰音。辅助检查：动脉血气分析示 PaO_2 43.6mmHg，$PaCO_2$ 33.5mmHg，血氧饱和度71%。

胸部 CT 平扫：两肺广泛炎症及渗出；心包积液；双侧胸腔积液。

任务： 1. 对该患者应进行哪些方面的监护？

2. 该患者目前存在哪些主要护理问题？

急性呼吸窘迫综合征（acute respiratory distress syndrome，ARDS）是指由各种原因导致的急性、弥漫性、炎症性肺损伤，以呼吸窘迫和进行性低氧血症为主要特征的临床综合征，肺部影像学表现为双肺弥漫性阴影。病理特征要表现为肺泡内水肿、肺毛细血管充血、肺泡间隔增加和肺顺应性下降。

【病因及发病机制】

（一）病因

引起 ARDS 的危险因素有：①肺部感染，如重症肺炎、寄生虫感染等；②全身性因素，如创伤、休克、急性胰腺炎、弥散性血管内凝血等；③其他因素，如溺水、吸入毒气、大量快速输液、多次大量输血等引起的急性肺损伤。我国 ARDS 最常见的危险因素是重症肺炎。

（二）发病机制

目前认为，除上述危险因素对肺泡膜造成直接损伤外，更重要的是多种炎症细胞及其释放的炎性介质和细胞因子间接介导的肺炎症反应引起肺泡膜损伤、肺毛细血管通透性增高和微血栓形成，造成肺泡上皮细胞损伤、肺泡表面活性物质减少或消失，导致小气道塌陷或肺泡萎陷不张，加重肺水肿和肺不张，从而引起严重通气/血流比例失调、肺内分流和弥散障碍，肺的氧合功能障碍，造成顽固性低氧血症和呼吸窘迫。

【护理评估】

（一）健康史评估

详细询问患者有无肺部感染史；有无吸入毒气或误吸胃内容物史；有无严重创伤或重度烧伤史；有无快速大量输液、输血史；有无药物过敏史；了解患者的工作环境及家族史等。

（二）身体评估

1. 症状 除了原发疾病的症状外，主要表现是严重低氧血症和急性进行性呼吸窘迫，普通吸氧不能改善缺氧，也无法用其他心肺疾病解释。呼吸加快，伴明显发绀，常有烦躁不安、焦虑、出汗等。

2. 体征 早期无阳性体征或双肺闻及少量细湿啰音；后期可闻及水泡音及管状呼吸音。

（三）心理 – 社会评估

ARDS 患者病情危重、ICU 陌生环境、机械通气等使患者感觉紧张、焦虑、恐惧、濒死感；医疗费用昂贵增加经济负担及担心亲人安危，患者家属会产生焦虑心理。

（四）辅助检查

1. 动脉血气分析 以 PaO_2 降低、$PaCO_2$ 降低和 pH 升高为典型表现，后期可出现 $PaCO_2$ 升高和 pH 降低。肺动脉 $PaO_2 \leq 60mmHg$；氧合指数（PaO_2/FiO_2：以 PaO_2 的 mmHg 值除以吸入氧浓度 FiO_2 获得），正常氧合指数 $400 \sim 500mmHg$。PaO_2/FiO_2 降低 $\leq 300mmHg$ 是诊断 ARDS 的必备条件。

2. 胸部 X 线 进展迅速且多变。初期 X 线胸片无异常或肺纹理的增多，边缘模糊。随后，会出现斑片状影像，并逐渐融合成大片状的磨玻璃或实变浸润影，后期则可出现肺间质的纤维化改变。

3. 血流动力学监测 仅用于与左心衰竭鉴别困难时。一般肺毛细血管楔压（PCWP）低于 12mmHg，若超过 18mmHg，则支持左心衰竭的诊断。

4. 床边肺功能检测 无气流受限，但无效腔比例增加，肺顺应性降低。

【主要护理诊断/护理问题】

1. 气体交换受损 与肺毛细血管损伤、肺水肿、肺透明膜形成导致换气功能障碍有关。

2. 清理呼吸道无效 与分泌物过多、咳嗽无力有关。

3. 焦虑 与病情危重及担心疾病预后有关。

4. 潜在并发症 多器官功能衰竭。

【护理措施】

（一）一般护理

1. 休息与活动 帮助患者取有利于改善呼吸的舒适体位，取半卧位或坐位，趴伏在床桌上，以增加辅助呼吸肌的效能，促进肺膨胀。为降低机体的氧耗量，患者应卧床休息，尽量减少活动。对于咳嗽无力者协助定时翻身、拍背，并嘱患者在拍背后排痰。对于昏迷患者，应采取仰卧位，头偏向一侧，以便清除气道内的分泌物及异物，保持呼吸道通畅。

2. 饮食护理 神志清醒的患者鼓励自行进食，给予高热量、高蛋白、高维生素、易消化、少产气的食物，避免摄入辛辣、刺激的食物。昏迷者鼻饲高蛋白、高维生素、高脂肪的流质饮食，鼻饲期间要经常观察有无腹胀、腹泻或便秘等不适。必要时给予静脉营养支持。

（二）病情观察

ARDS 患者应进行严密监护。①呼吸状况：包括呼吸频率、节律和深度，呼吸困难的程度。②缺氧及二氧化碳潴留情况：观察有无发绀、球结膜水肿等。③循环状况：包括监测心率、心律及血压。④意识状况及神经精神状态：观察有无肺性脑病的表现。昏迷者应观察瞳孔、肌张力、腱反射及病理反射等。⑤液体平衡状态：观察和记录患者每小时尿量和液体出入量。⑥实验室检查结果：监测动脉血气分析和生化检查，了解电解质和酸碱平衡情况。

（三）配合治疗

ARDS 主要治疗措施包括治疗原发病、氧疗、机械通气和调节液体平衡等。

1. 原发病治疗 为治疗 ARDS 的首要原则及基础，应积极治疗原发病并。若原因不能明确时，应怀疑感染的可能，治疗应选广谱抗生素。

2. 氧疗 迅速纠正缺氧是抢救 ARDS 最重要的措施。一般需给予面罩给氧高浓度（＞50%）给氧使 $PaO_2 \geq 60mmHg$ 或 $SaO_2 \geq 90\%$。

3. 机械通气 ARDS 患者应尽早进行机械通气为组织供氧。目前 ARDS 机械通气主要采用肺保护性通气，主要措施如下。

（1）呼气末正压通气（PEEP） 适当的 PEEP 可使萎陷的小气道和肺泡重新再开放，防止肺泡随呼吸周期反复开闭，并可减轻肺损伤和肺泡水肿，从而改善肺泡弥散功能及通气/血流比例，减少分流，达到改善氧合功能及肺顺应性的目的。而 PEEP 可增加胸腔正压，减少回心血量。

（2）小潮气量 由于 ARDS 导致肺泡萎陷和功能性残气量减少，有效参与气体交换的肺泡数减少，因此，要求以小潮气量通气，以防止肺泡过度充气。

4. 液体管理 在患者血压稳定的前提下，出入液量宜呈轻度负平衡；适当使用利尿药可以促进肺水肿的消退。一般 ARDS 早期不宜输入胶体液，由于内皮细胞受损，毛细血管通透性增加，胶体液可渗入间质加重肺水肿。大量出血患者必须输血时，应输新鲜血。

5. 营养支持与监护 ARDS 时患者机体处于高代谢状态，应补充足够的营养。宜早期开始胃肠营养。患者应安置在 ICU，严密监测其呼吸、循环、水、电解质、酸碱平衡等变化。

6. 其他治疗 糖皮质激素和表面活性物质替代治疗等可能有一定的价值。

（四）用药护理

详见本章第十节"呼吸衰竭"相关内容。

（五）对症护理

1. 加强呼吸机应用指标的监测 呼吸机在使用过程中，报警系统应保持开启，定时检查并准确记录呼吸机应用模式及参数情况。

2. 预防和控制呼吸相关感染 严格无菌操作，定时更换呼吸机管道，注意给患者定时翻身、拍背、变换体位，及时吸痰。如为气管插管者，气囊充气要合适，以免误吸入胃内容物，每日应进行呼吸道分泌物的细菌培养和药敏试验，为选择有效抗生素提供依据。

（六）心理护理

ARDS 患者因呼吸困难须接受机械通气时，仪器噪声及自身病情危重，易出现紧张、焦虑、恐惧等心理状况，应加强巡视，让患者说出或写出引起或加剧焦虑的因素，针对不同因素安慰、鼓励患者，并且解释应用呼吸机的重要性，告知治疗成功案例，帮助患者树立战胜疾病的信心。给患者提供一个安静、舒适的病房环境，保证患者得到充分的休息。

（七）健康指导

详见本章第十节"呼吸衰竭"相关内容。

目标检测

选择题

A1/A2 型题

1. 急性呼吸窘迫综合征可导致顽固性
   A. 高碳酸血症   B. 高钾血症   C. 低氧血症
   D. 低氯血症   E. 低钙血症

2. 关于 ARDS 患者呼吸困难的描述，错误的是
   A. 初期患者出现呼吸困难，有呼吸窘迫感   B. 一般性给氧后患者呼吸困难能很快缓解
   C. 进展期呼吸困难加重，同时会出现发绀   D. 末期呼吸困难更加严重，会出现深度昏迷
   E. 末期呼吸衰竭已达临终状态

3. ARDS 最主要的病理改变是
   A. 低氧血症   B. 通气/血流比值失调   C. 肺间质和肺泡水肿
   D. 肺泡 II 型上皮细胞受损   E. 肺血管通透性增强

4. 患者，男，28 岁，因误吸入毒气后出现呼吸困难，吸氧后病情未见好转；动脉血气分析示：PaO_2 48mmHg，$PaCO_2$ 43mmHg，X 线示：双肺可见密度增高的大片状阴影；临床诊断为急性呼吸窘迫综合征。该患者目前最主要的治疗方法是
   A. 抗感染   B. 吸氧   C. 营养支持
   D. 维持有效循环   E. 机械正压通气

5. 下列对 ARDS 患者的护理措施错误的是
   A. 尽早开始机械通气   B. 营养支持首选胃肠营养
   C. 抗感染治疗宜选用广谱抗生素   D. 给予持续低流量吸氧
   E. 液体出入量应轻度负平衡

第十二节   慢性肺源性心脏病患者的护理

PPT

▶▶ 情境导入

情境：患者，男，68 岁。因"胸闷、气喘伴心悸 3 天"入院，患者有慢性阻塞肺疾病病史 20 余年。护理评估：T 38.3℃，P 112 次/分，R 26 次/分，BP 145/98mmHg，SpO_2 92%；神志清楚，喘息明显，不能平卧，口唇发绀，颈静脉怒张，听诊心前区可闻收缩期杂音，双下肢踝关节处有凹陷性水肿，胸部 CT 示：肺动脉高压。

任务：1. 该患者目前存在主要的护理问题有哪些？
　　　2. 针对这些护理问题应该实施的护理措施有哪些？

肺源性心脏病（pulmonary heart disease）简称肺心病，是指支气管－肺组织、胸廓或肺血管病变引起肺血管阻力增加，导致肺动脉高压，引起右心室结构和（或）功能改变的疾病。

【病因与发病机制】

（一）病因

1. 支气管、肺疾病　最多见为慢性阻塞性肺疾病，占 80%～90%，其次为支气管哮喘、支气管扩张症、肺结核、间质性肺疾病等。

2. 胸廓运动障碍性疾病　严重胸廓或脊椎畸形及神经－肌肉疾患均可引起胸廓活动受限、肺受压，气道引流不畅，肺部反复感染，并发肺气肿或纤维化，最终引起慢性肺心病。

3. 肺血管疾病　特发性或慢性栓塞性肺动脉高压、肺小动脉炎，均可引起肺血管阻力增加、肺动脉压升高和右心室负荷加重，发展成为慢性肺心病。

4. 其他疾病　原发性肺泡通气不足及先天性口咽畸形、睡眠呼吸暂停低通气综合征等均可产生低氧血症，引起肺血管收缩，导致肺动脉高压，发展为慢性肺心病。

（二）发病机制

1. 肺动脉高压的形成　肺心病发生的关键是肺动脉高压的形成。

（1）功能性因素　缺氧、高碳酸血症和呼吸性酸中毒导致肺血管收缩、痉挛，其中缺氧是肺动脉高压形成最重要的因素。

（2）解剖学因素　①长期反复发作的 COPD 及支气管周围炎，可累及邻近肺小动脉，引起血管炎，使肺血管阻力增加，产生肺动脉高压。②肺气肿导致肺泡内压增高，压迫肺泡毛细血管，造成管腔狭窄或闭塞。肺泡壁破裂造成毛细血管网的损毁，肺循环阻力增大。③肺血管重构：慢性缺氧促使肺血管收缩，引起管壁张力增高。缺氧时肺内产生多种生长因子，可直接刺激管壁平滑肌细胞、内膜弹力纤维及胶原纤维增生。④血栓形成：多发性肺微小动脉原位血栓形成，引起血管阻力增加，加重肺动脉高压。

（3）血液黏稠度增加和血容量增多　慢性缺氧导致继发性红细胞生成增多，血液黏稠度增加。缺氧又使肾小动脉收缩，肾血流量减少加重水、钠潴留，血容量增多。血液黏稠度增加和血容量增多，可使肺动脉压升高。

2. 心脏病变和心力衰竭　肺循环阻力增加导致肺动脉高压，右心发挥代偿作用，以克服肺动脉压升高的阻力而发生右心室肥厚。随着病情进展，肺动脉压持续升高，右心失代偿而致右心衰竭。

3. 其他重要器官的损害　缺氧和高碳酸血症可导致重要器官，如脑、肝、肾、胃肠及内分泌系统、血液系统等发生病理改变，引起多脏器的功能损害。

【护理评估】

（一）健康史评估

详细询问患者有无吸烟、有无慢性支气管炎、肺结核等慢性肺部疾病史；有无呼吸道感染、寒冷等诱发因素。

（二）身体评估

1. 症状

（1）肺、心功能代偿期　COPD 患者可有咳嗽、咳痰、气促，活动后可有心悸、呼吸困难、乏力和活动耐力下降，少有胸痛或咯血。

（2）肺、心功能失代偿期　①呼吸衰竭：呼吸困难加重、夜间为甚，临床见头痛、失眠、食欲下降、嗜睡，甚至出现表情淡漠、神志恍惚、谵妄等症状。②右心衰竭：明显气促、心悸、食欲缺乏、腹胀、恶心等。

2. 体征

（1）肺、心功能代偿期　原发肺脏疾病体征，肺气肿体征，肺动脉瓣区第二心音（P_2）亢进提示肺动脉高压，三尖瓣区闻及收缩期杂音或剑突下心脏搏动增强，提示右心室肥大。

（2）肺、心功能失代偿期　颈静脉怒张，心率增快，可出现心律失常，剑突下可闻及收缩期杂音。肝大有压痛，肝颈静脉回流征阳性，下肢水肿，重者可有腹水，少数患者可出现肺水肿及全心衰竭表现。

3. 并发症　肺性脑病、电解质紊乱及酸碱失衡、心律失常、休克、消化道出血和弥散性血管内凝血等。肺性脑病是慢性肺心病死亡的首要原因。

（三）心理–社会评估

慢性肺源性心脏病患者病程长，随着病情进展症状逐渐加重，丧失劳动能力。当肺、心功能受损后，病情加重且治疗效果欠佳，患者常情绪低落、悲观失望，对治疗缺乏信心。

（四）辅助检查

1. 胸部 X 线检查　肺动脉高压征象，如右下肺动脉干扩张（横径≥15mm）、肺动脉段明显突出或其高度≥3mm、右心室扩大。

2. 心电图检查　主要有右心室肥大表现，如心电轴右偏、肺性"P"波等。

3. 超声心动图检查　右心室流出道内径增宽，右心室内径增大，右心室前壁的厚度增厚，左右心室内径比值减小，右肺动脉内径或肺动脉干及右心房增大。

4. 动脉血气分析　慢性肺心病代偿期可出现低氧血症或合并高碳酸血症。发生呼吸衰竭时，$PaO_2 < 60mmHg$，$PaCO_2 > 50mmHg$。

5. 血液检查　红细胞及血红蛋白可升高，全血及血浆黏度可增加，心功能不全时可伴有肾功能或肝功能异常。

【主要护理诊断/问题】

1. 气体交换受损　与肺血管阻力增高引起肺淤血、肺血管收缩，导致肺血流量减少有关。

2. 清理呼吸道无效　与呼吸道感染、痰多黏稠有关。

3. 活动无耐力　与心、肺功能减退有关。

4. 体液过多　与右心衰竭有关。

5. 潜在并发症　肺性脑病、心律失常、休克、消化道出血。

【护理措施】

（一）一般护理

1. 休息与活动　①心肺功能失代偿期：应绝对卧床休息，协助取舒适体位，如半卧位或坐位，以减轻呼吸困难。②代偿期：活动量以不引起疲劳、不加重症状为度。③对于卧床患者：依据患者的耐受能力指导患者在床上进行缓慢的肌肉松弛活动，如上肢交替前伸、握拳，下肢交替抬离床面，松弛平放床上。④鼓励患者锻炼：锻炼呼吸功能，提高活动耐力。指导患者采取既有利于气体交换又能节省能量的姿势，如站立时，背倚墙，使膈肌和胸廓松弛，全身放松。⑤肺性脑病患者绝对卧床休息，呼吸困难者取半卧位，有意识障碍者，给予床挡进行安全保护，必要时专人护理。

2. 饮食护理　给予高纤维素、高维生素、清淡、易消化饮食，防止因便秘、腹胀而加重呼吸困难。避免含糖高的食物，以免引起痰液黏稠。如患者出现水肿、腹水或尿少时，应限制钠、水摄入，钠盐 <3g/d、水分 <1500ml/d、蛋白质 1.0 ~ 1.5g/（kg·d），因碳水化合物可增加二氧化碳生成量，增加呼吸负担。少食多餐，减少用餐时的疲劳，进餐前后漱口，保持口腔清洁，促进食欲。必要时遵医嘱静脉补充营养。

（二）病情观察

观察患者的生命体征及意识状态，注意有无发绀和呼吸困难及严重程度，观察有无右心衰竭的表现。定期监测动脉血气分析，密切观察病情变化，如出现头痛、烦躁不安、表情淡漠、神志恍惚、精神错乱、嗜睡和昏迷等症状时，及时通知医生并协助处理。

（三）氧疗护理

持续低流量、低浓度给氧，氧流量 1～2L/min，浓度在 25%～29%。防止高浓度吸氧抑制呼吸，加重缺氧和二氧化碳潴留。

（四）配合治疗

1. 肺、心功能代偿期 采用综合治疗，增强患者的免疫功能，预防感染，减少或避免急性加重，加强康复锻炼和营养，必要时长期家庭氧疗或家庭无创呼吸机治疗等。

2. 肺、心功能失代偿期 治疗原则为积极控制感染，保持呼吸道通畅，改善呼吸功能，纠正缺氧和二氧化碳潴留，控制呼吸衰竭和心力衰竭，处理并发症。

（1）控制感染 参考痰菌培养及药敏试验选择抗生素，常用青霉素类、头孢菌素类、喹诺酮类等药物。

（2）控制呼吸衰竭 使用支气管舒张药和祛痰药、吸痰、通畅呼吸道，改善通气功能。合理氧疗。需要时给予无创正压通气或气管插管有创正压通气治疗。

（3）控制心力衰竭 慢性肺心病患者经积极控制感染、改善呼吸功能后心力衰竭便可缓解。但对治疗无效或严重心力衰竭的患者，可适当选用利尿剂、正性肌力药、血管扩张剂。①利尿药：原则上选用作用温和的利尿药，联合保钾利尿药，宜短期、小剂量使用。②正性肌力药：由于慢性缺氧和感染，慢性肺心病患者对洋地黄类药物耐受性低，容易中毒。原则上选用作用快、排泄快的洋地黄类药物，小剂量（常规剂量的1/2或2/3量）静脉给药。用药前注意纠正缺氧，防治低钾血症，以免发生药物毒性反应。③血管扩张药：钙通道阻滞剂等有降肺动脉压的作用，对部分顽固性心衰有一定效果。

（五）用药护理

1. 慎用药物 慎用镇静药、麻醉药、催眠药，如必须用药，使用时注意观察是否有抑制呼吸和咳嗽反射减弱的情况。

2. 利尿药 易出现低钾低氯性碱中毒而加重缺氧、过度脱水引起血液浓缩、痰液黏稠不易排出等不良反应，应注意观察及预防。使用排钾利尿药时，督促患者遵医嘱补钾。利尿药尽可能在白天给药，避免夜间频繁排尿而影响患者睡眠。

3. 洋地黄 使用洋地黄类药物时，应询问有无洋地黄用药史，遵医嘱准确用药，注意观察药物毒性反应。

4. 血管扩张药 注意观察患者心率及血压情况。血管扩张药在扩张肺动脉的同时也扩张体循环动脉，造成血压下降，反射性心率增快、PaO_2 下降、$PaCO_2$ 升高等不良反应。

（六）对症护理

肺心病患者因右心衰竭、营养不良，易出现身体下垂部位水肿，若长期卧床，极易形成压力性损伤。因此，应注意观察全身水肿情况，观察皮肤黏膜有无发红、破损；指导患者穿宽松、柔软的衣服；定时变换体位，受压处垫气圈或海绵垫，或使用气垫床。

（七）心理护理

应加强巡视，多与患者沟通和交流，加强对患者的人文关怀，倾听患者的主诉。多安慰、鼓励患者，向患者解释治疗的必要性和重要性，告知治疗成功案例，帮助患者树立战胜疾病的信心。给患者提供一个安静、舒适的病房环境，保证患者得到充分的休息。

（八）健康指导

1. 疾病预防指导 由于慢性肺源性心脏病是各种原发胸肺疾病晚期的并发症，应对高危人群进行宣传教育，劝导戒烟，积极防治 COPD 等慢性支气管肺疾病，以降低发病率。

2. 疾病知识指导 让患者和家属了解疾病发生、发展过程。积极防治原发病，避免和防治各种的诱因，坚持家庭氧疗等。病情缓解期应根据肺、心功能进行适当的体育锻炼和呼吸功能锻炼，如散步、气功、太极拳、缩唇呼吸等，改善呼吸功能，提高机体免疫功能。

3. 病情监测指导 告知患者及家属病情变化的征象，如体温升高、呼吸困难加重、咳嗽剧烈、尿量减少、水肿明显或发现患者神志淡漠、嗜睡、口唇发绀加重等，均提示病情变化或加重，需及时就诊。

目标检测

选择题

A1/A2 型题

1. 慢性肺源性心脏病急性加重的最常见诱因是
   A. 使用支气管扩张剂　　　　B. 使用镇静剂　　　　C. 呼吸道感染
   D. 大量利尿　　　　　　　　E. 过度劳累

2. 慢性肺源性心脏病最常见的并发症是
   A. DIC　　　　　　　　　　B. 休克　　　　　　　C. 心律失常
   D. 肺性脑病　　　　　　　　E. 上消化道出血

3. 治疗肺心病心力衰竭的首要措施是
   A. 使用小剂量强心剂
   B. 卧床休息、低盐饮食
   C. 应用血管扩张剂减轻心脏负荷
   D. 使用小剂量作用缓和的利尿剂
   E. 积极控制感染和改善呼吸功能

4. 患者，男，65岁。因"反复发作夜间阵发性呼吸困难1个月，加重2天"就诊，体检：心率122次/分，呼吸26次/分，血压165/108mmHg，双肺散在哮鸣音，两肺底细湿啰音。该患者在没有明确诊断的情况下，不宜应用的药物是
   A. 呋塞米　　　　　　　　　B. 吗啡　　　　　　　C. 氨溴索
   D. 氨茶碱　　　　　　　　　E. 糖皮质激素

5. 慢性肺源性心脏病形成肺动脉高压的主要因素是
   A. 肺小血管炎　　　　　　　B. 肺静脉压增高　　　C. 毛细血管床减少
   D. 支气管感染　　　　　　　E. 缺氧使肺血管收缩痉挛

（丁淑芳）

PPT

第十三节　呼吸系统护理实训

一、呼吸功能锻炼　微课2

呼吸功能锻炼目的是通过训练呼吸肌的肌力和耐力，协调呼吸肌的运动，减慢呼吸频率，增加肺泡通气量，减少呼吸功，提高呼吸效率，阻止呼吸功能进一步受损并促进受损的呼吸功能恢复，提高患者的活动耐力和生活质量。

【适应证】

1. 慢性阻塞性肺疾病，主要为支气管炎和肺气肿。
2. 慢性限制性肺疾病，如胸膜炎。
3. 慢性肺实质肺疾病，如肺结核、尘肺等。
4. 哮喘或其他慢性呼吸系统疾病伴呼吸功能障碍者。

【禁忌证】

1. 临床病情不稳定、感染未控制。
2. 合并严重肺动脉高压或充血性心力衰竭。
3. 呼吸衰竭。
4. 训练时可导致病情恶化的其他临床情况。如：不稳定型心绞痛及近期心梗；认知功能障碍；明显肝功能异常；癌转移；近期脊柱损伤、肋骨骨折、咯血等。

【操作前准备】

1. 患者准备 评估患者病情、意识状态、合作程度；评估患者呼吸的频率、节律、深度及有无呼吸困难；听诊呼吸音；评估患者肺功能测定结果；告知患者和家属呼吸功能锻炼的目的、方法、注意事项及配合要点。

2. 环境准备 环境宽敞明亮、安静、舒适、温湿度适宜。

【操作方法】

1. 缩唇呼吸 指先用鼻吸气，再用口呼气，呼气时尽量将口唇缩拢似吹口哨状，持续缓慢呼气。适用于重度 COPD 患者，这些患者常常有支气管痉挛或运动时肺内过度充气；对那些正接受运动康复或呼吸肌锻炼患者则作为一项辅助措施。

（1）闭嘴经鼻子吸气，然后通过缩唇（吹口哨状）缓慢呼气，同时收缩腹部。

（2）吸气与呼气时间比为 1∶2 或 1∶3。

（3）缩唇大小程度与呼气流量，以能使距口唇 15～20cm 处，与口唇等高点水平的蜡烛火焰随气流倾斜又不至于熄灭为宜。

（4）每天训练 3～4 次，每次重复 8～10 次，反复训练，每次吸气后不要忙于呼出，宜稍屏气片刻再行缩唇呼气。

2. 腹式呼吸 指吸气时让腹部凸起，吐气时腹部凹陷的呼吸法，强调以膈肌呼吸为主的方法，以改善异常呼吸模式，用于慢性支气管炎、肺气肿或慢性阻塞性肺疾病患者。

（1）患者取立位或平卧位，体弱者亦可取坐位或半卧位。

（2）左右手分别放在上腹部和前胸部。

（3）经鼻缓慢深吸气，膈肌最大程度下降，腹肌松弛，腹部凸出，手感到腹部向上抬起。呼气时用口将气体缓慢吹出，同时收缩腹肌以增强腹内压力，膈肌松弛，膈肌随腹腔内压增加而上抬，推动肺部气体排出，手感到腹部下降。

（4）卧位吸气时可用双手置于腹部，吸气时双手随腹部膨隆而向外扩张。呼气时腹部塌陷，同时双手逐渐向腹部加压，促进横膈上移。可在腹部放置小枕头、书本等帮助训练腹式呼吸。若吸气时，物体上升，证明是腹式呼吸。

（5）每天训练 3～4 次，每次重复 8～10 次，反复训练。

3. 缩唇－腹式呼吸 是缩唇呼吸与腹式呼吸结合进行的方法。具体操作方法：患者取坐位、立位或平卧位；用鼻吸气，同时腹壁尽量突出、膈肌收缩；呼气时缩拢口唇，同时腹壁内收、膈肌松弛；以不感费力为适度，呼吸频率为 8～12 次/分。开始时 2 次/天，10 分钟/次，以后逐渐增加次数和时间，形成自然呼吸习惯。

【注意事项】

1. 因人而异 结合呼吸生理和呼吸力学的机制，针对个体差异，选择制订一套呼吸肌训练技术。

2. 循序渐进 根据个体的病情轻重程度，制订训练计划，开始训练时，应有医护人员在场，先做示范动作，再给予具体指导和及时纠正。开始训练次数不宜过多，掌握方法后逐渐增加时间和次数。

3. 训练强度 以患者自觉稍累而无呼吸困难、心率较安静时增加 <20 次/分、呼吸增加 <5 次/分为宜；锻炼量过大，出现呼吸衰竭、心力衰竭应及时处理，已出院患者及时回院治疗。

4. 配合排痰 如 COPD 患者呼吸道感染时，应指导有效排痰，包括有效咳嗽、湿化气道、协助翻身、背部拍击等。

5. 长期坚持 呼吸功能锻炼是一个长期、系统的过程，护士在其中扮演着重要的角色，护士认真、负责的指导有助于患者树立信心及耐心，使之能长期坚持锻炼，提高呼吸功能，改善生活质量。

二、胸腔穿刺术患者的护理

胸腔穿刺术简称胸穿，是抽取胸腔中积液或积气的一项侵入性操作。通过抽出胸腔内的积液或积气，可以有效缓解由此产生的压迫症状；将胸腔积液送检，以明确积液的性质，进而为诊断提供有力的支持；胸腔穿刺还可用于胸腔内注射药物，以辅助疾病的治疗。

【适应证】

1. 胸腔积液原因不明，需要抽取积液检查以明确积液性质者。
2. 胸腔积气或积液有压迫症状，需要抽取积液或积气以改善压迫症状者。
3. 胸腔积液或脓胸患者需要向胸腔内注入药物者；脓胸抽脓治疗者。

【禁忌证】

1. 大咯血、哮喘发作及严重凝血功能异常者。
2. 严重心、肝、肺功能损害者，严重高血压，心律失常，近期上呼吸道感染或高热者。
3. 全身极度衰竭者及病情危重不能耐受穿刺者。

【操作前准备】

1. 患者准备 向患者解释穿刺的目的、步骤以及术中注意事项，以取得患者的配合，并征得患者或家属同意并签字。告诉患者在操作过程中应保持穿刺体位，不能随意移动，勿深呼吸和咳嗽等，以免损伤胸膜或肺脏。术前排空大小便。

2. 用物准备 治疗盘一套，还需要准备无菌的胸腔穿刺包，其中包括接有胶管的胸腔穿刺针、5ml 和 50ml 的注射器、7 号针头、血管钳、洞巾、纱布2% 利多卡因注射液，0.1% 的肾上腺素注射液等。同时，还需准备无菌手套、无菌试管、量杯、注射器、皮肤消毒剂、纱布以及胶布等物品。若需进行胸腔闭式引流，还需准备胸腔闭式引流贮液装置。

3. 护士准备 洗手，戴口罩，戴帽子。

【操作方法及注意事项】

1. 患者体位 协助患者面向椅背坐于椅上，双手平放于椅背上缘，额部伏于前臂上；或在床上取半坐卧位，双手举过头顶，完全暴露胸部或背部；危重患者不能取坐位时，可采用侧卧位，抬高床头30°。这些体位都有助于肋间隙的增宽，从而更加有利于穿刺操作的进行（图 2 - 13）。

2. 确定穿刺点 胸腔积液的穿刺点为胸背部叩诊实音最明显的部位，或结合 B 超检查进行定位，一般在肩胛线或腋后线第 7~8 肋间隙，或腋前线第 5 肋间隙。气胸者抽气时的穿刺部位为患侧锁骨中线第 2 肋间隙，或腋前线第 4~5 肋间隙。

3. 协助消毒麻醉 消毒皮肤，戴无菌手套，覆盖无菌洞巾，以利多卡因行局部麻醉直至壁层胸膜。

4. 穿刺、抽液（气） 操作者左手拇指和食指固定住穿刺区域的皮肤，右手握穿刺针（用血管钳夹住针座末端胶管）沿肋骨上缘缓慢刺入至胸膜腔，护士协助用 50ml 注射器连接针座末端胶管抽取胸腔积液或气体。当注射器吸满后，先用血管钳夹紧胶管，防止空气进入胸腔，再取下注射器排液（气）。操作完毕，拔出穿刺针，消毒穿刺点后覆盖无菌敷料。

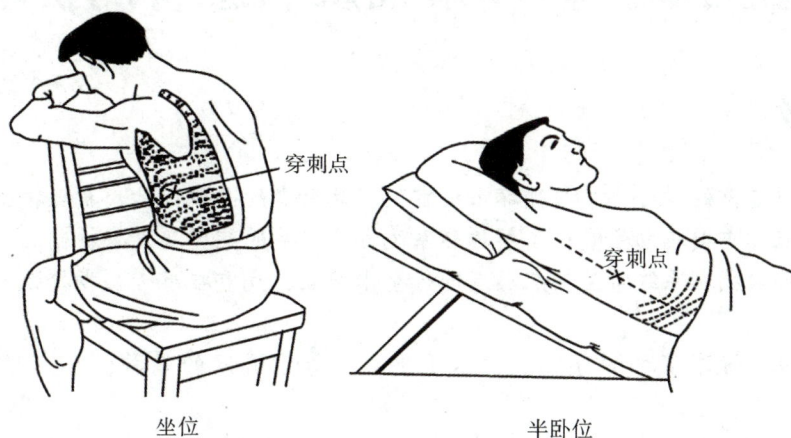

图 2 - 13　胸腔穿刺患者体位

5. 抽液（气）要求　每次抽液、抽气时不宜过多、过快，防止因抽液过多过快使胸腔内压下降过快，导致肺复张速度过快引起肺水肿或循环障碍、纵隔移位等意外。首次抽液量不超过700ml，抽气量不超过1000ml，以后每次抽吸量不超过1000ml。如抽液目的是明确诊断，抽取50～100ml胸液注入无菌试管送检即可。如需注入药物治疗，抽液抽气后可注入相应的药物。

6. 病情观察　穿刺过程中应密切观察患者的病情如面色、脉搏等变化，询问患者有无不适主诉，如患者出现头晕、心悸、出冷汗、面色苍白、脉搏细速、四肢发凉，提示可能出现了"胸膜反应"，应立即停止抽液，使患者平卧，密切观察血压变化，防止休克。必要时遵医嘱予以皮下注射0.1%肾上腺素0.5ml。

【操作后护理】

1. 嘱患者卧床休息，注意观察患者的脉搏、呼吸、血压，穿刺点有无渗血或渗液，观察有无并发症的发生，如血胸、气胸、肺水肿等，如无气胸等并发症，术后1小时可恢复活动。

2. 鼓励患者深呼吸，促进肺膨胀；24小时后方可洗澡，以免穿刺部位感染；如治疗需要注入药物者，应嘱患者适当翻身变换体位，以便药液在胸腔内混匀，并观察患者用药后的反应。

3. 记录穿刺的时间、穿刺过程、抽液或抽气的量、胸水的颜色，以及患者穿刺前、穿刺过程中及穿刺后的情况。

（丁淑芳）

书网融合……

| 重点小结 | 微课1 | 微课2 | 习题 | 答案解析 |

第三章 循环系统疾病患者的护理

学习目标

知识目标：通过本章的学习，掌握循环系统常见疾病患者的身体评估、护理措施；熟悉循环系统常见疾病的治疗要点、重要辅助检查；了解循环系统常见疾病的病因及发病机制。

能力目标：具备对循环系统常见疾病患者进行整体护理、危重症患者初步抢救、社区群体健康教育的能力。

素质目标：树立严谨求实的科学态度，乐于思考、勇于质疑的精神；具有尊重、关心患者的素质。

第一节 循环系统概述、常见疾病症状体征的护理

PPT

一、概述

循环系统由心脏、血管和调节血液循环的神经体液组成，主要功能是通过血液循环为全身组织器官运输氧、营养物质和激素等，并将组织代谢废物运走，以保证机体正常新陈代谢的需要。此外，循环系统还具有内分泌功能，如心房肌细胞分泌心钠素，血管内皮细胞能合成内皮素、内皮源性舒张因子等活性物质。

（一）心脏

1. 心脏的结构　心脏位于胸腔中纵隔内，2/3 位于正中线左侧，1/3 位于正中线右侧。心脏被心间隔和房室瓣分成 4 个心腔，即左心房、左心室、右心房、右心室。左心房和左心室之间有二尖瓣，右心房和右心室之间有三尖瓣，左心室与主动脉之间有主动脉瓣，右心室与肺动脉之间有肺动脉瓣，其瓣膜的功能在于保证血液单向流动，防止血液反流。心脏壁分 3 层：内层为心内膜，中层为肌层，外层为心外膜。心包脏层与壁层之间形成一个密闭间隙，称心包腔，内有少量液体起润滑作用。

2. 心脏的传导系统　心脏传导系统的主要功能是产生和传导冲动，控制心脏的节律性活动，传导系统由窦房结、结间束、房间束、房室结、希氏束、左右束支及浦肯野纤维网组成。窦房结是心脏正常窦性心律的起搏点，自律性最高。窦房结的冲动沿着传导系统顺序迅速地传导到心房及心室肌，使心肌兴奋而产生收缩，完成一次心动周期。

3. 心脏的血供　供应心脏的血管称冠状动脉，分左、右两支，分别起源于主动脉根部的左、右动脉窦上方。血液经过大、中、小静脉回流到右心房。

（二）血管

循环系统的血管分动脉、毛细血管和静脉 3 类。动脉的主要功能为输送血液到组织器官，其管壁有肌纤维和弹力纤维，能保持一定的张力和弹性，并能在各种血管活性物质的作用下收缩和舒张，能影响局部血流量，改变外周血管阻力，故又称"阻力血管"；毛细血管是血液及组织液交换营养物质和代谢产物的场所，故又称"功能血管"；静脉的主要功能是汇集从毛细血管来的血液，将血液输送回心脏，其容量大，故又称"容量血管"。阻力血管和容量血管对维持和调节心功能有重要的作用。

二、常见症状体征的护理

心源性呼吸困难　微课 1

心源性呼吸困难（cardiac dyspnea）是指各种心血管疾病引起心功能不全时，患者自觉空气不足，

呼吸费力，并伴有呼吸频率、节律和深度异常的表现。

【病因及发病机制】

1. 左心衰　心源性呼吸困难主要见于左心功能衰竭，左心衰时由于肺循环淤血，导致肺毛细血管通透性增加、肺泡弹性下降，肺通气和换气功能障碍，导致血氧分压和血氧饱和度均下降。

2. 右心衰　也可发生呼吸困难，但呼吸困难程度较左心衰轻，与心脏输出量减少、体循环淤血，引起肝大、胸水、腹水等有关。

3. 心包疾病　心包积液尤其当渗出液在短时间内大量增多，或心脏破裂出血时心包腔内压力骤升，导致心室舒张期充盈受限。心包增厚粘连、钙化，使心包舒张期扩张受阻、充盈减少，外周静脉压升高，导致心排血量低而产生血液循环障碍。

【护理评估】

（一）健康史评估

1. 评估患者呼吸困难起病缓急、发生时间、持续时间、严重程度、表现形式、能否平卧、夜间有无憋醒、缓解方式、有无伴随症状及与活动、体位的关系。

2. 评估患者发作前有无感染，是否发生心律失常，有无过度疲劳和情绪激动等诱因。

3. 评估患者既往是否患有与本次的心血管病发生相关的疾病。

（二）身体评估

1. 劳力性呼吸困难　是左心衰竭最早出现的症状。在体力活动时发生或加重，休息后缓解或消失。体力活动时，机体氧耗量增加，同时回心血量增加，加重肺淤血，导致呼吸困难。

2. 夜间阵发性呼吸困难　是心源性呼吸困难的特征之一，常发生在夜间。由于平卧时双下肢回心血量增加，肺淤血加重；膈肌抬高，肺活量减少；夜间迷走神经张力增高，小支气管收缩等所致。患者于睡眠中突然胸闷、气急憋醒，被迫坐起，轻者经数分钟至数十分钟症状缓解，重者经数小时后症状缓解，患者伴有咳嗽、咳白色泡沫痰、气喘、发绀、支气管痉挛、双肺哮鸣音，称为"心源性哮喘"。

3. 端坐呼吸　为严重肺循环淤血的表现。患者休息时亦感呼吸困难，不能平卧，被迫采取坐位或半卧位，此时膈肌下降，双下肢回心血量减少，从而有利于减轻呼吸困难，称端坐呼吸。

4. 急性肺水肿　是急性左心衰竭的严重表现。患者极度呼吸困难、发绀、大汗淋漓、咳粉红色泡沫样痰，两肺满布湿啰音和哮鸣音，心率增快，心尖部可闻及舒张期奔马律，肺动脉瓣区第二心音亢进。如不及时抢救，可导致心源性休克而死亡。

（三）心理 – 社会评估

随着患者呼吸困难逐渐加重，影响日常生活、睡眠，甚至丧失劳动能力，可使患者产生紧张、焦虑，久治不愈而产生恐惧、悲观、绝望等心理。

（四）辅助检查

1. 血气分析　评估患者缺氧程度、酸碱平衡失调的状况。

2. 胸部 X 线　根据胸部 X 线检查等结果，判断肺淤血、肺水肿或有无肺部感染及其严重程度，还可判定有无胸腔积液或心包积液。

【主要护理诊断/问题】

1. 气体交换受损　与肺淤血、肺水肿或伴肺部感染有关。

2. 活动无耐力　与呼吸困难所致能量消耗增加和机体缺氧状态有关。

【护理措施】

（一）一般护理

1. 休息与活动　患者呼吸明显困难时，应卧床休息，以减轻心脏负荷利于心功能恢复，根据患者呼吸困难程度，让患者取半卧位或端坐位休息，必要时双腿下垂，限制活动量。保持病室安静、整洁，有利患者休息，要适当开窗通风，每次 15～30 分钟，注意不要让风直接吹患者。穿宽松、柔软衣服让患者减轻憋闷感。让患者保持排便通畅，避免排便费力。

2. 氧疗　遵医嘱给予氧气吸入，根据缺氧程度的轻重调节氧流量。一般采用持续性吸氧，氧流量 2～4L/min；急性左心衰竭的患者，应给予高流量（6～8L/min）氧气吸入，并用 20%～30% 乙醇湿化，降低肺泡内泡沫的表面张力，使泡沫破裂，以利于肺泡通气。

3. 控制输液速度与总量　输液速度以 20～30 滴/分为宜，24 小时总量不超过 1500ml，以防加重心脏负荷，诱发急性肺水肿。

（二）病情观察

观察患者呼吸困难有无改善，发绀是否减轻，肺部湿啰音是否减少；监测血氧饱和度及血气分析结果。

（三）增强活动耐力

了解患者过去和现在的活动形态，确定既往活动的类型、强度，判断患者恢复以往活动型态的潜力。休息是减轻心脏负荷的重要措施，可根据心功能分级，合理安排活动与休息；患者可遵循卧床休息→床边活动→病室内活动→病室外活动→上下楼梯活动步骤。若活动时出现呼吸困难、胸痛、心悸等症状，应停止活动，并以此作为限制最大活动量的指征。如患者经休息后症状仍持续不缓解，应及时通知医生。

心源性水肿

心源性水肿（cardiac edema）是指由于心功能衰竭引起体循环淤血，导致过多的液体在组织间隙积聚。主要见于右心功能衰竭。

【病因及发病机制】

（一）病因

心源性水肿最常见的病因是右心衰竭或全心衰竭，也可见于渗出性心包炎或缩窄性心包炎。

（二）发病机制

心源性水肿发生机制如下。①体循环淤血：静脉回流减少，毛细血管静水压增高，导致液体漏出增加，同时组织液回流减少。②有效循环血量不足，心输出量减少，导致肾血流量减少，肾小球滤过率下降，继发醛固酮分泌增多，水钠潴留。③低蛋白血症：右心衰竭导致长期肝淤血，肝脏蛋白合成减少，胃肠道淤血导致食欲下降及消化功能减退，继发性低蛋白血症，血浆胶体渗透压下降。

【护理评估】

（一）健康史评估

详细询问导致水肿最常见的病因和诱因。了解水肿最早出现的部位，水肿与饮食、体位及活动的关系等。了解患者每日饮水量、尿量、摄入食盐量及休息情况，用药及其疗效等。

（二）身体评估

1. 心源性水肿的特点　首先出现在身体下垂部位，为凹陷性水肿。非卧床患者常见于足踝部、胫骨前；卧床患者见于腰骶部、会阴或阴囊部。严重者水肿逐渐漫延至全身，甚至出现胸腔积液、腹腔积液等。

2. 伴随症状　水肿部位皮肤弹性差，长期受压，皮肤易破溃出现压疮及感染。患者可伴有少尿，体重增加，水肿于活动或劳累后加重，休息后减轻或消失。水肿患者因长期食欲减退，可伴有营养不良等。

（三）心理 - 社会评估

因水肿引起外表、体态改变及躯体不适，患者可产生烦躁、焦虑等心理。病情反复发作，严重影响学习、工作和生活，出现悲观、绝望等心理。

（四）辅助检查　通过血常规和血生化检查，可了解患者有无低蛋白血症和电解质紊乱等情况。

【主要护理诊断/问题】

1. 体液过多　与水钠潴留、低蛋白血症有关。

2. 有皮肤完整性受损的危险　与水肿所致组织细胞营养不良、长期受压有关。

【护理措施】

（一）一般护理

1. 休息与体位　轻度水肿者应限制活动，严重水肿者应卧床休息，伴胸腔积液或腹水者采取半卧位。下肢水肿者，如无明显呼吸困难，抬高下肢，以利于静脉回流，增加回心血量，从而增加肾血流量，提高肾小球滤过率，促进水钠排出。注意安全，必要时加床栏保护。

2. 饮食护理　给予低盐、低钠、高蛋白、清淡、易消化饮食，少食多餐，减轻腹胀和胃肠道负担。向患者及家属强调低盐、低钠饮食的重要性，每日钠盐摄入量控制在 5g 以下为宜，限制摄入腌熏制品、香肠、罐头、苏打饼干等含钠高的食物，注意烹饪技巧，通过糖、醋等调味品，增进患者食欲。控制液体的摄入，一般每天摄水量不超过 1500ml。

3. 皮肤护理　保持床褥柔软清洁、平整干燥，加用海绵垫，严重水肿者使用气垫床。嘱患者穿柔软、宽松的衣服和鞋袜。协助患者更换体位，膝部、踝部及足跟垫软枕，以减轻局部压力。会阴部水肿时，保持局部清洁、干燥，男性用托带支托阴囊部。使用便器时动作轻巧，勿强行推、拉，以免损伤皮肤。

（二）病情观察

1. 严格记录 24 小时液体出入量　如尿量 <30ml/h，及时通知医生。每天于同一时间、同样着装、用同一体重计测量体重，有腹水者每天测腹围 1 次。

2. 观察水肿部位、范围和程度　用手指按压水肿部位 5 秒钟后放开，观察凹陷程度。观察水肿部位皮肤有无发红、破溃、感染等现象。

（三）用药护理

应用利尿剂时，观察用药后尿量、体重、水肿消退情况及有无电解质紊乱。利尿剂尽量白天给药，以防止晚上排尿过多而影响患者睡眠。

（四）健康指导

根据患者的原发病进行相关知识指导，避免加重水肿的诱因，指导家属给予患者积极支持，帮助患者建立与疾病抗争的信心。指导患者及家属正确用药，每天测量体重，定期随访，发现水肿加重，及时就诊。

心　悸

心悸（palpitation）是指患者自觉心脏搏动的不适感。常见病因：①心律失常，有心动过速、期前收缩、心房颤动等心律失常；②器质性心血管病（如二尖瓣、主动脉瓣关闭不全）；③全身性疾病（如发热、贫血、甲亢等）所致的心脏搏动增强；④心血管神经症等。此外还有一些生理因素也可引起，如剧烈活动、饮酒、饮咖啡或浓茶，或使用阿托品等药物时，可引起心率加快、心肌收缩力增强而出现心悸。

【护理评估】

（一）健康史评估

了解患者有无心脏病及全身性疾病（如贫血、甲亢等）病史；询问患者是否使用阿托品等药物；询问患者有无饮酒、咖啡或浓茶嗜好；了解心悸对患者生活、工作有无影响。

（二）身体评估

心悸患者常自觉心搏或心慌。心悸的严重程度并不一定与病情呈正比，初次、突发、安静或注意力集中时心悸明显，持续较久者因逐渐适应而减轻；心功能代偿期，心悸感较明显，失代偿期因心肌收缩力下降及出现其他症状分散注意力，而使心悸感减轻。心悸本身无危险性，但严重心律失常时发生的心悸，可伴发胸痛、呼吸困难、黑蒙等症状，甚至可发生晕厥、抽搐或猝死。评估时注意评估心悸发生时的主观感受、发作的频率、持续的时间；患者发生心悸时的脉搏、心律、呼吸及血压，心悸对患者日常生活及自理能力的影响。

（三）心理-社会评估

患者由于心悸的反复发作，容易产生紧张、焦虑等心理反应。应评估每次发作时患者的主观感受和发作后的心理状态。

（四）辅助检查

心电图、动态心电图检查，了解心悸的病因。

【主要护理诊断/问题】

1. 活动无耐力　与心悸有关。

2. 焦虑　与心悸反复发作、治疗效果不佳有关。

【护理措施】

（一）一般护理

1. 休息与体位　严重心律失常患者需绝对卧床休息，避免左侧卧位，以免患者感到心脏搏动而加重不适。

2. 饮食护理　指导患者建立良好的生活习惯，进食宜少量多餐，避免过饱及刺激性食物，戒烟，禁饮浓茶、酒和咖啡，以免诱发心悸。

（二）病情观察

密切观察生命体征，同时测量脉率和心率，时间不少于1分钟。严密监测心率、心律、心电图、脉搏、呼吸、血压的变化，出现异常变化，立即报告医生，及时处理。

（三）健康指导

1. 生活指导　指导患者生活规律，保证充足的休息与睡眠，保持大便通畅。改变不良的饮食习惯，避免摄入刺激性食物和饮料，如咖啡、可乐、浓茶、烈酒等。

2. 疾病知识指导　向患者及家属介绍心悸的常见病因、诱因及防治知识。指导患者保持乐观、稳定的情绪，分散注意力，不要过分注意心悸。无器质性心脏病者，鼓励其积极参加运动，调整自主神经功能。有器质性心脏病者，根据心功能情况适当活动。教会患者及家属测脉搏的方法，定期到医院随诊。

胸　痛

循环系统多种疾病均可导致胸痛（chest pain），主要是心前区或胸骨后疼痛。常见病因包括各种类型的心绞痛、急性心肌梗死、急性主动脉夹层、梗阻性肥厚型心肌病、急性心包炎、心血管神经症等。

【护理评估】

（一）健康史评估

询问患者胸痛的时间、特点、有无诱因及缓解的方式；了解患者有无心脏病病史等。

（二）身体评估

1. 心前区疼痛的特点　①典型心绞痛：位于胸骨后，呈阵发性压榨样疼痛，体力活动或情出激动时诱发，休息后缓解。②急性心肌梗死：呈剧烈而持久的胸骨后或心前区压榨性疼痛，伴心律、血压等改变。③急性主动脉夹层动脉瘤：出现胸骨后或心前区撕裂性剧痛或烧灼痛，向背部放射。④急性心包炎引起的疼痛：因呼吸或咳嗽而加剧。⑤心血管神经症者：也出现心前区疼痛，但与劳累、休息无关，且活动后减轻，常伴神经衰弱症状。

2. 评估要点　评估心前区疼痛的部位、性质、范围、有无放射、持续时间、程度及其对患者的影响。询问有无大汗、乏力、头晕等伴随症状。疼痛发生的诱因及加重与缓解方式。评估生命体征、心率、心律、心音的变化，有无心脏杂音和肺部湿啰音。评估其意识状况、面容及表情，以有无心律失常、休克、心衰等表现。

（三）心理－社会评估

患者由于疼痛反复发作，容易产生焦虑、恐惧感等心理反应。应评估患者对疼痛的耐受程度，对疾病的认知，以及家庭、社会对患者的支持情况等。

（四）辅助检查

了解心电图、心肌酶谱、CT 或 MRI 等检查结果，必要时连续监测心电图的动态变化，以了解疾病的性质和变化。

【主要护理诊断/问题】

疼痛　与心肌缺血、缺氧或心肌坏死有关。

【护理措施】

（一）一般护理

避免心前区疼痛的诱因，减少发作次数。发作时停止活动，卧床休息，协助患者采取舒适体位。安慰患者，解除紧张不安情绪，减少心肌耗氧量。

（二）病情观察

密切观察疼痛发作的时间、性质及伴随症状等，必要时进行心电监护，描记疼痛时心电图。严密监测心率、心律、血压变化，发现异常及时通知医生。

（三）疼痛护理

1. 休息　除了心血管神经症患者外，疼痛发作时应立即卧床休息，以减轻疼痛。

2. 避免诱因　心绞痛患者应避免劳累、情绪激动、寒冷刺激、用力排便等易引起心绞痛的因素。心肌梗死者，避免重体力劳动、饱餐（尤其是进食多量高脂肪餐）、情绪激动等诱发因素。

（四）用药护理

服用硝酸酯类药物，改善心肌供血，缓解疼痛。如果含服硝酸酯类药物后胸痛不能缓解，应立即通知医生，遵医嘱给予吗啡或哌替啶止痛，观察用药后有无呼吸抑制等不良反应。

（五）健康指导

指导患者避免各种诱发因素；合理膳食，少量多餐，戒烟限酒，忌浓茶、咖啡、辛辣等刺激性饮食。鼓励患者适当参加运动，提高活动耐力。

心源性晕厥

心源性晕厥（cardiac syncope）是由于心排血量骤减或中断，引起脑供血突然减少或停止所致的短暂意识丧失，最严重的为阿－斯综合征。一般脑血流中断 2～4 秒即产生黑矇；中断 5～10 秒可出现意识丧失；超过 10 秒不仅出现晕厥、意识障碍，甚至出现意识完全丧失、抽搐及大小便失禁，称阿－斯综合征。

【病因及发病机制】

（一）病因

1. 严重心律失常　如阵发性室性心动过速、三度房室传导阻滞、心室颤动等。

2. 器质性心脏病　如急性心肌梗死、严重主动脉瓣狭窄、梗阻性肥厚型心肌病等。

（二）发病机制

严重心律失常、器质性心脏病突然导致血压下降或突然改变体位，使大脑供血突然减少引起晕厥。

【护理评估】

（一）健康史评估

询问患者有无器质性心脏病、心力衰竭等病史。向患者及知情者询问晕厥发作前有无诱因及先兆症状，有无情绪激动、烟酒嗜好。

（二）身体评估

1. 心源性晕厥的特点　劳累性晕厥，发作时先兆症状不明显，持续时间甚短。大部分晕厥预后良好，反复发作的晕厥是病情严重和危险的征兆。

2. 评估要点　了解晕厥发作前情况，如体位、活动情况、诱因，有无前驱症状。了解发作时摔倒方式、皮肤颜色、意识丧失持续时间、伴随症状等。发作结束时有无后遗症状等。

（三）心理－社会状况

由于晕厥反复发作，患者常会紧张、情绪低落，对治疗丧生信心，甚至出现焦虑、恐惧等心理。

（四）辅助检查

了解心电图、动态心电图、运动试验等检查结果，评估引发晕厥的病因。

【主要护理诊断/问题】

1. 有受伤的危险　与晕厥发作有关。

2. 焦虑/恐惧　与晕厥反复发作、疗效欠佳有关。

【护理措施】

（一）一般护理

1. 休息与活动　有晕厥或跌倒史者，在频繁发作时应卧床休息，协助患者做好生活护理。嘱患者减少外出，以防发生意外。避免剧烈活动、快速变换体位、情绪激动或紧张。一旦有头晕、黑矇等先兆表现时，立即平卧，以免跌伤。

2. 饮食护理　给予低热量、低脂肪、高蛋白、高维生素、易消化饮食，少量多餐，戒烟酒，禁食刺激性食物、浓茶、咖啡。

（二）病情观察

密切观察病情变化，阿－斯综合征患者要做心电监护，监测生命体征、心电图变化，及时发现严重心律失常，并做好抢救准备。

（三）心理护理

向患者及其家属讲解疾病相关知识，介绍病情发展，消除焦虑和恐惧。护理操作前给予解释，操作中保持冷静，增加患者安全感。

（四）健康指导

指导患者避免从事危险性工作，头晕时平卧，以免摔伤。遵医嘱用药，不可随意停用、增减或更换药物。教会患者及家属测脉搏的方法，学会自我监测病情。对反复发生严重心律失常、危及生命者，教会家属心肺复苏术，以备应急。定期到医院随诊，发现异常及时就诊。

知识链接

阿–斯综合征的临床表现及用药

阿–斯综合征发作时，患者伴有心律失常，典型表现为面色苍白，知觉完全丧失、发绀、血压下降、大小便失禁、抽搐。阿–斯综合征一旦出现，立即予以心胸外按压，心动过缓者可予阿托品、654–2、异丙肾上腺素等，也可根据情况植入临时或永久起搏器；心动过速者可予利多卡因、普鲁帕酮、胺碘酮等，室颤者应立即予除颤抢救。

目标检测

选择题

A1／A2 型题

1. 左心衰竭患者的呼吸困难主要是由于
   A. 肺淤血或肺水肿
   B. 肺泡内张力和肺循环压力增高
   C. 体循环淤血
   D. 肝淤血、腹水等使呼吸运动受限
   E. 支气管、肺受压

2. 心源性水肿的特点是
   A. 从面部开始
   B. 从眼睑开始
   C. 从脚、踝开始
   D. 从腰部开始
   E. 从胸部开始

3. 患者，女，45 岁。在输液过程中出现呼吸困难、咳嗽、咳血性泡沫痰。下列措施不正确的是
   A. 继续输液，减慢速度
   B. 置患者于坐位，双下肢下垂
   C. 持续低浓度吸氧
   D. 30% 乙醇溶液湿化吸氧
   E. 皮下注射吗啡

4. 急性肺水肿患者，吸氧时在湿化瓶中加入20% ~30% 乙醇溶液的目的是
   A. 减少呼吸道分泌物
   B. 促进肺血液循环，减轻肺水肿
   C. 扩张支气管，改善通气
   D. 降低肺泡表面张力
   E. 利于清除呼吸道内分泌物

5. 心源性晕厥的急救处理中，不正确的措施是
   A. 晕厥频繁发作的患者应卧床休息
   B. 病室应靠近护理站
   C. 有头晕、黑矇等晕厥先兆时，立即下蹲或平卧
   D. 安置患者于平卧位、抬高头部
   E. 松解患者的衣领以改善脑部供血

（洪 霞）

第二节 心力衰竭患者的护理

PPT

情境导入

情境：患者，女，63 岁。因"胸闷、气喘，伴双下肢水肿1 周"入院。护理体检：T 37.2℃，P 111 次／分，R 26 次／分，BP 100/65mmHg。喜坐于床边，颈静脉怒张，双下肢膝盖以下明显凹陷性水肿。

任务：1. 患者目前的主要护理诊断有哪些？

2. 若患者入院后第 3 天晚间突发呼吸困难，频频咳嗽，咳粉红色泡沫痰，挣扎坐起，端坐呼吸，烦躁不安。请说出患者可能发生了什么病情变化？如何进行紧急处理？

心力衰竭（heart failure，HF）简称心衰。循环血容量正常前提下，由于各种心脏结构和（或）功能性疾病，导致心室收缩功能和（或）舒张功能障碍，心输出量下降，不能满足机体代谢的需要，引起器官、组织血液灌注不足，同时伴有肺循环和（或）体循环淤血，无临床症状或临床症状不明显者称为心功能不全，而产生临床表现者称为心衰。因同时合并肺循环和（或）体循环淤血，故又称为充血性心力衰竭。

【类型】

1. 按心衰发生部位分类 分为左心衰、右心衰及全心衰。左心衰指左心室代偿功能不全而发生的心力衰竭，临床上较为常见，以肺循环淤血为特征。右心衰竭主要见于肺源性心脏病，以体循环淤血为主要表现。左心衰竭后肺动脉压力增高，使右心负荷加重，导致右心衰竭也随之出现，即为全心衰。

2. 按心衰发生缓急分类 分为急性心衰和慢性心衰，急性心衰系因急性的严重心肌损害或突然加重的负荷，使心功能在短时间内发生衰竭。急性心衰以急性左心衰常见。慢性心衰病程长，常有原发心肌疾病，一般均有代偿性心脏扩大或肥厚。

3. 按有无舒缩功能障碍分类 分为收缩性心衰和舒张性心衰，心脏收缩功能障碍，心排血量下降合并肺淤血，即为收缩性心力衰竭，是临床上最常见的心衰类型。心脏正常的舒张功能是保证足够回心血量、保证心脏收缩期有效泵血的前提，当心脏舒张功能障碍时舒张末期心室充盈不足、心搏出量下降，同样导致心衰。

一、慢性心力衰竭

大多数心血管疾病最终都会发展成慢性心力衰竭（chronic heart failure，CHF），这也是心血管疾病患者最主要的死亡原因。在我国引起慢性心力衰竭的原因以高血压居首位，冠心病次之，而过去居首位的风湿性心脏瓣膜病所占比例则下降，但仍不可忽视。

【病因及发病机制】

（一）基本病因

1. 原发性心肌损害

（1）缺血性心肌损害　冠心病和（或）心肌梗死是引起心力衰竭的最常见的原因之一。

（2）心肌炎和心肌病　心肌炎及心肌病均可导致心力衰竭，以病毒性心肌炎及原发性扩张型心肌病最为常见。

（3）心肌代谢障碍性疾病　以糖尿病心肌病最为常见，其他如继发于甲状腺功能亢进性心肌病、心肌淀粉样变性等。

2. 心脏负荷过重

（1）压力负荷（后负荷）过重　见于高血压、主动脉瓣狭窄、肺动脉高压、肺动脉瓣狭窄等左、右心室收缩期射血阻力增加。为克服增高的阻力，心室肌代偿性肥厚以保证射血量。持久的负荷过重，心肌必然发生结构和功能改变而最终导致失代偿，心脏排血量下降。

（2）容量负荷（前负荷）过重　常见于：①心脏瓣膜关闭不全，如主动脉瓣关闭不全、二尖瓣关闭不全引起的血液反流；②先天性心脏病，如间隔缺损、动脉导管未闭引起的血液分流。此外，伴有全身血容量增多的疾病，如慢性贫血、甲状腺功能亢进症等。

（二）诱因

有基础心脏病的患者，其心力衰竭症状往往由增加心脏负荷的因素而诱发。

1. 感染　呼吸道感染是最常见、最重要的诱因，其次是感染性心内膜炎。

2. 心律失常　心房颤动是器质性心脏病最常见心律失常之一，也是诱发心力衰竭最重要的因素，其他各种类型的快速性心律失常以及严重的缓慢性心律失常均可诱发心力衰竭。

3. 血容量增加　钠盐摄入过多，静脉输液（输血）量过多、速度过快等。

4. 过度体力活动或情绪激动　劳累或情绪激动，妊娠后期及分娩均可加重心脏负荷，诱发心力衰竭。

5. 治疗不当　洋地黄药量不足或过量，不恰当应用某些抑制心肌收缩力药物，不恰当停用利尿剂等。

6. 原有心脏病变加重或并发其他疾病　如冠心病发生心肌梗死，风湿性心瓣膜病出现风湿活动，合并甲亢或贫血等。

（三）发病机制

心力衰竭的发病机制十分复杂，其中最重要的有以下几个方面。

1. 代偿机制　当心肌收缩力减弱时，为了保证正常的心排血量，机体通过以下的机制进行代偿。

（1）Frank – Starling 机制　当心肌收缩能力下降、心脏排血量减少，导致收缩末期心室残留血量增加，加之舒张期回心血量，舒张末期心室血容量增加，肌小节初始长度增加，心肌收缩力度和速度增强（Frank – Starling 机制），此种调节主要是一种对搏出量的精细调节。由于心肌收缩力度和速度增加，加之舒张末期室壁张力增高，心肌耗氧量必然增加，将会进一步加重心功能减退。

（2）心肌肥厚　当心脏后负荷过重时常以心肌肥厚作为主要的代偿机制。心肌肥厚时，心肌细胞数并不增多，以心肌纤维增多为主。细胞核及作为供给能源物质的线粒体也增大和增多，但程度和速度均落后于心肌纤维的增多。心肌得到的供给能源不足，继续发展终至心肌细胞凋亡。早期心肌肥厚、心肌收缩力增强，克服后负荷阻力，使心排血量在相当长时间内维持正常，患者可无心力衰竭症状，但心功能障碍已经存在。

（3）神经体液的代偿机制　①交感神经兴奋：使心肌收缩能力增强，同时外周血管收缩使心脏后负荷增加，心肌氧耗量增加；而去甲肾上腺素对心肌具有直接毒性作用，促使其凋亡。②肾素 – 血管紧张素 – 醛固酮系统（RAAS）激活：促使外周血管收缩，肾脏水、钠潴留，增加体液量及心脏前负荷；同时，RAAS 激活促使心脏和血管重构，加重心肌损害。

2. 各种体液因子的参与　近年来不断发现一些新的肽类细胞因子参与心衰的发生与发展，如利钠肽（心房利钠肽和脑利钠肽）、精氨酸加压素、内皮素等。

3. 心肌损害和心室重塑　研究表明，心力衰竭发生、发展的基本机制是心室重塑。在心腔扩大、心室肌细胞肥大过程中，心肌细胞肥大、细胞外基质及胶原纤维网增多等，这就是心室重塑。从代偿期发展到失代偿期，心肌细胞的能量供应相对和绝对不足、能量的利用障碍所导致的心肌细胞坏死、纤维化也是重要因素之一。心肌细胞减少使心肌收缩力下降；心肌细胞纤维化又使室的顺应性下降，重塑更趋明显，心肌收缩力不能发挥其应有的射血效应，形成恶性循环，终至心衰不可逆转。

【护理评估】

（一）健康史评估

询问患者有无高血压、冠心病、心肌炎、心肌病等病史；有无呼吸道感染、心律失常、过度劳累、情绪激动等诱因；有无头晕、乏力、呼吸困难、水肿、消化不良等症状。

（二）身体评估

临床上左心衰竭最常见，单纯右心衰竭较少见。左心衰竭后继发右心衰竭而致全心衰者，及由于严重广泛心肌疾病同时波及左、右心而发生全心衰临床更为多见。

1. 左心衰竭　主要为肺循环淤血和心排血量降低所致的表现。

（1）症状

1）呼吸困难　是左心衰竭最主要的症状。①劳力性呼吸困难：是左心衰竭最早的症状，多在体力活动时出现，休息后缓解。②夜间阵发性呼吸困难：是左心衰最典型的表现，患者在夜间入睡后突然因憋气而惊醒，被迫采取坐位，呼吸困难方能缓解，重者肺部有哮鸣音，与哮喘发作时类似，故称为"心源性哮喘"。③端坐呼吸：肺淤血达到一定程度，患者不能平卧，被迫采取半卧位或坐位。④急性肺水肿：是左心衰呼吸困难最严重的表现，患者咯粉红色泡沫痰、端坐位呼吸、口唇发绀，肺部干湿性啰音（详见本节"急性心力衰竭"）。

2）咳嗽、咳痰、咯血　咳嗽、咳痰是由于肺泡和支气管黏膜淤血所致。常为白色浆液泡沫状痰，开始时多在夜间发生，坐位或立位时咳嗽可减轻。长期慢性淤血使肺静脉压力升高，导致肺循环和支气管血液循环之间形成侧支，在支气管黏膜下形成扩张的血管，血管一旦破裂可引起大咯血。

3）心排血量下降症状　出现乏力、头晕、嗜睡、心悸、发绀、尿少等，为心排血量下降，组织、器官血液灌注不足所致。

4）少尿、肾功能损害　左心衰竭时心脏排血量减少，肾血流量明显减少，患者会出现少尿。长期慢性的肾血流量减少可导致肾功能不全。

（2）体征

1）肺部体征　由于肺毛细血管压增高，通透性增高，液体可漏出至肺泡而出现湿啰音。随着病情进展，肺部啰音可从局限于肺底部直至发展至整个肺野，这是左心衰的主要体征。

2）心脏体征　除基础心脏病固有体征外；多数患者可出现心脏扩大尤其是左心室增大，心尖搏动向左下移位；心率增快；肺动脉瓣区第二心音亢进；心尖区可闻及舒张期奔马律。

3）其他　血压下降，脉压减小，部分患者可出现交替脉是左心室的特征性体征。

2. 右心衰　以体循环淤血的表现为主。

（1）症状　主要表现为消化道症状，包括胃肠道及肝淤血引起的腹胀、食欲减退及恶心、呕吐、上腹部疼痛等症状。

（2）体征

1）水肿　体循环淤血出现身体下垂部位对称性凹陷性水肿。早期主要在下肢，随疾病发展，可蔓延至全身。因体循环静脉压力增高而出现胸腔积液，常为双侧，单侧以右侧多见。

2）颈静脉征　颈静脉搏动增强、充盈、颈静脉怒张是右心衰时的主要体征。肝-颈静脉反流征阳性则更具特征性。

3）肝大　肝脏因淤血而变大，可伴有压痛，长期淤血可引起心源性肝硬化，晚期可出现黄疸、肝功能受损及大量腹水。

4）心脏体征　除基础心脏病的相应体征之外，右心衰时可因右心室显著扩大而出现三尖瓣关闭不全的反流性杂音。

3. 全心衰　左心衰竭和右心衰竭表现并存，患者同时出现肺循环淤血和体循环淤血的表现。当右心衰出现后，右心排血量减少，肺淤血情况减轻，因此，患者呼吸困难减轻，而发绀加重。

4. 心功能的评估

（1）心功能分级　美国纽约心脏病学会（New York Heart Associatione，NYHA）于1928年提出的心功能分级方案（表3-1）。因简便易行，临床上最常用。但此种分级主要依靠患者主观感受体力活动受限程度作为分级依据，短期内变化可能性大、个体间差异也较大。

表3-1　心功能分级（NYHA，1928）

分级	临床特点
Ⅰ级	患有心脏病，但日常活动量不受限制，一般活动不引起疲乏、心悸、呼吸困难等症状
Ⅱ级	体力活动轻度受限，休息时无症状，但平时一般活动可出现上述症状，休息后很快缓解
Ⅲ级	体力活动明显受限，低于平时一般活动即引起上述心衰症状，休息较长时间才能缓解
Ⅳ级	不能从事任何体力活动，休息状态下也出现心力衰竭症状，活动后加重

（2）心力衰竭分期　为了从整体上减少因心力衰竭而死亡的患者，必须从预防着手，从源头上减少和延缓心力衰竭的发生。为此，由美国心力衰竭学会、欧洲心脏病学会心力衰竭协会、日本心力衰竭学会共同撰写的《心力衰竭的通用定义和分类》将心衰分为四期。

A 期：心力衰竭危险期，目前或既往无心衰症状体征，且没有心脏结构异常，但有高血压、冠心病、糖尿病等基础疾病，可发展为心脏病的高危因素。

B 期：心衰前期，目前或既往无心力衰竭症状体征，但有心肌重塑或心脏结构异常。

C 期：心衰期，有器质性心脏病，目前或既往有心力衰竭症状。

D 期：晚期心衰，需要特殊干预治疗的难治性心力衰竭。

心力衰竭的分期对每一个患者而言只能是停留在某一期或向前进展而不可能逆转。为此，只有在 A 期对各种高危因素进行有效的治疗，在 B 期进行有效干预，才能有效减少或延缓进入到有症状的临床心力衰竭期。

（3）6 分钟步行试验　是一项简单、安全、方便的试验。要求患者在平直走廊里尽可能快行走，测定 6 分钟步行距离：若 6 分钟步行距离 <150m 为重度心衰；150～450m 为中度心衰；>450m 为轻度心衰。本试验除用以评价心脏的储备功能外，常用以评价心衰治疗的疗效。

（三）心理－社会评估

心力衰竭是心血管病发展至晚期的表现。长期的疾病折磨和心衰的反复发作，体力活动受到限制，甚至不能从事任何体力活动，生活上需他人照顾；家属和亲人也可因长期照顾患者感到疲劳，忽视患者的病情，常使患者产生焦虑、绝望、恐惧心理。

（四）辅助检查

1. X 线检查　心影的大小及外形为心脏病的病因诊断提供重要依据，心脏扩大的程度和动态改变亦间接反映心脏的功能状态。肺淤血的有无及其程度直接反映心功能状态。左心衰竭时可有左心室增大、肺门阴影增大、肺纹理增加；右心衰竭时可见右心室增大，有时伴胸腔积液表现。

2. 超声心动图　能够比 X 线更准确地提供各心腔大小变化及心瓣膜结构和功能情况。通过以收缩末及舒张末的容量差计算左室射血分数（LVEF 值），反映心脏收缩功能，而 E/A 比值反应心室舒张功能。正常 LVEF >50%，LVEF =40% 为收缩期心力衰竭的诊断标准；正常人 E/A≥1.2，E/A <1.2 提示舒张功能不全。

3. 放射性核素检查　放射性核素心血池显影，有助于判断心室腔大小和左室射血分数，还可计算反映心脏舒张功能的左室最大充盈速率。

4. 有创性血流动力学检查　目前多采用右心漂浮导管（Swam－Ganz 导管），经静脉将漂浮导管插入直至肺小动脉，测定肺毛细血管楔压（PCWP）、心排出量（CO）、心脏指数（CI）、中心静脉压（CVP）。其中 PCWP 反映左心功能状况，CVP 反映右心功能状况。

【主要护理诊断/问题】

1. 气体交换受损　与肺循环淤血所致呼吸困难有关。

2. 体液过多　与体循环淤血导致水钠潴留、低蛋白血症有关。

3. 活动无耐力　与心排血量减少有关。

4. 有皮肤完整性受损的危险　与长期卧床、水肿易造成皮肤受损有关。

5. 潜在并发症　洋地黄中毒。

6. 焦虑/恐惧　担心疾病预后有关。

【护理措施】

（一）一般护理

1. 休息与体位　休息可减轻心脏负荷和减少心肌氧耗。有明显呼吸困难者应以卧床休息为主，可采取高枕卧位或半坐卧位，加强夜间巡视，必要时加床栏，避免患者坠床。可用软垫支托肩、骶尾部等骨隆突部位或使用气垫床，避免长期受压造成皮肤受损。

2. 制订活动目标与计划 长期卧床容易造成静脉血栓，因此建议绝对卧床期间应坚持进行四肢主动和被动活动，协助变换体位，用热水泡脚，以防下肢静脉血栓形成。缓解期可让患者循序渐进增加活动量，参考患者心功能、身体评估和活动中的表现，可与患者及家属共同确定活动计划。根据心功能分级进行活动安排（表3-2）。

表3-2 心功能分级活动安排

心功能分级	活动安排
Ⅰ级	不限制一般体力活动，适当参加体育锻炼，但应避免剧烈运动及重体力劳动
Ⅱ级	适当限制体力活动，增加午睡时间，但可以从事轻体力劳动或家务劳动
Ⅲ级	严格限制一般的体力活动，以卧床休息为主，但应鼓励患者生活自理或在他人协助下自理
Ⅳ级	绝对卧床休息，日常生活由他人照顾

3. 饮食护理 给予低热量、低盐、高蛋白、高维生素、清淡、产气少、易消化的食物，少量多餐，不宜过饱，以减轻心脏负荷。一般Ⅱ级心功能，食盐摄入量应 <5g/d，Ⅲ级心功能，食盐摄入量应 <3g/d，Ⅳ级心功能，限制钠盐 <1g/d，限制高钠食物如罐头食品、腌制食品、海产品、味精、发酵的面食等，多食含钾丰富的食物，如香蕉、柑橘、鲜橙汁、枣、杏、马铃薯等。补液以"量出为入"为原则，心功能Ⅲ、Ⅳ级者液体摄入量为 1500～2000ml/d。

4. 排便护理 由于进食减少、肠道淤血、长期卧床等因素，患者肠蠕动减慢，常有便秘，而用力排便可增加心脏负荷，加重心衰和诱发心律失常。因此，应向患者解释便秘形成的原因、对机体的影响和预防方法，长期卧床患者，鼓励患者主动、被动运动肢体，经常变换体位，每天顺时针方向按摩腹部数次；饮食中增加粗纤维食物，如粗粮、芹菜、水果等；必要时遵医嘱给予缓泻剂，如开塞露、镁乳等。注意不能使用大剂量液体灌肠。

（二）病情观察

密切观察呼吸困难情况，发绀有无减轻，肺部啰音是否消失或减少；监测血气分析及血氧饱和度，必要时心电监护。水肿患者应每日在同一时间称量体重，有腹水者应每日测量腹围，准确记录24小时出入量，及时发现病情变化。观察有无洋地黄中毒表现。

（三）配合治疗

治疗的基本原则是防止和延缓心衰的发生，缓解患者的症状，提高运动耐量和生活质量，降低死亡率。

1. 治疗原发病，消除诱因 是心衰首要和最基本治疗。积极控制高血压，应用药物、介入等方法改善心肌缺血，手术治疗心脏瓣膜病等病因；及时去除感染、迅速控制心律失常、贫血、过度劳累及情绪激动等诱因。

2. 一般治疗

（1）休息 限制体力活动，避免精神紧张，减轻心脏负荷。

（2）控制钠盐摄入 心衰患者血容量增加，体内水钠潴留，因此减少钠盐摄入有利于减轻水肿等症状。

（3）吸氧 给予持续氧气吸入，流量 2～4L/min。

3. 药物治疗

（1）利尿剂 是心力衰竭治疗中最常用的药物，通过排钠排水减轻心脏前负荷。常用的利尿药有：①排钾利尿药，有噻嗪类利尿药（如氢氯噻嗪）和袢利尿药（如呋塞米）。②保钾利尿药，有螺内酯、氨苯蝶啶，利尿作用弱，常与排钾利尿药合用，加强利尿，以防低钾血症。使用原则是"小剂量开始、逐渐加量、长期维持"。利尿剂一般不作单一治疗方案，通常与血管紧张素转换酶抑制剂（ACEI）或血管紧张素受体阻断剂（ARB）类合用，有利于降低因利尿导致的血容量下降引起的

RAAS 激活引起的不良反应。

（2）肾素－血管紧张素－醛固酮系统抑制剂（RAAS）　①血管紧张素转换酶抑制剂（ACEI）：机制是通过抑制血管紧张素转化酶，减少血管紧张素 Ⅱ 生成，达到扩张血管、抑制交感神经兴奋性的作用，更为重要的是在改善和延缓心室重塑中起关键作用，从而达到维护心肌功能、改善心衰远期预后、降低死亡率的作用。常用药物卡托普利、贝那普利等。②血管紧张素受体阻断剂（ARB）：阻断 RAAS 的效应与 ACEI 相同甚至更完全，如心衰患者因 ACEI 引起的干咳不能耐受者可改用 ARB。常用药物有氯沙坦、缬沙坦等。

（3）β 受体阻断药　长期应用有助延缓病变进展、改善心肌重构、减少复发和降低猝死率。原则是"小剂量开始、逐渐加量、适量长期维持、切忌突然停药"。常用药物美托洛尔、比索洛尔等。

4. 正性肌力药

（1）洋地黄类药物　具有正性肌力、负性传导、负性心率作用，能明显改善症状，减少住院率，提高运动耐量，增加心排血量。常用制剂为地高辛、毛花苷 C（西地兰）、毒毛花子苷 K 等。①地高辛：口服采用维持量（0.125～0.25mg，每日 1 次）给药法。②毛花苷 C 及毒毛花苷 K：常用静脉制剂，用于急性心力衰竭或慢性心衰急性加重时。常用洋地黄类制剂特点、用法见表 3－3。

表 3－3　常用洋地黄类制剂用法、用量及半衰期

药物名称	给药途径	使用剂量	作用时间				
			起效	高峰	持续	半衰期	消失
毛花苷 C	静脉	0.4mg	5～30min	1～2h	2～4d	33～36h	3～6d
毒毛花苷 K	静脉	0.25mg	5～15min	1～2h	1～2d	21h	1～4d
地高辛	口服	0.125～0.25mg	1～2h	3～6h	1～2d	1.6d	4～7d
	静脉	0.5mg	1～2min	0.5h			

1）适应证　①充血性心力衰竭尤其伴房颤和心室率增快的；②单纯性收缩性心衰。

2）禁忌证　①三度房室传导阻滞；②病态窦房结综合征（SSS）；③急性心肌梗死 24 小时内；④单纯性重度二尖瓣狭窄窦性心律；⑤肥厚型梗阻性心肌病。

（2）非洋地黄类正性肌力药　①β 受体兴奋剂：常用药物有多巴胺和多巴酚丁胺。多巴胺较小剂量 [2～5μg/（kg·min）] 可有效增强心肌收缩力，扩张血管，而心率加快不明显，能起到有效治疗心衰的作用。5～10μg/（kg·min）时因兴奋 α 受体、收缩血管而诱发或加重心衰。多巴酚丁胺起始剂量与多巴胺相同。两者只能短期使用，连续用药超过 72 小时会出现耐药，长期使用增加死亡率。②磷酸二酯酶抑制剂：通过抑制磷酸二酯酶活性，促进 Ca^{2+} 内流，增强心肌收缩力。常用的药物有氨力农、米力农，多作短期应用，长期应用死亡风险增加。

（四）用药护理

1. 利尿剂的护理　指导患者早晨或上午服药，避免晚上用药，夜间频繁排尿影响睡眠。注意观察尿量、体重、血压并监测血钾。电解质紊乱是长期使用利尿剂最容易出现的不良反应。排钾利尿剂最主要的不良反应是低钾血症，从而诱发心律失常和洋地黄中毒，应观察患者有无乏力、腹胀或肠鸣音减弱、心电图 U 波增高等。保钾利尿剂应观察有无高钾血症。

2. 洋地黄中毒的护理

（1）预防洋地黄中毒　洋地黄药物的治疗剂量和中毒剂量接近，易发生中毒。①心肌缺血缺氧、低钾血症、肝肾功能不全（代谢及排泄下降）、老年人等情况易导致洋地黄中毒应慎用。②注意不与奎尼丁、维拉帕米（异搏定）、钙剂、胺碘酮等药物合用，以免增加药物毒性。③严格遵医嘱给药，给药前测量脉搏，当患者脉搏 <60 次/分或节律不规则，常提示洋地黄中毒，应暂停服药，并通知医生。④严密观察患者用药后毒性反应，监测血清地高辛浓度。

（2）洋地黄中毒表现　①胃肠道毒性表现：是洋地黄中毒最早的表现，表现为食欲下降、恶心、呕吐等；②心血管系统表现：是洋地黄类较严重的毒性反应，常出现各种心律失常，室性期前收缩二

联律最为常见，快速房性心律失常伴有房室传导阻滞是洋地黄中毒的特征性表现。洋地黄中毒心电图 ST 段出现鱼钩样改变。③神经系统表现：头晕、头痛、视物模糊、黄视、绿视等。

（3）洋地黄中毒的处理　①立即停药，停用洋地黄和排钾利尿剂。②低钾血症者口服或静脉补充氯化钾。③纠正心律失常，快速性心律失常首选苯妥英钠或利多卡因，缓慢性心律失常用阿托品，完全性房室传导阻滞出现心源性晕厥时，宜安置临时心脏起搏器。

3. 扩血管药的护理　应用硝酸酯制剂应注意观察和预防不良反应发生，如头痛、面红、心动过速、血压下降等，尤其是硝酸甘油静滴时应严格掌握滴速，监测血压；应用 ACEI 时需观察有无直立性低血压、咳嗽、蛋白尿等不良反应。应用硝普钠制剂时，要现配现用、避光，静脉点滴速度要严格控制，同时定期监测血压。

（五）心理护理

不良的心理状态会加重心脏的负担，不但要多与患者交谈，安慰患者，还应争取家属的积极配合，以成功的病例鼓励患者，消除或减轻其不良情绪，树立战胜疾病的信心。

（六）健康指导

1. 生活指导　饮食宜清淡、低盐、易消化、富营养、含适量纤维素，每餐不宜过饱，多食蔬菜、水果，防止便秘。戒烟、酒。避免劳累，活动量要适宜，以不出现心悸、气急为原则。睡眠要充足。建议患者可进行散步、打太极拳等运动。适当活动有利于提高心脏储备力和活动耐力，改善心功能状态和生活质量。

2. 疾病知识指导　积极治疗原发病，控制高血压、冠心病等。指导患者避免各种诱因，如感染（尤其是呼吸道感染）、过度劳累、情绪激动等，育龄妇女应在医生指导下怀孕。

3. 用药指导　严格遵医嘱服药，强调不随意增减或撤换药物的重要性。服洋地黄者应学会识别药物中毒反应并及时就诊；用血管扩张剂者，改变体位时动作不宜过快，以防止发生体位性低血压。

4. 自我监测指导　①注意足踝部有无水肿，足部是水肿最早出现的部位。②若体重增加，即使尚未出现水肿，也应警惕心力衰竭先兆，如气急加重、夜尿增多，提示心力衰竭复发。③夜间平卧时出现咳嗽、气急加重，是左心衰竭的表现，应立即就诊。

二、急性心力衰竭

急性心力衰竭（acute heart failure，AHF）是指由于急性心脏病变引起心排血量显著、急骤降低导致的组织器官灌注不足和急性淤血综合征。临床上急性左心衰最为常见。

【病因及发病机制】

（一）病因

1. 急性弥漫性心肌损害　急性广泛心肌梗死、急性心肌炎等。
2. 严重心脏负荷过重　如血压突然升高，高血压危象，输液过多、过快等。
3. 严重心律失常　持续发作的快速性心律失常最常见，亦可见于重度缓慢性心律失常。

（二）发病机制

心肌收缩能力突然严重减弱，导致急性心排出量减少，或急性容量负荷增加，使左心室舒张末期压力迅速升高，肺静脉血回流不畅，肺静脉压力骤然升高，肺毛细血管压也升高，使血管内液体渗入肺间质和肺泡内形成肺水肿。

【护理评估】

（一）健康史评估

询问既往心脏病病史，如有无急性弥漫性心肌损害、急性心肌炎、主动脉瓣狭窄等病因；评估有无严重心律失常、静脉输液过快或过量等诱因。

（二）身体评估

1. 症状 急性左心衰竭患者十分危重。主要表现为突发严重呼吸困难，呼吸频率常达 30 ~ 40 次/分，强迫坐位，面色灰白、口唇发绀，大汗淋漓，频繁咳嗽，咳大量白色或粉红色泡沫样痰（为最典型临床表现）。极重者可因脑缺氧而致意识障碍、大量泡沫样液体从口、鼻涌出。发病开始可有一过性血压升高，病情如不缓解，血压可持续下降甚至休克。如不及时抢救，患者会迅速死亡。

2. 体征 听诊时两肺满布湿啰音和哮鸣音，心率增快，心尖部 S_1 减弱，心尖部可闻及舒张期奔马律，肺动脉瓣区 S_2 亢进。

（三）心理－社会评估

因病情突然恶化，患者易产生紧张、焦虑、恐惧的心理。

（四）辅助检查

1. 胸部 X 线 除原有心脏病的心脏形态改变以外，主要为肺部改变。肺水肿典型者双侧肺门可见蝶形大片云雾阴影，重度肺水肿可见大片绒毛状阴影。

2. 动脉血液气体分析 动脉血氧分压（PaO_2）降低明显。

3. 血流动力学监护 急性左心衰竭时肺毛细血管楔压增高，合并休克时心排血量降低。

【主要护理诊断/问题】

1. 气体交换受损 与肺水肿、极度呼吸困难有关。

2. 清理呼吸道无效 与呼吸道出现大量泡沫痰有关。

3. 恐惧 与急性肺水肿时极度呼吸困难有关。

【护理措施】

1. 体位 患者取双下肢下垂端坐位，以减少静脉回流。注意采取安全保护，避免患者坠床受伤。

2. 吸氧 保持气道通畅，高流量（6 ~ 8L/min）吸氧、20% ~ 30% 乙醇湿化（降低肺泡内泡沫的表面张力，使泡沫破裂，改善肺通气）鼻导管吸氧，病情严重的患者采用无创呼吸机持续加压（CPAP）或双水平气道正压（BiPAP）给氧。

3. 救治准备 建立两条静脉通道并保持通畅（必要时采用深静脉穿刺置管），心电监护及血氧饱和度监测等。

4. 遵医嘱用药

（1）吗啡 具有镇静作用，同时还能扩张小血管，减轻心脏负荷。3 ~ 5mg，皮下注射或静脉注射。昏迷、休克、呼吸衰竭、COPD 等患者禁用。用药时注意有无呼吸抑制、血压下降等不良反应。

（2）快速利尿药 呋塞米 20 ~ 40mg 静脉推注，于 2 分钟内推完，10 分钟内起效。呋塞米可以迅速利尿，有效降低心脏前负荷。注意记录尿量、出水量，监测电解质及血压变化。

（3）血管扩张药 应用于急性心衰早期阶段。可选用硝普钠、硝酸甘油、酚妥拉明等静脉滴注，严密监测血压，使用输液泵控制滴速，根据血压调整剂量，维持收缩压 90 ~ 100mmHg。

1）硝普钠 扩张动、静脉，降低心脏前、后负荷。静注后 2 ~ 5 分钟起效，从小剂量 10μg/min 开始，一般用量为 12.5 ~ 25μg/min，可酌情逐渐增加至 50 ~ 250μg/min，静脉滴注。有条件可使用输液泵控制滴速。使用中应注意：现配现用，硝普钠见光易分解，避光滴注，连续用药时间及溶液保存均不超过 24 小时，通常疗程不超过 72 小时。

2）硝酸甘油 扩张小静脉，减少回心血量。起始剂量 10μg/min，每 10 分钟递增 5 ~ 10μg/min，最大剂量 100 ~ 200μg/min，以收缩压维持在 90 ~ 100mmHg 为度。

3）人重组脑钠肽（rhBNP） 为内源性激素物质，具有扩张静脉和动脉、排钠利尿、抑制 RAAS 和交感活性等作用。

（4）洋地黄类药物 最适用于有心房颤动或已知有心室扩大伴左心室收缩功能不全患者。应用毛花苷 C 0.4 ~ 0.8mg 稀释后缓慢静脉注射，2 ~ 4 小时后可以再用 0.2 ~ 0.4mg。注意观察心率、心律的变化。

（5）氨茶碱　稀释后缓慢静脉注射，解除支气管痉挛，减轻呼吸困难，并有一定的正性肌力及扩张血管利尿作用，对心源性哮喘和支气管哮喘均可应用。

5. 非药物治疗　主动脉内球囊反搏（IABP）适用于心源性休克患者。体外膜氧合器（ECMO）急性心衰时可替代心脏功能。

6. 病情监测　严密监测意识、血压、呼吸、脉搏、心率变化，定期监测心电图、电解质、血氧饱和度，记录24小时出入量，观察皮肤颜色、肺部啰音、哮鸣音的变化，安置漂浮导管者应监测血流动力学指标的变化。

7. 心理护理　患者常出现恐惧和焦虑，护理人员尽可能守护在患者身边，安慰患者，消除患者的紧张恐惧心理。避免在患者面前讨论、争论病情，以免引起患者紧张或误会。

目标检测

选择题

A1/A2 型题

1. 急性肺水肿特征性表现是
   - A. 端坐呼吸
   - B. 闻哮鸣音
   - C. 严重气急
   - D. 咳粉红色泡沫痰
   - E. 口唇青紫伴大汗

2. 患者，男，58岁。高血压病住院患者，夜间突然惊醒，被迫坐起，烦躁不安，咳嗽、气急，咯粉红色泡沫痰。护士若采取以下措施不妥的是
   - A. 立即平卧位
   - B. 30%乙醇湿化面罩给氧
   - C. 肌内注射吗啡
   - D. 硝酸甘油舌下含化
   - E. 静脉注射呋塞米（速尿）20mg

3. 患者，女，38岁。患"风湿性心脏病二尖瓣狭窄"，休息时出现呼吸急促，不能平卧位，心率120次/分，两肺底部闻及湿啰音。护士评估该患者为
   - A. 心功能Ⅰ级
   - B. 心功能Ⅱ级
   - C. 心功能Ⅲ级
   - D. 心功能Ⅳ级
   - E. 急性左心衰竭

4. 患者，男，72岁。输液过程中突起胸闷、气促、烦躁不安。呼吸30次/分，脉搏140次/分，两侧肺底有细湿啰音。护士评估该患者最可能发生的是
   - A. 左心衰竭
   - B. 右心衰竭
   - C. 全心衰竭
   - D. 药物过敏
   - E. 急性肺炎

5. 患者，女，30岁。患"风湿性心脏病二尖瓣狭窄"5年，近日肺部感染后出现心力衰竭的表现，稍事活动就出现心慌、气急，被诊断为"心功能Ⅲ级"，护士应指导患者
   - A. 活动不受限制
   - B. 从事轻体力活动
   - C. 可起床活动，但需增加活动中的间歇时间和睡眠时间
   - D. 以卧床休息、限制活动为宜
   - E. 严格卧床休息

6. 患者，女，37岁。患"风湿性心脏病二尖瓣狭窄"6年，每年冬季易加重，1周来患者咳嗽、咳黄痰、发热，3天来心悸、气促加重入院，查体：口唇发绀，双肺满布湿啰音，心率120次/分，律齐，双下肢水肿。该患者发生心衰的可能原因是
   - A. 感染
   - B. 心律失常
   - C. 输液过多
   - D. 情绪激动
   - E. 劳累

7. 患者，女，56 岁。患慢性充血性心力衰竭 7 年，关于该患者的饮食护理，下列不妥的是

    A. 低盐   B. 高热量、高脂肪   C. 富含维生素

    D. 适量纤维素   E. 少量、多餐

8. 患者，女，62 岁。患慢性充血性心力衰竭 10 余年，在治疗期间出现恶心、头痛、头晕、黄视，查体心率 49 次/分，律不齐。护士应考虑该患者可能发生了

    A. 硝普钠中毒   B. 洋地黄类药物中毒   C. 氨茶碱中毒

    D. 酚妥拉明中毒   E. 多巴酚丁胺中毒

（洪 霞）

第三节 心律失常患者的护理

PPT

▶ **情境导入**

情境：患者，男，52 岁。因"间断性心悸 1 年，加重 1 天"入院。体检：T 36.3℃，P 185 次/分，R 26 次/分，BP 130/85mmHg；神志清楚，口唇发绀，无颈静脉怒张；胸廓无畸形，双肺呼吸音清，心界无扩大，未闻及杂音；腹部无阳性体征；双下肢中度凹陷性水肿。心电图检查示：心率 185 次/分，节律规则；QRS 波群正常，P 波逆行且埋于 QRS 波群内，与 QRS 波保持恒定关系。诊断为室上性心动过速。

任务：1. 目前该患者主要的护理诊断有哪些？

       2. 患者心悸症状未减轻，护士可以采取哪些护理措施？

一、概述

心律失常（cardiac arrythmia）是指心脏冲动的频率、节律、起源部位、传导速度或途径以及激动次序的异常。心脏传导系统包括窦房结，房间束、结间束，房室结，希氏束，左、右束支和浦肯野纤维网。

【分类】

心律失常按发生机制不同，可分为冲动形成异常和传导异常。按心律失常发生时心率的快慢分为快速性心律失常（包括期前收缩、心动过速、扑动、颤动）和缓慢性心律失常（包括窦性心动过缓、房室传导阻滞等）。

（一）冲动形成异常

1. 窦性心律失常 ①窦性心动过速；②窦性心动过缓；③窦性心律不齐；④窦性停搏。

2. 异位心律

（1）被动性异位心律 ①逸搏（房性、房室交界区性、室性）；②逸搏心律（房性、房室交界区性、室性）。

（2）主动性异位心律 ①期前收缩（房性、房室交界区性、室性）；②阵发性心动过速（房性、房室交界区性、室性）；③心房扑动、心房颤动；④心室扑动、心室颤动。

（二）冲动传导异常

1. 生理性 干扰及房室分离。

2. 病理性 ①窦房传导阻滞；②房内传导阻滞；③房室传导阻滞；④室内阻滞（左、右束支及分支传导阻滞）。

3. 房室间传导途径异常 预激综合征。

【发病机制】

1. **冲动形成异常** 异常自律性、触发活动。

2. **冲动传导异常** 折返、传导阻滞。折返是发生快速性心律失常最常见的发病机制。

窦性心律失常

由窦房结发出冲动引起的心律称窦性心律，成人频率为 60～100 次/分，其心电图特点为：①P 波在Ⅰ、Ⅱ、aVF 导联直立，aVR 导联倒置；②P－R 间期 0.12～0.20 秒；③P－P 间期之差 <0.12 秒。窦房结发放冲动所形成的过快、过慢、节律不规则或传导障碍的心律失常称为窦性心律失常。

（一）窦性心动过速

成人窦性心率 >100 次/分，为窦性心动过速。

1. **病因** ①生理状态：饮茶或咖啡、饮酒及情绪激动等；②病理状态：发热、甲状腺功能亢进、贫血、休克、心肌缺血；③其他：服用肾上腺素、阿托品、甲状腺激素等药物。

2. **临床表现** 一般无症状或仅表现为心悸，心室率过快时可有重要脏器灌注不足表现。

3. **ECG** ①窦性 P 波：在Ⅰ、Ⅱ、aVF 导联直立，aVR 倒置；②P－P 间期 <0.60 秒，心率 >100 次/分，成人大多在 100～150 次/分；③P－R 间期 0.12～0.20 秒（图 3-1）。

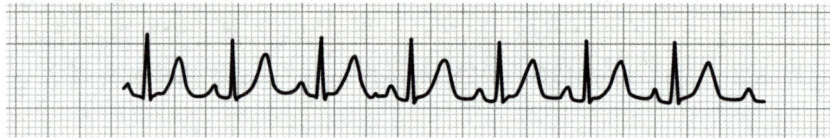

图 3-1 窦性心动过速

4. **治疗**

（1）去除诱因、治疗原发病 戒烟、酒，避免浓茶、咖啡等。积极治疗原发疾病，如治疗心力衰竭、纠正贫血、控制甲亢等。

（2）药物治疗 必要时可选择 β 受体阻断剂如美托洛尔、钙通道阻滞剂如地尔硫䓬，以减慢心率。

（二）窦性心动过缓

成人窦性心率 <60 次/分，称为窦性心动过缓。

1. **病因** ①生理状态：健康的青年人、运动员与睡眠状态，往往同时伴有窦性心律不齐（P－P 间期的差异 >0.12 秒）；②病理状态：窦房结病变、下壁心肌梗死、颅内疾患、严重缺氧、低温、甲状腺功能减退；③其他：服用药物如洋地黄、β 受体阻断剂等。

2. **临床表现** 一般无症状。心率过慢时可引起头晕、乏力、胸痛等脏器灌注不足表现，严重者可出现晕厥、阿－斯发作等。

3. **ECG** ①窦性 P 波；②P－P 间期 >1.0 秒，心率多在 40～60 次/分；③节律规则或轻度不规则（图 3-2）。

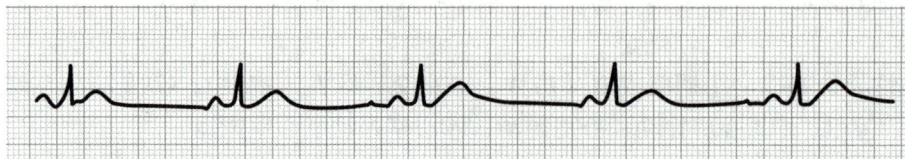

图 3-2 窦性心动过缓

4. **治疗** 无自觉症状者通常无须治疗。出现脏器灌注不足时可应用阿托品、麻黄碱或异丙肾上腺素等。但长期应用可能发生严重副作用，应安装心脏起搏器。

(三) 窦性心律不齐

窦性心律不齐（sinus arrhythmia）指窦性心律的节律明显不规则。常见于青少年，与呼吸有关。心电图特点：窦性 P 波，同一导联上 P－P 间期或 R－R 间期之差大于 0.12 秒（图 3-3）。

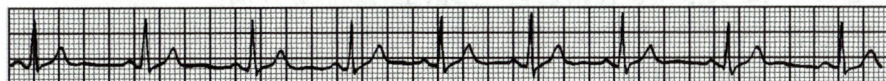

图 3-3 窦性心律不齐

(四) 病态窦房结综合征

病态窦房结综合征（sick sinus syndrome，SSS）是由于窦房结及其周围组织病变，导致其功能减退，产生多种心律失常的临床综合征。

1. 病因 ①代谢性疾病：甲状腺功能减退等。②心肌病变：冠心病、心房肌病变。③自主神经病变：迷走神经张力增高。④药物：服用 β 受体阻断剂、洋地黄类药物等。

2. 临床表现 病态窦房结综合征发作，出现与心动过缓或心动过速有关的心、脑等脏器供血不足表现，轻者头昏、头晕；重者晕厥、阿－斯发作、心绞痛、心功能不全等。

3. ECG ①持续而显著的窦性心动过缓（＜50 次/分）；②窦性停搏与窦房传导阻滞；③窦房传导阻滞与房室传导阻滞并存；④心动过缓－心动过速综合征（慢－快综合征）：窦性心动过缓与房性快速性心律失常（心房扑动、心房颤动或房性心动过速）交替发作，是病态窦房结综合征特征性心电图。

4. 治疗 无症状，无须治疗。有症状者应安装起搏器。临时应用阿托品、异丙肾上腺素、麻黄素等暂时提高心率。起搏器安装后仍有心动过速者可加用抗心律失常药物。

房性心律失常

(一) 房性期前收缩

房性期前收缩（premature atrial contraction）是指激动起源于窦房结以外心房任何部位的心房激动，是临床常见的心律失常。

1. 病因 情绪激动、过度疲劳、过量饮酒或吸烟、饮浓茶及咖啡等。各种器质性心脏病，亦可见于药物的毒性作用、电解质紊乱等。

2. 临床表现 一般无自觉症状，少数患者可有心悸或胸闷。

3. ECG ①提前出现的房性 P′波：与正常窦性 P 波形态不同，可直立或倒置；②P′－R 间期≥0.12 秒；③QRS 形态：可以表现为 P′波后有正常 QRS；④代偿间歇不完全：期前收缩在前、后两个窦性 P 波的间期，大多短于正常窦性 P－P 间期的两倍，为代偿间歇不完全（图 3-4）。

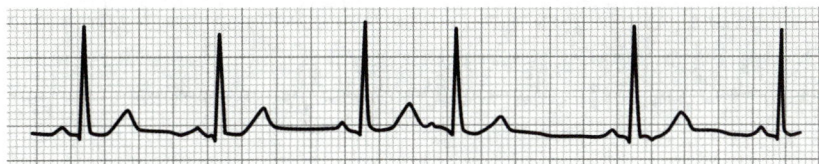

图 3-4 房性期前收缩

4. 治疗 无症状性房性期前收缩通常无须治疗。有明显症状或因房性期前收缩触发室上性心动过速时，应给予治疗。①消除诱因：吸烟、饮酒与咖啡均可诱发房性期前收缩，劝导患者戒除。②控制房性期前收缩：包括口服普罗帕酮、莫雷西嗪或 β 受体阻断剂等。

(二) 心房扑动

1. 病因 多见于器质性心脏病患者，亦可见于无器质性心脏疾病者。①器质性心脏病：常见的疾病有冠心病、风湿性心脏病、心肌病、高血压病等，此外，心力衰竭、心包疾病、先天性心脏病等均可引起。②其他：酒精中毒、甲状腺功能亢进等。

2. 临床表现 房扑的临床表现取决于心室率的快慢以及原发疾病的严重程度。房扑心室率不快时，患者可无症状；心室率快者，可引起心悸、胸闷、呼吸困难、头晕等症状。房扑心室率过快导致低血压时可诱发心绞痛与心力衰竭。体格检查可见快速的颈静脉扑动。

3. ECG ①P波消失，代之以振幅和形状相似、间隔均匀、锯齿状的心房扑动波（F波），F波频率为250～350次/分，在Ⅱ、Ⅲ、aVF或V_1导联最为明显；②F波与QRS波群成某种固定的比例，最常见比例为2∶1房室传导，有时比例关系不固定，则引起心室律不规则；③QRS波群形态：多正常，合并室内差异传导、束支传导阻滞时，QRS波群增宽、形态异常（图3-5）。

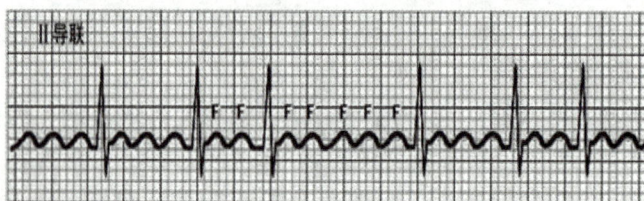

图3-5 心房扑动

4. 治疗 ①治疗基础疾病。②电复律：同步直流电复律是终止心房扑动最有效的方法。③药物：电复律无效者，应用钙通道阻滞剂（如维拉帕米）或超短效β受体阻断剂（如艾司洛尔）减慢心室率。④射频消融：电复律无效、药物疗效欠佳而症状明显或引起血流动力学改变者，应选择射频消融。

（三）心房颤动

心房颤动（atrial fibrillation，AF）简称房颤，是心房内部分肌纤维极不协调地快速颤动产生，是临床最常见的心律失常之一。

1. 病因 ①心血管疾病：风湿性心脏病、冠心病、高血压性心脏病、心肌病及慢性肺源性心脏病等。②其他：甲状腺功能亢进、酒精中毒。心房颤动绝大多数见于器质性心脏病患者。我国以风湿性心脏病二尖瓣狭窄最为常见。

2. 临床表现 轻重受心室率快慢影响。心室率 >150 次/分时，可发生心绞痛与充血性心力衰竭。心室率不快时，患者无症状。心房颤动危险更多来自房颤时并发的栓塞，栓子主要来自左心房，二尖瓣狭窄或二尖瓣脱垂合并心房颤动时，脑栓塞的发生率更高。心脏听诊特点：第一心音强度不等；心律绝对不规则；脉率和心率不一致（心率快过脉率，称为脉搏短绌或短绌脉）。

3. ECG ①窦性P波消失，代之以大小不等、形态不一、间期不等的心房颤动波（f波），频率350～600次/分；②R-R间期绝对不等，心室率极不规则；③QRS波群形态通常正常，合并室内差异传导时，QRS波群增宽、变形（图3-6）。

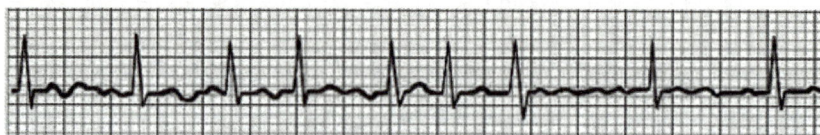

图3-6 心房颤动

4. 治疗 根据2010年欧洲心脏病学会（ESC）心房颤动诊疗指南对于房颤分类（表3-4），并针对不同类型房颤采取不同治疗措施。

表3-4 心房颤动分类及特点

分类	临床特点
初发性房颤	首次发现的房颤
阵发性房颤	房颤在发作7天内自行或干预后终止

续表

分类	临床特点
持续性房颤	持续时间超过 7 天，或不足 7 天但需紧急药物或直流电复律者
长期性房颤	房颤时间持续超过 1 年并拟采取节律转复治疗者
永久性房颤	房颤时间持续超过 1 年，患者已习惯房颤状态，不准备转复者

（1）积极治疗原发疾病，避免相关诱因。

（2）转复律并维持窦性心律。对初发性房颤、频繁发作或症状明显的阵发性房颤或持续性房颤不能自动转为窦性心律者，可用胺碘酮、普罗帕酮转复律，无效时可改用电复律。

（3）控制心室率。初次发作及阵发性房颤常可自动终止发作，电转复（直流电复律是终止心房颤动最有效的方法）。症状明显者以控制心室率为主，可选用 β 受体阻断剂或钙通道阻滞剂控制心室率，使安静时心率保持在 60~80 次/分、轻微运动后不超过 100 次/分。持续性心房颤动（不愿转复律或老年患者）、永久性房颤者可选用 β 受体阻断剂、钙通道阻滞剂或地高辛控制心室率，无器质性心脏病者目标心室率 <110 次/分，合并器质性心脏病者根据病情决定目标心室率。

（4）抗凝治疗　房颤（尤其是永久性房颤）有较高的栓塞发生率，尤其是有栓塞病史、瓣膜病、高血压、糖尿病、冠心病的患者，需口服华法林抗凝，使凝血酶原时间国际正常化比值（INR）维持在 2.0~3.0 之间。不适宜应用华法林的患者以及无以上危险因素的患者，可改用阿司匹林（100~300mg/d）。

房室交界性心律失常

（一）房室交界性期前收缩

房室交界性期前收缩（premature atrioventricular junctional beats）简称交界性期前收缩。提前发生 QRS 波群与逆行 P 波，逆行 P 波可位于 QRS 波群之前（P-R 间期 <0.12 秒）、之中或之后（P-R 间期 <0.20 秒），QRS 波群形态多正常，多数代偿间歇完全，即期前收缩前、后窦性 P 波之间的时限等于 2 个窦性 P-P 间期（图 3-7）。交界性期前收缩通常无须治疗。

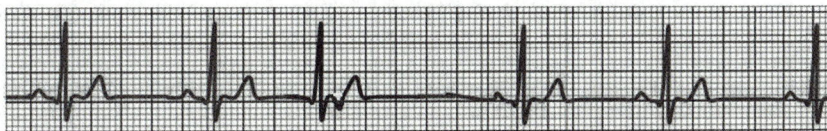

图 3-7　交界性期前收缩

（二）阵发性室上性心动过速

阵发性室上性心动过速（paroxysmal supraventricular tachycardia，PSVT）简称室上速，指起源于希氏束分支以上部位的心动过速。大部分由折返机制引起，可发生在窦房结、房室结与心房，分别称为窦房折返性心动过速、房室结内折返性心动过速和心房折返性心动过速，其中房室结内折返性心动过速最常见。

1. 病因　多数无器质性心脏病。不同性别、年龄均可发生。

2. 临床表现　突然发生与突然终止，持续时间长短不一。症状轻重取决于发作时心室率快速程度、持续时间及原发病严重程度。发作时患者常有心悸、胸闷、头晕，少见有晕厥、心绞痛、心力衰竭、休克者。听诊心律绝对规则，心尖部第一心音强度恒定。

3. ECG　①心率 150~250 次/分，心律规则；②可见逆行 P 波（Ⅱ、Ⅲ、aVF 导联 P 波倒置），P 波多在 QRS 终末部位（如隐藏在 QRS 内则不见），与 QRS 关系恒定；③QRS 形态和时限多数正常，有差异传导时 QRS 宽大畸形；④起始突然，常由房性期前收缩开始（图 3-8）。

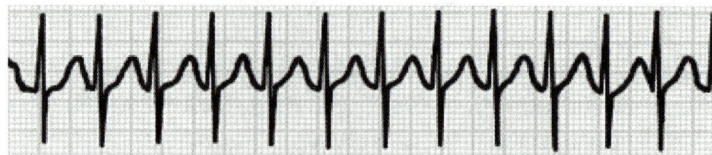

图 3 − 8　阵发性室上性心动过速

4. 治疗

（1）终止发作

1）刺激迷走神经　如诱导恶心、Valsalva 动作（深吸气后屏气，再用力做呼气动作）、按压眼球、按摩颈动脉窦（禁止双侧同时按摩）等，可终止发作。

2）药物治疗　①腺苷与钙通道阻滞剂：首选腺苷（6~12mg 静脉注射），起效快。腺苷无效时选用维拉帕米或地尔硫䓬。②其他药物：短效洋地黄类制剂首选伴有心功能不全者，短效 β 受体阻断剂如艾司洛尔、普罗帕酮等。

3）电复律　食道心房调搏，常能有效终止发作。室上速合并严重心绞痛、低血压、心力衰竭时首选直流电复律。

（2）预防复发　导管射频消融具有安全、迅速、有效且能根治心动过速的优点，应优先考虑应用。不能行导管射频消融术治疗的患者，可选用长效钙通道阻滞剂、β 受体阻断剂、洋地黄或普罗帕酮。

（三）预激综合征

预激综合征又称 Wolf – Parkinson – White 综合征（WPW 综合征），是指心电图呈预激表现，临床上常表现为心动过速。心电图预激指心房冲动经过这些异常通路提前激动心室的一部分或全部。其解剖学基础在于心房和心室之间存在除房室结之外的旁路（房室旁路），常见 Kent 束，此外还有房 – 希氏束、结室纤维、分支室纤维。

1. 病因　先天性心血管病如三尖瓣下移畸形、二尖瓣脱垂与心肌病等可并发预激综合征。

2. 临床表现　预激本身不引起症状，但容易诱发心动过速。大约 80% 心动过速发作为房室折返性心动过速，15%~30% 为心房颤动，5% 为心房扑动。频率过快的心动过速，可发展为心室颤动或导致充血性心力衰竭、低血压。

3. ECG　通过房室旁路传导的典型预激表现如下。①窦性心搏的 P – R 间期 <0.12 秒；②QRS：某些导联的 QRS 时限 >0.12 秒，QRS 起始部粗钝（称 delta 波或预激波），终末部正常；③ST – T 波：呈继发性改变，与 QRS 波群主波方向相反。

根据胸前导联 QRS 主波方向将预激综合征分为：①A 型，胸前导联 QRS 主波均向上，多发生在左室或右室后底部；②B 型，V₁ 导联 QRS 主波向下，V₅、V₆ 导联 QRS 主波向上，发生在右室前侧壁（图 3 – 9）。

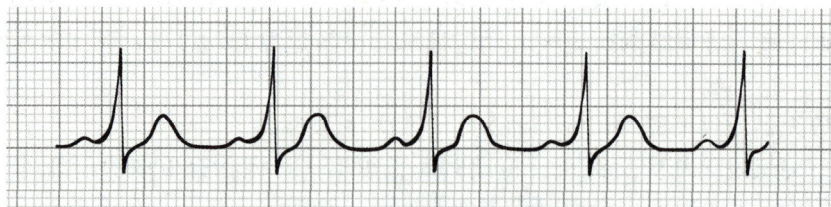

图 3 – 9　预激综合征心电图

4. 治疗　从无心动过速发作或偶有发作但症状轻微者，无须治疗。心动过速发作频繁伴有明显症状者，应予治疗。

（1）药物治疗　正向房室折返性心动过速，首选药物为腺苷或维拉帕米静脉注射，也可选普罗帕酮。

（2）电复律　当发生心房扑动与颤动并伴有晕厥或低血压时，应立即电复律。

（3）介入治疗　射频消融治疗本病取得极大成功，且死亡率很低。经导管消融旁路作为根治预激综合征室上性心动过速发作的手术应列为首选，应早期应用。

室性心律失常

（一）室性期前收缩

室性期前收缩（premature ventricular beats）又称室性早搏，简称室早；是临床最常见的心律失常。

1. 病因　①正常人：焦虑、精神紧张、过量烟酒、咖啡等；②心血管疾病：冠心病、高血压、风湿性心脏病、心肌炎等；③药物：洋地黄、奎尼丁中毒。④其他：缺氧、电解质紊乱（低钾、低镁等）、麻醉均可使心肌受到机械、电、化学性刺激等而诱发。

2. 临床表现　可有心悸。是否有症状及自觉症状轻重与期前收缩频发程度或严重程度不一定相关。听诊时，室性期前收缩后出现较长的停歇，期前收缩的第二心音减弱，第一心音正常或增强，桡动脉搏动减弱或消失。

3. ECG　①QRS波提前出现，其前无相关P波；②QRS波群宽大畸形，时间>0.12秒，T波方向常与QRS主波方向相反；③代偿间歇完全（早搏前后两个窦性P波之间的间隔等于正常P-P间隔的二倍）④室性期前收缩的类型：孤立性，规律出现（二联律、三联律），成对（连续2个室性期前收缩），室性心动过速（连续3个或以上室性期前收缩）。同一导联内，室性期前收缩形态相同者，为单形性室性期前收缩；形态不同者称多形性或多源性室性期前收缩（图3-10）。

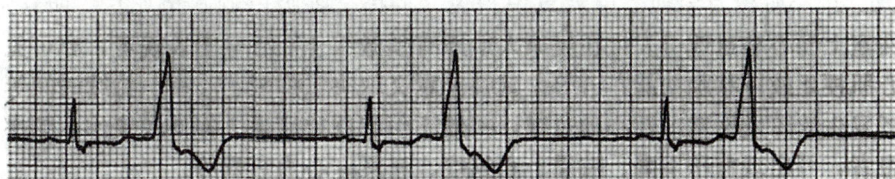

图3-10　室性期前收缩（二联律）

4. 治疗

（1）无症状、无器质性病变　偶发室性期前收缩不会增加无器质性心脏病患者发生心脏性死亡的危险性，如无明显症状，不必使用药物治疗，但应避免吸烟、饮酒、大量饮用咖啡等诱发因素。

（2）有症状、有器质性病变　频发（>5次/分）及多源性室性期前收缩，可选用利多卡因、β受体阻断剂、美西律、普罗帕酮等。二尖瓣脱垂患者发生室性期前收缩，可首选β受体阻断剂。

（二）室性心动过速

室性心动过速（ventricular tachycardia）简称室速，是指发生于希氏束分支以下部位的心动过速；是临床上最危险的心律失常之一。

1. 病因　多见于各种器质性心脏病患者。最常见于冠心病，尤其是急性心肌梗死者。其次是心肌病、心力衰竭、二尖瓣脱垂、心脏瓣膜病等。其他包括代谢障碍、电解质紊乱、长QT综合征等。

2. 临床表现　临床症状轻重与发作时心室率、持续时间、原有基础心脏病变和心功能有关。非持续性室速（发作时间<30秒，能自行终止）通常可无症状；持续性室速（发作时间>30秒）常伴有明显血流动力学障碍，可表现为晕厥、气促、心绞痛、低血压、少尿等。听诊心律轻度不规则，第一、二心音分裂，收缩期血压可随心搏变化。

3. ECG　①连续3个或以上的室性期前收缩；②QRS形态畸形，时限>0.12秒，ST-T方向与QRS主波方向相反；③心室率多数为100~250次/分，规则或轻度不规则；④房室独立活动（房室分离）：P波与QRS波群无固定关系；⑤心室夺获：少数窦性冲动可下传心室，在窦性P波之后，提前出现一个正常的QRS波群，如与室性活动同时激动心室肌则产生形态介于窦性与异位心室搏动之间的QRS波，称之室性融合波。心室夺获与室性融合波是室性心动过速诊断的重要依据。按室速发作时 QRS 波群的形态，可将室速分为单形性室速和多形性室速（图 3 – 11）。

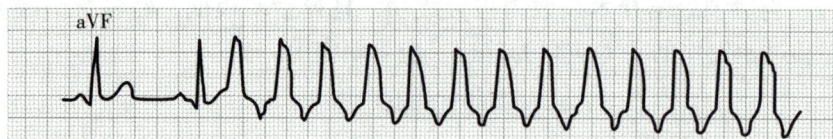

图 3 – 11　室性心动过速

4. 治疗

（1）无器质性心脏病　非持续性短暂室速，如无症状或血流动力学改变时，可不给予特殊治疗，但注意随访。持续性室速治疗同器质性心脏病。

（2）器质性心脏病　持续性室速无论有无器质性心脏病，器质性心脏病无论持续性还是非持续性室速，均应治疗。

（3）终止室速发作　无血流动力学改变者首选利多卡因静脉注射，无效可选普罗帕酮或胺碘酮。药物治疗无效，或有血流动力学改变者，应迅速采取同步直流电复律。

（4）预防复发　积极治疗原发病如冠心病、低钾血症、心力衰竭等，预防诱发因素。

（三）心室扑动与心室颤动

心室扑动（ventricular flutter）与心室颤动（ventricular fibrillation）为致命性心律失常。

1. 病因　常见于缺血性心脏病（如急性心肌梗死）、抗心律失常药物（特别是引起 QT 间期延长与尖端扭转的药物）、严重缺氧、电击伤、心脏手术等，死亡率极高。

2. 临床表现　因心脏没有射血，患者意识丧失、抽搐、呼吸停顿甚至死亡，听诊心音消失、大动脉搏动消失、血压测不到。

3. ECG

（1）心室扑动　呈正弦图形，波幅大而规则，频率 150～300 次/分，有时难与室速鉴别（图 3 – 12）。

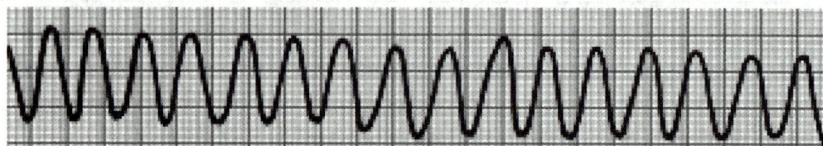

图 3 – 12　心室扑动

（2）心室颤动　QRS 波形、振幅与频率均极不规则，无法辨认 QRS 波群、ST 段与 T 波（图 3 – 13）。

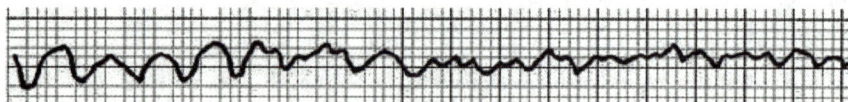

图 3 – 13　心室颤动

4. 治疗

（1）除颤和复律　一旦发生室扑或室颤，立即采取非同步直流电除颤复律，由 200J 开始，直至 360J。

（2）药物治疗　除颤和复律同时给予抗心律失常药物以稳定心电。常用药物中利多卡因具有部分除颤功能及电除颤后心电稳定作用，无效时给予胺碘酮。此外、溴苄胺、普鲁卡因、美托洛尔、艾司洛尔等均可视病情需要使用。

心脏传导异常

冲动传导在心脏任何部位均可发生阻滞。按发生部位分为：①窦房阻滞；②房室阻滞；③室内阻滞。房室传导阻滞按严重程度可以分为：①一度房室传导阻滞，传导时间延长，但所有冲动均可下传到心室。②二度房室传导阻滞，分为莫氏Ⅰ型和Ⅱ型。Ⅰ型特点为传导时间逐渐延长，直至发生脱漏

（称为"文氏现象"）；莫氏Ⅱ型表现为传导时间恒定（正常或延长），但有脱漏。③三度房室传导阻滞，所有冲动均不能下传到心室，即完全型房室传导阻滞。

房室传导阻滞

房室传导阻滞（atrioventricular block，A－VB）又称房室阻滞，是指房室交界区脱离了生理不应期后，心房冲动传导延迟或不能传导至心室。

1. 病因　可见于正常人，与迷走神经张力增高有关，但临床更多见的病因有急性心肌梗死、病毒性心肌炎、心内膜炎、心肌病、心脏手术、电解质紊乱等。

2. 临床表现　①一度 A－VB：多无临床症状，S_1 减弱。②二度 A－VB：心悸、脱漏感，S_1 逐渐减弱、有脱漏。③三度 A－VB：取决于逸搏性心律时心室率快慢，常有头晕、乏力、晕厥、心绞痛、心力衰竭，严重者出现黑矇、意识丧失、肢体抽搐、大小便失禁、阿－斯综合征发作，甚至猝死；S_1 强度经常变化、可呈大炮音，S_2 反常分裂。

3. ECG

（1）一度 A－VB　心房冲动全部下传至心室（所有窦性 P 波后均有 QRS 波），但传导时间延长（P－R 间期 >0.20 秒）（图 3－14）。

（2）二度 A－VB　①二度Ⅰ型：P－R 间期逐渐延长，直至 P 波后脱漏 QRS 波群；相邻两个 R－R 间期逐渐缩短；包括阻滞 P 波在内的 R－R 间期小于正常窦性 P－P 间期的两倍；临床常见传导类型以 3∶2 或 5∶4 传导比例多见。②二度Ⅱ型：P－R 间期恒定不变（正常或延长），但 P 波后出现 QRS 波群脱漏；QRS 波形态可以正常，也可以增宽（阻滞位于希氏束－浦肯野系统）（图 3－15，图 3－16）。

（3）三度 A－VB　①P 波与 QRS 波群各自独立、互不相关；②心房率 > 心室率；③心室率及 QRS 形态与发生阻滞部位有关：发生在希氏束时，频率在 40～60 次/分、QRS 形态正常，位于室内传导系统时频率多低于 40 次/分、QRS 增宽（图 3－17）。

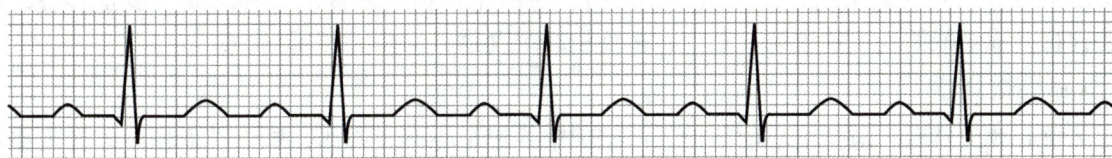

图 3－14　一度房室传导阻滞

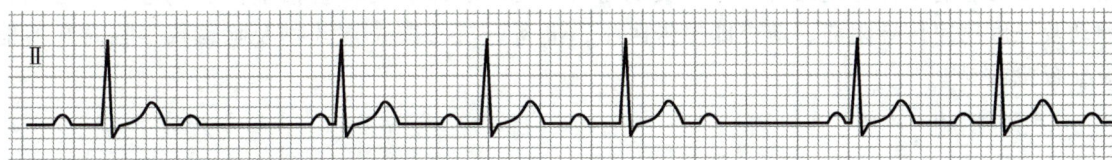

图 3－15　二度Ⅰ型房室传导阻滞

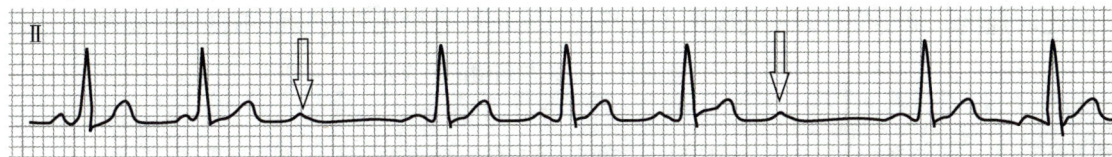

图 3－16　二度Ⅱ型房室传导阻滞

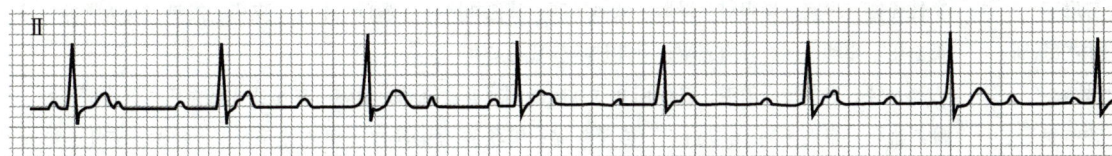

图 3－17　三度房室传导阻滞

4. 治疗

（1）病因治疗　是治疗的关键。

（2）心律失常治疗

1）一度和二度Ⅰ型房室传导阻滞　心室率不慢、无血流动力学改变患者无须治疗。

2）二度Ⅱ型及三度房室传导阻滞　多有心室率减慢、血流动力学改变，必须针对缓慢心室率治疗。①药物治疗：阿托品、异丙肾上腺素仅适用于无条件安装起搏器时的应急使用；②起搏器：症状重、心室率缓慢者及早临时或永久安装起搏器。

二、心律失常患者的护理

【主要护理诊断/问题】

1. 活动无耐力　与心律失常导致心排血量减少有关。

2. 焦虑　与反复发作的心律失常影响日常生活有关。

3. 知识缺乏　与对心律失常的相关知识、治疗手段等知之甚少有关。

4. 有受伤的危险　与心律失常突然发作导致头晕、晕厥有关。

5. 潜在并发症　脑栓塞、心力衰竭。

【护理措施】

（一）一般护理

1. 休息与体位　良性心律失常患者，鼓励其正常工作生活，避免劳累；患者有胸闷、头晕、心悸等明显症状时以卧床休息为主，采取高枕卧位、半坐卧位等舒适体位，避免左侧卧位压迫心脏加重不适。吸氧，2~4L/min，保证充分睡眠。

2. 饮食护理　给予高蛋白、高维生素、低脂、易消化食物，多食蔬菜和水果，少量多餐，避免刺激性食物，戒烟戒酒，不饮浓茶、咖啡，多食粗纤维食物，保持大便通畅。

（二）病情观察

对严重心律失常者，应持续心电监护，严密观察并记录心率、心律、脉率及血压。以发现患者有无潜在猝死危险的心律失常。包括频发（>5次/分）、多源性、成对的或呈R-on-T现象的室性期前收缩、二度Ⅱ型房室传导阻滞等。一旦发现随时猝死的心律失常，包括室性心动过速、心室扑动、心室颤动及三度房室传导阻滞，应立即报告医生，准备好抗心律失常药物及除颤仪、临时起搏器等，并积极配合抢救。

（三）配合治疗

评估心律失常的病因，协助纠正诱因。对于有晕厥病史患者，了解发作时体位、持续时间、伴随症状等，协助生活护理。嘱患者避免单独外出，避免意外受伤。严格遵医嘱按时按量给予抗心律失常药物，静注时速度一定要慢，观察药物的不良反应。常用抗心律失常药物的不良反应见表3-5。

表3-5　常用抗心律失常药物的不良反应

药物	不良反应
利多卡因	引起窦房结抑制、室内传导阻滞；其他反应有眩晕、感觉异常、谵妄、昏迷等
普罗帕酮	引起窦房结抑制、房室传导阻滞、加重心力衰竭、眩晕；视物模糊、口内金属味
奎尼丁	窦性停搏、房室传导阻滞、晕厥、低血压等；其他如厌食、恶心、呕吐、皮疹、发热、视听觉障碍等
β受体阻断剂	低血压、心动过缓、心力衰竭；可能加重哮喘与COPD
维拉帕米	心动过缓、房室传导阻滞、已使用β受体阻断剂或有血流动力学障碍者易造成低血压；偶有肝毒性
胺碘酮	肺纤维化（最严重）；心动过缓、传导阻滞、甲状腺功能异常（甲亢或甲减）；恶心、呕吐、排便习惯改变

（四）心理护理

耐心地向患者简要介绍病情及心律失常类型的常见处理方法，除个别极危重患者，一般可安排患者家属陪伴，缓解心理压力及焦虑、恐惧的情绪。

（五）健康指导

1. 生活指导　避免进食咖啡、浓茶等刺激性饮料和食物，避免过饱，戒烟、戒酒。避免剧烈活动、情绪激动或紧张，心动过缓患者避免做屏气动作，以免兴奋迷走神经而加重心动过缓。

2. 自我监测指导　教会患者及家人学会自数脉搏及心肺复苏；有晕厥史的患者避免从事驾驶、高空作业等带有危险性的工作，有头晕、黑矇表现时立即平卧，以免晕厥发作时跌伤。

3. 复查指导　指导安装人工心脏起搏器的患者出院后 1～3 个月随访一次，以后每半年随访一次。

●●●● 目标检测

选择题

A1/A2 型题

1. 护士独自巡视病房时，突然发现某患者心脏停搏，需首先采取的措施是
   A. 立即告知医师　　　　　　　B. 推抢救车行电极除颤　　　　C. 心肺复苏术
   D. 给予吸氧，做好气管插管准备　E. 建立静脉通路，保证静脉给药途径

2. 心电图监护心脏病患者时，护士发现显示屏上突然出现完全不规则的波浪曲线，而看不到 QRS 波与 T 波。以下判断错误的是
   A. 患者发生室颤，为最严重的心律失常　　　B. 立即静脉推注利多卡因 60mg
   C. 可施行电极除颤　　　　　　　　　　　　D. 应立即做胸外心脏按压和口对口人工呼吸
   E. 患者发生猝死，无须再抢救

3. 患者，男，28 岁。因"反复心悸 3 个月"入院，心电图检查示：QRS 波群提前出现，宽大畸形，其前无相关 P 波，有完全代偿间歇，根据心电图护士可判断患者属于
   A. 窦性心律失常　　　　　　　B. 房性期前收缩　　　　　　　C. 室性期前收缩
   D. 心房扑动　　　　　　　　　E. 心房颤动

4. 患者，男，65 岁，突然意识丧失，血压测不清，颈动脉搏动消失。心电监测为心室颤动，此时应采用最有效的治疗是
   A. 心脏按压　　　　　　　　　B. 人工呼吸　　　　　　　　　C. 非同步直流电复律
   D. 静脉注射利多卡因　　　　　E. 心腔内注射肾上腺素

5. 患者，男，62 岁，因心房纤颤住院治疗，心率 114 次/分，心音强弱不等，心律不规则，此时护士观察脉搏与心率的方法是
   A. 先测心率，后测脉率　　　　　　　　B. 先测脉率，后测心率
   C. 两人分别测脉率和心率，但应同时起止　D. 两人分别测脉率和心率
   E. 一人测心率，一人测脉率

（洪　霞）

第四节　心脏瓣膜病患者的护理

PPT

>> **情境导入**

情境： 患者，男，65 岁，因"反复发作活动后心慌、气短 6 年余，加重半月"入院。护理体检：

T 38.5℃，P 89 次/分，R 24 次/分，BP 98/60mmHg，神志清楚，口唇发绀，心率 126 次/分，律不齐，心尖部闻及舒张期隆隆样杂音。

任务：1. 该患者目前存在哪些主要护理问题？
　　　2. 针对患者的护理问题，采取哪些护理措施？

心脏瓣膜疾病（valvular heart disease）是由于炎症、缺血性坏死、退行性改变、黏液样变性、创伤、先天性畸形等原因引起的单个或多个瓣膜的功能或结构异常，导致瓣口狭窄和（或）关闭不全的一类心脏病。其中以二尖瓣受累最为常见，其次是主动脉瓣。

瓣膜开放使血流单向流动，瓣膜关闭则可防止血液反流。瓣膜狭窄，使心腔压力负荷增加；瓣膜关闭不全，使心腔容量负荷增加。这些血流动力学改变可导致心房或心室结构改变及功能失常，最终导致心力衰竭、心律失常等临床表现。病变可累及一个瓣膜，也可累及两个及以上瓣膜，后者称多瓣膜病，又称联合瓣膜病。二尖瓣狭窄联合主动脉瓣关闭不全是临床最常见联合瓣膜疾病。本节主要介绍慢性风湿性心脏瓣膜病。风湿性心脏瓣膜病简称风心病，是由于 A 组乙型溶血性链球菌感染所致，其致病机制与链球菌感染后异常免疫反应有关。

一、二尖瓣狭窄

【病因及发病机制】

（一）病因

二尖瓣狭窄最常见的病因是风湿热。约半数患者无急性风湿热史，但多有反复发生咽炎或扁桃体炎史。

（二）发病机制

正常成人二尖瓣瓣膜口面积为 $4\sim6cm^2$，$1.5\sim2cm^2$ 属轻度狭窄，$1.0\sim1.5cm^2$ 属中度狭窄，小于 $1.0cm^2$ 属重度狭窄。二尖瓣狭窄的血流动力学异常主要是由于舒张期血流流入左心室受阻，主要分三个阶段。①左心房代偿期：瓣膜口面积减至 $2cm^2$ 以下，左心房压升高，左心房代偿性扩大、肥厚；②左心房失代偿期：瓣膜口面积小于 $1.5cm^2$ 甚至减少至 $1cm^2$，左心房内压持续升高，致失代偿，导致肺循环淤血；③右心受累期：长期肺循环淤血致肺动脉高压，右心室后负荷过重，右心室扩大、肥厚，最终右心功能衰竭。

【护理评估】

（一）健康史评估

1. 询问患者有无风湿热及反复慢性咽炎、扁桃体炎等链球菌感染史。
2. 评估患者近期有无风湿热活动、呼吸道感染、过度劳累、妊娠、激动等诱发因素。

（二）身体评估

1. 症状　代偿期无症状或仅有轻微症状。失代偿期可有劳累后呼吸困难，随着病情加重，休息时亦可出现，可伴咳嗽、咯血等症状。严重狭窄的患者可发生急性肺水肿。

（1）呼吸困难　最常见且最早的症状是劳力性呼吸困难。通常在劳累、情绪激动、感染、快速心律失常、妊娠时诱发，随着瓣口狭窄的加重，可出现夜间阵发性呼吸困难，严重时可导致急性肺水肿。

（2）咳嗽　在夜间睡眠时或体力活动后出现，为干咳或咳泡沫样痰，可能与支气管黏膜淤血水肿易患支气管炎，或左心房增大压迫左主支气管有关。

（3）咯血　①大咯血：严重二尖瓣狭窄，左心房压力突然增高，肺静脉压快速升高，致支气管静脉破裂出血所致，可为二尖瓣狭窄首发症状。②血痰或血丝痰，常伴夜间阵发性呼吸困难。③肺梗死时咳胶冻状痰。④粉红色泡沫样痰：为急性肺水肿特征性表现。

（4）其他症状 因左心房压力升高，左心房扩大、左肺动脉扩张压迫喉返神经引起声音嘶哑；压迫食管引起吞咽困难；右心衰时体循环及内脏循环淤血出现水肿、消化道淤血症状等。

2. 体征 面部两颧发红、口唇轻度发绀，称"二尖瓣面容"；心尖部可触及舒张期震颤；心尖部可闻及舒张期隆隆样杂音，是最重要的体征；若闻及开瓣音，则提示瓣膜弹性良好，肺动脉瓣区第二心音亢进；右心功能衰竭时可有颈静脉怒张、肝大、下肢水肿等。

3. 并发症 ①心房颤动：为二尖瓣狭窄最常见的心律失常，常诱发心力衰竭、栓塞、急性肺水肿等。②急性肺水肿：重度二尖瓣狭窄的并发症。③血栓栓塞：常在房颤的基础上发生，以脑栓塞最多见，其次为下肢动脉栓塞等。④心力衰竭：为晚期并发症，是致死和就诊的主要原因之一。⑤感染性心内膜炎：较少见。⑥肺部感染：常见，是诱发心力衰竭的主要原因之一。

（三）心理 - 社会评估

随着瓣膜损害加重，患者出现心力衰竭等各种并发症，影响患者的生活，患者易产生烦躁、焦虑心理；随着病情进展，治疗效果不明显时，患者会产生悲观厌世等心理。

（四）辅助检查

1. X 射线检查 左心房扩大，肺动脉段突出，呈"梨"形心。肺淤血，晚期右心室扩大。

2. 心电图 "二尖瓣型 P 波"（P 波宽大有切迹），可出现各种心律失常，以房颤多见。

3. 超声心动图 是明确诊断的可靠方法。M 型超声示二尖瓣前叶活动曲线双峰消失，呈"城墙样"改变；前叶与后叶呈同向运动，左心房扩大。二维超声显示狭窄瓣膜的形态和活动度，可测量瓣口的面积。

二、二尖瓣关闭不全

【病因与发病机制】

（一）病因

1. 瓣叶病变 风湿热最为常见，其次是腱索断裂、感染性心内膜炎、缺血性心脏病等。

2. 非瓣叶病变 ①瓣环扩大：二尖瓣瓣环退行性病变、瓣环钙化。②腱索病变：先天性异常，继发于感染性心内膜炎、风湿热等。③乳头肌病变：乳头肌缺血坏死、淀粉样变性等。

（二）发病机制

病变引起二尖瓣瓣叶纤维化、僵硬和缩短，使心室收缩时瓣叶不能紧密闭合，腱索和乳头肌纤维化、融合缩短，加重关闭不全。

当左心室收缩时，由于二尖瓣关闭不全，左心室部分血液反流入左心房，左心房容量负荷增加，左心房扩张。左心室接受左心房过多的血液，致左心室扩大、肥厚。扩大的左心房和左心室在较长时间内适应容量负荷增加，使左心房和左心室舒张末期压力不致明显上升，肺淤血并不出现。但长期持续的严重负荷过重，终致左心室功能衰竭，左心室舒张末期压和左心房压明显升高、肺循环淤血，最终导致肺动脉高压和右心功能衰竭。

【护理评估】

（一）健康史评估

同本节二尖瓣狭窄。

（二）身体评估

1. 症状 轻者无症状，严重反流时心排血量减少，出现乏力、心悸、劳力性呼吸困难等。后期可出现腹胀、食欲减退、肝淤血肿大、水肿、腹水、胸水等右心衰竭症状。

2. 体征 心尖区可闻及收缩期粗糙吹风样杂音是最重要的体征；心尖搏动增强并向左下移位；第一心音减弱；肺动脉瓣区第二心音亢进。

3. 并发症 与二尖瓣狭窄相似，感染性心内膜炎较多，而栓塞较少。

（三）心理–社会评估

同上二尖瓣狭窄。

（四）辅助检查

1. X 线检查 慢性重度反流可见左心房、左心室扩大；左心衰竭可见肺淤血、肺间质水肿征。晚期可见右心室增大。

2. 心电图 左心室肥厚和劳损，左心房增大，心房颤动常见。

3. 超声心动图 左心房、左心室均扩大；脉冲多普勒超声和彩色多普勒血流显像探及左心房明显收缩期高速反流，诊断敏感性 100%。

三、主动脉瓣狭窄

【病因及发病机制】

（一）病因

主动脉瓣狭窄的病因主要有先天性病变、退行性病变和炎症性病变。单纯主动脉瓣狭窄多为先天性或退行性变，极少数为炎症性，且男性多见。

（二）发病机制

风湿性炎性病变使主动脉瓣交界处粘连融合、瓣膜纤维化、钙化、僵硬和挛缩畸形，瓣膜开放受限，引起狭窄。正常成人主动脉瓣口面积为 $3cm^2$ 以上，当瓣膜口面积小于 $1.5cm^2$，尚可代偿；当瓣膜口面积小于 $1.0cm^2$ 时，左心室收缩压明显升高，可出现临床表现。长期而严重的主动脉瓣狭窄，左心室后负荷增加，左心室呈向心性肥厚，久之发生左心功能衰竭，产生相应临床表现。

【护理评估】

（一）健康史评估

同本节二尖瓣狭窄。

（二）身体评估

1. 症状 症状出现较晚。呼吸困难、心绞痛和晕厥是主动脉瓣狭窄典型的三联征。

（1）呼吸困难 劳力性呼吸困难为晚期肺淤血引起的首发症状，进而可发生夜间阵发性呼吸困难、端坐呼吸和急性肺水肿。

（2）心绞痛 是最早出现也是最常见的症状，常由运动诱发，休息后缓解。主要由心肌缺血所致。

（3）晕厥 多发生于直立、运动中或运动后，少数在休息时发生，由脑缺血引起。

2. 体征 心尖搏动呈抬举性，主动脉瓣听诊区可闻及粗糙而响亮的收缩期吹风样杂音，是主动脉瓣狭窄最重要的体征，可向颈部传导。主动脉瓣听诊区可触及收缩期震颤，主动脉瓣区第二心音减弱。

3. 并发症 心律失常（心房颤动、室性心律失常）、左心衰竭、感染性心内膜炎、晕厥、心脏性猝死。

（三）心理–社会评估

同本节二尖瓣狭窄。

（四）辅助检查

1. X 射线检查 心影正常或左心室、左心房轻度增大，升主动脉根部常见狭窄后扩张。

2. 心电图 左心室肥厚及继发性 ST–T 改变。

3. 超声心动图　是确诊和判断狭窄程度的重要方法。心室壁肥厚，主动脉瓣开放幅度减低；多普勒超声可测出主动脉瓣口面积及跨瓣压差。

四、主动脉瓣关闭不全

【病因及发病机制】

（一）病因

约 2/3 的主动脉瓣关闭不全为风心病所致。由于风湿性炎性病变使瓣叶纤维化、增厚、缩短、变形，影响舒张期瓣叶边缘对合，可造成关闭不全。退行性病变时主动脉瓣钙化、僵硬，主动脉根部由于炎症、高血压、夹层等扩张，导致主动脉瓣瓣环扩大。

（二）发病机制

由于主动脉瓣关闭不全，心室舒张期主动脉血液反流入左心室，导致左心室舒张期容量负荷加重，左心室扩大、肥厚，久之左心室收缩功能降低，发生左心功能衰竭。由于舒张期血液反流，舒张期主动脉压力降低，导致外周动脉供血不足、冠状动脉血流减少。

【护理评估】

（一）健康史评估

同本节二尖瓣狭窄。

（二）身体评估

1. 症状　早期无症状，或仅有心悸、心前区不适，头部强烈搏动感等。晚期出现左心功能衰竭症状。心绞痛发作相对少见。晕厥罕见，体位改变时可出现头晕或眩晕。

2. 体征　胸骨左缘第 3～4 肋间可闻及舒张早期高调叹气样杂音，向心尖部传导，坐位并前倾和深呼吸时易听到。收缩压升高，舒张压降低，脉压增大，出现周围血管搏动征、水冲脉、股动脉枪击音等。心尖搏动向左下移位，常弥散而有力。

3. 并发症　左心功能衰竭、感染性心内膜炎、室性心律失常较常见。

（三）心理－社会评估

同本节二尖瓣狭窄。

（四）辅助检查

1. X 射线检查　心脏呈"靴"形心，左心室增大伴升主动脉扩张、迂曲，主动脉弓突出，搏动明显，左心衰竭时可见肺淤血征。

2. 心电图　左心室肥厚及继发性 ST－T 改变。

3. 超声心动图　左心室内径及左室流出道增宽，主动脉根部内径增大，二尖瓣前叶舒张期震颤；脉冲多普勒和彩色多普勒血流探及左心室全舒张期高速反流，为最敏感的诊断方法。

五、心脏瓣膜病患者的护理

【主要护理诊断/问题】

1. 活动无耐力　与氧的供需失调有关。

2. 心输出量减少　与心脏瓣膜病变、并发心衰有关。

3. 气体交换受损　与肺静脉压升高、肺淤血有关。

4. 潜在并发症　心力衰竭、心绞痛、心律失常。

5. 焦虑　与担心疾病预后，影响工作、生活与前途有关。

【护理措施】

(一) 一般护理

1. 休息与活动 心功能代偿期一般体力活动不限制，但应避免剧烈活动和过度劳累，以不感到心悸、胸闷为度；失代偿期以卧床休息为主，保证足够睡眠，但不宜卧床过久，以防静脉血栓形成。左心房内有巨大附壁血栓者应绝对卧床休息，避免突然改变体位，以防血栓脱落引起动脉栓塞，协助做好生活护理。待病情好转，实验室检查正常后再逐渐增加活动量。

2. 饮食护理 给予高热量、高蛋白、高维生素、清淡、易消化饮食，以促进机体恢复。对伴有心功能不全的患者应注意低盐饮食，以免加重心脏负担。

(二) 病情观察

1. 观察生命体征 观察患者生命体征，观察咳嗽、痰液变化等，及时发现呼吸道感染。

2. 观察有无风湿热活动 如皮肤环形红斑、皮下结节、关节红肿及疼痛不适等。

3. 观察有无并发症 观察有无心功能不全的症状，如出现呼吸困难、粉红色泡沫状痰；注意脉搏、心律变化，以及时发现有无心律失常，防止猝死；观察栓塞征象，及时发现脑、肾、四肢栓塞等，脑栓塞可引起言语不清、肢体活动受限、偏瘫；四肢动脉栓塞可引起肢体剧烈疼痛、皮肤颜色及温度改变；肾动脉栓塞可引起剧烈腰痛；肺动脉栓塞可引起突然剧烈胸痛和呼吸困难、发绀、咯血、休克等。对不明原因发热患者，应密切观察皮肤瘀点、贫血、脾大等，早期发现感染性心内膜炎。

(三) 配合治疗

1. 内科治疗 早期主要是内科治疗，治疗原则是预防风湿活动，控制病情进展，减轻症状，防治并发症。

(1) 病因治疗 推荐长期或终身使用苄星青霉素 120 万 U，每月肌内注射一次，预防性抗风湿热治疗。

(2) 防治并发症 积极治疗心力衰竭、心律失常及感染性心内膜炎等并发症；心房颤动者控制心室率，缓解症状，以防诱发心力衰竭或栓塞。若无禁忌证，慢性心房颤动、人工瓣膜置换术后等患者应长期服用阿司匹林或华法林，预防血栓栓塞。

2. 手术治疗 是治疗本病的根本方法。常用方法有扩瓣术、瓣膜成形术、瓣膜置换术等。可显著提高患者的生活质量和存活率。

3. 介入治疗 瓣膜狭窄且弹性尚好者可选用介入治疗。

(四) 用药护理

苄星青霉素溶解后为白色乳剂，常规的肌内注射方法易堵塞针头，天气寒冷时更为突出，因此，应选择 9 号针头，用 8～10ml 生理盐水稀释后更换针头，勿排气，快速注射。阿司匹林易导致胃肠道反应，应嘱患者饭后服用。抗凝药物使用过程中注意患者有无牙龈出血、皮肤有无瘀点、瘀斑、消化道有无出血等。

(五) 对症护理

1. 预防风湿活动 风湿性心瓣膜病病程中反复发作的风湿活动，可加重瓣膜损害、诱发心力衰竭。预防风湿活动的关键是防治链球菌的感染。避免上呼吸道感染，摘除反复感染的扁桃体，积极进行适当的体育锻炼，居住环境避免阴暗潮湿，保持室内空气流通，注意保暖。

2. 发热护理 定时测量体温，观察发热程度和热型，嘱患者多饮水，并做好皮肤护理和口腔护理，遵医嘱抗感染、抗风湿治疗。

(六) 心理护理

向患者解释风湿性心脏病的原因、诱因及预后，消除患者的疑虑。告诉患者情绪稳定、积极配合治疗有助于控制病情进展，提高生活质量，延长寿命。

（七）健康指导

1. 疾病知识指导 告诉患者及家属本病的病因和病程进展特点，鼓励患者树立信心，做好长期与疾病作斗争的思想准备。指导患者遵医嘱坚持用药，注意观察不良反应，并定期门诊复查。有手术指征的患者劝其尽早择期手术，以免失去手术时机。

2. 预防感染指导 避免居住在潮湿、阴暗的地方，保持室内空气流通、温暖、干燥，阳光充足；适当锻炼，加强营养，提高机体抵抗力；注意防寒保暖，避免感冒，避免与上呼吸道感染患者接触；拔牙、内镜检查、导尿术、分娩、人工流产等手术应在风湿活动静止后 2 ~ 4 个月进行，给予预防性使用抗生素；摘除反复感染的扁桃体。

3. 预防诱因指导 避免重体力劳动、剧烈运动或情绪激动；育龄妇女根据心功能情况在医师指导下选择好妊娠与分娩时机。

目标检测

选择题

A1／A2 型题

1. 风湿性心瓣膜病最易引起心绞痛和晕厥的是
   - A. 二尖瓣狭窄
   - B. 二尖瓣关闭不全
   - C. 主动脉瓣关闭不全
   - D. 主动脉瓣狭窄
   - E. 二尖瓣狭窄合并主动脉瓣关闭不全

2. 患者，女，43 岁。反复发作心慌、气促，既往有"风湿关节炎"病史，拟诊断为"风湿性心脏瓣膜病"。最常用于确诊本病的检查是
   - A. 心电图
   - B. 心脏 CT
   - C. 超声心动图
   - D. 心肌坏死标记物检查
   - E. 24 小时动态心电图监测

3. 患者，女，63 岁。患有风湿性心脏瓣膜病、二尖瓣狭窄，近 1 周来因过度劳累病情加重，稍事活动即感心慌、胸闷、气促，不能平卧。护士指导其卧床期间腿部应适当活动，其目的是
   - A. 预防压疮
   - B. 预防风湿复发
   - C. 减轻心脏负担
   - D. 防止动脉栓塞
   - E. 防止下肢静脉血栓形成

4. 患者，女，41 岁。患风湿性心脏瓣膜病、二尖瓣狭窄，听诊时其心音的特点是
   - A. 胸骨右缘第 2 肋间可闻及喷射状全收缩期杂音
   - B. 胸骨左缘 3、4 肋间可闻及喷射状全收缩期杂音
   - C. 胸骨左缘 3、4 肋间可闻及高调叹气样舒张期杂音
   - D. 心尖区可闻及全收缩期高调吹风样杂音
   - E. 心尖部可闻及舒张期隆隆样杂音

5. 患者，男，49 岁。因风湿性心瓣膜病入院。给予抗感染和抗心衰治疗后好转，拟于近日出院，护士在指导中应强调，预防链球菌感染最重要的措施是
   - A. 坚持低盐饮食
   - B. 减少运动，多休息
   - C. 坚持锻炼，防治呼吸道感染
   - D. 减轻心理压力，增强康复信心
   - E. 定期复查，必要时做细菌培养

（李冬秀）

第五节 冠状动脉粥样硬化性心脏病患者的护理

PPT

情境导入

情境：患者，男，65岁。3小时前即午饭后突感心前区疼痛，伴左肩臂酸胀，自含硝酸甘油1片未见好转，伴憋气、乏力、出汗，急诊入院。护理体检：神志清楚，烦躁不安，BP 150/98mmHg，心率66次/分。心电图显示：Ⅱ、Ⅲ、aVF导联出现宽而深的Q波，ST段抬高呈弓背向上的单向曲线。

任务：1. 为进一步明确诊断，该患者需做哪些实验室及其他检查？

2. 针对主要的护理诊断，应采取哪些护理措施？

冠状动脉粥样硬化性心脏病（coronary atherosclerotic heart disease）是指冠状动脉发生粥样硬化引起管腔狭窄或闭塞，导致心肌缺血缺氧或坏死而引起的心脏病，与冠状动脉功能异常（痉挛）所致心肌缺血缺氧或坏死而引起的心脏病统称冠状动脉性心脏病，简称冠心病（coronary heart disease CHD）。本病多发于40岁以上成人，男性多于女性，经济发达国家发病率较高。近年来发病呈年轻化趋势，已成为威胁人类健康的常见病。

【病因及发病机制】

（一）病因

1. 主要危险因素 ①年龄：本病多见于40岁以上人群，49岁以上发病明显增加，近年来发病年龄有年轻化趋势。②性别：男性多见，女性常在绝经后患病率增加。③血脂异常：脂质代谢异常是动脉粥样硬化最重要的危险因素。甘油三酯、低密度脂蛋白、胆固醇增高与冠心病关系最为密切。④高血压：高血压患者冠心病患病率是正常血压者的3~4倍。⑤吸烟：吸烟者本病发病率及死亡率比不吸烟者高2~6倍，且与吸烟的量呈正比，被动吸烟也是冠心病的危险因素。⑥糖尿病和糖耐量异常：本病患者冠心病发病率比无糖尿病者高2~5倍，而且动脉粥样硬化进展迅速，未来10年发生心肌梗死危险高达20%。

2. 次要危险因素 ①肥胖：尤其是苹果型肥胖。②静息化生活方式：缺少体力活动，脑力活动紧张者。③饮食：高热量、高动物脂肪、高胆固醇饮食者。④遗传因素：有早发冠心病家族史者，患本病概率是无家族史人群的5倍。⑤其他：微量元素铬、锰、锌、钒等缺乏，胰岛素抵抗，A型性格者等。

（二）发病机制

病因所阐述的各种因素使冠状动脉内膜损伤，血小板在损伤处黏附聚集，促发血栓形成；血浆中脂质侵入冠状动脉壁，平滑肌细胞增生并吞噬脂质，最终引起冠状动脉粥样硬化。

【临床分型】

根据冠状动脉病变的部位、范围、血管阻塞程度和心肌供血不足的发展速度、程度的不同，1979年WHO将本病分为5型。

1. 隐匿性冠心病 又称无症状冠心病。患者无症状或症状并不明显，静息或负荷试验心电图有心肌缺血性改变等客观依据，但无心肌形态、结构改变。

2. 心绞痛 有发作性胸骨后疼痛，为一时性心肌供血不足引起，心肌可无组织形态改变或伴有纤维化改变。

3. 心肌梗死 冠状动脉闭塞以致心肌急性缺血坏死。

4. 缺血性心肌病 表现为心脏增大、心力衰竭和心律失常，临床表现与原发性扩张型心肌病类似，长期心肌缺血导致心肌纤维化。

5. 猝死 原发性心搏骤停，多为缺血心肌局部发生电生理紊乱，引起严重心律失常所致。

近年根据发病特点和治疗原则，将冠心病分为急性冠状动脉综合征和慢性冠脉疾病（或称慢性缺血综合征）两大类。前者包括不稳定型心绞痛、非 ST 段抬高型心肌梗死、ST 段抬高型心肌梗死和冠心病猝死；后者包括稳定型心绞痛、隐匿性心绞痛和缺血性心肌病。

本节重点讨论心绞痛和心肌梗死。

一、心绞痛 @ 微课 2

稳定型心绞痛（stable angina pectoris）亦称稳定型劳力性心绞痛，是在冠状动脉狭窄的基础上由于冠状动脉供血不足，心肌负荷增加导致心肌急剧、暂时缺血缺氧所引起的临床综合征。其特点是 1~3 个月内疼痛发作，其诱因、性质、持续时间、部位无明显变化。不稳定型心绞痛指由于动脉粥样斑块破裂，伴不同程度的血栓形成及远端血管狭窄所导致的一组临床综合征，其在临床上不稳定，有进展至心肌梗死的高度危险，必须予以足够重视。

【病因及发病机制】

（一）病因

1. 冠状动脉病变　引起心绞痛最基本的病因是冠状动脉粥样硬化。此外，冠状动脉痉挛亦可引发心绞痛。

2. 其他　如重度主动脉瓣狭窄、肥厚型心肌病等也可引发本病。

（二）发病机制

正常情况下，当心肌耗氧量增加时，通过调节扩张冠状动脉，血流量增加 6~7 倍，从而达到供求平衡，满足机体需氧量的增加。当冠状动脉狭窄或痉挛时，其扩张能力减弱，血流量减少，一旦心肌对血液需求量增加（如劳累、情绪激动、心力衰竭等使心脏负荷增加，心肌耗氧量增加）时，冠状动脉不能相应的扩张以增加血流量，结果造成心肌血液供需之间矛盾，即引起心绞痛的发作。

【分级】　加拿大心血管病学会将心绞痛的严重程度分为 4 级。

Ⅰ级：一般体力活动（步行、爬楼梯）不受限，仅在强、快或持续用力时发生心绞痛。

Ⅱ级：一般体力活动（平地步行 200m 以上或爬一层楼梯以上）轻度受限。快速步行、餐后、寒冷、精神应激或醒后数小时内发生心绞痛。

Ⅲ级：一般体力活动明显受限，平地步行 200m 内或爬一层楼梯引起心绞痛。

Ⅳ级：轻微活动或休息时即可发生心绞痛。

【护理评估】

（一）健康史评估

询问患者的年龄、性别、职业、饮食习惯、生活方式和性格等；询问患者有无高血压、高血脂、吸烟、糖尿病等危险因素；有无情绪激动、饱餐、寒冷及休克等诱发因素。

（二）身体评估

1. 症状　以发作性胸痛为主要表现，疼痛具有以下特点。

（1）疼痛部位　胸骨体上段或中段后方，可波及心前区，界限不很清楚。可放射至左肩、左臂内侧达无名指和小指，也可放射至颈、咽、下颌等部位。

（2）疼痛性质　胸痛常为压迫、发闷或紧缩感，也可有烧灼感，为非针刺痛或刀割样痛，偶伴濒死感。有些患者仅觉胸闷不适。

（3）诱发因素　常因体力劳动或情绪激动等诱发，也可在饱餐、寒冷、阴雨天气、大量吸烟、排便、心动过速、休克时发作。

（4）持续时间　疼痛发作后常逐渐加重，多为 3~5 分钟，很少超过 30 分钟。可数日或数周发作 1 次，亦可一天内发作多次。

（5）缓解方式　休息或舌下含用硝酸甘油 1~3 分钟内可缓解。

2. 体征　心绞痛发作时患者面色苍白、出冷汗、血压升高、心率增快、心尖部可闻及暂时性的收缩期杂音，可出现"奔马律"（是乳头肌缺血致功能失调引起二尖瓣关闭不全所致）。

（三）心理 – 社会评估

长期反复心绞痛发作使患者体力活动受限，影响正常学习、工作和生活，患者易产生焦虑、烦躁、抑郁或恐惧心理。

（四）辅助检查

1. 心电图检查　是发现心肌缺血、诊断心绞痛最常用的检查方法。

（1）静息时心电图　约半数以上患者静息心电图正常，可有陈旧性心肌梗死的改变或非特异性 ST 段和 T 波异常。

（2）发作时心电图　患者出现短暂心肌缺血性 ST 段下移 $\geq 0.1 \text{mV}$，T 波低平或倒置，缓解后可逐渐恢复（图 3 – 18）。

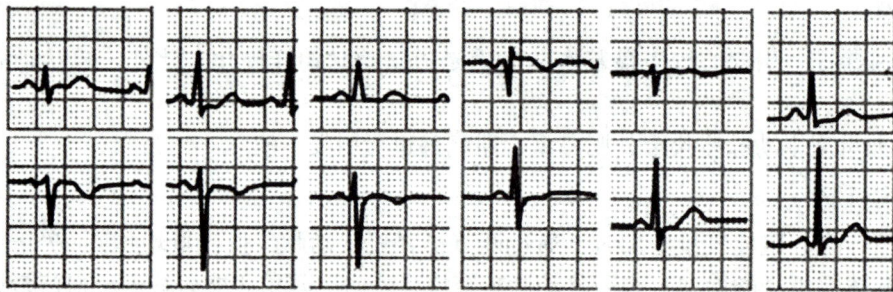

图 3 – 18　心绞痛发作时心电图

（3）心电图运动负荷试验　通过增加心脏负荷诱发心肌缺血，以协助对可疑心绞痛者的诊断。常用方法有踏车和活动平板运动。

（4）心电图连续动态监测　连续记录 24 小时心电图（又称 Holter 心电监测），可提高缺血性心电图的检出率和各种心律失常，以及与患者活动和症状发生的关系。

2. 冠状动脉造影　是目前诊断冠心病的"金标准"。选择性冠状动脉造影不仅可以使左、右冠状动脉主干及其主要分支清楚显影、客观显示，还能确定病变部位、严重程度；不但具有确诊价值，且对治疗及预后判断极为重要。

3. 放射线核素检查　放射性核素 ^{201}TI（铊）心肌显像对心肌缺血诊断很有价值，同时可测定左室射血分数，显示室壁局部运动情况。正电子发射断层心肌显像（PET）利用发射正电子的放射性核素示踪剂进行心肌显像，有助于观察心肌血流灌注、心肌代谢等。

4. 其他　多层螺旋 CT 冠状动脉成像（CTA）可进行冠状动脉二维或三维重建，判断冠状动脉狭窄程度、管壁钙化程度以及管壁内斑块分布范围和性质。

【主要护理诊断/问题】

1. 疼痛　与心肌缺血、缺氧有关。

2. 活动无耐力　与心肌氧的供需失调有关。

3. 知识缺乏　诱发因素缺乏控制及预防性药物应用知识。

4. 焦虑　与心绞痛反复频繁发作有关。

5. 潜在并发症　心肌梗死。

【护理措施】

（一）一般护理

1. 休息与运动　心绞痛发作时立即停止一切活动、卧床休息、采取舒适体位。缓解期根据其活动能力制订合理的运动计划，鼓励患者参加有氧运动，如练习太极拳、慢走等，最大运动量以不发生心绞痛症状为限。适当运动有利于侧支循环的建立，提高患者的活动耐力。避免剧烈运动、情绪激动，避免屏气和用力动作，避免精神高度紧张的工作和长时间工作。

2. 饮食　应进食低热量、低脂、低胆固醇、低盐、高纤维素、易消化饮食，戒烟、酒及辛辣食物，避免进食过饱，防止便秘。避免暴饮暴食。

3. 排便护理　用力排便可增加心肌耗氧量、诱发心绞痛，因此指导患者养成良好的排便习惯，多食含纤维素较多的食物，多饮水，预防便秘发生，必要时给缓泻剂。

（二）病情观察

心绞痛发作时应监测心率、心律、血压变化。密切观察疼痛部位、性质、持续时间及用药疗效等，如疼痛性质发生变化，或心绞痛发作频繁、时间延长，应警惕心肌梗死的发生。

（三）配合治疗

1. 发作时治疗

（1）休息　立即停止活动，就地休息，一般停止活动后疼痛即可缓解。

（2）药物治疗　主要通过舌下含服给药。①硝酸酯类：硝酸甘油 0.3 ~ 0.6mg 舌下含服，1 ~ 2 分钟即可起效，约 30 分钟消失，间隔 5 分钟可重复给药，连续使用不超过 3 次；硝酸异山梨酯（消心痛）5 ~ 10mg 舌下含化，2 ~ 5 分钟可起效，症状不能缓解时可重复应用。第一次含服硝酸酯类药物应注意防止发生体位性低血压。②其他：β 受体阻断剂（如倍他乐克）、钙通道阻滞剂（如硝苯地平）等亦有效。

2. 缓解期的治疗　作用持久的缓释或控释制剂以防心绞痛发作。

（1）硝酸酯类制剂　血管扩张药，能减少心肌需氧和改善心肌灌注，从而降低心绞痛发作频率和减轻症状。常用硝酸甘油、二硝酸异山梨酯、5 - 单硝酸异山梨酯等。

（2）β 受体阻断剂　通过减慢心率，减弱心肌收缩力，降低心肌耗氧量。β 受体阻断剂的使用应个体化，小剂量开始，逐渐增加剂量，达到既能缓解症状，心率又不低于 50 次/分为宜。临床常用美托洛尔、比索洛尔，只要无禁忌证，应作为稳定型心绞痛的初始治疗药物。

（3）钙通道阻滞剂　扩张冠状动脉，改善心肌的供血，扩张外周血管，减轻心脏负荷。常用药物有维拉帕米、硝苯地平缓释制剂、地尔硫䓬。

（4）预防心肌梗死、改善预后的药物　①抗血小板药：抑制血小板聚集，常用药物有阿司匹林、氯吡格雷等。②他汀类药物：可降脂、稳定斑块和抗炎。常用药物有阿托伐他汀、辛伐他汀等。

3. 介入治疗　经皮腔内冠状动脉成形术、支架置入术。

4. 手术治疗　冠脉搭桥术，可用于经内科治疗效果不佳，或介入治疗失败者。

（四）用药护理

1. 硝酸酯类药物　①硝酸甘油舌下含服时，用药后注意观察胸痛缓解情况，服药 3 ~ 5 分钟后疼痛不缓解可重复使用，连续使用 3 次未缓解考虑急性心肌梗死。②静脉滴注硝酸甘油注意控制输液速度，以防低血压发生。③硝酸酯类药物常见不良反应有头晕、头部胀痛、头部搏动感、面色潮红、心悸、心动过速、血压下降。

2. β 受体阻断剂　①用药过程中监测患者的血压、心律和心率。②主要不良反应为心动过缓、乏力、眩晕、嗜睡、哮喘等。③低血压、支气管哮喘、心动过缓、二度或以上房室传导阻滞者等不宜使用。

3. 钙通道阻滞剂　常见不良反应有心悸、面色潮红、便秘，低血压也时有发生，其他不良反应有头痛、头晕、虚弱无力。

4. 抗血小板药物　有出血倾向，阿司匹林有消化道反应甚至消化道出血，餐后服药可减轻，并注意大便颜色。

5. 他汀类药物　监测转氨酶及肌酸激酶等，及时发现药物可能引起的肝损伤或肌病。

（五）心理护理

反复发作的心绞痛容易使患者产生焦虑或恐惧心理，护理人员应进行有效的沟通，向患者解释疾病的相关知识，给予解释、劝慰。指导患者采取放松措施，缓解焦虑和恐惧。

（六）健康指导

1. 疾病知识指导

（1）避免诱发因素　避免诱发心绞痛的因素，如劳累、激动、用力排便、饱餐等，避免推、拉、抬、举等屏气用力动作。

（2）改变不良生活方式　指导患者摄入低热量、低脂、低盐食物。多食蔬菜、水果和高纤维素饮食。避免暴饮暴食，注意少食多餐，保持大便通畅。

（3）运动指导　以有氧运动为主，活动时出现心前区疼痛、呼吸困难等应立即停止活动，就地休息，舌下含服硝酸甘油。必要时在体力活动前含服硝酸甘油或硝酸异山梨酯预防发作。注意运动的强度和时间，因病情和个体差异不同，必要时需要在监测下进行。

（4）自我心态调整　调整心态，减轻压力，改变急躁易怒的性格，保持心态平衡。

2. 用药指导　指导患者遵医嘱坚持服用抗心绞痛药物，并学会自我监测脉搏和药物不良反应；嘱患者随身携带硝酸甘油，并定期（6个月）更换以防止过期失效；硝酸甘油遇光易分解，应放置在棕色瓶内，存放于阴凉干燥处；规律性发作的劳力性心绞痛患者，指导患者外出、就餐、排便等活动前含服硝酸甘油。

3. 病情监测指导　告诉患者定期进行心电图、血糖、血脂检查，积极治疗高血压、糖尿病、高血脂等。若心绞痛发作频繁、程度加重、持续时间延长、用硝酸甘油不易缓解，应警惕心肌梗死的发生，必须立即送医院就诊。

二、心肌梗死

心肌梗死（myocardial infarction，MI）是指因冠状动脉供血急剧减少或中断，使相应的心肌长时间严重且持久地缺血导致心肌细胞坏死。临床表现为持久而难以控制的胸骨后剧烈疼痛，发热、白细胞计数和血清心肌酶升高，心电图进行性改变；可出现心律失常、心源性休克和心力衰竭。属急性冠心病的严重类型。

该病男女之比为（2～5）：1，40岁以上发病占绝大多数，饱餐后、冬春季节多发，北方发病率高于南方。

【病因及发病机制】

（一）病因

1. 冠状动脉粥样硬化　是本病最基本病因。在冠状动脉粥样硬化不稳定斑块破裂、糜烂基础上，继发形成血栓，导致冠状动脉血管持续、完全闭塞。

2. 其他　冠状动脉痉挛、炎症、栓塞和冠状动脉阻塞。

促使粥样斑块破溃出血及血栓形成的诱因有：①晨起6：00～12：00交感神经活动增加，机体应激反应增强，心肌收缩力增强，心率增快，血压升高，冠状动脉张力增高；②饱餐特别是进食过多的高脂食物后，血脂升高，血液黏度增高；③重体力活动、情绪过度激动、血压急剧升高或用力排便时，左心室负荷明显加重，心肌需氧量剧增。

（二）发病机制

上述病因造成血管管腔严重狭窄致心肌供血不足，而侧支循环尚未充分建立，一旦发生以下情况：①管腔内血栓形成、粥样斑块破溃、斑块内或斑块下发生出血或血管持续痉挛，使冠状动脉完全闭塞；②休克、脱水、出血、严重心律失常等，致心排血量急剧下降，冠状动脉灌流量锐减；③重体力活动、情绪激动或血压剧升，致左心室负荷明显加重，心肌需氧量猛增，冠状动脉供血明显不足的情况。心肌严重急性缺血 20～30 分钟以上，即可发生心肌梗死。

【护理评估】

（一）健康史评估

1. 询问患者有无冠心病危险因素，如冠心病家族史、高脂血症、高血压、糖尿病等。有无休克、脱水、严重心律失常、情绪过分激动或血压剧升、饱餐、用力排便等诱发因素。

2. 评估患者有无心绞痛发作病史，患病起始时间、诊治过程、治疗效果。

（二）身体评估

患者的表现与心肌梗死的部位、面积以及侧支循环等情况有密切的关系。

1. 先兆症状 多数患者在发病前数日有乏力、胸部不适，活动时有心悸、烦躁、气急、心绞痛等前驱症状，其中以新发生心绞痛或原有心绞痛加重最为突出，心绞痛发作较以往频繁、程度较剧、持续较久、硝酸甘油疗效较差、诱发因素不明显。

2. 症状

（1）疼痛 是心肌梗死最早出现、最突出的症状。多无明显诱因，常常发生于清晨。疼痛的性质和部位与心绞痛相似，但程度更剧烈，呈难以忍受的压榨、窒息或烧灼样的疼痛，多伴有大汗、烦躁不安、恐惧及濒死感，持续时间更长，可达数小时或数天，休息和服用硝酸甘油不缓解。部分患者疼痛可向上腹部、颈部、下颌、背部放射而被误诊。少数急性心肌梗死患者可无疼痛，开始即表现为休克或急性心力衰竭。

（2）全身症状 发热、白细胞升高及红细胞沉降率增快，与坏死物质吸收有关。发热多在疼痛发生后 24～48 小时出现，体温一般 38℃左右，很少超过 39℃，持续时间大约 1 周。

（3）胃肠道症状 疼痛剧烈时常伴有频繁的恶心、呕吐、上腹胀痛等。与迷走神经受坏死心肌的刺激和心排血量降低组织灌注不足有关。亦可出现肠胀气，重者还可发生呃逆。

（4）心律失常 是心肌梗死的主要死因，常发生于起病 1～2 天内，尤以 24 小时内最多见。各种心律失常中以室性心律失常最多见，尤其是室性期前收缩，当室性期前收缩出现频发、多源、成联律、成对或 R－on－T 现象及短阵室速，多为心室颤动的先兆。心室颤动是心肌梗死早期的主要死因。前壁心肌梗死易发生室性心律失常，下壁心肌梗死易发生房室传导阻滞。

（5）心力衰竭 常为急性左心衰竭，可在起病几天内发生，也可在疼痛、休克好转阶段发生，为梗死后心肌收缩力下降或不协调所致。主要表现为呼吸困难、咳嗽、发绀等症状，严重者出现肺水肿，随后可出现右心衰竭的表现。右心室心肌梗死可开始即出现右心衰，表现为水肿、颈静脉怒张、肝大等。

（6）低血压和休克 常发生在发病后数小时至 1 周内，主要为心肌广泛坏死，心肌收缩无力，心脏泵血功能急剧下降所致。主要表现为疼痛缓解而收缩压下降（＜80mmHg）、烦躁不安、面色苍白、脉搏细速、大汗淋漓、皮肤湿冷、尿量减少、意识模糊甚至昏迷。但疼痛时期的血压下降，未必就是休克。

3. 体征

（1）心脏体征 心脏浊音界可轻度到中度增大。心率增快或减慢，心律不齐，心尖部第一心音减弱，可闻及第三心音、第四心音奔马律。发病后 2～3 天出现心包摩擦音，提示心包炎；胸骨左缘第 3、4 肋间闻及粗糙收缩期杂音伴震颤，常提示室间隔破裂；心尖区出现粗糙收缩期杂音伴收缩中晚期喀喇音，提示二尖瓣乳头肌功能失调或断裂。

（2）血压 几乎所有患者均有血压下降，少数出现低血压或休克。高血压患者血压可降至正常水平，且以后可能不再恢复到病前水平。

（3）其他 与心力衰竭或休克相关体征如肺部湿啰音、发绀、水肿等。

4. 并发症

（1）乳头肌功能失调或断裂　是最常见并发症，发生率高达50%。轻者可以恢复，重者可严重损害左心功能致使发生急性肺水肿，在数天内死亡。

（2）心脏破裂　少见，是最严重并发症。常在1周内出现，多为心室游离壁破裂，造成心包积血引起急性心包压塞而猝死。偶有室间隔破裂造成穿孔，可引起心力衰竭和休克而在数日内死亡。

（3）栓塞　梗死后1~2周多见。梗死部位心室附壁栓子脱落引起肺动脉或体循环动脉栓塞，下肢静脉血栓脱落致肺动脉栓塞。

（4）心室壁瘤　主要见于左心室。较大的室壁瘤体检时可见左侧心界扩大，超声心动图可见心室局部有反常搏动，心电图示：ST段持续抬高。室壁瘤可导致心力衰竭、栓塞和室性心律失常。

（5）心肌梗死后综合征　于心肌梗死后数周至数月内出现，可能与坏死组织吸收引起的过敏反应有关，表现为心包炎、肺炎、胸膜炎，有胸痛、发热等症状。

（三）心理 - 社会评估

患者因突发剧烈的胸痛、呼吸困难、濒死感、入住陌生监护病房、频繁检查、治疗而产生恐惧与焦虑；因活动耐力下降而产生悲观情绪。

（四）辅助检查

1. 心电图　是对心肌梗死进行诊断、定位、确定病变范围、估计病情演变的一种重要的无创性手段。

（1）ST段抬高型心肌梗死　典型ECG（图3-19）表现为：①宽而深的Q波（病理性Q波），在面向心肌坏死区的导联上出现。②ST段弓背向上抬高，在面向心肌损伤区的导联上出现，在数日至2周内逐渐回到基线。③T波倒置，在面向心肌缺血区的导联上出现。

（2）动态性改变　其心电图演变过程为抬高的ST段可在数日至2周内逐渐回到基线水平；T波倒置加深呈冠状T，此后逐渐变浅、平坦，部分可恢复直立；病理性Q波大多永久存在。

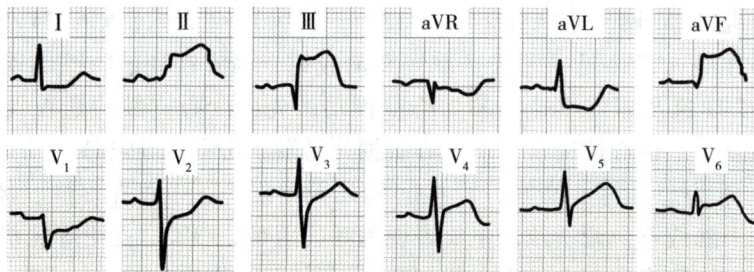

图3-19　急性心肌梗死心电图

（3）定位　可根据特征性心电图改变的导联来进行心肌梗死的定位和定范围（表3-6）。

表3-6　心肌梗死心电图定位诊断

梗死部位	对应导联	梗死部位	对应导联
前间壁	$V_1 \sim V_3$	下壁	Ⅱ、Ⅲ、aVF
局限性前壁	$V_3 \sim V_5$	正后壁	$V_7 \sim V_9$
广泛性前壁	$V_1 \sim V_5$	后侧壁	$V_7 \sim V_9$、aVL、Ⅰ
高侧壁	aVL、Ⅰ	后下壁	$V_7 \sim V_9$、Ⅱ、Ⅲ

2. 超声心动图　可了解心室壁的运动情况和左心室功能，诊断乳头肌功能不全，并能可靠的确定梗阻部位、范围、左室或右室功能降低程度。

3. 放射性核素检查　可显示心梗的部位与范围，观察左心室壁的运动和左心室功能，诊断室壁瘤和乳头肌功能失调等。

4. 实验室检查

（1）血液检查 起病 24~48 小时白细胞升高、血沉增快，C 反应蛋白增高可持续 1~3 周。

（2）心肌坏死标志物 对其水平的连续监测有助于评价疗效和判断预后（表 3-7）。

表 3-7 心肌坏死标志物变化时间

坏死标志物		开始升高时间	高峰时间	恢复正常时间
肌红蛋白		2 小时内	12 小时内	24~48 小时
肌钙蛋白	cTnI	3~4 小时后	11~24 小时	7~10 天
	cTnT	3~4 小时后	24~48 小时	10~14 天
肌酸激酶同工酶		4 小时内	16~24 小时	3~4 天

肌钙蛋白 I（cTnI）或 T（cTnT），为诊断心肌梗死的敏感和特异指标。肌酸激酶同工酶是出现最早恢复最快的酶，其增高的程度能较准确地反映梗死的范围，高峰出现时间是否提前有助于判断溶栓治疗是否成功，对早期（<4 小时）心肌梗死的诊断有较重要的价值。

【主要护理诊断/问题】

1. 疼痛 与心肌缺血坏死有关。

2. 活动无耐力 与血氧供需失调有关。

3. 有便秘的危险 与进食少、活动少、排便习惯改变有关。

4. 恐惧 与剧烈疼痛产生濒死感有关。

5. 潜在并发症 猝死、心律失常、心力衰竭、心源性休克。

【护理措施】

（一）一般护理

1. 休息与活动 ①心肌梗死发病：急性期 12 小时内应绝对卧床休息，护士协助完成饮食、排便、洗漱、翻身等。②无并发症者，24 小时内鼓励患者床上进行肢体活动。③无低血压者，第 3 天就可在病房内走动。④梗死后 4~5 天，逐渐增加活动量，直到每天 3 次、每次行走 100~150m。适度活动有利于患者活动耐力的恢复。有并发症者，应适当延长卧休时间。

2. 饮食 摄入低热量、低脂、低盐、低胆固醇、高维生素、易消化的食物，起病后 4~12 小时内给予流质饮食，以减轻胃扩张；避免浓茶、咖啡及过冷、过热、辛辣刺激性的食物，戒烟禁酒；鼓励患者多吃蔬菜、水果；饮食规律，少量多餐，勿暴饮暴食，勿食过饱。

3. 给氧 氧流量 2~5L/min，以增加心肌氧的供应，减轻疼痛。

4. 保持大便通畅 急性心肌梗死患者由于卧床休息、进食少、不习惯床上排便等原因易引起便秘。因此，应保持大便通畅，严禁用力排便，以免增加心脏负担导致心肌缺血缺氧加重，诱发心力衰竭甚至心搏骤停。急性期给缓泻剂，一旦出现便秘，可使用开塞露或低压盐水灌肠。多食高纤维素饮食，多饮水，依据病情进行适当运动，养成每日定时排便的习惯，无糖尿病患者每天清晨用蜂蜜 20ml 加温开水同服，每日行腹部环形按摩（顺时针方向），有助于预防便秘的发生。

5. 迅速建立静脉通道，保持输液通畅 遵医嘱使用药物，并注意观察疗效及不良反应；备好除颤器和各种急救药品。

（二）病情观察

连续监测患者心率、心律、呼吸、血压，密切观察其意识状态、体温变化等。一旦出现意识障碍，休克，致命性心律失常（频发、多源、R-on-T 的室性期前收缩，短阵室速，二度以上房室传导阻滞，心率<40 次/分），急性左心功能衰竭（呼吸困难、咳泡沫样痰、少尿、颈静脉怒张、低血压、肺部湿啰音等）等表现，应及时报告医师并做好抢救准备。

（三）配合治疗

尽快恢复心肌灌注，如到达医院 30 分钟内开始溶栓或 90 分钟内开始介入治疗，以挽救濒死的心肌，防止梗死面积扩大或缩小心肌缺血范围，保护和维持心脏功能；及时处理心律失常、心衰、休克和各种并发症，防止猝死。

1. 解除疼痛　①吗啡 5～10mg 或哌替啶 50～100mg 肌内或皮内注射，注意观察有无呼吸抑制和低血压等不良反应。②硝酸甘油 0.3mg 或硝酸异山梨酯 5～10mg 舌下含服或静滴，注意心率增快和血压降低。

2. 再灌注心肌　起病 12 小时内，最好在 3～6 小时，使闭塞的血管再通，再灌注心肌，使濒临死亡的心肌可以得以存活或缩小梗死面积，对梗死后心肌重塑有利，改善预后。

（1）经皮冠状动脉介入治疗（PCI）　有条件的医院尽快实施 PCI，以获得更好的疗效。

（2）溶栓治疗　无条件施行介入治疗者，立即（接诊后 30 分钟内）行溶栓治疗，溶栓越早治疗效果越好，一般在 6 小时内进行。常用的药物有重组组织型纤溶酶原激活剂（rt - PA）如阿替普酶是目前常用的溶栓药（100mg 于 90 分钟内滴完）、尿激酶（150 万～200 万 U、30 分钟内静脉滴注完）、链激酶（150 万 U 静脉滴注、60 分钟滴完）。

溶栓疗效判断：冠状动脉造影是直接而客观指标。临床判断标准有：①溶栓治疗后 2 小时内胸痛基本消失；②抬高的 ST 段于 2 小时内回降 >50%；③2 小时内出现再灌注性心律失常；④心肌酶 CK - MB 峰值前移（14 小时内）。达到上述 4 项指标中任何两项均可判断溶栓有效，但①和③组合除外。

（3）紧急主动脉 - 冠状动脉旁路移植术　介入治疗失败或溶栓治疗无效有手术指征者，宜争取 6～8 小时内施行主动脉 - 冠状动脉旁路移植术。

3. 对症治疗

（1）消除心律失常　一旦发生室颤立即非同步直流电复律；室性期前收缩或室性心动过速立给予利多卡因静脉注射，必要时重复；缓慢性心律失常选用阿托品；严重的房室传导阻滞尽早安装临时心脏起搏器。

（2）控制休克　补充血容量（低分子右旋糖酐、5%～10% 葡萄糖静脉滴注）、应用血管活性药物（多巴胺、去甲肾上腺素、多巴酚丁胺、硝普钠等）、纠正酸中毒等。

（3）治疗心力衰竭　主要治疗急性左心衰竭，以吗啡、利尿剂治疗为主，也可选择血管扩张剂减轻心脏负荷，24 小时内尽量避免使用洋地黄制剂。

4. 其他治疗　包括抗血小板治疗（阿司匹林）、抗凝剂（肝素）、β 受体阻断剂、钙通道阻滞剂、极化液等治疗。

（四）用药护理

1. 抗凝药物护理　有出血、出血倾向或出血既往史，严重肝肾功能不全，活动性消化溃疡，血压过高患者，以及妊娠期和哺乳期妇女慎用。用药过多可导致自发性出血，故每次注射前应测定凝血时间，注射后如出现严重出血，可静脉注射硫酸鱼精蛋白。

2. 溶栓药物护理　①溶栓前：评估患者及询问家属该患者有无溶栓禁忌证，如消化性溃疡、活动性出血、严重肝肾功能不全等；②溶栓中：用药同时观察有无不良反应，如寒战、发热、皮疹、低血压（SBP <90mmHg）、出血等。③溶栓后：溶栓后 3 小时内每 30 分钟复查一次心电图，注意有无再灌注心律失常；观察有无皮肤、黏膜及内脏出血，一旦有出血，应立即通知医生紧急处理。

（五）心理护理

和患者建立良好的关系，鼓励患者表达自己的心理感受，向其解释不良情绪对疾病的影响；避免不良刺激；向患者解释 CCU 环境及监护仪的作用；用娴熟技术与高度的责任心为患者进行各种护理，沉着冷静，使患者产生信任感和安全感，消除恐惧心理，积极配合治疗。

（六）健康指导

1. 饮食指导　低热量、低盐、低脂、低胆固醇饮食，少量多餐，避免过饱；多食粗纤维素食物，保持大便通畅，防止便秘；戒烟限酒，避免饮过量的咖啡、浓茶、可乐等饮料。

2. 康复指导　保证足够的睡眠，适当参加力所能及的体力活动，如个人卫生、家务劳动及娱乐活动、步行活动等，避免剧烈运动、竞技性活动、举重等。患者在步行 2km 而无任何不适时，可以恢复性生活。经 2 ~ 4 个月的体力活动锻炼后，酌情恢复部分或轻工作，以后部分患者可恢复全天工作。但对重体力劳动者、驾驶员、高空作业者及其他精神紧张或工作量过大的工种应予以更换工作。

3. 用药指导　指导患者遵医嘱服药，告知药物的用法、作用和不良反应，教会患者定时测脉搏、血压，发个人用药手册，定期电话随访，提高其用药依从性。若胸痛发作频繁、程度较重、持续时间较长，服用硝酸酯制剂疗效较差时，应及时就医。

4. 疾病知识指导　积极控制危险因素，改变生活方式，指导患者牢记冠心病二级预防 ABCDE 五项原则，遵从运动、营养、心理、用药、戒烟限酒五方面的要求，降低再发心血管事件和猝死风险。

知识链接

冠心病二级预防 ABCDE 原则

A：Aspirin 抗血小板聚集 + Anti – anginal therapy 抗心绞痛治疗，如硝酸酯类制剂

B：β – blocker β 受体阻断剂 + Blood pressure control 控制血压

C：Cholesterol lowing 降脂治疗 + Cigarette quitting 戒烟

D：Diet control 控制饮食 + Diabetes treatment 治疗糖尿病

E：Exercise 有计划的、适当的运动 + Education 冠心病知识教育

目标检测

选择题

A1／A2 型题

1. 下列为急性心肌梗死首位护理问题是

　　A. 心排血量减少　　　　　　B. 疼痛：胸痛　　　　　　C. 组织灌注不良

　　D. 恐惧　　　　　　　　　　E. 自理能力缺陷

2. 患者，男，因冠心病心绞痛来医院就诊，护士告知其在发作时首先应该

　　A. 就地停止活动、硝酸甘油含化　B. 就地卧倒　　　　　　C. 饮糖水少许

　　D. 立即到医院就诊　　　　　E. 口服止痛片

3. 急性心肌梗死发病后 24 小时内致死的最常见原因是

　　A. 心源性休克　　　　　　　B. 疼痛性休克　　　　　　C. 急性左心衰竭

　　D. 室性心律失常　　　　　　E. 心脏破裂

4. 患者，男，62 岁。诊断为急性心肌梗死。本病最早、最突出的症状是

　　A. 烦躁不安　　　　　　　　B. 心前区疼痛　　　　　　C. 呼吸困难

　　D. 疲乏无力　　　　　　　　E. 心慌

5. 患者，男，60 岁，"心肌梗死 2 小时"入院。护士应最先进行的措施是

　　A. 给予吸氧　　　　　　　　B. 描记心电图　　　　　　C. 静脉注射吗啡

　　D. 抽血做血生化检查　　　　E. 进行健康教育

（李冬秀）

第六节 原发性高血压患者的护理

PPT

情境导入

情境：患者，男，65 岁。"高血压"病史 10 年，间断服用降压药物。今晨用力排便后，感头痛、眩晕，伴恶心、胸闷。护理评估：T 36.8℃，P 110 次/分，BP 200/125mmHg。烦躁不安，心率 110 次/分，节律规整，无杂音，双肺呼吸音清，未闻及干湿性啰音。腹软，无压痛、反跳痛。四肢力正常，无感觉异常。余无异常。

任务：1. 该患者目前最可能发生了什么？
　　　2. 针对患者出现的问题，应采取哪些护理措施？

高血压（hypertension）是以体循环动脉压升高为主要临床表现的心血管综合征，可分为原发性和继发性两大类。原发性高血压又称高血压病，是指病因不明的高血压，占高血压患者的 95% 以上；继发性高血压是由于某些疾病导致血压升高。高血压是心脑血管疾病的重要病因和危险因素，可损伤心、脑、肾多种重要脏器的结构和功能，最终导致这些器官的功能衰竭，是心血管疾病死亡的主要原因之一。

高血压定义为未使用降压药情况下，非同日 3 次测量血压，收缩压 ≥140mmHg 和（或）舒张压 ≥90mmHg。

【病因及发病机制】

（一）病因

病因尚未阐明，目前认为是在遗传因素的基础上，由多种环境因素综合作用的结果。

1. 遗传因素　原发性高血压有明显的家族聚集现象，父母均有高血压，子女的患病概率高达 46%，约 60% 高血压患者有家族史。

2. 环境因素

（1）饮食　食盐摄入量与高血压发生有密切关系。摄盐过多所致的血压升高主要见于盐敏感人群。除此之外，低钾、低钙及高脂饮食等均可导致血压升高。

（2）精神因素　长期反复的精神刺激、精神高度紧张、环境嘈杂、视觉刺激、焦虑均可致血压升高。脑力劳动者患病率高于体力劳动者。

（3）吸烟　烟草中所含的尼古丁能使交感神经过度兴奋，末梢释放去甲肾上腺素增加，收缩血管使升高血压，同时还可通过氧化应激损害一氧化氮介导的血管舒张引起血压增高。

3. 超重或肥胖　是血压升高的重要危险因素，血压与 BMI 呈显著正相关。肥胖的类型与高血压发生有密切关系，腹型肥胖者易发生高血压。

4. 其他　过量饮酒、活动过少、A 型性格等均可导致高血压患病率增高。长期口服避孕药的妇女高血压发生率增加。

（二）发病机制

1. 神经机制　各种原因导致大脑皮质下神经中枢功能改变，神经递质浓度与活性异常，导致交感神经活动增强，释放儿茶酚胺增多而致小动脉收缩，外周血管阻力增加，血压升高。

2. 肾素 – 血管紧张素 – 醛固酮系统（RAAS）激活　在高血压发病中起极其重要的作用。RAAS 的活动增强，使肾小球旁细胞分泌肾素，可将血管紧张素原水解为血管紧张素 I，经转换酶的作用转化为血管紧张素 II，后者致使小动脉平滑肌强烈收缩，引起血管阻力增加，还可刺激肾上腺皮质分泌醛固酮，使肾小管对钠的重吸收增加，造成水钠潴留，血容量增加。

3. 其他　①血管内皮功能异常：血管舒张因子减少（如 NO、PGE 等），血管紧张性因子增加

（如 ET）；血管内皮 $Na^+-K^+-Ca^{2+}$ 离子通道功能异常。②胰岛素抵抗：是指必须以高于正常的胰岛素释放水平来维持正常的糖耐量，表示机体组织对胰岛素处理葡萄糖的能力减退。高胰岛素血症导致肾脏水钠重吸收增加，交感神经系统兴奋性增高，血管平滑肌增生。

【护理评估】

（一）健康史评估

1. 家族史及诱因　仔细询问有无高血压家族史。有无过度劳累、情绪激动、精神紧张、环境嘈杂等诱因。

2. 高血压诊治过程　询问患者何时被确诊为高血压，血压控制情况。用药种类、剂量、效果及不良反应情况。

3. 生活习惯　了解患者生活习惯、饮食习惯、特殊嗜好、工作性质以及体重控制情况和运动情况。是否摄盐过多、大量饮酒、吸烟等。

（二）身体评估

1. 一般表现

（1）症状　起病缓慢，约有 1/5 的患者可无任何症状，在查体测血压时或发生心、脑、肾等并发症就诊时发现。常见症状有头晕、头痛、颈项紧板、心悸、耳鸣等，在紧张或劳累后加重，并不一定与血压水平呈正比，也可出现视物模糊、鼻出血等较重症状。

（2）体征　应重点检查周围血管搏动、血管杂音、心脏杂音等项目。心脏听诊可闻及主动脉瓣区第二心音亢进、收缩期杂音或收缩早期喀喇音。

2. 并发症

（1）心力衰竭和冠心病　血压长期升高使左心室后负荷过重，致使左心室肥厚、扩大，最终导致左心衰竭。高血压可促使冠状动脉粥样硬化的形成，并使心肌耗氧量增加，可出现心绞痛、心肌梗死和猝死。

（2）脑血管疾病　最常见，头痛、头晕等是高血压常见的神经系统症状。长期高血压易形成颅内微小动脉瘤，血压突然增高时可引起破裂而致脑出血。血压急剧升高还可发生一过性脑血管痉挛，导致短暂性脑缺血发作及脑血栓形成，出现头痛、失语、肢体瘫痪。血压极度升高可发生高血压脑病。

（3）肾功能损害　长期血压升高可致肾动脉粥样硬化、肾小球硬化，引起蛋白尿、血尿、肾功能损害，甚至肾功能衰竭。

（4）视网膜病变　早期视网膜小动脉痉挛，严重者致眼底动脉硬化、渗出、血管瘤形成，甚至眼底出血、视网膜剥离。

（5）主动脉夹层　严重高血压可促使主动脉夹层形成并破裂，常可致命。

3. 高血压急症　原发性或继发性高血压患者，在某些诱因作用下，血压突然和显著升高（一般超过 180/120mmHg），同时伴有进行性心、脑、肾等重要靶器官功能不全的表现称为高血压急症。高血压急症包括高血压脑病、颅内出血、急性心力衰竭、急性冠脉综合征、主动脉夹层。

（1）高血压脑病　血压极度升高突破了脑血流自动调节范围，发生高血压脑病，表现为严重头痛、呕吐、意识障碍、精神错乱、抽搐、昏迷。与过高的血压导致脑灌注过多，出现脑水肿有关。

（2）高血压危象　血压显著升高，以收缩压升高为主，表现为头痛、烦躁、眩晕、心悸、气急、恶心、呕吐、视物模糊等症状，伴有动脉痉挛累及靶器官缺血症状。多由于紧张、劳累、寒冷、突然停服降压药物引起血压急剧升高。

（3）恶性高血压　①发病急骤，多见于青、中年；②舒张压持续 $\geq 130mmHg$；③头痛、视物模糊、眼底出血、渗出；④肾脏损害突出，持续性蛋白尿、血尿及管型尿，伴肾功能不全；⑤进展迅速，如不及时治疗，预后不佳，可死于肾衰竭、脑卒中或心力衰竭。

4. 高血压亚急症　指血压显著升高但不伴靶器官损害。患者可以有血压明显升高造成的症状，如头痛、胸闷、鼻出血和烦躁不安等。

5. 老年高血压 指年龄≥65 岁人群的高血压。其特点：①单纯收缩期高血压占半数以上；②部分是由中年原发性高血压延续而来，属收缩压和舒张压均增高的混合型；③心、脑、肾的并发症较为常见；④易造成血压波动及体位性低血压。

6. 高血压危险度的分层

（1）血压水平分类及定义 根据血压升高水平，进一步将高血压分为 1 级、2 级和 3 级（表 3 - 8）。

表 3 - 8 血压水平分类和定义（中国高血压防治指南，2018）

分类	收缩压（mmHg）		舒张压（mmHg）
正常血压	<120	和	<80
正常高值血压	120 ~ 139	和（或）	80 ~ 89
高血压	≥140	和（或）	≥90
1 级高血压	140 ~ 159	和（或）	90 ~ 99
2 级高血压	160 ~ 179	和（或）	100 ~ 109
3 级高血压	≥180	和（或）	≥110
单纯收缩期高血压	≥140	和	<90

注：以上标准适用于≥18 岁成人，当收缩压和舒张压分属于不同分级时，以较高的级别作为诊断标准。

（2）心血管风险分层：根据血压升高水平、心血管危险因素、靶器官损害、伴有的临床疾病，将高血压分为低危、中危、高危、很高危四个层次（表 3 - 9）。

表 3 - 9 高血压患者心血管风险水平分层（中国高血压防治指南，2018）

其他危险因素和病史	血压（mmHg）		
	1 级高血压	2 级高血压	3 级高血压
无危险因素	低危	中危	高危
1 ~ 2 个危险因素	中危	中危	很高危
≥3 个危险因素，靶器官损害，无并发症的糖尿病	高危	高危	很高危
临床并发症，有并发症的糖尿病	很高危	很高危	很高危

（三）心理 - 社会评估

高血压是一种慢性病，病程迁延不愈，需终身用药，而且并发症多、严重，给患者生活带来痛苦和精神压力，患者常有精神紧张、烦躁不安、焦虑、忧郁等不良情绪，特别是在症状加重或伴有靶器官出现并发症，用药不当或疗效不佳时，患者更加烦躁甚至恐惧。

（四）辅助检查

1. 心电图检查 可仅有左心室肥厚、心肌受损变化。

2. X 线检查胸片 可见主动脉迂曲、延伸，左心室增大。

3. 常规检查 血常规通常无异常。尿常规可见血尿、蛋白尿等。

4. 肾功能检查 肾功能减退时，血尿素氮和肌酐可升高，内生肌酐清除率可降低。

【主要护理诊断/问题】

1. 疼痛 头痛与血压升高有关。

2. 有受伤的危险 与头晕、急性低血压反应、视物模糊或意识改变有关。

3. 焦虑 与血压控制不满意，已发生并发症有关。

4. 知识缺乏 缺乏高血压病发病和防治的有关知识。

5. 潜在并发症 高血压急症、高血压脑病、心力衰竭、肾功能衰竭。

【护理措施】

（一）一般护理

1. 休息与活动 症状明显或有并发症的患者，应卧床休息。休息至血压接近正常或正常后可安排合适运动，一般体力活动可增加能量消耗，定期的体育锻炼可产生重要的治疗作用，可降低血压、改善糖代谢等。因此，建议每天应进行适当的（30 分钟左右）体力活动；每周应有 1 次以上的有氧体育锻炼。体力活动计划包括三个阶段。①热身阶段：5 ~ 10 分钟的轻度热身活动；②运动阶段：20 ~ 30 分钟的耐力活动或有氧运动；③放松阶段：约 5 分钟，逐渐减少用力，使心脑血管系统的反应和身体产热功能逐渐稳定下来。运动的形式和运动量均应根据个人兴趣、身体状况而定。不宜做屏气、体位变化过快、大幅度低头、弯腰动作。

2. 饮食护理 合理的膳食能起到维持理想的体重，防止高脂血症和动脉硬化，减轻心脏负荷，降低血压的作用。

（1）钠钾摄入 每日食盐摄入以不超过 6g 为宜，建议使用可定量的盐勺，减少味精、酱油等用量，少食或不食含钠盐量较高的各类加工食品，如咸菜、火腿、香肠。增加钾盐摄入，增加蔬菜和水果的摄入，有助补充钾盐。

（2）低脂饮食 每日脂肪摄入占总热卡量 < 25%。适当增加蛋白质如瘦肉、蛋类，并保证钾、钙的摄入。

（3）控制体重 控制 BMI < 24kg/m^2、腰围 < 90/85cm（男/女）。最有效的减重措施是控制能量摄入和锻炼。减重的速度因人而异，通常以每周减重 0.5 ~ 1kg 为宜。非药物措施减重效果不理想的重度肥胖患者，在医生指导下，使用减肥药物控制体重。

（4）戒烟、限酒 吸烟可导致血管内皮损害，显著增加高血压患者发生动脉粥样硬化性疾病的风险。限酒，白酒、葡萄酒、啤酒分别少于 50ml、100ml 和 300ml。

（二）病情观察

观察有无头晕、头痛、失眠、心悸、呕吐、视物模糊等症状；密切观察患者神志、呼吸、肢体活动及视力等变化；定期监测患者血压并做好记录，发现血压变化应及时通知医生。

（三）配合治疗

主要目的在于平稳控制血压，使血压降到或接近正常值，降低并发症、发病率和死亡危险，同时干预患者存在的危险因素。

1. 血压控制目标值 一般人群血压控制目标为 < 140/90mmHg；糖尿病或慢性肾脏病合并高血压的患者血压控制目标为 < 130/80mmHg；老年收缩期性高血压患者血压控制目标为收缩压 150mmHg 以下，如果能耐受可降至 140mmHg 以下。降压不可过快过低，尤其是老年人，以免影响心、脑、肾重要组织器官的供血。

2. 非药物治疗 适用于所有高血压患者，包括合理饮食、增加运动、减轻体重、戒烟限酒、心理平衡。

3. 药物治疗 低危组首先改善生活方式，观察 1 ~ 6 个月无效进行药物治疗；中危组积极改善生活方式，观察 1 ~ 3 个月无效进行药物治疗；高危组及很高危组立即予以降压药物治疗，同时治疗临床合并症、并发症。常用一线降压药有 5 大类。

（1）利尿剂 通过排钠排水，使细胞外容量降低，减轻外周血管阻力发挥降压作用。代表药有呋塞米、噻嗪类，噻嗪类使用最多，适用于轻、中度高血压。痛风患者禁用。

（2）β 受体阻断剂 主要通过抑制心肌收缩力、减慢心率发挥降压作用，代表药普萘洛尔、美托洛尔等。

（3）钙通道阻滞剂（CCB） 主要通过阻断血管平滑肌细胞上的钙离子通道，扩张血管降低血压，代表药硝苯地平、硝苯地平缓释剂等。对老年高血压患者有较好的降压疗效。

（4）血管紧张素转化酶抑制剂（ACEI） 通过抑制血管紧张素转化酶阻断肾素血管紧张素Ⅱ的生成，抑制激肽酶的降解而发挥降压作用，代表药有卡托普利、依那普利等。

（5）血管紧张素Ⅱ受体阻断剂（ARB） 阻断肾素血管紧张素Ⅱ受体发挥降压作用，代表药有氯沙坦、厄贝沙坦等。

4. 高血压急症的治疗

（1）休息 应绝对卧床休息，避免情绪激动，抬高床头，保持情绪稳定，必要时用镇静剂，协助生活护理。

（2）给氧 4~5L/min。

（3）建立静脉通道、有效控制血压 首选药物硝普钠，同时扩张动脉和静脉，降低心脏前后负荷。10~25mg/min静脉滴注，严密监测血压，每5~10分钟测血压一次。滴注过程中应避光；速度不宜太快，以免血压骤降；不宜长期、大量使用，以免发生硫氰酸中毒。实施阶段降压，具体目标如下。

第一目标：在30~60分钟内将血压降低到安全水平。建议第1~2小时内使平均动脉血压迅速下降但不超过治疗前水平的25%。

第二目标：达到第一目标后，放慢降压速度，加用口服降压药，减慢静脉给药速度，逐渐将血压降低到第二目标。2~6小时内将血压降至160/100mmHg，根据具体病情适当调整。

第三目标：若第二目标血压水平可耐受且临床情况稳定，在以后24~48小时逐步降低血压达到正常水平。

（4）减轻脑水肿 应用脱水剂如20%甘露醇快速静滴及速尿静注，治疗期间严密观察血压的变化，避免血压骤降。

（5）制止抽搐 伴烦躁、抽搐者可用地西泮或水合氯醛保留灌肠。

（四）用药护理

1. 用药原则 优先选择长效制剂、小剂量开始、联合用药、个体化治疗、终身治疗。

2. 遵医嘱给予降压药物治疗 用药后观察血压，以判断疗效，并注意观察有无副反应。

3. 注意药物不良反应及禁忌证 ①噻嗪类和袢利尿剂：应注意补钾，高尿酸血症和痛风者禁忌。②β受体阻断剂：应注意其抑制心肌收缩力、心动过缓、房室传导阻滞等，COPD、支气管哮喘者禁忌。③CCB类硝苯地平的副反应：有头痛、面红、下肢水肿、心动过速，地尔硫䓬可致负性肌力作用和心动过缓，心力衰竭、窦房结功能低下者不宜使用。④ACEI：可有刺激性干咳、头晕、味觉异常、高钾血症、肾功能损害等，高钾血症、妊娠者禁忌，可致畸及引发流产。⑤ARB：主要不良反应为血钾升高，也可致畸和引发流产。

（五）对症护理

1. 防治便秘 增加膳食纤维的摄入，有助预防便秘。对便秘者可使用口服通便药物或使用开塞露，但应避免强刺激性排便药物，以免诱发血压急剧升高。

2. 头痛护理 ①嘱患者卧床休息，抬高头部，改变体位时要慢，避免情绪激动、精神紧张等不良因素。②保持病室安静、光线柔和，尽量减少探视，保证患者充足的睡眠。③指导患者缓慢呼吸，行轻音乐疗法等，自我控制和稳定紧张情绪。④医护人员操作应相对集中，动作轻巧，防止过多干扰加重患者不适。⑤遵医嘱给予降压药并观察药物的疗效和不良反应。

（六）心理护理

与患者家属共同配合，多安慰患者，减少或排除引起不适的因素，多给患者提供心理疏导，为患者宣传高血压病的相关知识，提出改变不良性格和生活方式的方法，教会患者自我心理调节，使其保持平和心态和稳定的情绪。同时，指导患者家属给予患者多理解、多关心、多包容、多支持。

（七）健康指导

1. 生活指导　与患者共同讨论改变不良生活方式的重要性，指导患者生活规律，养成良好的生活习惯，保证充分的睡眠。

2. 疾病知识指导　向患者及家属解释坚持长期的饮食、运动、药物治疗的作用，减少高血压对心、脑、肾等靶器官的损害。避免各种诱发血压升高的因素，如情绪激动、精神过度紧张及精神创伤等。指导患者改变体位时动作宜慢，防止体位性低血压；避免蒸汽浴，防止外周血管扩张导致晕厥。一旦发生低血压，让患者取头低脚高位以促进下肢血液回流。

3. 运动指导　指导患者根据年龄和血压水平合理安排运动量。具体项目可选择步行、慢跑、游泳、太极拳、气功等有氧运动，避免竞技性和力量型运动。注意劳逸结合。

4. 用药指导　帮助患者建立长期治疗的思想准备，让患者参与制订治疗计划，指导患者遵医嘱服药，不可随意增减或停服降压药。告知药物的名称、剂量、用法、作用及副作用。

5. 指导自我监测　教会患者及家属测量血压方法及判断高血压的标准，测血压前30分钟禁止吸烟和饮咖啡，排空膀胱，测血压前15分钟安静休息，测得血压要做好记录。

6. 定期到门诊复查　护士应嘱患者定期门诊复查，并指导其根据危险度分层决定复诊时间。低危或中危者，每1~3个月随诊1次；高危者，至少每月随诊1次。

目标检测

选择题

A1／A2 型题

1. 目前成人高血压诊断标准是
   A. BP≥140/90mmHg
   B. BP≥150/90mmHg
   C. BP≥160/90mmHg
   D. BP≥160/95mmHg
   E. BP≥165/95mmHg

2. 长期血压升高容易引起哪些脏器的并发症
   A. 心、肝、肾
   B. 心、脑、肾
   C. 心、肝、肺
   D. 肺、肝、肾
   E. 肝、脑、肾

3. 患者，男，65岁，患高血压7年，2天前开始血压突然升高，出现剧烈头痛呕吐、抽搐、昏迷。最可能是
   A. 恶性高血压
   B. 高血压危象
   C. 高血压脑病
   D. 脑出血
   E. 脑血栓形成

4. 患者，女，60岁。"原发性高血压"病史6年，应用降压药物治疗后，血压得到控制，但出现双下肢踝部水肿，可能服用的降压药物是
   A. 阿替洛尔
   B. 硝苯地平
   C. 氯沙坦
   D. 哌唑嗪
   E. 依那普利

5. 患者，男，50岁。高血压病史20年，吸烟，每天1包。平时血压控制在（160~170）/（100~105）mmHg，空腹血糖6.5mmol/L。患者的高血压危险度分层属于
   A. 无危险组
   B. 低度危险组
   C. 中度危险组
   D. 高危险组
   E. 很高危险组

（李冬秀）

第七节　心肌疾病患者的护理

PPT

情境导入

情境：患者，男，52 岁，因"呼吸困难、乏力、胸闷，伴有咳嗽、咳痰，痰液黏稠且量多，不易咳出 1 周"到医院就诊。护理评估：T 36.9℃，P 86 次/分，BP 110/64mmHg，神志清楚，口唇发绀，双肺呼吸音减弱，双肺底可闻及湿啰音，双侧颈静脉怒张，双下肢呈凹陷性水肿。

任务：1. 该患者目前存在的主要护理诊断有哪些？
　　　2. 应对患者采取哪些护理措施？

一、概述

心肌病（cardiomyopathy）是由不同原因引起的以心肌结构及功能异常为主的一组心肌疾病，常表现为心肌肥厚或心室扩张。目前心肌疾病的具体分类如下。

遗传性心肌病：肥厚型心肌病、右心室发育不良心肌病、左心室致密化不全、线粒体肌病、离子通道病等。

混合性心肌病：扩张型心肌病、限制型心肌病。

获得性心肌病：感染性心肌病、心动过速心肌病、心脏气球样变、围生期心肌病。

本节重点阐述扩张型心肌病和肥厚型心肌病。

二、扩张型心肌病

扩张型心肌病（dilated cardiomyopathy，DCM）是以左心室或双心室腔扩大伴收缩功能障碍为特征的心肌病，是心肌病最常见的一种类型，临床表现为心脏扩大、心力衰竭、心律失常、血栓栓塞及猝死。

【病因与发病机制】

（一）病因

扩张型心肌病有基因突变和家族遗传背景。近年来认为，病毒感染是扩张型心肌病的重要原因，最常见的病原体为柯萨奇病毒 B、流感病毒、人类免疫缺陷病毒等。此外还可能与药物中毒（抗癌药物、抗精神疾病类药）、酒精中毒、代谢异常等所致各种心肌损害有关。

（二）发病机制

基因突变，病毒感染对心肌组织的直接损伤、病毒介导的免疫损伤作用，导致或诱发扩张型心肌病。其病理改变主要是心腔扩大（特别是左心室扩大），室壁多变薄，纤维瘢痕形成，常伴有附壁血栓，心肌收缩功能下降。

【护理评估】

（一）健康史评估

询问患者有无造成心肌损害的因素，如近期是否患过病毒性心肌炎；是否用过对心肌损害的药物，如化疗药物、抗精神病类药物；询问患者家族中有无心肌病家族史。

（二）身体评估

1. 症状　起病缓慢，主要表现为活动时呼吸困难和运动耐力下降。早期可无症状。随着病情加重，可出现夜间阵发性呼吸困难和端坐呼吸等左心衰竭症状，并逐渐出现食欲下降、腹胀、下肢水肿等右心衰竭症状。合并心律失常时出现心悸、头晕、黑矇甚至猝死。持续顽固性低血压是终末期表现。部分患者发生栓塞时出现相应脏器受累表现。

2. 体征 主要体征为心脏扩大。可闻及第三心音或第四心音，心率快时出现奔马律，常合并各种心律失常。

（三）心理 – 社会评估

患者反复出现心力衰竭，活动受限，工作、学习、生活受影响，因而易产生抑郁、焦虑等心理。晚期因疗效不理想，患者易产生恐惧、绝望心理。

（四）辅助检查

1. X 射线检查 心影明显增大，心胸比 > 50%。可出现肺淤血、肺动脉高压的 X 线表现。

2. 心电图 缺乏特异性，可出现心室肥大、各种心律失常如室性心律失常、心房颤动等，以及 ST – T 改变，少数患者可见病理性 Q 波。

3. 超声心动图 是诊断扩张型心肌病最常用的重要检查方法。心脏四腔均增大，但以左心室为著，室壁运动减弱，提示心肌收缩力下降。彩色多普勒显示二尖瓣、三尖瓣反流，左心室心尖部附壁血栓形成。

4. 心脏磁共振（CMR） 对心肌病诊断及预后评估有很高价值。

5. 其他 心肌核素显像、冠状动脉 CT 检查、心内膜心肌活检等也有助于鉴别诊断。

三、肥厚型心肌病

肥厚型心肌病（hypertrophic cardiomyopathy，HCM）是一类与常染色体显性遗传有关的原发性心肌病，以心室非对称性肥厚、心室腔缩小、左心室血液充盈受阻为主要病理特点。临床主要表现为劳力性呼吸困难、胸痛、心悸、心律失常，严重者并发心力衰竭、猝死。根据左心室流出道有无梗阻又可分为梗阻性肥厚型和非梗阻性肥厚型心肌病。我国约为 180/10 万，好发于男性。

【病因及发病机制】

本病病因未明，目前认为是常染色体显性遗传疾病，常有明显的家族史。本病以 β – 肌球蛋白重链及肌球蛋白结合蛋白 C 编码基因突变最常见。

肥厚型心肌病的主要改变在心肌显著肥厚，心腔缩小，以心室间隔增厚多见。组织学表现为心肌细胞排列紊乱、小血管病变和瘢痕形成。

【护理评估】

（一）健康史评估

询问患者家族中是否有被确诊为肥厚型心肌病的病史，家族中是否有猝死病例。评估患者是否有猝死的危险因素及并发症出现。

（二）身体评估

1. 症状 部分患者无自觉症状，而因猝死或在体检中被发现。最常见的症状是劳力性呼吸困难。约 1/3 的患者有劳力性心绞痛，服用硝酸甘油和休息多不能缓解。伴有流出道梗阻的患者可在起立或运动时出现晕厥，甚至猝死。

2. 体征 有心脏轻度增大，可在胸骨左缘第 3~4 肋间听到较粗糙的喷射性收缩期杂音；心尖部也常听到收缩期杂音。使用 β 受体阻断剂或取下蹲位时，使心肌收缩力下降或使左心室容量增加，杂音可减轻；而含服硝酸甘油或体力运动，使左心室容量减少或增加心肌收缩力，均可使杂音增强。

3. 并发症 ①心律失常：易发生多形性室性心律失常、室性心动过速、房颤等。②心源性猝死：肥厚型心肌病的主要死因是心源性猝死，是青年和运动员猝死的常见原因。

（三）心理 – 社会评估

患者有猝死的危险，给患者及其家人带来很大的心理压力，患者担心自己的疾病，同时也担心自已亲人患上此病，出现焦虑、忧郁、恐惧等。

（四）辅助检查

1. X 线检查 心影正常或左心室增大。可出现肺淤血。

2. 心电图 最常见表现是左心室肥大，ST－T 改变，胸前导联出现巨大倒置 T 波，少数有深而不宽的病理性 Q 波，此外，室内传导阻滞和期前收缩也常见。

3. 超声心动图 临床最主要的诊断手段。以心室不对称性肥厚而无心室腔增大为特征，舒张期室间隔厚度 15mm 或与后壁厚度之比≥1.3，室间隔运动幅度低下。

4. 其他 左心导管检查、心脏磁共振及心血管造影对确诊有重要价值。心肌内膜活检可见心肌细胞肥大、排列紊乱、局限性或弥漫性间质纤维化。

> **知识链接**
>
> 中国血管超声第一人——华扬教授
>
> 首都医科大学宣武医院血管超声科主任华扬教授，不仅成功填补了我国血管超声技术的空白，还建立了系统规范的脑、颈血管超声一体化评估模式，为行业树立了"金标准"，因此在业内被誉为"中国血管超声第一人"。值得一提的是，华扬也是一位肾移植患者，职业生涯的大部分时间里，华扬都带病坚持到临床一线工作，解决患者难题，用她的实际行动践行着医者对患者的尊重，对生命的敬畏。华扬教授曾说："我曾经是患者，永远是医生医者。"从医三十多年，华扬为中国脑血管病的防治作出了突出贡献，更为中国血管病变患者带来了福音。

四、心肌病患者的护理

【主要护理诊断/问题】

1. 疼痛：胸痛 与肥厚心肌耗氧量增加、冠状动脉供血相对不足有关。

2. 气体交换受损 与心力衰竭有关。

3. 有受伤的危险 与梗阻性肥厚型心肌病导致晕厥有关。

4. 恐惧 与心绞痛、晕厥、严重心律失常反复发生有关。

5. 潜在并发症 心绞痛、心律失常、心力衰竭、猝死。

【护理措施】

（一）一般护理

1. 休息与活动 依据患者心功能情况安排休息与活动。无明显呼吸困难，可在护士指导下适量活动，活动以不出现症状为宜。如在活动中出现呼吸困难、咳嗽、咳痰，应立即让患者取坐位或半坐位休息，以减少回心血量、减轻肺淤血。患者卧床期间，及时变换体位、鼓励患者肢体活动，以防压疮及深静脉血栓发生。

2. 饮食护理 给予低盐、低脂、高维生素、清淡、易消化饮食，多食蔬菜、水果，少食多餐。每日食盐摄入不超过 5g/d。保持大便通畅。

（二）病情观察

密切观察患者的血压、心率、心律及心电图改变。观察有无脑、肺和肾等内脏及周围动脉栓塞的表现。有水肿者要观察水肿消退、尿量的变化及皮肤情况。患者胸部疼痛时评估疼痛的部位、性质、持续时间、程度、诱因及缓解方法。

（三）配合治疗

1. 扩张型心肌病

（1）病因治疗 寻找病因，积极治疗。如控制感染、戒烟戒酒、改善营养等。

（2）控制心力衰竭 ①ACEI 或 ARB：小剂量开始，逐渐增加，直到达到目标剂量；②β 受体阻断剂：可降低心肌收缩力，减轻左心室流出道梗阻。在 ACEI 或利尿剂基础上应用，从小剂量开始，逐渐增加，以达到目标剂量或最大耐受剂量；③利尿剂：呋塞米或氢氯噻嗪，小剂量开始，根据尿量、体重调整剂量；④洋地黄：注意本病患者易发生洋地黄中毒。

（3）预防栓塞 口服阿司匹林，预防附壁血栓形成。已经有附壁血栓形成和（或）发生栓塞者，须长期口服华法林抗凝治疗。

（4）预防猝死 控制诱发室性心律失常的因素。对于严重心律失常药物不能控制者，可置入心脏复律除颤器，预防猝死。

（5）手术治疗 长期严重心力衰竭、内科治疗无效的患者可考虑心脏移植。

2. 肥厚型心肌病

（1）避免诱因 避免剧烈运动、持重、情绪激动、突然起立或屏气等诱因。

（2）药物治疗 主要用 β 受体阻断剂（美托洛尔）及钙通道阻滞剂（维拉帕米），减慢心率，降低心肌收缩力，减轻流出道梗阻。β 受体阻断剂为首选的药物。钙通道阻滞剂能改善心肌舒张功能、减轻左心室流出道梗阻，用于不能耐受 β 受体阻断剂的患者。避免使用增强心肌收缩力的药物（如洋地黄）及减轻心脏负荷的药物（如硝酸甘油），以免加重左心室流出道的梗阻。

（2）其他治疗 介入或手术治疗，植入双腔起搏器，消融或切除肥厚的室间隔心肌。

（四）用药护理

1. 强心剂 因心肌病患者对洋地黄的耐受性差，易致中毒，在使用洋地黄时应采用缓给法，剂量宜小，应注意患者有无洋地黄中毒表现。

2. 利尿剂 注意患者有无疲乏无力、呕吐、腹胀、心律失常等低钾血症的表现。

3. 血管扩张剂 静脉给药时不能自行调节滴液速度。注意观察患者有无头痛、面红、头晕及血压变化等副作用。

4. ACEI、ARB 观察患者有无低血压、高钾血症、肾功能损害、咳嗽等不良反应。

5. 抗凝剂 注意患者有无牙龈、皮下出血表现，并定期复查出凝血时间。

（五）心理护理

给予患者关心和支持。尽量多陪伴患者，给予安慰，稳定患者情绪，避免患者因情绪波动加重病情。解除患者思想顾虑和紧张，鼓励患者树立战胜疾病信心，给予其安全感，使其积极配合治疗。

（六）健康指导

1. 疾病知识指导 避免激烈运动、提起重物、突然屏气等，以减少晕厥和猝死发生的危险；避免寒冷刺激、情绪激动、饱餐、劳累、突然改变体位，防止诱发心绞痛；有晕厥病史者避免单独外出活动，以免发作时无人在场而发生意外；戒烟戒酒。

2. 用药指导 遵医嘱坚持长期服用 β 受体阻断剂及钙通道阻滞剂，告知患者及家属药物的剂量、名称、用量、用法，指导患者及家属观察药物疗效及副作用，教会患者自测脉搏和心率。

3. 定期复诊 嘱患者定期门诊复查，出院后每月复诊一次，以后根据病情复诊。症状加重时应立即就诊，以防延误病情。

目标检测

一、选择题

A1／A2 型题

1. 扩张型心肌病最主要的体征是

    A. 心界扩大   B. 心界缩小   C. 下肢水肿

    D. 颈静脉怒张   E. 肝大

2. 对肥厚型心肌病最有诊断价值的辅助检查是

    A. 心电图   B. 心内膜心肌活检   C. 胸片

    D. 超声心动图   E. 运动试验

3. 肥厚型心肌病的主要病理改变是

    A. 心肌显著肥厚，心腔缩小   B. 非特异性心肌细胞肥大   C. 心肌纤维化

    D. 心腔扩张   E. 心腔室壁变薄

4. 肥厚型心肌病是一种

    A. 感染性疾病   B. 性染色体显性遗传性疾病

    C. 性染色体隐性遗传性疾病   D. 常染色体隐性遗传性疾病

    E. 常染色体显性遗传性疾病

5. 患者，男，28 岁。劳累后心悸、气短 5 年，休息可缓解。近 1 年活动中曾发作过晕厥 2 次。体检：胸骨左缘第 3~4 肋间听到较粗糙的喷射性收缩期杂音；X 线检查心影增大不明显；心电图表现为 ST-T 改变，胸前导联常出现巨大倒置 T 波。在 Ⅰ、aVL、Ⅱ、Ⅲ、aVF、V_2、V_3 出现深而不宽的病理性 Q 波，超声心动图：室间隔的非对称性肥厚，舒张期室间隔的厚度与后壁之比 ≥1.3，间隔运动低下。应考虑的临床诊断是

    A. 克山病   B. 病毒性心肌炎   C. 扩张型心肌病

    D. 肥厚型心肌病   E. 限制型心肌病

（蒋林麟）

第八节　心肌炎患者的护理

PPT

情境导入

情境： 患者，男，32 岁，因"持续性心悸、乏力、胸闷 1 周"入院。护理评估：T 36.8℃，P 100 次/分，BP 120/72mmHg。心律不齐，心尖部第一心音减弱。心电图检查提示：频发室性期前收缩，心肌酶谱检查异常。临床诊断为病毒性心肌炎。

任务： 1. 该患者目前存在的主要护理诊断有哪些？

        2. 应对患者采取哪些护理措施？

心肌炎（myocarditis）是心肌的炎症性疾病。最常见病因为病毒感染。其他如细菌、真菌、原虫等感染也可引起心肌炎。非感染性心肌炎的病因包括放射、药物、毒物、结缔组织病等。病程多呈自限性，但也可进展为扩张型心肌病。本节重点阐述病毒性心肌炎。

【病因与发病机制】

（一）病因

多种病毒都可以引起心肌炎，其中以呼吸道病毒和肠道病毒感染较常见，有柯萨奇病毒（A 组和 B 组）、埃可病毒、腺病毒、流感和副流感病毒等，以柯萨奇病毒 B 最常见。

（二）发病机制

病毒性心肌炎的发病机制包括：①病毒直接作用，造成心肌损害。②病毒介导的免疫损伤。此类因素可导致心脏组织结构和功能受到破坏。

【护理评估】

（一）健康史评估

询问患者发病前有无上呼吸道感染和肠道感染病史，询问患者有无劳累、寒冷、酗酒、细菌感

染、营养不良、缺氧等诱因。

（二）身体评估

1. 症状 患者发病前 1~3 周有上呼吸道感染或肠道感染史，表现为发热、全身酸痛、咽痛，或恶心、呕吐、腹泻等消化道症状。随后出现胸闷、心悸、呼吸困难，甚至严重的心律失常、心力衰竭、晕厥、猝死。绝大部分患者往往以心律失常为首见症状就诊。

2. 体征 常有各种心律失常的表现，以房性和室性期前收缩最常见，其次是房室传导阻滞多见。可见与发热程度不平行的心动过速；听诊心尖区第一心音减弱，可出现第三、第四心音或奔马律。心力衰竭患者可有体循环淤血、肺循环淤血等体征。

（三）心理 - 社会评估

患者因生病影响学习、工作和日常生活，且疾病急性期心悸等症状明显，患者容易产生焦急、烦躁情绪。

（四）实验室及其他检查

1. 血液检查 白细胞计数可升高，血沉增快，C 反应蛋白增加，心肌损伤标志物检查肌钙蛋白 I（cTnI）、血清肌钙蛋白 T（cTnT）、心肌肌酸激酶（CK – MB）升高。

2. 血清学检测 血清学检测仅对病因有提示作用，但不能作为本病的诊断依据。

3. 心内膜心肌活检（EMB） 是一种有创性检查方法，有助于本病的诊断及病情判断。

4. 心电图检查 多数表现 ST 段移位和 T 波倒置。可有多种心律失常，尤其是室性心律失常和房室传导阻滞等。

5. X 射线检查 心影可见明显增大。

【主要护理诊断/问题】

1. 活动耐力下降 与心肌受损、并发心律失常或心力衰竭有关。

2. 潜在并发症 心力衰竭、心律失常。

3. 焦虑 与担心预后、学习、工作有关。

【护理措施】

（一）一般护理

1. 休息与活动 依据患者心功能情况安排休息与活动。病毒性心肌炎急性期应以卧床休息为主，限制体力活动直至完全恢复。无明显呼吸困难，可在护士指导下适量活动，活动以不出现症状为宜。心肌炎急性期应限制体力活动直至完全恢复，一般为起病后 6 个月。

2. 饮食护理 给予高蛋白、高维生素、清淡易消化饮食，多食蔬菜、水果，少食多餐。禁烟禁酒，禁饮浓茶、咖啡。若患者出现心功能不全的表现时，应给予低盐饮食。

（二）病情观察

密切观察患者体温、脉搏、呼吸、血压、神志变化，记录 24 小时尿量；严密监测患者心率、心律变化，及时发现是否有严重心律失常；注意观察有无呼吸困难、水肿、颈静脉怒张、奔马律、肺部啰音等心力衰竭表现。

（三）配合治疗

1. 一般治疗 急性期应卧床休息，补充营养物质。

2. 抗病毒治疗 利巴韦林有一定疗效，可肌内注射或静脉滴注。干扰素具抗病毒、调节免疫等作用。近年来采用的黄芪、辅酶 Q10 等中西医结合治疗有一定疗效。

3. 保护心肌治疗 维生素 C、三磷酸腺苷、辅酶 A 等改善心肌代谢和营养。

4. 对症治疗 纠正心律失常、心力衰竭等。

（四）用药护理

1. 利巴韦林 静脉滴注速度缓慢；偶有轻度胃肠道反应，停药后很快恢复；有较强的致畸作用，孕妇忌用。

2. 干扰素 常见不良反应为发热、畏寒、头痛、肌肉疼痛、疲劳、恶心、食欲减退等，其中发热最为常见，随疗程进展，此类症状可逐渐减轻或消失。其他不良反应有白细胞减少、血小板减少等，用药期间定期复查血象。

3. 辅酶 Q10 注射液如有黄色沉淀物析出，可将药瓶置入沸水内 2~3 分钟，待溶解澄清后仍可使用，可有恶心、胃部不适、食欲减退等不良反应，不必停药，偶见荨麻疹及一过性心悸。

（五）心理护理

护理人员应多与患者沟通，鼓励患者倾诉自己的感受，评估患者焦虑程度，向患者及家属解释疾病全过程。消除患者紧张恐惧的不良心理，积极配合治疗护理。

（六）健康指导

1. 疾病预防指导

（1）避免诱因 避免受凉和过度疲劳，避免呼吸道感染等情况发生。

（2）休息指导 急性心肌炎患者出院后需继续休息 3~6 个月，无并发症可考虑恢复学习和轻体力工作，6 个月至 1 年内避免剧烈活动、重体力劳动及妊娠。

2. 用药指导 指导患者遵医嘱服药，不能私自增减药量。告知药物名称、剂量、用法、作用及不良反应的表现。

3. 就诊指导 教会患者和家属自测脉搏、心率、心律，发现异常或有心悸、胸闷、乏力、头晕等不适及时就诊。

目标检测

一、选择题

A1／A2 型题

1. 病毒性心肌炎最常见的致病因素
   A. 柯萨奇病毒 B   B. 脊髓灰质炎病毒   C. 流感病毒
   D. 单纯疱疹病毒   E. 埃可病毒

2. 诊断病毒性心肌炎最可靠的辅助检查是
   A. 心内膜活检   B. 心电图   C. 核磁共振
   D. 超声心电图   E. 血液检查

3. 对急性病毒性心肌炎得健康教育错误的是
   A. 给予高蛋白、高维生素饮食   B. 出院后不需继续休息
   C. 出院后需继续休息 6 月   D. 适当锻炼身体，增强机体抵抗力
   E. 应遵医嘱正确使用药物

4. 以下关于病毒性心肌炎的护理措施错误的是
   A. 急性期应卧床休息   B. 只能将患者安排于单人病房
   C. 注意监测心率、心律及血压的变化   D. 应观察患者尿量，意识及皮肤黏膜情况
   E. 指导患者预防感染

5. 对于病毒性心肌炎患者的饮食护理，错误的是
   A. 高蛋白   B. 高维生素   C. 清淡、易消化饮食
   D. 多食蔬菜、水果   E. 可饮用咖啡

第九节　感染性心内膜炎患者的护理

PPT

情境导入

情境：患者，女，52 岁，以"发热 1 周"入院。护理评估：体温 38.5℃，心率 98 次/分，BP 130/80mmHg，双肺呼吸音粗，心界向左下扩大，二尖瓣区闻及收期杂音。辅助检查：血常规：WBC 12×10^9/L，Hb 100g/L。实验室及其他检查：超声心动图示二尖瓣前叶见直径 6mm 的赘生物回声。血培养 2 次为 A 组乙型溶血性链球菌。

任务：1. 该患者目前存在的主要护理诊断有哪些？

2. 应对患者采取哪些护理措施？

感染性心内膜炎（infective endocarditis，IE）是心内膜表面的微生物感染，伴赘生物形成。赘生物为大小不等、形状不一的血小板和纤维素团块，内含微生物和炎症细胞。最常受累部位是瓣膜。根据病程，可分为急性和亚急性感染性心内膜炎。亚急性感染性心内膜炎较常见。根据瓣膜类型分为自体瓣膜心内膜炎、人工瓣膜心内膜炎和静脉药瘾者心内膜炎。本节主要阐述自体瓣膜心内膜炎。

【病因与发病机制】

（一）病因

1. 致病菌　急性感染性心内膜炎以金黄色葡萄球菌多见，少数由肺炎球菌、A 组链球菌所致。亚急性感染性心内膜炎最常见的致病菌是草绿色链球菌，其次为表皮葡萄球菌。

2. 基础心血管疾病　感染性心内膜炎多发生于有器质性心脏病的患者，以心脏瓣膜病尤其是二尖瓣和主动脉瓣最常见，其次为先天性心血管病，如室间隔缺损、动脉导管未闭和人工瓣膜置换术后等。

（二）发病机制

致病菌可在呼吸道感染、拔牙、扁桃体摘除时进入血流，引起暂时性菌血症，细菌随血流到达心内膜，黏附于病变内膜，并迅速繁殖形成菌落，菌落促使血小板聚集和纤维蛋白沉积形成赘生物。赘生物在心内膜上生长造成瓣叶破损、穿孔和腱索断裂，引起瓣膜功能不全；赘生物碎片脱落可导致体循环和肺循环外周血管栓塞；本病的病理特征是心瓣膜上形成赘生物经血行播散至全身器官和组织引起炎症、出血损害。

【护理评估】

（一）健康史评估

1. 询问患者有无心脏瓣膜病、心肌病、先天性心脏病、二尖瓣脱垂等病史，有无上呼吸道感染（如咽炎、喉炎、扁桃体炎等）及其他部位的感染史。

2. 询问患者近期有无拔牙或扁桃体切除术，是否做过心导管检查、人工瓣膜置换术或其他心脏手术，有无静脉药瘾史。

（二）身体评估

1. 全身感染的表现　发热是感染性心内膜炎最常见的症状，几乎所有患者均有发热。急性可有寒战、高热。亚急性起病隐匿，可出现弛张性低热，体温 <39℃，午后和晚上较高，伴全身不适、食欲不振、体重减轻、头痛、背痛、肌肉关节痛等表现。

2. 心脏受累的表现　高达 85% 的患者可闻及心脏杂音，是基础心脏病和（或）心内膜炎导致瓣膜损害所致，瓣膜损害以主动脉瓣关闭不全多见。原有杂音性质、强度改变和（或）新杂音出现是本病的重要特征，多与赘生物生长、破裂和脱落有关。

3. 周围体征　多为非特异性。可能由感染毒素引起的微血管炎或微栓塞所致。①瘀点：出现于任何部位，以锁骨以上皮肤、口腔黏膜和睑结膜常见；②指（趾）甲下出血：呈条纹状；③Osler 结节：为手指或足趾末端的掌面出现豌豆大小的红或紫色痛性结节，常见于亚急性感染者；④Janeway 损害：为手掌和足底处直径 1 ~ 4mm 的无痛性出血红斑，主要见于急性感染者；⑤Roth 斑：为视网膜的卵圆形出血斑，其中心呈白色，多见于亚急性感染者。

4. 动脉栓塞　赘生物脱落引起动脉栓塞。栓塞可发生在身体的任何部位，常见于以脑、心脏、脾、肾、肠系膜和四肢动脉。脑栓塞发生率最高。

5. 感染非特异性症状　患者有脾大、进行性贫血，多见于亚急性感染者，贫血程度一般为轻、中度，晚期可为重度贫血。部分患者有杵状指。

6. 并发症

（1）心脏　心力衰竭是最常见并发症，主要由主动脉瓣关闭不全所致。其次可见急性心肌梗死、心肌脓肿、心肌炎和化脓性心包炎等。

（2）细菌性动脉瘤　多见于亚急性感染性心内膜炎患者。受累动脉依次为近端主动脉、脑、内脏、四肢，一般见于病程晚期，多无症状，仅为可扪及的搏动性肿块。

（3）神经系统　脑栓塞、脑细菌性动脉瘤、中毒性脑病、脑脓肿、化脓性脑膜炎等。

（4）迁移性脓肿　多发生于肝、脾、骨髓和神经系统。

（5）肾脏　多数患者有肾损害，肾动脉栓塞和肾梗死、免疫复合物所致局灶性和弥漫性肾小球肾炎等。

（三）心理 - 社会评估

本病患者病情严重，病程长且易复发，并发症多，由于感染不易控制，患者烦躁、焦虑；当病情进展且疗效不佳时，患者出现情绪紧张、悲观、绝望等心理反应。

（四）辅助检查

1. 血液检查　急性患者白细胞计数增高和明显核左移，红细胞沉降率增快。亚急性感染性心内膜患者出现正常色素正常细胞性贫血。

2. 血培养　是最重要的诊断方法。未经抗生素治疗的患者血培养阳性率可达95%以上。标本采集要求：①对于未使用抗生素治疗者，入院后即可采血，每间隔 1 小时采血 1 次，共 3 次。若次日未见细菌生长，重复采血 3 次后再开始抗生素治疗；②已用过抗生素治疗者，停药 2 ~ 7 天后采血；③该病属于持续性菌血症状态，无须高热时采血，每次采静脉血 10 ~ 20ml。做需氧和厌氧培养，至少培养 3 周；④采血前严格消毒皮肤，采血后严格消毒培养基瓶塞。

3. 超声心动图检查　可发现赘生物、瓣周并发症等支持心内膜炎的证据，还可明确基础心脏病等，可帮助感染性心内膜炎明确诊断。

4. 免疫学检查　80% 患者血液中可出现免疫复合物，25% 的患者可有高丙种球蛋白血症。病程 6 周以上的亚急性患者中 50% 类风湿因子阳性。

【主要护理诊断/问题】

1. 体温过高　与感染有关。

2. 营养失调：低于机体需要量　与食欲下降、长期发热导致机体消耗过多有关。

3. 焦虑　与发热、出现并发症、疗程长或病情反复有关。

4. 潜在并发症　动脉栓塞、心力衰竭。

【护理措施】

（一）一般护理

1. 休息与活动　急性期患者应卧床休息，限制活动，以减少回心血量和减少赘生物脱落，从而降低栓塞发生概率；协助患者取舒适卧位，保持病室温湿度适宜，保持安静，减少探视；亚急性者可适当活动，但应避免剧烈运动及情绪激动。

2. 饮食护理　给予高热量、高蛋白、高维生素、清淡、易消化的半流质或软食，以补充发热引起的机体能量消耗。有心力衰竭征象的患者按心力衰竭要求进行饮食指导。

（二）病情观察

1. 观察体温变化　高热者卧床休息，每 4 小时测量体温一次，准确绘制体温曲线，判断病情进展及治疗效果。

2. 观察皮肤黏膜变化　观察患者有无皮肤瘀点、指甲下线状出血、Osler 结节等表现。

3. 观察有无栓塞征象　脑栓塞表现为偏瘫、失语、意识改变等；肺栓塞表现为突然胸痛、咯血、呼吸困难等；肾栓塞突然出现腰痛、血尿、急性肾功能不全等；脾栓塞时患者左上腹剧痛，呼吸或体位改变时疼痛加剧；肢体动脉栓塞表现为受累肢体变白或发绀、发冷、疼痛、跛行，甚至动脉搏动消失等。

（三）配合治疗

1. 抗生素治疗　①原则：早应用、足剂量、长疗程、静脉给药。早应用：血培养标本采集完毕后即给予；足剂量：以保持高血药浓度；长疗程：一般 4~6 周，人工瓣膜性心内膜炎 6~8 周；静脉给药：以保证稳定而持续血药浓度。②抗生素选用：病原微生物不明时根据经验用药，病原微生物明确时根据药物敏感试验结果指导用药。草绿色链球菌感染引起者首选药是青霉素，也可联合使用氨基糖苷类抗生素。真菌感染时选用两性霉素 B 等。

2. 外科治疗　对有生命危险的心内并发症如严重瓣膜反流、心肌或瓣环脓肿等或抗生素无效时考虑手术。

（四）用药护理

①遵医嘱、足量、按时使用抗生素；②观察药物疗效；③观察药物不良反应，及时报告医生；④告知患者及家属大剂量、长时程使用抗生素的重要性；⑤注意穿刺部位静脉保护，减轻患者痛苦。

（五）对症护理

发热护理，高热患者应卧床休息，给予物理降温如冰袋冷敷、温水擦浴等，及时记录体温变化。患者出汗多时可在衣服与皮肤之间衬以柔软毛巾，便于潮湿后及时更换。

（六）心理护理

向患者说明本病的预后，告知患者本病的各种治疗与护理的意义，告知患者本病通过治疗多数是可痊愈的，以减轻患者的心理压力，安慰和鼓励患者使其积极配合治疗和护理。

（七）健康指导

1. 生活指导　嘱患者注意防寒保暖，避免感冒，加强营养，增强机体抵抗力，劳逸结合。少去公共场所。勿挤压痤疮、疖等感染性病灶，减少病原体入侵的机会。

2. 疾病知识指导　向患者和家属介绍本病的知识，告知患者坚持足够剂量、足够疗程抗生素治疗的重要性。有心内膜炎病史者，在施行口腔手术，如拔牙、扁桃体摘除术或侵入性检查及其他外科手术治疗前应告知医生，以便预防性使用抗生素。教会患者自测体温、观察栓塞表现的方法，定期门诊复查。

目标检测

一、选择题

A1/A2 型题

1. 亚急性感染性心内膜炎主要致病菌是
   A. 草绿色链球菌
   B. 肺炎球菌
   C. 支原体
   D. 金黄色葡萄球菌
   E. 大肠埃希菌

2. 亚急性感染性心内膜炎最常见的症状是
　　A. 贫血　　　　　　　　　B. 栓塞　　　　　　　　　C. 疼痛
　　D. 乏力　　　　　　　　　E. 发热

3. 草绿色链球菌导致的亚急性感染性心内膜炎首选的抗生素是
　　A. 青霉素　　　　　　　　B. 万古霉素　　　　　　　C. 庆大霉素
　　D. 两性霉素 B　　　　　　E. 阿奇霉素

4. 亚急性感染性心内膜炎最主要的诊断方法是
　　A. 全身严重感染表现　　　B. 栓塞征象　　　　　　　C. 血培养
　　D. 尿液检查　　　　　　　E. 短期内出现的心脏杂音变化

5. 对于感染性心内膜炎未使用抗生素治疗者，抽取血培养标本的时间是
　　A. 入院后即可采血，每间隔 1 小时采血一次，共 3 次，体温升高时采血
　　B. 入院后即可采血，每间隔 2 小时采血一次，共 2 次，体温升高时采血
　　C. 入院后即可采血，每间隔 3 小时采血一次，共 3 次，体温升高时采血
　　D. 入院后即可采血，每间隔 0.5 小时采血一次，共 3 次，体温升高时采血
　　E. 停用抗生素后 2 ~ 7 天采血，无需体温升高时采血

（蒋林麟）

第十节　心包疾病患者的护理

PPT

情境导入

情境： 患者，女，60 岁，以"发热、胸闷、胸痛、气促"为主诉入院。护理评估：体温 38.5℃，心率 114 次/分，BP 87/68mmHg。面色苍白，口唇发绀，双侧颈静脉怒张，X 线结果显示心影有扩大，B 超显示心包内有大量积液。

任务： 1. 该患者目前存在的主要护理诊断有哪些？
　　　　 2. 应对患者采取哪些护理措施？

一、概述

心包疾病是由感染、肿瘤、代谢性疾病、尿毒症、外伤等引起的心包病理性改变。按病程分为：①急性心包炎，病程 <6 周，包括纤维素性心包炎、渗出性心包炎；②亚急性心包炎，病程 6 周 ~ 3 个月，包括渗出性 – 缩窄性心包炎、缩窄性心包炎；③慢性心包炎，病程 >3 个月，包括缩窄性心包炎、渗出性心包炎、粘连性心包炎。按病因分为感染性和非感染性。本节重点阐述急性心包炎和缩窄性心包炎。

二、急性心包炎

急性心包炎（acute pericarditis）为心包脏层和壁层的急性炎症性疾病，病程 <6 周。可以单独存在，也可以是某种全身疾病累及心包的表现。

【病因及发病机制】

（一）病因

1. 感染性　以病毒感染最为常见。

2. 非感染性　包括肿瘤、尿毒症、自身免疫性疾病、心肌梗死、放射性心包炎等。有些患者查无明确原因，成为特发性急性心包炎或急性非特异性心包炎。

（二）发病机制

在心包炎的急性期，心包壁层和脏层上有纤维蛋白、白细胞及少许内皮细胞组成的炎性渗出，此时为急性纤维蛋白性心包炎。随着病程的进展，心包腔渗出液体增多，则转变为渗出性心包炎，常为浆液纤维蛋白性。当有大量心包积液时，心包腔内压增高，影响心脏舒张期的血液充盈，使静脉血回流受阻，外周静脉压升高，导致心排血量降低，血压下降，出现急性心脏压塞的临床表现。

【护理评估】

（一）健康史评估

1. 评估患者近期有无各种原因引起的感染，是否患结核。
2. 评估患者有无系统性红斑狼疮、类风湿关节炎等风湿性疾病。
3. 评估患者有无心肌梗死、尿毒症、肿瘤以及创伤等病史。

（二）身体评估

1. 症状

（1）胸痛　心前区疼痛是纤维蛋白性心包炎的主要症状。疼痛常位于心前区或胸骨后，性质为压榨样、闷痛或尖锐痛，常于深呼吸、咳嗽、变换体位时加重，坐位减轻。急性非特异性心包炎和感染性心包炎患者疼痛常较明显，而结核性或肿瘤性心包炎则不明显。

（2）呼吸困难　是心包积液时最突出的症状。与支气管、肺受压及肺淤血有关。严重者可出现端坐呼吸、呼吸浅快、烦躁不安、面色苍白、发绀、发热、乏力等。压迫气管引起干咳，食管被压迫时可出现吞咽困难，喉返神经受压时出现声音嘶哑。

2. 体征

（1）心包摩擦音　是纤维蛋白性心包炎的典型体征，因大量纤维蛋白的渗出导致心脏壁层膜与脏层膜之间互相摩擦所致。常于在胸骨左缘第 3～4 肋间听诊最为清晰，舒张期和收缩期均能闻及。坐位时身体前倾、深吸气最为明显。心前区听到心包摩擦音就可作为心包炎的诊断依据。

（2）心包积液体征　为渗出性心包炎体征。心脏搏动减弱或消失。心浊音界向两侧扩大。心率快、心音遥远。大量心包积液时可因收缩压下降导致脉压减小，严重时出现心脏压塞征，包括颈静脉怒张、奇脉、肝大、腹水、下肢水肿、血压下降甚至休克。

（三）心理－社会评估

患者因心前区疼痛、呼吸困难而出现精神紧张、烦躁不安，因急性心包压塞出现晕厥而感到恐慌，因担心急性心包炎会出现危险而产生焦虑、悲观心理。

（四）辅助检查

1. 血液检查　细菌感染者常有白细胞计数增多及血沉增快等。自身免疫病者免疫指标阳性。尿毒症患者可见肌酐指标升高。

2. 胸部 X 线检查　成人心包积液 < 250ml、儿童 < 150ml 时难以检出。心包积液量 > 300ml 时，心脏阴影普遍向两侧增大，呈烧瓶样。心脏搏动减弱或消失。

3. 心电图　常规导联（除 aVR 和 V_1 导联）呈弓背向下型抬高、T 波低平或倒置，渗出性心包炎可有 QRS 波群低电压。无病理性 Q 波。

4. 超声心动图　是诊断心包积液最简单、可靠的方法。M 型或二维超声心动图中可见明显液性暗区。

5. 心包穿刺　抽取心包穿刺液进行常规涂片、细菌培养和寻找肿瘤细胞等。具有诊断和治疗双重价值。

三、缩窄性心包炎

缩窄性心包炎（constrictive pericarditis）是指心脏被致密增厚的纤维化或钙化心包所包围，使心室舒张期充盈受限而产生一系列循环障碍的疾病，多为慢性。

【病因及发病机制】

（一）病因

我国以结核性心包炎最常见，其次为非特异性心包炎，少数为化脓性、肿瘤性、创伤性以及放射性心包炎等。

（二）发病机制

缩窄性心包炎是急性心包炎的后果，随着积液逐渐吸收可有纤维组织增生、心包增厚粘连、壁层与脏层融合钙化，使心室舒张受限、充盈减少，导致静脉压升高、颈静脉怒张、肝大、腹腔积液、下肢水肿，以及心搏量下降致组织灌注不足。长期心包缩窄可致心肌萎缩。

【护理评估】

（一）健康史评估

询问患者有无急性心包炎、自身免疫性疾病、肿瘤病史；有无心肌梗死、心脏手术史；询问患者有无发热、盗汗、乏力、消瘦、咳嗽、咳痰、咯血、胸痛等结核感染症状。

（二）身体评估

1. 症状 主要表现是缩窄性心包炎导致体循环回流障碍所致。患者可出现不同程度的呼吸困难、乏力及食欲减退、肝大、脾大、下肢水肿等。劳力性呼吸困难，是由于心输出量不能随活动而相应增加所致。

2. 体征 心尖搏动减弱或消失，心浊音界正常或稍增大，心率快，心音低而远。部分患者可在胸骨左缘 3~4 肋间闻及心包叩击音，是心室舒张期充盈，血流因心包的缩窄突然受阻并引起心室壁的振动产生；可触及奇脉，脉压减小。由于心脏舒张受限还可导致颈静脉怒张、肝大、腹水、胸腔积液、下肢水肿等。腹水常比水肿出现早且明显。由于吸气时静脉回心血量增加，而缩窄的心包限制了心室扩张，致使吸气时颈静脉压进一步升高，颈静脉扩张明显，称为 Kussmaul 征。

（三）心理 - 社会评估

患者因患病影响工作和生活，病程长、病情重，导致生活不能完全自理而产生焦虑不安甚至恐惧的心理反应。

（四）辅助检查

1. X 线检查 心影偏小、正常或轻度增大，左右心缘变直，主动脉弓小或难以辨认，有时可见心包钙化。

2. 心电图 患者常有心动过速、QRS 低电压、T 波低平或倒置。

3. 超声心动图 可见心包增厚、室壁活动减弱、室间隔舒张期矛盾运动等。

4. 右心导管检查 血流动力学可有相应改变。

四、心包疾病患者的护理

【主要护理诊断/问题】

1. 气体交换受损 与肺淤血、肺或支气管受压有关。

2. 疼痛：胸痛 与心包炎症有关。

3. 体温过高 与细菌、病毒等因素导致急性炎症反应有关。

4. 体液过多 与体循环淤血有关。

【护理措施】

（一）一般护理

1. 休息与活动 急性期应卧床休息，提供安静、舒适的休息环境。渗出性心包炎患者可出现明显呼吸困难，应卧床休息以减少全身组织耗氧，减轻心脏负担，并保持半坐卧位或前倾坐位，提供可依靠的床上小桌，并保持舒适，胸闷气急者给予吸氧。

2. 饮食护理 给予高热量、高蛋白、高维生素饮食。水肿时低盐饮食，水肿严重且合并腹水者，给予无盐饮食。

（二）病情观察

1. 监测呼吸困难的程度、肺部啰音的变化及血气分析结果。观察疼痛的部位、性质及其变化情况，有无心包摩擦音等。

2. 记录出入量，定期测量体重。

3. 定时测量体温并记录以便观察热型。观察有无结核中毒症状。监测血常规和血沉。

（三）配合治疗

1. 急性心包炎

（1）病因治疗 ①结核性心包炎：应早期、联合、规律、适量、全程进行抗结核治疗。②化脓性心包炎：根据致病菌选用有效抗生素，必要时心包腔内注射。③急性非特异性心包炎和心脏损伤后综合征：一般只需休息及对症治疗，必要时使用糖皮质激素或非甾体抗炎药。④尿毒症性心包炎：需强化透析治疗。

（2）心包穿刺引流 适用于大量心包积液或压塞症状者。

（3）手术治疗 心包切开引流及心包切除术等。

2. 缩窄性心包炎 施行心包切除术，宜早期进行，以避免因衰竭、腹水及周围水肿或严重心脏并发症而致残或死亡。通常在心包感染被控制、结核活动已静止后手术，并在术后继续用药1年。

3. 心包穿刺术 心包穿刺引流是缓解心脏压塞症状最简单有效的手段。心包积液量大或有心脏压塞症状者，施行心包穿刺抽液减压，并可在穿刺后向心包腔内注入抗生素或抗肿瘤药物治疗，必要时行心包切开引流。护理详见循环系统实训"心包穿刺术的护理"。

（四）用药护理

遵医嘱给予解热镇痛药，注意胃肠道反应或出血等。给予病因治疗，如抗菌、抗结核、抗肿瘤等。注意药物不良反应。

（五）心理护理

多与患者沟通，告知患者急性心包炎积极治疗多数可痊愈，解除患者的思想顾虑，使其积极配合治疗。

（六）健康指导

1. 生活指导 充分休息，生活规律，加强营养，合理膳食，注意防寒保暖，加强个人卫生，预防各种感染。

2. 疾病知识指导 对缩窄性心包炎患者讲明心包切除术的重要性，解除思想顾虑，尽早接受手术治疗，以利于心功能的恢复。术后患者应休息半年左右，定期门诊随访。如有症状加重或出现新症状应及时就诊。

3. 用药指导 指导患者遵医嘱坚持治疗，并注意观察药物疗效和不良反应，勿擅自减药或停药。

•••• 目标检测

一、选择题

A1/A2 型题

1. 急性心包炎最常见的感染因素是
   - A. 病毒
   - B. 细菌
   - C. 支原体
   - D. 衣原体
   - E. 立克次体
2. 我国缩窄性心包炎最常见的病因是
   - A. 结核性心包炎
   - B. 非特异性心包炎
   - C. 化脓性心包炎
   - D. 肿瘤性心包炎
   - E. 创伤性心包炎
3. 患者，男，40 岁。患急性心包炎、心包积液 2 月余。近几日出现咳嗽、活动后气促。有心绞痛样胸痛。体检：有颈静脉怒张、肝大、腹水、下肢水肿、心率增快，可见 Kussmanl 征。考虑诊断为
   - A. 急性心包炎
   - B. 缩窄性心包炎
   - C. 亚急性心包炎
   - D. 渗出性心包炎
   - E. 纤维蛋白性心包炎
4. 患者，男，40 岁。1 个月前诊断为"急性心包炎"。近两周呼吸困难严重，心率增快。查体：颈静脉怒张，心浊音界向两侧增大，皆为绝对浊音区，奇脉，左肩胛骨下叩诊浊音并闻及支气管呼吸音。医生考虑患者出现大量心包积液。诊断心包积液迅速、可靠的方法是
   - A. 心电图
   - B. 心包镜
   - C. 心包穿刺
   - D. X 线检查
   - E. 超声心动图
5. 患者，男，30 岁，因急性心包炎后出现心包积液。该患者的表现不可能出现的是
   - A. 胸痛
   - B. 呼吸困难
   - C. 面色苍白、发绀
   - D. 动脉血压升高
   - E. 颈静脉怒张

（蒋林麟）

第十一节　循环系统护理实训

一、心脏起搏器治疗患者的护理

　　心脏起搏器简称起搏器（pacemaker），主要作用机制为通过发放一定形式的电脉冲刺激心脏，使之激动和收缩，即模拟正常心脏的冲动形成和传导，以治疗由于某些心律失常所致的心脏功能障碍。心脏起搏技术是目前心律失常介入治疗的重要方法之一。心脏起搏器根据应用的方式可分为临时心脏起搏器和植入式心脏起搏器。

【适应证】

1. 植入永久性心脏起搏器适应证

（1）二度Ⅱ型、三度房室传导阻滞，有症状者。

（2）反复发作的晕厥伴心率减慢，心室率 <40 次/分或 R－R≥3 秒者。

（3）患者反复出现阿－斯综合征。

（4）有窦房结功能障碍，因其他情况必须采用具有减慢心率的药物治疗时。

2. 安置临时性心脏起搏器的适应证

（1）急救性临时起搏　急性心肌病变合并有症状的二度Ⅱ型、三度房室传导阻滞或心室率 <40 次/分；药物过量或中毒引起的严重过缓性心律失常。

（2）保护性临时起搏　内科或外科治疗中、介入性诊断和治疗中、药物或电转复治疗心动过速或心房颤动时疑有过缓性心律失常发生者。

【术前准备】

1. 心理准备　向患者及家属介绍安装起搏器的目的、手术过程及注意事项等，以消除患者疑虑心理，保持情绪稳定，积极配合手术，并征得患者或家属签字同意。

2. 协助检查　指导患者完成必要的实验室及其他检查，如血常规、尿常规、血型、出凝血时间、胸部 X 线、心电图、动态心电图、超声心动图等。

3. 皮肤准备　植入式起搏器备皮范围是左上胸部，包括颈部和腋下，备皮后注意局部皮肤清洁；临时起搏器通常经股静脉，备皮范围是会阴部及双侧腹股沟。

4. 术前常规准备　做好青霉素、普鲁卡因等过敏试验；择期手术者术前 6 小时禁食。

5. 术前训练　训练患者平卧位床上排尿，以免术后由于卧床体位而出现排尿困难。

6. 建立静脉通道　建好静脉通路，备好抢救药品及仪器。

【术中配合】

1. 术中严密监测心率、心律、呼吸及血压的变化，发现异常立即通知医生。

2. 关注患者术中疼痛及其他不适情况，做好安慰工作，帮助患者顺利配合手术。

【术后护理】

1. 休息与活动　植入式起搏患者术后平卧位 4 ~ 6 小时，避免右侧卧位。术侧肢体肩关节不宜过度活动。经股静脉安置临时起搏器的患者需绝对卧床，取平卧或左侧卧位，术侧肢体避免大幅度活动，避免导管、电极脱位或移位导致起搏功能不良。

2. 持续心电监护　术后进行持续心电监护，监测脉搏、心率、心律、血压、心电图改变等，及时发现有无电极导线移位或起搏器障碍。发现问题及时报告医生并协助处理。

3. 伤口护理与观察　用沙袋对创口局部加压压迫 6 小时，每间隔 2 小时解除压迫 5 分钟，防止伤口缺血缺氧坏死；观察如有敷料渗血、渗液要及时更换；观察创口有无红肿、疼痛、皮温升高等情况；严格无菌操作，定时换药，术后 24 小时换药 1 次，伤口无异常可 2 ~ 3 天换药 1 次；切口愈合良好时可于术后第 7 天拆线。临时起搏者每天换药，防止感染。

4. 活动指导　安置起搏器的肢体术后 1 个月内避免用力过度或幅度过大的动作，以免影响起搏器功能或者使电极脱落。起搏器埋藏部位避免碰撞，注意局部清洁。

5. 注意事项指导　医院内的磁共振、手术电刀、理疗仪等，家用电器如微波炉、电磁灶，工作环境的雷达等，都可能对起搏器功能造成一定的影响，若不慎重，可造成严重后果，因此安装起搏器者应避免接近此类设备。一般的家用电器不影响起搏器的工作，但需与之保持一定距离。

二、经皮穿刺冠状动脉腔内成形术患者的护理

经皮冠状动脉介入治疗（percutaneous coronary intervention，PCI）是用心导管技术疏通狭窄甚至闭塞的冠状动脉管腔，从而改善心肌的血流灌注的治疗技术，属血管再通术的范畴。临床最早应用的是经皮冠状动脉腔内成形术（PTCA），是在冠状动脉造影确定狭窄病变部位后，将带球囊的导管送入冠状动脉到达狭窄节段，扩张球囊使狭窄管腔扩大，是冠状动脉介入治疗最基本的手段。其后还发展了经冠状动脉内旋切术、旋磨术和激光成形术、冠状动脉内支架植入术等，这些技术统称为 PCI。

【适应证】

1. 急性心肌梗死，包括急诊 PCI、溶栓再通者的 PCI。

2. 稳定型心绞痛经药物治疗后仍有症状，有轻度心绞痛症状或无症状但有心肌缺血的客观证据，狭窄病变显著，病变血管供应中到大面积存活心肌的患者。

3. 介入治疗后心绞痛复发、管腔再狭窄患者。

4. 不稳定型心绞痛经积极药物治疗，病情不稳定者。

【禁忌证】

1. 无侧支循环保护的左冠状动脉主干狭窄或病变在主干分叉附近。

2. 冠脉僵硬或钙化性、偏心性狭窄。

3. 慢性完全阻塞性伴严重的冠脉病变。

【术前准备】

1. 患者准备　向患者及家属介绍手术的方法和意义、手术的必要性和安全性，解除患者思想顾虑。

2. 物品准备　备皮刀、便盆、心电监护仪。

3. 用物检查　检查心电监护仪是否能够正常使用。

【经皮穿刺冠状动脉腔内成形术患者的护理】

（一）术前护理

1. 完成必要的实验室检查，如碘过敏试验、血常规、尿常规、出凝血时间、血型、肝肾功能，及完成胸部 X 光、超声心动图检查等。

2. 常规备皮和清洁区域包括双侧腹股沟及会阴部、上肢。穿刺股动脉者注意检查双侧足背动脉搏动情况并做好标记，便于术中、术后对比。

3. 训练穿刺股动脉患者术前在床上排尿，并进行呼吸、闭气、咳嗽训练，便于术中顺利配合手术。术前应排空膀胱。

4. 术前口服抗血小板聚集药物，择期手术，术前禁食 4 ~ 6 小时，术前 3 ~ 5 天开始服用氯吡格雷 75mg/d，阿司匹林 100 ~ 150mg/天。急诊手术，术前未用抗凝药者，应于术前嚼服阿司匹林 300mg，口服氯吡格雷 300mg。已服用华法林的患者，术前应停用 3 天，并使 INR < 1.8。

（二）术中配合

1. 手术采取局麻，患者在整个手术过程完全清醒，为避免患者对陌生环境、仪器设备等产生的紧张与焦虑，应多陪伴患者并与其交谈，以分散注意力，并告知患者球囊扩张时患者可有胸闷、心绞痛发作等不适感，做好解释、安慰工作。

2. 严密监测生命征、心率、心律，准确记录压力数据，重点关注球囊扩张时及可能出现的再灌注心律失常时心电图和血压的变化。出现异常时及时通知医生处理。备齐抢救用物，以备急需。

3. 维持静脉通路通畅，及时准确给药，准确传递各种所需器械，做好术中记录。

（三）术后护理

1. 立即做心电图，与术前对比。心电监护 24 小时。监测血压，血压不稳定者每 15 ~ 30 分钟测量 1 次，血压稳定后可改为每小时测量 1 次。严密观察有无心律失常、心肌梗死等急性并发症。

2. PCI 治疗的患者因术中使用肝素，需监测活化部分凝血激酶时间（APTT），如 APTT 降低到正常值的 1.5 ~ 2 倍范围内，方可拔除鞘管。压迫止血 30 分钟后进行加压包扎，常用 1kg 沙袋加压伤口 6 ~ 8 小时，肢体制动 24 小时，静脉穿刺者肢体制动 4 ~ 6 小时。术后 24 小时可在床上轻微活动，逐渐增加活动量，1 周内避免抬重物。

3. 术后常规给予低分子肝素皮下注射，观察有无出血倾向。

4. 术后常见不良反应有腰酸、腹胀、穿刺术区出血或水肿、尿潴留、心肌梗死。

三、冠状动脉造影术患者的护理

冠状动脉造影术（coronary angiography，CAG）是指用特形的心导管经股动脉、肱动脉或桡动脉送到主动脉根部，分别插入左、右冠状动脉口，经导管注入少量含碘造影剂，使左、右冠状动脉及其主要分支在不同的角度得到清楚显影的方法。以此来准确发现各支动脉狭窄性病变的部位并估计其程度，是临床诊断冠心病的"金标准"。一般认为，管腔直径减少 70% 以上会严重影响血供，管腔直径减少 50% ~70% 者也有一定意义。

【适应证】

1. 已确诊为冠心病，药物治疗效果不佳，拟行介入性治疗或旁路移植手术；有类似心绞痛发作的胸痛而不能确诊者。

2. 心肌梗死后再发心绞痛或运动试验阳性者。

3. 无心绞痛、心肌梗死病史，但心电图有缺血性 ST－T 改变或病理性 Q 波，且不能以其他原因解释者。

4. 中老年患者心脏增大、心力衰竭、心律失常、疑有冠心病而无创性检查未能确诊者。

5. 急性冠脉综合征拟行急诊 PCI 者。

【禁忌证】

1. 造影剂过敏及严重心、肝、肾功能不全。

2. 外周动脉血栓性脉管炎及严重的电解质紊乱。

【术前准备】

1. 患者准备　向患者及家属介绍手术的方法和意义、手术的必要性和安全性，解除患者思想顾虑。

2. 物品准备　备皮刀、便盆、心电监护仪、碘造影剂。

3. 用物检查　检查心电监护仪是否能够正常使用，检查碘造影剂是否在有效期内。

【冠状动脉造影术患者的护理】

（一）术前护理

1. 完成必要的实验室检查，如碘过敏试验、血常规、尿常规、出凝血时间、血型、肝肾功能，及完成胸部 X 光、超声心动图检查等。

2. 常规备皮和清洁区域包括双侧腹股沟及会阴部、上肢。穿刺股动脉者注意检查双侧足背动脉搏动情况并做好标记，便于术中、术后对比。

3. 训练穿刺股动脉患者术前在床上排尿，并进行呼吸、闭气、咳嗽训练，便于术中顺利配合手术。术前应排空膀胱。

4. 术前口服抗血小板聚集药物，择期手术，术前禁食 4~6 小时，术前 3~5 天开始服用氯吡格雷 75mg/d，阿司匹林 100~150mg/天。急诊手术，术前未用抗凝药者，应于术前嚼服阿司匹林 300mg，口服氯吡格雷 300mg。已服用华法林的患者，术前应停用 3 天，并使 INR < 1.8。

5. 造影剂具有肾毒性，有肾功能不全者应适当补液和利尿，并做好紧急血透的准备。

（二）术中配合

1. 手术采取局麻，患者在整个手术过程完全清醒，为避免患者对陌生环境、仪器设备等产生的紧张与焦虑，应多陪伴患者并与其交谈，以分散注意力。

2. 严密监测生命征、心率、心律，准确记录压力数据，重点监测造影时及可能出现的再灌注心律失常时心电图和血压的变化。备齐抢救用物，以备急需。

3. 维持静脉通路通畅，及时准确给药，准确传递各种所需器械，做好术中记录。

（三）术后护理

1. 立即做心电图，与术前对比。心电监护 24 小时。监测血压，血压不稳定者每 15~30 分钟测量 1 次，血压稳定后可改为每小时测量 1 次。严密观察有无心律失常、心肌梗死等急性并发症。

2. 经股动脉穿刺进行 CAG 后，可即刻拔除鞘管。压迫止血 30 分钟后进行加压包扎，常用 1kg 沙袋加压伤口 6~8 小时，肢体制动 24 小时，静脉穿刺者肢体制动 4~6 小时。术后 24 小时可在床上轻微活动，逐渐增加活动量，1 周内避免抬重物。

3. 鼓励患者多饮水，在术后 4~6 小时内使尿量达到 1000~2000ml，促进造影剂排泄。保持大便通畅，卧床期间加强生活护理。

4. 术后常规给予低分子肝素皮下注射，观察有无出血倾向。

5. 术后常见不良反应有腰酸、腹胀、穿刺术区出血或水肿、尿潴留、心肌梗死。

四、心包穿刺术及护理配合

心包穿刺术是一种借助穿刺针直接刺入心包腔抽取积血或积液，以解除心脏压塞的一种诊疗技术，是解除心脏压塞最简单、有效的手段。可对穿刺液行常规、生化、细菌培养和查找抗酸杆菌及细胞学检查，有助于了解心包积液的性质，明确病因。

【适应证】

原因不明的大量心包积液，有心脏压塞症状需进行诊断性或治疗性穿刺者。

【禁忌证】

以心脏扩大为主而积液量小的患者。

【术前准备】

1. 患者准备 向患者及家属介绍手术的方法和意义、手术的必要性和安全性，解除患者思想顾虑。

2. 物品准备 无菌手套、无菌纱布、穿刺针、洞巾、2% 利多卡因、引流管、引流袋、急救药品及抢救设备。

3. 用物检查 检查无菌手套、无菌纱布包装是否破损漏气，是否在有效期内；检查利多卡因是否在有效期内。

【心包穿刺术及护理配合】

（一）术前护理

1. 询问患者是否有咳嗽，必要时给予镇咳治疗；择期手术禁食 4~6 小时。

2. 操作前开放静脉通路，准备好急救药品（镇静剂、阿托品）。

3. 术前需行超声检查，以确定积液量和穿刺点、进针方向和进针距离。

（二）术中配合

1. 嘱患者勿咳嗽或深呼吸。

2. 抽液过程中注意随时夹闭胶管，防止空气进入心包腔。

3. 抽液要缓慢，第一次抽液量不超过 200ml，若抽出鲜血，立即停止抽吸，密切观察有无心脏压塞症状。

4. 注意记录抽液量、性质，按要求留取标本送检。

5. 观察患者的反应，如有无面色苍白、头晕及脉搏、血压、心率变化，如有异常，应及时协助医师处理。

（三）术后护理

1. 术毕拔出穿刺针后，穿刺部位覆盖无菌纱布，胶布固定。

2. 穿刺术后 2 小时内继续生命体征、心电、血压监护。

3. 心包引流者需做好引流管护理，保持引流管通畅，当引流液 <25ml/d 时拔除导管。

（蒋林麟）

书网融合……

重点小结　　　微课1　　　微课2　　　习题　　　答案解析

第四章 消化系统疾病患者的护理

📚 学习目标

知识目标： 通过本章的学习，掌握消化系统常见疾病的身体评估及护理措施；熟悉消化系统常见疾病的护理评估要点、治疗原则和健康教育的内容；了解消化系统常见疾病的发病机制、相关辅助检查。

能力目标： 具备对消化系统常见疾病患者进行整体护理、危重症患者抢救配合，以及对社区群体进行健康教育的能力。

素质目标： 树立科学严谨的工作作风，善于思考、勇于质疑以及甘于奉献的职业精神。

第一节 消化系统概述、常见疾病症状体征的护理

PPT

一、概述

消化系统由消化道和消化腺两大部分组成。消化道包括口腔、咽、食管、胃、小肠和大肠等部分，消化腺包括唾液腺、肝脏、胰腺等。消化系统的主要生理功能是摄取和消化食物、吸收营养和排泄废物。

（一）消化道

1. 食管 全长约25cm。从门齿至食管入口约15cm，因此临床上插置胃管时，当胃管下行15cm左右时，应嘱患者做吞咽动作以利于胃管顺利进入食管。食管的功能是把食物和唾液等运送到胃内。

2. 胃 分为贲门部、胃底、胃体和幽门部4个部分。胃的主要功能是暂时贮存食物，对食物进行初步消化，使之形成食糜，然后将食糜送入十二指肠。食物在胃完全排空需4~6小时。胃壁由黏膜层、黏膜下层、肌层和浆膜层组成。胃的外分泌腺包括贲门腺、泌酸腺和幽门腺，其中泌酸腺分布在胃底和胃体部，主要由3种细胞构成。

（1）壁细胞 分泌盐酸和内因子。盐酸的作用：①激活胃蛋白酶原使其转变为具有活性的胃蛋白酶，并为该酶提供必需的酸性环境；②使蛋白质变性而易于水解；③杀灭随食物进入胃内的细菌；④进入小肠后促进胰液、胆汁和小肠液的分泌；⑤造成小肠的酸性环境，有助于铁离子、钙离子的吸收。盐酸分泌过多对胃、十二指肠黏膜有侵袭作用，是消化性溃疡发病的决定因素之一。内因子与食物中的维生素 B_{12} 结合，使维生素 B_{12} 被回肠末端吸收。慢性萎缩性胃炎时内因子缺乏，可发生恶性贫血。

（2）主细胞 分泌胃蛋白酶原，在盐酸等作用下转变为有活性的胃蛋白酶，后者在酸性较强的环境中能将蛋白质水解成蛋白胨和少量氨基酸等。

（3）黏液细胞 主要分泌碱性黏液，通过中和胃酸保护胃黏膜。

3. 小肠 包括十二指肠、空肠和回肠。十二指肠分球部、降部、横部、升部四段，球部为消化性溃疡的好发部位。其升部与空肠相连，连接处被屈氏韧带固定，此处为上、下消化道的分界线。小肠的主要功能是消化食物和吸收营养物质。

4. 大肠 包括盲肠及阑尾、结肠和直肠三部分。全长约1.5m。大肠腺的分泌液富含黏液和碳酸氢盐，呈碱性，其主要作用是其中的黏液蛋白能保护肠黏膜和润滑粪便。大肠的主要功能是吸收水分和电解质，并为消化后的食物残渣提供暂时的贮存场所。

（二）消化腺

1. 肝脏　肝脏是人体最大的消化腺，由门静脉和肝动脉双重供血。主要功能有：①物质代谢：蛋白质、脂肪、糖类和维生素的合成、转化与分解，都需要肝脏参与。②解毒作用：肝脏是人体的主要解毒器官。③生成胆汁：胆汁可促进脂肪在小肠内的消化和吸收。

2. 胰腺　胰腺兼有内分泌和外分泌两种功能。胰腺的内分泌功能为：①分泌胰高血糖素，促进糖原分解和葡萄糖异生，使血糖升高。②分泌胰岛素，促进全身组织对葡萄糖的摄取和利用，促进糖原合成，抑制葡萄糖异生，使血糖降低；胰岛素分泌不足或出现胰岛素抵抗时发生糖尿病。胰腺的外分泌功能分泌胰液。胰液中的消化酶有胰淀粉酶、胰蛋白酶、糜蛋白酶和胰脂肪酶，分别对糖、蛋白质、脂肪进行消化和吸收。

二、常见症状体征的护理

恶心与呕吐

恶心（nausea）为上腹部不适、紧迫欲吐的感觉；常为呕吐的前驱症状。呕吐（vomiting）是通过胃的强烈收缩，迫使胃或部分小肠内容物经食管、口腔排出体外的现象。恶心和呕吐两者可同时发生也可单独出现，但多在恶心后出现呕吐。

【病因】

引起恶心与呕吐的病因很多，其中消化系统的常见病因有：①胃炎、消化性溃疡并发幽门梗阻、胃癌；②肝、胆、胰腺、腹膜的急性炎症；③胃肠功能紊乱引起的呕吐。

【护理评估】

（一）健康史评估

询问患者恶心与呕吐出现的时间、频率、病因与诱因，与进食的关系；呕吐的特点及呕吐物的性质、量；呕吐伴随的症状。上消化道出血时呕吐物呈咖啡色甚至鲜红色；消化性溃疡并发幽门梗阻时呕吐常在餐后发生，呕吐量大，呕吐物含酸性发酵宿食；低位肠梗阻时呕吐物有粪臭味；急性胰腺炎时可出现频繁剧烈的呕吐，呕出胃内容物甚至胆汁。频繁剧烈的呕吐引起水、电解质紊乱、酸碱平衡失调。

（二）身体评估

1. 全身情况　评估患者的生命体征、意识、营养状态；是否伴有腹痛、腹泻、发热、头痛、眩晕等。观察患者有无皮肤干燥、弹性减退等失水表现。

2. 局部情况　评估患者腹部外形，有无膨隆或凹陷；有无胃形、肠形及蠕动波；有无腹壁静脉曲张及其分布与血流方向。腹壁紧张度，有无腹肌紧张、压痛、反跳痛；肝、脾是否肿大，其大小、硬度和表面情况；肠鸣音是否正常；有无振水音、移动性浊音。为避免触诊引起胃肠蠕动增加，使肠鸣音发生变化，腹部评估按照视、听、触、叩的顺序进行。

（三）心理 – 社会评估

评估患者有无焦虑、恐惧、抑郁等负面情绪，以及疾病状态对患者及家属日常生活和睡眠的影响。

（四）辅助检查

呕吐物毒物分析或细菌培养等检查，呕吐量大者注意有无水电解质紊乱、酸碱平衡失调。

【主要护理诊断/问题】

1. 有体液不足的危险　与大量呕吐导致失水有关。

2. 活动耐力下降　与频繁呕吐导致、电解质丢失有关。

3. 焦虑　与频繁呕吐、不能进食有关。

【护理措施】

（一）一般护理

1. 休息与活动　为患者营造舒适而轻松的环境。患者呕吐时协助其坐起或取侧卧位，头偏向一侧；呕吐后协助患者漱口，更换污染衣服被褥。对于意识障碍患者，要尽可能将其口腔内的呕吐物清除干净，以避免误吸引起窒息。

2. 饮食护理　鼓励患者进食高热量、高蛋白、富含维生素、清淡易消化的流质或半流质饮食，避免油腻及辛辣食物，少量多餐，并注意补充水分，保持水电解质及酸碱平衡。剧烈呕吐不能进食或严重水电解质失衡时，应给予肠外营养支持。

（二）病情观察

1. 密切观察并记录呕吐的特点及次数；呕吐物的性质、量、颜色和气味等。
2. 观察患者有无失水征象，如口渴、皮肤黏膜干燥和皮肤弹性减低，尿量减少等表现。
3. 监测并记录生命体征。血容量不足时可出现心率加快、呼吸急促、血压下降；持续呕吐致大量胃液丢失而发生代谢性碱中毒时，患者呼吸浅慢。
4. 准确测量和记录每日的液体出入量、尿比重，动态观察血清电解质、pH结果。

（三）用药护理

遵医嘱应用止吐药及其他治疗，促使患者逐步恢复正常饮食和体力。

腹　痛

腹痛（abdominal pain）是腹部感觉神经纤维受到某些因素刺激后产生的一种疼痛和不适感。临床上根据起病缓急、病程长短将腹痛分为急性腹痛和慢性腹痛。

【病因及发病机制】

（一）病因

1. 急性腹痛　①急性炎症：急性胃炎、急性肠炎、急性胰腺炎、急性胆囊炎。②脏器的扭转与破裂：肠扭转、卵巢肿瘤蒂扭转、肝破裂、脾破裂等。③空腔脏器梗阻或扩张：肠梗阻、肠套叠、胆道结石等。④血管阻塞：缺血性肠病、门静脉血栓形成等。

2. 慢性腹痛　多见于慢性炎症、溃疡、胃肠功能紊乱、肿瘤压迫与浸润等。

（二）发病机制

腹痛发生的机制主要有内脏性腹痛、躯体性腹痛和牵涉痛，常涉及多种机制。

1. 内脏性腹痛　腹腔内脏器痛觉神经较易受空腔器官张力增加的冲动而产生疼痛，其特点为：①疼痛部位不确切；②疼痛感觉模糊；③多为痉挛、不适、钝痛、灼痛；④常伴恶心、呕吐、出汗等内脏神经反射症状。

2. 躯体性腹痛　当腹壁及壁层腹膜受到疼痛刺激后，经体神经传至脊神经，反射到相应脊髓节段所支配的皮肤，其特点为：①定位准确；②程度剧烈而持久；③可有局部腹肌强直；④腹痛可因咳嗽、体位变化而加重。

3. 牵涉痛　腹部疾病的牵涉痛是腹部器官引起的疼痛经内脏神经传入，影响相应脊髓节段而定位于体表，或引起远离该脏器的体表部位痛觉过敏。特点是：①定位明确；②疼痛剧烈；③有压痛、肌紧张及感觉过敏等。

【护理评估】

（一）健康史评估

询问患者腹痛发生的病因或诱因，腹痛的部位、性质和程度；腹痛与进食、活动、体位等的关系；腹痛发生时的伴随症状，如有无呕吐、腹泻、发热等；有无缓解疼痛的方法。

（二）身体评估

评估患者的生命体征、神志、体位、营养状况；有无腹胀、腹肌紧张、压痛、反跳痛及其部位、程度，肠鸣音是否异常等。腹痛特点评估：腹痛可表现为隐痛、钝痛、胀痛、刀割样痛、钻痛或绞痛等，可为持续性或阵发性疼痛。如胃、十二指肠病变引起的腹痛多为上腹部隐痛、灼痛或不适感，伴畏食、呕吐、嗳气、反酸等。小肠病变呈脐周疼痛，常有腹泻、腹胀等表现。大肠病变所致的腹痛常为腹部一侧或双侧疼痛。急性胰腺炎常出现上腹部剧烈疼痛，为持续性钝痛、钻痛或绞痛，并向腰背部呈带状放射。急性腹膜炎时疼痛弥漫全腹，伴腹肌紧张、压痛和反跳痛。

（三）心理 - 社会评估

注意评估患者有无精神紧张、焦虑、恐惧、烦躁等心理反应。

（四）辅助检查

根据疾病情况行相应的辅助检查，如血、尿、大便常规检查，大便隐血试验，血、尿淀粉酶测定，必要时行腹部 X 线、CT、B 超及内镜检查等。

【主要护理诊断/问题】

1. 疼痛：腹痛　与腹腔脏器炎症、平滑肌痉挛、缺血、溃疡及腹膜刺激等有关。

2. 焦虑　与剧烈腹痛、反复或持续腹痛不易缓解有关。

【护理措施】

（一）一般护理

1. 休息与体位　急性剧烈腹痛患者应卧床休息，保持舒适的体位，如仰卧屈膝位；烦躁不安者应加床挡，防止坠床等意外发生。

2. 饮食护理　指导患者制订合理的饮食，嘱患者养成良好的饮食习惯。急性腹痛患者应暂禁食，疼痛缓解后，根据病情进食。慢性腹痛患者以易消化、富营养、无刺激性食物为宜。

（二）病情观察

严密观察患者腹痛的部位、性质、程度、发作时间、频率、持续时间及伴随症状。如疼痛性质突然发生改变，且经一般处理疼痛不能减轻，反而加重，需警惕并发症的发生，如溃疡穿孔、弥漫性腹膜炎等，应立即报告医师。

（三）配合治疗

1. 非药物缓解疼痛　采用非药物性止痛方法，可减轻其焦虑和紧张，提高其疼痛阈值和对疼痛的控制感。常用方法如下。

（1）行为疗法　指导式想象，回忆一些有趣的事情可转移注意力，从而减轻疼痛；深呼吸、音乐疗法及放松等方法缓解疼痛。

（2）局部热疗法　除急腹症外，对疼痛局部可应用热水袋进行热敷，从而解除痉挛，达到镇痛效果。

（3）针灸止痛　根据不同疾病和疼痛的部位选择不同穴位针疗缓解疼痛。

2. 药物缓解疼痛　根据疾病性质、病情及严重程度选择不同而适宜的止痛药物，包括解痉剂、镇痛剂等。遵医嘱合理应用镇痛药，急性剧烈腹痛诊断不明时，不可随意使用镇痛药物，以免掩盖症状，延误病情。

（四）健康指导

1. 向患者和家属解释腹痛的原因和诱因，阐明积极治疗原发病和有针对性的预防诱因的重要性。指导患者正确的饮食原则和缓解腹痛的方法。

2. 对慢性腹痛反复发作经久不愈者，建议定期门诊复查，坚持遵医嘱用药。

腹　泻

腹泻（diarrhea）是指排便次数增加（>3次/日），粪质稀薄（水分>85%），伴或不伴成分异常（黏液、脓血、未消化食物或食物残渣）。根据腹泻起病急缓、病程长短，临床上常分为急性腹泻（<4周）、慢性腹泻（>4周）。

【病因及发病机制】

（一）病因

1. 急性腹泻

（1）肠道疾病　①感染性：如病毒、细菌、真菌、寄生虫感染。②非感染性：如炎性肠病、急性出血坏死性肠炎等。

（2）中毒性疾病　①生物毒素：毒蕈、鱼胆等中毒。②化学毒物：砒霜、有机磷中毒。

（3）全身性疾病　①感染性疾病：败血症、伤寒。②非感染性疾病：尿毒症、糖尿病、甲状腺功能亢进症等。

（4）其他　①变态反应性疾病：过敏性肠炎等。②药物性：新斯的明、氟尿嘧啶等。

2. 慢性腹泻

（1）消化系统疾病　①胃部疾病：慢性萎缩性胃炎胃酸及胃蛋白酶分泌减少；胃大部切除术后，食物进入肠道过快引起消化吸收不充分。②肠道疾病：感染性疾病，如肠结核、慢性细菌性痢疾等；非感染性疾病，如慢性炎性肠病、结肠多发性息肉病等。③肿瘤：结肠癌等。④肝胆胰疾病：肝硬化、慢性胆囊炎、慢性胰腺炎等，因胆汁分泌、胰酶分泌功能障碍，导致消化吸收功能减退。

（2）全身性疾病　①内分泌代谢性：甲状腺功能亢进症、类癌综合征、糖尿病等。②药物：洋地黄、阿卡波糖等。③其他：系统性红斑狼疮（SLE）、尿毒症等。

（二）发病机制

1. 渗透性　由于肠腔内容物高渗透状态，阻碍水分和电解质吸收。如口服甘露醇等引起肠道渗透压增高。

2. 渗出性　由于肠道炎症性疾病引起渗出增多。如各种感染性及非感染性因素导致肠道炎症，引起炎性渗出。

3. 分泌性　霍乱弧菌外毒素，刺激肠黏膜内的腺苷酸环化酶，导致cAMP增加，肠壁分泌大量水、电解质。血管活性肠肽瘤分泌大量血管活性肠肽、胃泌素瘤分泌大量胃泌素导致胃肠道血管通透性增加，液体分泌增多。

4. 吸收障碍性　如小肠大部分切除引起的短小肠综合征，肠道吸收面积减少，食物难以被充分吸收。右心衰或肝硬化门脉高压时引起肠壁水肿，导致吸收功能障碍。

5. 动力性　肠蠕动亢进，食物在肠道停留时间缩短，导致消化吸收不良。如肠炎、肠易激综合征、甲状腺功能亢进症等。

【护理评估】

（一）健康史评估

询问患者腹泻发生的时间、起病急缓、病因或诱因、病程长短；大便的次数、性状、颜色、量及气味；有无腹痛及腹痛部位，有无呕吐、里急后重等伴随症状；有无口渴、疲乏无力等脱水表现。

（二）身体评估

1. 急性腹泻　评估患者生命体征、神志、尿量、皮肤弹性等。观察患者有无脱水、电解质紊乱、酸碱平衡失调等。小肠病变引起的腹泻，大便呈糊状或水样，可含有未完全消化的食物成分；大肠病变引起的腹泻，大便可含脓、血、黏液，病变累及直肠时可出现里急后重。

2. 慢性腹泻　应注意营养状况，有无消瘦、贫血等。评估患者有无腹胀、腹部包块、肠鸣音有无异常。有无因排便频繁及粪便刺激，引起肛周皮肤糜烂。

（三）心理－社会评估

急性大量腹泻会导致患者精神紧张、恐惧；长期慢性腹泻会导致患者焦虑不安、失眠、头晕、自卑等。

（四）辅助检查

采集新鲜大便标本做显微镜检查，必要时做细菌学检查，严重腹泻患者注意监测电解质、酸碱平衡情况。

【主要护理诊断/问题】

1. 腹泻　与肠道疾病或全身性疾病有关。

2. 体液不足/有体液不足的危险　与大量腹泻引起体液丢失过多有关。

3. 营养失调：低于机体需要量　与长期慢性腹泻有关。

4. 有皮肤完整性受损的危险　与排便次数增多及排泄物刺激肛周皮肤有关。

【护理措施】

（一）一般护理

1. 休息与活动　急性严重腹泻、全身症状明显的患者应卧床休息，慢性轻症腹泻应增加休息时间。注意腹部保暖，可用热水袋热敷腹部，以减轻腹泻症状。

2. 饮食护理　给予营养丰富、低脂肪、易消化、少纤维饮食，适当补充水分和食盐。严重、频繁腹泻者禁饮食，逐渐过渡到流质、半流质、软食以至普通饮食，避免生、冷、多纤维、辛辣、刺激性食物。

3. 肛周皮肤护理　排便频繁时，因大便的刺激，可使肛周皮肤损伤，引起糜烂及感染。排便后应用温水清洗肛周，保持清洁干燥，涂无菌凡士林或抗生素软膏以保护肛周皮肤，促进损伤处愈合。

（二）病情观察

1. 观察排便的次数、量、性状、伴随症状及肛周皮肤。

2. 对急性严重腹泻患者应严密监测生命体征、尿量、有无脱水和低钾血症的表现。

（三）配合治疗

以病因治疗为主。遵医嘱给予止泻药时应注意患者排便情况。应用解痉镇痛剂，如阿托品。水、电解质丢失过多时，应根据血生化指标遵医嘱及时输液补充。

（四）用药护理

1. 应用止泻药时注意观察患者排便情况，腹泻控制后应及时停药。

2. 应用解痉镇痛剂阿托品时，注意药物不良反应，如口干、视物模糊、心动过速等。

3. 对感染性腹泻患者，遵医嘱合理使用抗生素。

（五）健康指导

向患者和家属解释腹泻的原因和诱因，嘱患者积极治疗原发病和避免诱因。指导患者养成良好的饮食卫生习惯，按科学的饮食原则合理摄食。

便　秘

便秘（constipation）是指排便次数减少，2 天以上排便一次或每周排便少于 3 次，同时伴有大便干结、量少、排便困难或不尽感、腹痛或腹胀、消化不良等症状。

【病因及发病机制】

（一）病因

根据病因不同，便秘可分为功能性和器质性两类。

1. 功能性便秘 主要与肠道蠕动减慢有关，而无器质性病变。

（1）单纯性便秘 进食少、食物烹制过度精细，食物中缺乏纤维素。

（2）生活习惯改变 生活环境突然改变、精神紧张、工作压力等。

（3）药物性便秘 ①药物依赖性：长期依赖或滥用泻药。②抑制肠蠕动药物：如肌肉松弛药、镇静安定类药物、鸦片制剂、制酸剂等。

（4）腹肌及盆腔肌力不足 如长期缺乏锻炼使腹部肌肉力量不足、盆腔肌肉张力和收缩力度不够。

2. 器质性便秘

（1）肠道疾病 各种疾病导致肠管完全或不完全梗阻，如良恶性肿瘤、炎性肠病或其他原因引起的肠腔狭窄或梗阻；直肠炎、痔疮；肛裂。

（2）腹腔或盆腔肿瘤压迫 如子宫肌瘤等。

（3）神经系统疾病 脑卒中、多发性硬化症、脊髓损伤、周围神经病变、肠管神经源性病变、结肠神经 – 肌肉病变（先天性巨结肠）等。

（4）全身性疾病 ①内分泌代谢性疾病：垂体功能减退、甲状腺功能减退、糖尿病、尿毒症等。②肌肉病变：皮肌炎、进行性系统硬化症等。

（二）发病机制

1. 功能性便秘 ①长期进食过少、精致烹饪，导致肠内容积不够，对结肠、直肠的刺激减少。②环境、工作压力变化，导致正常排便习惯受干扰。③腹肌和盆腔肌肉力量不足，导致排便时腹腔压力下降，粪便难以排出。③长期依赖或滥用泻药除产生心理依赖、导致排便障碍外，蒽醌类泻药可导致黑色或棕色色素在结肠黏膜沉积，引起平滑肌萎缩、肌层神经丛破坏，加重便秘。

2. 器质性便秘 ①肠道疾病：如肿瘤、炎症引起肠管狭窄；肛裂、痔疮因排便疼痛产生畏惧。②腹腔、盆腔肿瘤：压迫肠管，导致肠管狭窄。③神经病变：导致便意感知、传导、肌肉收缩功能障碍。④其他：各种原因导致肠管动力下降、管壁水肿、自主神经功能障碍等。

【护理评估】

（一）健康史评估

询问患者有无导致便秘的肠道疾病、全身疾病；是否有生活环境改变、精神高度集中；有无长期服用泻药及易导致便秘的药物。了解患者饮食运动情况，便秘发生时间长短及既往治疗情况。

（二）身体评估

1. 排便情况 评估排便次数，排便是否费力，粪便性状和量。

2. 伴随症状 评估患者有无腹痛、腹胀，腹部有无压痛、反跳痛，有无腹部包块、肠鸣音有无异常等，排便时是否导致肛门疼痛或肛裂。

（三）心理 – 社会状评估

长期便秘也会导致患者紧张、烦躁、焦虑、抑郁等。

（四）辅助检查

大便隐血试验、腹部 X 线平片，钡灌肠、内镜检查，以明确便秘原因。

【主要护理诊断/问题】

便秘 与食物中缺乏纤维素和水分，排便反射或排便动力减弱有关。

【护理措施】

（一）一般护理

1. 休息与活动 指导患者适当运动，可进行腹部按摩，以促进肠蠕动；对长期卧床者应指导其做腹肌锻炼。避免过度用力排便。

2. 饮食护理 病情允许情况下多吃富含纤维素的蔬菜、水果和食物，避免干硬、辛辣、油炸及产气食物。

（二）病情观察

观察患者的排便情况，有无腹胀，腹部有无压痛、反跳痛，有无腹部包块，肠鸣音有无异常等。

（三）配合治疗

向患者说明滥用缓泻剂的副作用，避免应用抑制肠蠕动的药物。指导患者开塞露的使用方法，必要时灌肠帮助排便。

（四）健康指导

向患者和家属解释便秘的病因，指导患者积极治疗原发病，避免导致便秘的诱因。合理搭配饮食，养成定时排便的习惯。

呕血与黑便

呕血是指上消化道（屈氏韧带以上的消化道，包括食管、胃、十二指肠）或消化器官（胰腺、胆道）出血，血液从口腔呕出。上消化道出血时，血红蛋白中的铁与肠道中的硫化物作用形成黑色的硫化铁，使粪便呈黑色且发亮，称为柏油样便。黑便可单独出现，呕血则伴有黑便。出血部位在幽门以上者常有呕血和黑便，在幽门以下者常表现为黑便。但出血量少且出血速度慢的幽门以上部位出血亦可仅有黑便；出血量大、速度快的幽门以下部位出血可因血液反流入胃，引起恶心、呕吐而出现呕血。

【病因】

呕血与黑便常见于上消化道和肝、胆、胰病变引起的出血，也可见于全身性疾病，如血液及造血系统疾病、尿毒症等。呕血与黑便最常见的病因依次为：消化性溃疡、食管及胃底静脉曲张破裂、急性胃黏膜病变和胃癌。

【护理评估】

（一）健康史评估

询问患者有无消化性溃疡、肝硬化食管及胃底静脉曲张破裂出血、急性糜烂出血性胃炎、胃癌等病史。有无全身性疾病，如血液及造血系统疾病、尿毒症等。

（二）身体评估

呕血与黑便的颜色、性质与出血量及出血速度有关。①呕血的颜色取决于出血的速度、量和血液在胃内停留的时间，出血速度慢、出血量少、血液在胃内停留时间长，血液与胃酸作用形成酸化正铁血红蛋白，呕吐物呈棕褐色或咖啡色；短时间内大量出血、血液在胃内停留的时间短，血液未经胃酸充分作用，常呕出鲜红色或暗红色血液。②粪便的颜色与血液在肠道内停留时间的长短有关，通常以黑色或柏油样为主，但当出血量大且速度快时，血液在肠内推进快，粪便可呈暗红色甚至鲜红色，需与下消化道出血鉴别；空肠、回肠的出血如出血量不大，在肠内停留时间较长，也可表现为黑便，需与上消化道出血鉴别。大量出血时常发生急性周围循环衰竭，其程度轻重亦因出血量的多少及速度有关。

目标检测

选择题

A1/A2 型题

1. 肝脏组织基本的功能单位为

A. 肝细胞   B. 肝小叶   C. 肝窦

D. 肝段   E. 门脉系统

2. 正常情况下，胰液进入十二指肠，在肠激酶的作用下首先激活的是
   A. 糜蛋白酶原　　　　　　B. 激肽释放酶原　　　　　C. 前磷脂酶
   D. 前弹力蛋白酶　　　　　E. 胰蛋白酶原

3. 病因不明的腹痛，不能使用下列哪种方法缓解疼痛
   A. 非药物缓解疼痛方法　　B. 镇静药　　　　　　　　C. 解痉药
   D. 镇痛药　　　　　　　　E. 以上都不正确

4. 患者，男，50岁。凌晨起床后即出现呕吐，呕吐物为前一日晚上进食的食物，有酸酵味，最可能的疾病是
   A. 结肠梗阻　　　　　　　B. 空肠梗阻　　　　　　　C. 幽门梗阻
   D. 急性胃肠炎　　　　　　E. 胆石症

5. 患者，女，25岁。因频繁腹泻，感觉肛周疼痛，以下护理措施不正确的是
   A. 肛门涂抹凡士林软膏　　　　　　　　B. 肛门热敷
   C. 排便后用温水清洗肛门，保持清洁干燥　D. 穿紧身裤
   E. 肛门涂抹抗生素软膏

（李　芳）

PPT

第二节　胃炎患者的护理

情境导入

情境：患者，男，50岁。"反复上腹部胀痛不适，伴嗳气，食欲不振3年，加重2天"入院。护理评估：消瘦。胃镜下呈现胃黏膜呈颗粒状，黏膜皱襞血管显露；幽门螺杆菌阳性。初步诊断为慢性萎缩性胃炎。

任务：1. 胃炎有哪些类型？
　　　2. 该患者存在哪些主要护理问题？

一、急性胃炎

急性胃炎（acute gastritis）是由多种病因引起的胃黏膜急性炎症，亦称糜烂性胃炎、出血性胃炎、急性胃黏膜病变。急性发病，常表现为上腹部症状。主要病理改变为胃黏膜充血、水肿、糜烂和出血，病变可局限于胃窦、胃体或弥漫分布于全胃。主要包括：①幽门螺杆菌感染引起的急性胃炎；②其他病原体感染引起的急性胃炎；③急性糜烂出血性胃炎。

【病因及发病机制】

（一）病因
引起急性胃炎的常见病因及机制如下。
1. 药物　最常见的是非甾体抗炎药（NSAIDs），如阿司匹林、吲哚美辛等。
2. 急性应激　严重创伤、大手术、大面积烧伤、颅脑病变和休克、精神心理因素等。
3. 乙醇　大量饮酒，尤其是高度烈性酒。
4. 感染　幽门螺杆菌（Hp）以及各种细菌、真菌、病毒感染。

（二）发病机制
1. 药物　NSAIDs主要抑制胃黏膜内前列腺素的合成，减弱了胃黏膜的屏障功能。糖皮质激素、抗肿瘤药物等可刺激或损伤胃黏膜上皮层。

2. 应激 各种应激因素均可导致儿茶酚胺释放增加，胃黏膜血管收缩，糖皮质激素释放增加使胃酸分泌增加，导致胃黏膜屏障破坏，最终引起胃黏膜糜烂及出血。

3. 乙醇 具有亲脂性和溶脂性，能破坏黏膜屏障，引起上皮细胞损害、黏膜糜烂和出血。

4. 感染 幽门螺杆菌、病毒等感染均可引起胃黏膜微循环障碍、缺氧，黏液分泌减少，胃酸分泌增加，局部前列腺素分泌不足，从而导致胃黏膜糜烂、出血。

【护理评估】

（一）健康史评估

详细询问患者有无服用非甾体抗炎药、铁剂和氯化钾口服液等；有无严重的脏器病变、严重创伤、大面积烧伤、大手术、休克及严重的精神刺激等；有无大量饮酒等致病因素。

（二）身体评估

1. 症状 多数患者症状不明显，或症状被原发病掩盖。有症状者主要表现为上腹部疼痛、饱胀不适、恶心、呕吐和食欲减退等。急性糜烂出血性胃炎多以突发的呕血和（或）黑便为首发症状，是上消化道出血的常见病因之一，占所有上消化道出血的 10% ~ 25%。

2. 体征 上腹部可有程度不同的压痛，有时上腹胀气明显。

（三）心理 – 社会评估

因起病急，患者常紧张不安，若伴有上消化道出血，患者常出现焦虑、恐惧等情绪。

（四）辅助检查

1. 胃镜检查 是确诊急性胃炎的主要依据，伴上消化道出血者可行急诊胃镜检查，一般在大出血 24 ~ 48 小时内进行。镜下可见胃黏膜多发性糜烂、出血、浅表溃疡，表面可附有黏液和炎性渗出物。

2. 大便检查 大便隐血试验阳性。

【主要护理诊断/问题】

1. 疼痛：腹痛 与胃黏膜的急性炎症有关。

2. 潜在并发症 上消化道大出血。

【护理措施】

（一）一般护理

1. 休息与活动 症状明显时注意休息，减少活动。并发上消化道出血时应卧床休息。

2. 饮食护理 给予营养丰富、易消化、少渣饮食。进食应定时定量、少食多餐，不可暴饮暴食，避免辛辣刺激食物。如有少量出血可给温凉半流质饮食，如牛奶、米汤等，急性大出血或呕吐频繁时应禁食，可静脉补充营养。

（二）病情观察

1. 观察患者有无上腹疼痛不适、腹胀、食欲减退等消化不良的表现。

2. 密切观察患者有无上消化道出血的征象，如呕血和（或）黑便等，同时监测大便隐血，以便及时发现病情变化。

（三）配合治疗

1. 去除病因 积极治疗原发病，停止使用非甾体抗炎药等对胃肠道黏膜刺激强的药物。

2. 药物治疗 包括抑制胃酸分泌剂、中和胃酸及胃黏膜保护剂、止血药物等。用药方法及用药护理详见"消化性溃疡患者的护理"。

（四）心理护理

向患者耐心说明急性胃炎的相关知识，使其认识到消除紧张、焦虑心理，保持轻松愉快心情对疾病康复的重要性。经常巡视，关心、安慰患者，及时清除血迹、污物，以减少对患者的不良刺激，增加其安全感。

（五）健康指导

1. 疾病预防　向患者及家属介绍急性胃炎的病因和诱因，积极治疗原发病。指导其注意饮食卫生，进食要有规律，避免过冷、过热、辛辣食物及浓茶、咖啡等，戒烟戒酒。

2. 用药指导　指导患者尽量避免使用对胃肠道黏膜有刺激的药物，若必须使用，应在医生指导下同时服用制酸剂、胃黏膜保护剂。

二、慢性胃炎

慢性胃炎（chronic gastritis）是由多种病因引起的胃黏膜慢性炎症，是最常见的慢性胃病，其发病率随年龄增加而增高。根据 2002 年新悉尼系统分类，将慢性胃炎分为慢性浅表性、慢性萎缩性和特殊类型三类。慢性浅表性胃炎是指不伴有胃黏膜萎缩性改变、胃黏膜层内以慢性炎症细胞浸润为主；幽门螺杆菌感染是这类慢性胃炎的主要病因，可分为胃窦胃炎、胃体胃炎、全胃炎。慢性萎缩性胃炎是指以胃黏膜上皮、腺体萎缩，慢性炎症细胞浸润，常伴有肠上皮化生；慢性萎缩性胃炎分为多灶萎缩性胃炎和自身免疫性胃炎。

【病因及发病机制】

（一）病因

1. 幽门螺杆菌感染　目前认为是慢性胃炎最主要的病因。

2. 饮食和环境因素　饮食中高盐和缺乏新鲜蔬菜水果易发生胃黏膜萎缩、肠化生。

3. 自身免疫　自身免疫性胃炎以富含壁细胞的胃体黏膜萎缩为主。

4. 物理及化学因素　长期饮用浓茶、酒、咖啡，食用过热、过冷、过于粗糙的食物，服过量非甾体抗炎药，以及各种原因引起的十二指肠液反流等均会削弱胃黏膜的屏障功能，而损害胃黏膜。

（二）发病机制

各种因素长期作用，导致胃肠道黏膜损伤、修复能力下降。①幽门螺杆菌通过其黏附素与胃黏膜上皮细胞紧密接触，直接侵袭胃黏膜；分泌尿素酶，分解尿素中和胃酸，形成了有利于幽门螺杆菌定居和繁殖的中性环境，同时损伤上皮细胞；产生细胞毒素使上皮细胞空泡变性，造成黏膜损害和炎症；菌体胞壁还可作为抗原诱导自身免疫反应。②壁细胞抗体和内因子抗体，破坏壁细胞，使胃酸分泌减少乃至缺失，影响维生素 B_{12} 的吸收，导致恶性贫血。③长期饮用浓茶、酒、咖啡，食用过热、过冷、过于粗糙的食物，服用非甾体抗炎药，十二指肠液反流等，均会削弱胃黏膜的屏障功能，而损害胃黏膜。

知识链接

Hp 与慢性胃炎的关系

1983 年澳大利亚学者 Marshall 和 Warren 从慢性胃炎患者胃黏膜活检标本中首次分离出幽门螺杆菌（Helicobacter pylori，Hp），这一发现对胃十二指肠病学具有里程碑式的价值，因此获得 2005 年度诺贝尔生理学或医学奖。因这一发现，消化性溃疡从原先难以治愈、反复发作和并发症发病率极高的慢性病，变成一种采用短疗程抗生素和抑酸剂就可治愈的疾病，大幅度提高了消化性溃疡彻底治愈机会，减少并发症的发生和复发。近几十年的研究发现，Hp 感染不仅是慢性胃炎、消化性溃疡的重要病因，与胃癌和胃黏膜相关淋巴组织（MALT）淋巴瘤发病也密切相关。世界卫生组织将 Hp 定为Ⅰ类致癌原。正如诺贝尔奖评审委员会所说：Hp 的发现加深了人类对慢性感染、炎症和癌症之间关系的认识。

【护理评估】

（一）健康史评估

询问患者家庭成员中有无萎缩性胃炎、低酸或无酸、维生素 B_{12} 吸收不良、恶性贫血病史。有无十二指肠液反流病史；有无慢性右心衰竭、肝硬化门静脉高压等疾病。了解患者是否长期摄食粗糙或刺激性食物、酗酒、高盐饮食；是否经常服用非甾体抗炎药等。

（二）身体评估

1. 症状 慢性胃炎进展缓慢，病程迁延，大多数缺乏特异性症状。部分患者表现为上腹部隐痛不适、饱胀、反酸、嗳气、食欲不振、恶心、呕吐等，与进食或食物种类有关。自身免疫性胃炎患者可出现明显厌食、贫血和体重减轻。

2. 体征 多不明显，可有上腹轻压痛。

（三）心理 – 社会评估

慢性胃炎病程长，反复发作，患者常会对治疗失去耐心和信心，产生烦躁、焦虑等不良情绪。有异型增生的患者，因担心恶变而出现恐惧情绪。

（四）辅助检查

1. 胃镜及胃黏膜活组织检查 是最可靠的确诊方法。胃镜下慢性浅表性胃炎表现为黏膜粗糙不平、充血、水肿、糜烂等。慢性萎缩性胃炎镜下见黏膜呈颗粒状，黏膜血管显露，色泽灰暗，皱襞细小。通过组织病理学明确病变类型，并可行幽门螺杆菌检测。

2. 幽门螺杆菌检测 见本章第三节相关内容。

3. 血清学检查 自身免疫性胃炎（胃体萎缩为主）患者壁细胞抗体或内因子抗体可呈阳性，血清促胃泌素水平明显升高。多灶萎缩性胃炎（胃窦萎缩为主）血清胃泌素水平下降。

4. 胃液分析 自身免疫性胃炎时，胃酸缺乏；多灶萎缩性胃炎时，胃酸分泌正常或偏低。

【主要护理诊断/问题】

1. 疼痛：腹痛 与胃黏膜炎性病变有关。

2. 营养失调：低于机体需要量 与厌食、消化吸收不良等有关。

3. 焦虑 与病情反复、病程迁延有关。

4. 知识缺乏 缺乏有关胃炎病因和预防的知识。

【护理措施】

（一）一般护理

1. 休息与活动 急性发作时应卧床休息，病情缓解时，可参加正常活动，进行适当的锻炼，但应避免过度劳累。

2. 饮食护理

（1）饮食原则 养成良好的饮食习惯，少量多餐，定时定量，细嚼慢咽。给予高热量、高蛋白、高维生素、易消化的饮食，避免摄入过冷、过热和辛辣的刺激性食物，戒烟酒。

（2）食物选择 选择易消化的食物种类。①低胃酸者：酌情食用浓肉汤、鸡汤、山楂及食醋等，刺激胃酸的分泌。②高胃酸者：食用清淡的菜泥、牛奶、面包等，应避免食用浓肉汤、多脂肪食物及酸性食品，以免刺激胃酸分泌过多。③急性发作期：给予无渣、半流质的温热饮食，剧吐、呕血者暂禁食。

（3）进餐环境 提供清洁、舒适的进餐环境，注意保持空气新鲜、温度适宜，避免噪声、异味等不良刺激。保持口腔清洁舒适，鼓励患者晨起、睡前、进餐前后刷牙或漱口。

（4）营养状况评估 记录患者每日进餐量、品种，了解其摄入的营养素能否满足机体需要。定期测量体重，监测血红蛋白、血清清蛋白等有关营养指标。

（二）病情观察

密切观察患者腹痛的部位、性质，呕吐物及大便的颜色、量和性质的变化，观察患者用药前后症状改善情况，以便及时发现病情变化。

（三）配合治疗

1. 病因治疗 消除引起慢性胃炎的病因，根除幽门螺杆菌。见本章第三节"消化性溃疡患者的护理"。

2. 抑制胃酸、保护胃黏膜 见本章第三节"消化性溃疡患者的护理"。

3. 对症治疗 ①NSAIDs 药物引起者：停药，并给予抗酸剂或用硫糖铝等胃黏膜保护药。②胆汁反流者：可用氢氧化铝凝胶或考来烯胺等。③胃动力减弱者：应用促胃肠动力药，如多潘立酮（吗丁啉）、西沙比利等。④胃酸缺乏者：可应用胃蛋白酶合剂，胃酸增高者可应用抑酸剂或抗酸剂。⑤腹痛：指导患者避免精神紧张，采用转移注意力、做深呼吸等方法缓解疼痛，也可采用热水袋敷胃部，以解除胃痉挛，减轻疼痛，也可用针灸内关穴、合谷穴、足三里穴等穴位来缓解疼痛。⑥恶性贫血：自身免疫性胃炎目前无特异治疗方法，伴恶性贫血时必须肌内注射维生素 B_{12}。

4. 手术治疗 对于肯定的重度异型增生，宜选择预防性手术治疗，目前多采用内镜下胃黏膜切除术。

（四）用药护理

①多潘立酮：应饭前服用，偶可引起惊厥、肌肉震颤等症状；不宜与阿托品等解痉剂合用。②莫沙必利：可有腹泻、腹痛、口干等不良反应，在应用 2 周后，如果消化道症状无改善，应停止服用。③抗菌药物：阿莫西林服用前应询问患者有无青霉素过敏史。甲硝唑可引起恶心、呕吐等胃肠道反应，应在餐后半小时服用，并可遵医嘱服甲氧氯普胺等药物对症处理。

（五）心理护理

告知患者积极治疗的重要性，让患者知道本病经过正规治疗是可以逆转的，对于异型增生者及时手术也可以获得满意的疗效，帮助患者树立信心，消除焦虑、恐惧心理。指导患者采用转移注意力、听音乐、做深呼吸等方法使其精神放松，减轻焦虑，缓解腹部不适。

（六）健康指导

1. 生活指导 指导患者合理安排工作和休息，养成良好的生活习惯，戒烟、酒，保持充分的睡眠和良好的心理状态。注意饮食卫生和饮食营养，养成规律的饮食习惯，避免过冷、过热、辛辣刺激性食物和饮料。

2. 疾病预防指导 向患者及家属讲解本病病因，指导患者避免诱发因素。

3. 用药指导 指导患者避免服用非甾体抗炎药等对胃黏膜刺激性强的药物，遵医嘱正确用药，告知所用药物的不良反应，发现异常及时复诊，定期门诊随访。

目标检测

选择题

A1/A2 型题

1. 患者，女，25 岁。近 2 年出现左上腹痛，常在进食后疼痛，胃肠钡餐检查未发现明显异常，体检仅上腹压痛。该患者最有可能患的是
   A. 慢性胃炎 B. 胃癌 C. 胃溃疡
   D. 肠梗阻 E. 十二指肠溃疡

2. 慢性胃炎最可靠的确诊方法是

  A. 病史及临床表现   B. 胃液分析   C. 胃镜检查

  D. 血清学检查   E. 胃肠钡餐 X 线检查

3. 执行慢性胃炎患者的医嘱时，使用前应着重与医生进行沟通的药物是

  A. 消胆胺   B. 山莨菪碱   C. 雷尼替丁

  D. 泼尼松   E. 多潘立酮

4. 患者，男，35 岁。因"上腹胀痛、饭后嗳气及反酸明显"来院就诊。胃镜报告示慢性胃炎。
下列食物适合患者食用的有

  A. 浓茶   B. 咖啡   C. 纯牛奶

  D. 面条   E. 油条

5. 患者，男，30 岁。反复出现食欲缺乏、畏寒、呕吐、腹泻等消化不良现象，时感上腹闷胀或
疼痛，上腹有轻压痛，胃酸分泌稍低于正常范围，血清胃泌素结果正常，诊断为"慢性胃窦
胃炎"。该患者最佳的治疗措施是

  A. 少量多餐   B. 加强锻炼   C. 抑制胃酸分泌

  D. 促进胃肠蠕动   E. 抗菌及保护胃黏膜

（李　芳）

第三节　消化性溃疡患者的护理

PPT

▶▶ 情境导入 ◀◀

  情境：患者，男，45 岁。因"反复中上腹疼痛，伴反酸、嗳气 3 年，加重伴食欲减退 1 周"入院。护理评估：上腹压痛。胃镜见十二指肠球部黏膜潮红、水肿，前壁近大弯处有一椭圆形溃疡，边缘光滑，表面覆盖厚白苔，周围黏膜明显水肿。

  任务：1. 该患者目前存在哪些主要护理问题？

      2. 如何对该患者进行用药护理？

  消化性溃疡（peptic ulcer, PU）是指在各种致病因素作用下，发生在胃和十二指肠的慢性溃疡，即胃溃疡（GU）和十二指肠溃疡（DU）。因溃疡的形成与胃酸/胃蛋白酶的消化作用有关，故称消化性溃疡。消化性溃疡是全球常见疾病，可发生于任何年龄，DU 好发于青壮年，GU 发病年龄一般较DU 迟 10 年，男性发病率高于女性。秋冬和冬春之交是本病好发季节。

【病因及发病机制】

（一）病因

  消化性溃疡是一种多因素所致的疾病，其常见病因如下。

  1. Hp 感染 是消化性溃疡的主要病因。其主要证据为：①DU 患者的 Hp 感染率可达 90% 以上，GU 患者 Hp 阳性率为 60% ~90%。②Hp 阳性率高的人群，消化性溃疡的患病率也较高。③根除 Hp 可促进溃疡愈合及显著降低溃疡复发率。

  2. 非甾体抗炎药（NSAIDs） 长期服用 NSAIDs、糖皮质激素、氯吡格雷、化疗药物、双磷酸盐、西罗莫司等药物的患者易发生消化性溃疡。其中，NSAIDs 是导致消化性溃疡的最常见药物，如阿司匹林、吲哚美辛、布洛芬等。NSAIDs 除直接作用于胃、十二指肠黏膜导致损伤外，还可通过抑制前列腺素合成，削弱对黏膜的保护作用。

  3. 胃酸和胃蛋白酶 消化性溃疡的最终形成是由于胃酸/胃蛋白酶对黏膜自身消化所致。胃蛋白酶活性依赖酸性环境，当 pH >4 时，胃蛋白酶就失去活性，无酸情况下罕有溃疡发生。因此，胃酸

在其中起主要作用，是消化性溃疡发病的决定性因素。抑制胃酸可同时抑制胃蛋白酶的活性，促进溃疡愈合。

4. 遗传易感性 部分消化性溃疡患者有"家庭聚集"现象；O 型血人群易患 DU，被认为也可能与 Hp 感染因素有关。

5. 其他因素 ①大量饮酒、长期吸烟、应激（长期精神紧张、焦虑）等是消化性溃疡的常见诱因。②胃十二指肠运动异常：胃排空增快可使十二指肠球部酸负荷增大，胃排空延迟则可增加十二指肠液反流，以上两个因素可加重 Hp 或 NSAIDs 等对黏膜的损害。

（二）发病机制

消化性溃疡的发生是由于对胃、十二指肠黏膜自身防御/修复因素与对黏膜有损害作用的侵袭因素之间失去平衡所致。胃、十二指肠黏膜的自身防御因素包括黏液/碳酸氢盐屏障、黏膜屏障、黏膜血流量、细胞更新、前列腺表皮因子等。一般而言，胃、十二指肠黏膜的这一完善而有效的防御和修复机制，足以抵抗胃酸/胃蛋白酶的侵蚀，只有当某些因素损害了这一机制才可能发生胃酸/胃蛋白酶侵蚀黏膜而导致溃疡形成。GU 和 DU 发病机制不完全相同，GU 主要是防御/修复因素减弱，DU 主要是侵袭因素增强所致。

【护理评估】

（一）健康史评估

询问患者有无暴饮暴食，喜食过冷、过热、过于粗糙及辛辣刺激性食物，烟酒嗜好等；是否长期服用阿司匹林、吲哚美辛等非甾体抗炎药。有无严重的脏器病变、严重创伤、大面积烧伤、大手术等；有无消化性溃疡家族史、慢性胃炎病史。

（二）身体评估

典型消化性溃疡具有慢性过程、周期性、节律性上腹疼痛三大特点。常因不良精神刺激、气候变化、饮食失调、过度劳累诱发或加重，秋冬或冬春之交多发。

1. 症状

（1）腹痛 上腹部疼痛是本病的典型症状。临床表现轻重不一，部分患者可无症状，亦有部分患者以出血、穿孔等并发症作为首发症状。典型的临床表现特点为：①慢性过程，病史可达数年或数十年；②周期性发作，发作与缓解交替，发作期可为数周或数月，缓解期亦长短不一，发作有季节性，多在秋冬或冬春之交发病；③节律性疼痛，发作时上腹部疼痛成节律性。腹痛与进餐关系有助 GU 与 DU 鉴别。消化性溃疡疼痛特点见表 4-1。

表 4-1 GU 和 DU 腹痛特点

特点	胃溃疡	十二指肠溃疡
疼痛部位	中上腹或剑突下偏左	中上腹或中上腹偏右处
疼痛的时间	多在餐后 1 小时内发生，1~2 小时后逐渐缓解，又称"餐后痛"	常在餐后 2~4 小时开始出现，至下次餐前自行消失，又称"饥饿痛""夜间痛"
疼痛性质	多呈灼痛、胀痛或饥饿样不适感	多呈灼痛、饿痛或饥饿样不适感
疼痛与进食关系	进食-疼痛-缓解	疼痛-进食-缓解

（2）其他症状 本病除上腹疼痛外，还常有反酸、嗳气、上腹饱胀、恶心、呕吐、食欲减退等消化不良症状。此外还可有自主神经功能失调表现，如失眠、多汗等。

2. 体征 溃疡活动期上腹部有固定而局限的轻压痛，多位于上腹中部，DU 可偏右，GU 可偏左。缓解期则无明显体征。

3. 并发症

（1）出血 是消化性溃疡最常见的并发症，也是上消化道出血最常见病因，DU 比 GU 容易发生。

临床表现因出血的速度和量而异，轻者表现为呕血和（或）黑便，重者可发生失血性休克。出血前常有腹痛加重，出血后疼痛多减轻（与血液的胃酸中和作用以及血清蛋白在溃疡表面形成保护膜有关）。

（2）穿孔　是消化性溃疡最严重的并发症。可分为急性、亚急性、慢性3种类型。①急性穿孔：最常见。饮酒、服用非甾体抗炎药等可诱发，表现为突发的剧烈腹痛、大汗淋漓、烦躁不安，服用抑酸剂不能缓解，疼痛多自上腹开始迅速蔓延至全腹，腹肌紧张呈板样僵直，有明显压痛和反跳痛，肝浊音界缩小或消失。②亚急性穿孔：穿孔较小，局限性腹膜炎，症状较轻，体征局限。③慢性穿孔：溃疡穿透并与邻近器官、组织粘连，使胃肠内容物不易流入腹腔，又称穿透性溃疡，表现为腹痛规律改变，呈顽固而持久的疼痛向背部放射。

（3）幽门梗阻　80%以上由DU或幽门管溃疡引起。急性梗阻多为功能性梗阻，由于溃疡周围组织炎性水肿、痉挛所致。慢性梗阻主要由于溃疡处瘢痕收缩所致机械性梗阻，呈持久性。临床表现为上腹饱胀不适，餐后疼痛加剧，且反复大量呕吐带酸腐味的宿食（隔宿食物），吐后疼痛可缓解。呕吐隔宿食物、上腹部空腹振水音、胃蠕动波以及清晨空腹胃液量>200ml是幽门梗阻的特征性表现。

（4）癌变　少数GU可癌变。对有GU病史、年龄在45岁以上、经严格内科治疗4~6周症状无好转、疼痛持久且失去原有节律、进行性消瘦、大便隐血试验持续阳性者，应怀疑癌变，需进一步检查和定期随访。

（三）心理－社会评估

消化性溃疡周期性和节律性上腹疼痛的特点，容易使患者产生焦虑、急躁情绪；慢性经过、反复发作及担心溃疡癌变，易使患者产生焦虑、抑郁、恐惧等心理；当合并上消化道出血等并发症时，患者可表现为紧张、恐惧等心理。

（四）辅助检查

1. 胃镜和胃黏膜活组织检查　是确诊消化性溃疡的首选和最有价值的检查方法。胃镜检查可直接观察溃疡部位、形态、病变大小、深度、性质及溃疡周边黏膜情况，并可在直视下取活组织做病理检查及Hp检测。检查目的在于确定诊断溃疡及分期、鉴别良恶性、评价治疗效果、对合并出血者给予止血治疗。

2. X线钡餐检查　适用于对胃镜检查有禁忌或不愿接受胃镜检查者。溃疡的直接X线征象是龛影，对溃疡诊断有确诊价值。

3. Hp检测　是消化性溃疡的常规检测项目。可通过侵入性（如快速尿素酶测定、组织学检查和Hp培养等）和非侵入性（^{13}C或^{14}C尿素呼气试验、粪便Hp抗原检测和血清学检测等）方法检测出Hp。其中，^{13}C或^{14}C呼气试验检测Hp感染的敏感性和特性均较高，常作为根除Hp治疗后复查的首选方法。血清抗体检查仅用于人群初步筛查。

4. 大便隐血试验　隐血试验阳性提示消化性溃疡处于活动期，若GU患者隐血试验持续阳性，应怀疑有癌变的可能。

【主要护理诊断/问题】

1. 疼痛：腹痛　与胃、十二指肠溃疡有关。

2. 营养失调：低于机体需要量　与疼痛致摄入量减少及消化吸收障碍有关。

3. 潜在并发症　上消化道出血、穿孔、幽门梗阻、癌变。

【护理措施】

（一）一般护理

1. 休息与活动　溃疡活动期、症状较重或有严重并发症的患者应卧床休息，以减轻疼痛，缓解不适。溃疡缓解期，鼓励适当活动，劳逸结合，以不感到劳累和诱发疼痛为原则，餐后避免剧烈活动。夜间疼痛的患者可遵医嘱夜间加服 1 次抑酸药，以保证夜间睡眠。

2. 饮食护理　选择营养丰富、清淡、易消化的食物，以减少对溃疡病灶的刺激，促进胃黏膜的修复。

（1）进餐方式　指导患者规律进餐，定时定量，以维持正常消化活动的节律。溃疡活动期，少食多餐，避免餐间零食和睡前进食，使胃酸分泌有规律。少食多餐有助中和胃酸，减少胃的饥饿性蠕动，同时可避免过饱所引起的胃窦部扩张，增加促胃液素的分泌。细嚼慢咽，以减少对消化道过强的机械刺激，同时咀嚼还可增加唾液分泌，具有稀释和中和胃酸的作用。

（2）食物选择　①选择营养丰富、清淡、易消化的食物，如牛奶、豆浆、鸡蛋、鱼等，以利促进胃黏膜修复和提高抵抗力。症状较重的患者以面食、稍加碱的软米饭或米粥为主。牛奶宜安排在两餐之间饮用，牛奶中的钙和蛋白含量较高，会刺激胃酸分泌，不宜多饮。脂肪能刺激小肠黏膜分泌肠抑胃液素，抑制胃酸分泌，但同时又可引起胃排空延缓，胃窦扩张，致胃酸分泌增多，故脂肪的摄取应适量。②避免辛辣、生冷、粗糙、油炸等对胃黏膜有较强机械刺激的食物及浓肉汤、浓茶、浓咖啡、辣椒、生姜、生蒜等刺激性食物。③戒烟、戒酒。

（3）营养监测　定期测量体重、监测血清蛋白和血红蛋白等营养指标。

（二）病情观察

1. 腹痛的观察　观察患者腹痛规律和特点，包括腹痛的部位、程度、持续时间、诱发因素与饮食的关系，有无放射痛、恶心、呕吐等伴随症状，腹部疼痛有无规律性、季节性等。若突发上腹疼痛加剧，并迅速向全腹弥漫，腹肌紧张呈板状，有压痛、反跳痛，肠鸣音减弱或消失，患者取两腿蜷曲卧位或休克状态时，X 线检查有无膈下游离气体，警惕穿孔发生。

2. 出血和休克的观察　当患者出现黑便和（或）呕血等上消化道出血表现时，应密切观察患者的脉搏、呼吸、血压及意识状态改变。若出现面色苍白、出冷汗、四肢发凉、脉搏细速、尿量减少、意识模糊等，警惕失血性休克的发生。

3. 呕吐的观察　观察呕吐物的颜色、量、性状、次数及气味等。若频繁呕吐隔夜或隔餐发酵食物、量多，呕吐后患者感觉上腹胀痛等不适减轻，应考虑为幽门梗阻。频繁呕吐时还应注意观察尿量，有无脱水体征、电解质紊乱及营养不良等。

（三）配合治疗

目的在于"消除病因、控制症状、促进溃疡愈合、防止复发和避免并发症"。

1. 药物治疗

（1）抑制胃酸药物

1）抗酸药　具有中和胃酸的作用，可迅速缓解疼痛症状，但不能促进溃疡愈合，多作为减轻腹痛的辅助治疗，很少单一应用。常用制剂有氢氧化铝凝胶、铝碳酸镁。

2）抑酸药　具有抑制胃酸分泌、促进溃疡愈合的作用，是消化性溃疡治疗的基础用药。主要有 H_2 受体阻断剂（H_2RA）和质子泵抑制剂（PPI）两大类，首选 PPI（尤其由非甾体抗炎药引起者）。①H_2RA：通过选择性竞争结合 H_2 受体，使壁细胞分泌胃酸减少，常用药物有西咪替丁、法莫替丁等。②PPI：可使壁细胞分泌胃酸的关键酶 H^+,K^+ – ATP 酶失活，从而抑制胃酸分泌，抑酸作用强而持久。与 H_2RA 相比，PPI 促进溃疡愈合速度快，溃疡愈合率高，与抗生素的协同作用好，是根除 Hp的基础用药。常用药物有奥美拉唑、兰索拉唑。

（2）胃黏膜保护剂　常用药物有硫糖铝、枸橼酸铋钾（CBS）和前列腺素。硫糖铝、枸橼酸铋钾能黏附覆盖在溃疡面上形成一层保护膜，阻止胃酸/胃蛋白酶侵袭溃疡面，还可促进内源性前列腺素合成。前列腺素类药物如米索前列醇，能增加黏膜血流，抑制胃酸分泌，增加胃、十二指肠黏膜黏液及碳酸氢盐分泌，主要用于非甾体抗炎药溃疡的预防。

（3）根除 Hp 治疗

1）根除 Hp 方案　根除 Hp 不但可促进溃疡愈合，而且可预防溃疡复发，从而彻底治愈溃疡。凡有 Hp 感染的消化性溃疡，无论初发或复发、活动与否、有无合并症，均应给予根除 Hp 治疗。常用方案如下。①标准三联方案：PPI（或胶体铋）＋两种抗生素（克拉霉素、阿莫西林或甲硝唑），但根除率相对较低。②四联方案：因标准三联方案 Hp 根除率相对较低，故推荐四联方案，PPI ＋铋剂＋两种抗生素（阿莫西林＋克拉霉素，或阿莫西林＋左氧氟沙星，或阿莫西林＋呋喃唑酮，或四环素＋甲硝唑）。疗程 7~14 天。

2）根除 Hp 疗程结束后　继续给予一个疗程的抗溃疡药物治疗。根除 Hp 治疗结束后至少 4 周，应常规复查 Hp 是否已被根除，复查前停用 PPI 或铋剂 2 周，否则会出现假阴性。

（4）疼痛治疗　除予以抑制胃酸分泌、中和胃酸、保护胃黏膜治疗外，应避免诱因和去除病因：①对服用非甾体抗炎药者，应停药。②避免暴饮暴食和进食刺激性食物，戒烟、酒。③指导患者缓解疼痛的方法，如 DU 患者常表现为空腹痛或夜间痛，指导患者随身带碱性食物（如苏打饼干等），在疼痛前或疼痛时进食，或服用制酸剂；也可采用局部热敷或针灸止痛。

（5）并发症治疗　①急性穿孔和瘢痕性幽门梗阻：遵医嘱做好手术准备。②亚急性和慢性穿孔：注意观察疼痛性质，指导患者按时服药。③急性幽门梗阻：禁饮、禁食，行胃肠减压，保持口腔清洁，遵医嘱静脉补充液体及电解质。幽门梗阻者不宜用抗胆碱能、解痉药，因其减少胃肠运动，可加重梗阻症状。④上消化道大出血：嘱患者卧床休息，安慰其保持镇静。禁食，胃肠减压，遵医嘱给冰盐水洗胃。建立静脉通道，遵医嘱给予止血药物，必要时输血。观察并记录呕吐物、排泄物的量、颜色和性质。严密观察生命体征、尿量、神志等。

2. 手术治疗　对于大量出血经内科治疗无效、急性穿孔、瘢痕性幽门梗阻、内科治疗无效的顽固性溃疡以及胃溃疡疑有癌变者手术治疗。

（四）用药护理

1. 抗酸药　①应在饭后 1 小时和睡前服用，片剂应嚼服，乳剂给药前应充分摇匀。②避免与奶制品、酸性食物及饮料同时服用，防止形成络合物。③氢氧化铝凝胶能阻碍磷的吸收，引起磷缺乏症（食欲不振、软弱无力，甚至可导致骨质疏松），长期大量服用还可引起便秘。④铝碳酸镁易引起腹泻，用药期间要加强观察。

2. 抑酸药　①H$_2$RA：应在餐中或餐后即刻服用，也可一日的剂量睡前顿服，若需同时服用碱性抗酸药，应间隔 1 小时以上。静脉给药应注意控制滴速，速度过快易致低血压和心律失常。西咪替丁用药期间要注意监测肝、肾功能和血常规。②PPI：奥美拉唑偶可引起头晕，特别是初次用药期间，应避免开车或其他需高度集中注意力的工作。兰索拉唑的主要不良反应包括荨麻疹、皮疹、瘙痒、头痛、口苦、肝功能异常等。

3. 胃黏膜保护剂　①硫糖铝、枸橼酸铋钾：应在餐前 1 小时与睡前服用，服用抑酸药需在服用硫糖铝前 30 分钟或服后 1 小时。硫糖铝主要不良反应是便秘。服用胶体铋剂可引起舌苔和大便变黑，长期服用可造成铋在体内大量堆积而引起神经毒性。胶体铋剂不得与牛奶、抗酸药物同服，以免影响药效。②米索前列醇：常见不良反应是腹泻，此外，还可引起子宫收缩，故孕妇忌用。

4. 其他　甲硝唑应餐后服用，以减轻胃肠道反应。

（五）心理护理

消化性溃疡患者往往因疼痛刺激或并发出血，产生紧张、焦虑等不良情绪。故应多与患者交谈，使患者了解本病的诱发因素、疾病过程和治疗效果，告知患者经过正规治疗消化性溃疡可以痊愈，增强患者的治疗信心，帮助其缓解紧张、焦虑心理。

（六）健康指导

1. 生活指导　向患者及家属讲解引起和加重溃疡病的相关因素。指导患者纠正不良生活习惯，戒烟、酒，合理安排工作和休息，情绪稳定，避免劳累，提高对环境的适应能力。

2. 用药指导　指导患者遵医嘱按时、正确服用药物，介绍常用药物的不良反应及预防措施。慎用非甾体抗炎药等对胃肠刺激较大的药物。

3. 疾病知识　告知患者定期复诊，指导患者了解消化性溃疡病及其并发症的相关知识和识别方法，若发现疼痛规律改变、黑便、腹胀明显加重等及时就诊。

目标检测

选择题

A1／A2 型题

1. 引起消化性溃疡损害的因素中，起主导作用的是
   A. 胃酸　　　　　　　　B. 胃蛋白酶　　　　　　C. 非甾体抗炎药
   D. 饮食失调　　　　　　E. Hp 感染

2. 消化性溃疡的主要诊断依据是
   A. 疼痛部位　　　　　　B. 疼痛性质　　　　　　C. 有无反酸
   D. 胃液分析　　　　　　E. 胃镜和胃黏膜活组织检查

3. 患者，男，35 岁。诊断为消化性溃疡 2 个月，近日原有疼痛节律消失，变为持续上腹痛，伴频繁呕吐，呕吐物中含宿食。该患者最可能发生的并发症是
   A. 上消化道出血　　　　B. 穿孔　　　　　　　　C. 幽门梗阻
   D. 癌变　　　　　　　　E. 肝性脑病

4. 奥美拉唑治疗消化性溃疡的主要机制是
   A. 阻止组胺与其受体相结合　　B. 抑制 H^+,K^+-ATP 酶　　C. 中和胃酸
   D. 保护胃黏膜　　　　　　　　E. 杀灭幽门螺杆菌

5. 患者，男，40 岁。胃溃疡 3 年，突然上腹剧痛，面色苍白，出冷汗。查体：全腹压痛、反跳痛，肌紧张。为明确诊断，应急诊做的检查是
   A. 胃镜　　　　　　　　B. 钡餐检查　　　　　　C. 立位腹部平片
   D. 胸部透视　　　　　　E. 腹腔试验性穿刺

6. 患者，男，40 岁。胃溃疡 3 年，突然上腹剧痛，面色苍白，出冷汗。查体：全腹压痛、反跳痛，肌紧张。该患者最可能发生的并发症是
   A. 上消化道出血　　　　B. 急性穿孔　　　　　　C. 幽门梗阻
   D. 癌变　　　　　　　　E. 肝性脑病

（李　芳）

第四节　肝硬化患者的护理 微课

PPT

情境导入

情境：患者，女，43 岁。有慢性乙型肝炎病史 16 年，因"乏力、食欲减退 2 个月，腹胀、少尿半个月"入院。护理评估：生命体征无异常。消瘦，神志清楚，肝病面容，巩膜轻度黄染，肝掌（＋），左侧面部和颈部可见蜘蛛痣，腹部明显膨隆，未见腹壁静脉曲张，移动性浊音（＋），双下肢轻度水肿。

任务：1. 该患者目前存在哪些护理问题？
　　　　2. 如何对该患者进行护理？

肝硬化（liver cirrhosis）是各种慢性肝病发展的晚期阶段，以肝组织弥漫性纤维化、假小叶和再生结节形成为组织学特征的慢性进行性肝病，起病隐匿，发展缓慢，以肝功能损害、门静脉高压为主要临床表现，晚期常出现消化道出血、肝性脑病、继发感染等严重并发症。肝硬化是常见病，发病高峰年龄为 35～50 岁，男性多见，有并发症者死亡率较高。

【病因及发病机制】

（一）病因

1. 病毒性肝炎 是我国肝硬化的主要病因。乙型、丙型和丁型肝炎病毒感染，均可引起肝硬化，乙型肝炎最常见。甲型、戊型病毒性肝炎一般不引起肝硬化。

2. 慢性酒精中毒 是欧美国家肝硬化的常见原因。长期大量饮酒（日摄入酒精 80g 达 10 年以上），乙醇及其中间代谢产物（乙醛）可致酒精性肝炎的发生，继而发展为肝硬化。

3. 非酒精性脂肪性肝炎 临床十分常见，随着肥胖人口的增多，非酒精性脂肪性肝炎的发病率逐渐上升。

4. 药物或化学毒药 反复接触小剂量工业毒物，如四氯化碳、磷、砷等或长期服用某些对肝脏有毒的药物，如甲基多巴、异烟肼等，均可导致中毒性肝炎而演变为肝硬化。

5. 胆汁淤积 肝外胆管阻塞或肝内胆汁淤积，高浓度的胆酸和胆红素损伤肝细胞，使肝细胞发生变性、坏死，逐渐发展为肝硬化。

6. 循环障碍 慢性充血性心力衰竭、缩窄性心包炎、肝静脉和（或）下腔静脉阻塞等致肝细胞长期淤血，肝细胞缺氧、变性、坏死和结缔组织增生，最后逐渐发展为肝硬化。

7. 营养障碍 食物中长期缺乏蛋白质、维生素等物质，慢性炎症性肠病，可引起营养不良和吸收不良，致肝细胞脂肪变性和坏死，降低了肝细胞对有害物质的抵抗力，导致肝硬化。

8. 遗传代谢性疾病 由于遗传性或代谢性疾病，使某些物质或其代谢性产物沉积于肝脏，引起肝细胞坏死、结缔组织增生，发展成肝硬化。

9. 血吸虫病 反复或长期感染血吸虫者，虫卵及其毒性产物沉积于肝脏汇管区，引起纤维组织增生，导致肝硬化和门静脉高压，形成血吸虫病性肝硬化。

（二）发病机制

各种致病因素导致肝细胞广泛变性和坏死，残存的肝细胞不沿原支架排列再生，而形成不规则的结节状肝细胞团，汇管区和肝包膜有大量纤维组织增生、重排，将残存的肝小叶重新分割，形成假小叶，从而导致肝小叶正常结构和血管解剖的破坏。肝内血循环的紊乱，血管床的缩小、阻塞或扭曲，血管受到再生组织挤压，肝内门静脉、肝静脉和肝动脉小支三者之间失去正常关系，形成交通吻合支等，这些严重的肝血液循环的紊乱，不仅是形成门静脉高压症的病理基础，而且加重了肝细胞的营养障碍，促进肝硬化病变的进一步发展。

肝硬化早期，肝脏变大，晚期则明显缩小，质地变硬，表面弥漫大小不等的结节和塌陷区，边缘较薄而硬。显微镜下正常的肝小叶结构破坏或消失，被假小叶取代。

【护理评估】

（一）健康史评估

询问患者有无肝炎或输血史；是否长期大量饮酒、长期反复接触化学毒物如四氯化碳等，或长期服用对肝脏有损害的药物如双醋酚汀、甲基多巴等；有无慢性心力衰竭、缩窄性心包炎等疾病；有无胆道疾病史、消化不良等病史。了解患者有关检查、用药和其他治疗情况。

（二）身体评估

肝硬化起病与病程发展一般均较缓慢，可潜伏数年至数十年，病情亦较隐匿。临床上一般将肝硬化分为肝功能代偿期和肝功能失代偿期，但两期界限不明显。

1. 代偿期　早期症状较轻，缺乏特异性，不易察觉。以乏力、食欲不振为主要表现，可伴有腹胀、食欲减退、腹泻等。常因劳累而出现症状，经休息或治疗而缓解。肝、脾轻度肿大，质变硬，肝功能多正常或轻度异常。

2. 失代偿期　主要表现为肝功能减退和门静脉高压。

（1）肝功能减退的临床表现

1）全身症状　一般状况和营养状况较差，可有低热、消瘦乏力、精神不振、面色灰暗或面色黝黑（肝病面容）、皮肤干枯粗糙、水肿等。

2）消化道症状　食欲减退是最常见的症状，进食后常感上腹部饱胀不适、恶心或呕吐，对脂肪和蛋白质耐受性差，稍进油腻饮食易引起腹泻。部分患者出现腹痛，多为肝区隐痛。半数以上患者有轻度黄疸，少数有中、重度黄疸，提示肝细胞有进行性或广泛性坏死。

3）出血倾向和贫血　常有鼻出血、牙龈出血、皮肤紫癜、胃肠出血等倾向，女性患者常有月经过多，与肝脏合成凝血因子减少、脾功能亢进致血小板减少以及毛细血管脆性增高有关。由于营养不良、肠道吸收障碍、胃肠失血和脾功能亢进等因素，患者常有不同程度贫血。

4）内分泌功能紊乱　由于肝脏对雌激素、醛固酮和抗利尿激素的灭活功能减退，导致体内相应激素增多。①雌激素灭活能力下降：雌激素增多的男性患者常有性功能减退、睾丸萎缩、乳房发育及毛发脱落等；女性患者常有月经失调、闭经、不孕等。部分患者面部、颈、胸、背、上肢等上腔静脉引流部位可见蜘蛛痣；在手掌大小鱼际及指端腹侧部位出现皮肤发红，称为肝掌。②醛固酮、抗利尿激素灭活功能下降：醛固酮、抗利尿激素增多引起水钠潴留，导致尿量减少和水肿，促进腹水的形成。③肾上腺皮质功能减退：表现为面部和暴露部位皮肤色素沉着。

（2）门静脉高压症的临床表现　主要表现为脾大、侧支循环建立和开放、腹水，称为门脉高压三联征，其中侧支循环开放对门静脉高压症的诊断有特征性意义。

1）脾大　脾脏因长期淤血而肿大，多为轻、中度肿大，上消化道出血时脾脏可暂时缩小。疾病晚期脾脏淤血性肿大伴脾功能亢进对血细胞的破坏增加，导致外周血液中红细胞、白细胞、血小板均减少。

2）侧支循环建立和开放　门静脉高压特征性表现。正常门静脉压力为 11～18cmH$_2$O，当门脉高压达到 20cmH$_2$O 以上时门腔静脉侧支循环开放。主要侧支循环有：①食管下段和胃底静脉曲张，反映肝硬化门静脉高压最客观的指标，也是肝硬化患者上消化道出血的主要原因。常因粗糙尖锐的食物机械损伤或腹内压突然增高，导致曲张的静脉破裂出血，表现为呕血、黑便甚至休克等症状。②腹壁静脉曲张。脐周与腹壁可见迂曲的静脉，以脐为中心向上、向下延伸，外观呈水母头状。③痔静脉扩张，是门静脉系的直肠上静脉与下腔静脉系的直肠中、下静脉吻合，有时扩张形成痔核，破裂时引起便血。门静脉回流受阻时，侧支循环血流方向见图 4-1。

3）腹水　是失代偿期肝硬化最突出表现，部分患者可伴胸腔积液，称为肝性胸水。腹水形成机制有：①门静脉压力增高。门静脉压力 > 30cmH$_2$O 时，可导致腹腔脏器毛细血管床静水压增高，组织液回吸收减少而漏入腹腔。②低白蛋白血症。肝硬化时白蛋白合成减少及蛋白吸收能力下降，当白蛋白低于 30g/L 时，血浆胶体渗透压下降，血管内液外渗。③淋巴液生成过多。肝静脉回流受阻时，肝内淋巴液生成增多，超过胸导管引流能力，大量淋巴液自肝包膜和肝门淋巴管渗出至腹腔。④抗利尿激素和醛固酮增多。肝脏对抗利尿激素和醛固酮灭活能力下降，抗利尿激素和醛固酮增多，引起水钠潴留。⑤有效血容量不足。肝硬化时，有效循环血容量下降，肾小球滤过率下降，排钠、排尿量减少，加重腹水。其中门静脉高压和血清白蛋白减少是引起腹水的主要原因。

（3）肝脏情况　早期可触及变大的肝脏，质硬，表面尚光滑，边缘钝；晚期肝脏缩小、质地坚硬、呈结节状。

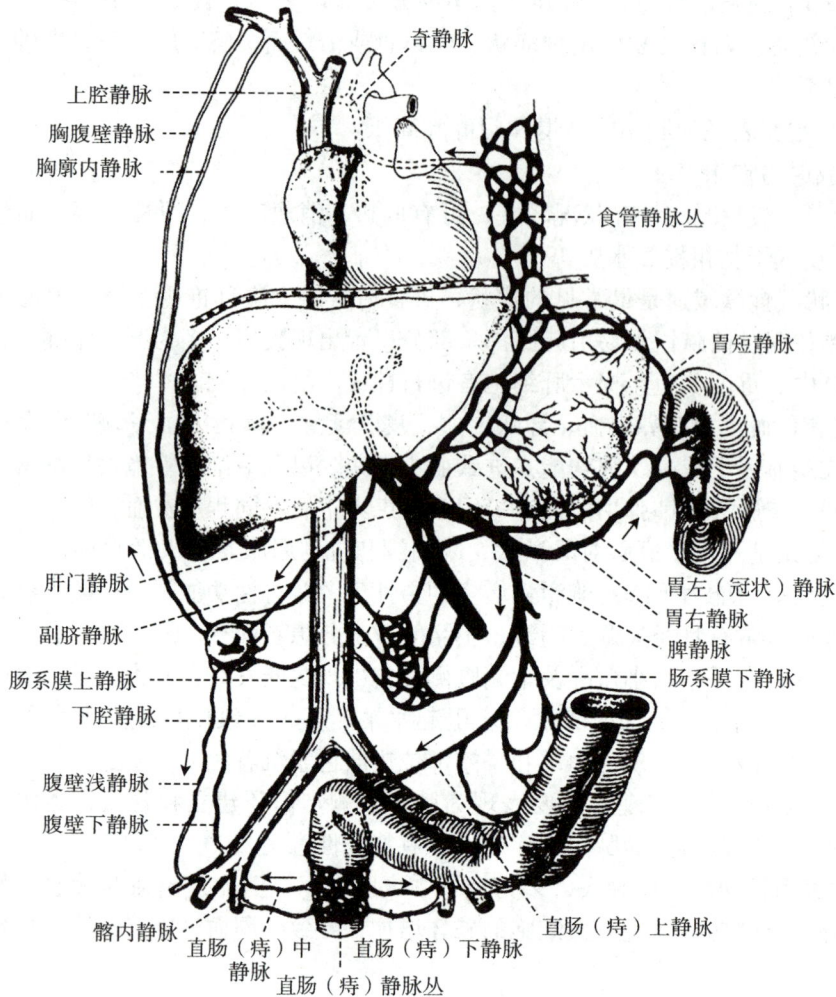

图 4-1　门静脉高压侧支循环

3. 并发症

（1）上消化道出血　是最常见的并发症。由于食管下段或胃底静脉曲张破裂，引起突然大量呕血和黑便，严重者可导致失血性休克和诱发肝性脑病。少数患者可因并发急性胃黏膜糜烂或消化性溃疡引起上消化道出血。

（2）肝性脑病　是本病最严重并发症，也是最常见死亡原因。详见本章第六节"肝性脑病患者的护理"相关内容。

（3）感染　肝硬化患者抵抗力低下、门腔静脉侧支循环开放等因素，增加了细菌入侵繁殖的机会，易并发感染，如肺炎、胆道感染和自发性腹膜炎等。自发性腹膜炎是腹腔内无脏器穿孔的腹膜急性细菌性感染，多为革兰阴性杆菌感染，是肝硬化患者常见的一种严重并发症，主要表现为发热、腹痛、腹胀、腹膜刺激征、腹水迅速增长或持续不减。

（4）肝肾综合征（HRS）　继发于严重肝病基础上的肾功能衰竭，肾脏本身无明显器质性损害，故又称为功能性肾衰竭。主要由于肾血管收缩和肾内血液重新分布，导致肾皮质血液量减少和肾小球滤过率下降，髓质血流量增加、髓样重吸收增加引起。常在难治性腹水、进食减少、呕吐、腹泻、利尿药应用不当、自发性细菌性腹膜炎及肝衰竭时诱发，表现为自发性少尿或无尿、氮质血症、稀释性低钠血症。

（5）肝肺综合征（HPS）　严重肝病伴肺血管扩张和低氧血症组成的三联征，主要表现为呼吸困难和发绀。

（6）原发性肝癌　若患者短期内出现肝脏迅速增大、持续性肝区疼痛、肝表面发现肿块、腹水增加且呈血性等情况，应考虑并发原发性肝癌。

（7）电解质和酸碱平衡紊乱　常见的电解质和酸碱平衡紊乱有低钠、低钾、低氯血症和代谢性碱中毒等，与长期低钠饮食、大量利尿和大量放腹水等有关。

（三）心理－社会评估

肝硬化病程漫长，随着病情发展加重，患者逐渐丧失工作能力，甚至生活自理能力，久治不愈，影响家庭生活、家庭经济负担加重，使患者及家庭成员出现各种心理问题和应对行为的不足。评估时应注意患者有无焦虑、抑郁、悲观绝望、愤怒怨恨等情绪。另外，当出现性格、行为的改变时，要注意评估是患者的心理问题还是肝性脑病的精神障碍。

（四）辅助检查

1. 血常规检查　代偿期多正常，失代偿期常有不同程度的贫血。脾功能亢进时，白细胞、红细胞、血小板计数均减少。

2. 尿常规检查　代偿期多正常，失代偿期可有蛋白尿、血尿、管型尿。有黄疸时尿中可出现尿胆红素，尿胆原增加。

3. 肝功能检查　代偿期正常或轻度异常，失代偿期多有异常。重症患者血清胆红素增高。转氨酶轻、中度增高，以 ALT 升高明显，但肝细胞严重坏死时 AST 升高更明显。血清白蛋白降低，球蛋白增高，A/G 降低或倒置。凝血酶原时间可有不同程度延长。

4. 免疫学检查　血清 IgG 显著增高；T 淋巴细胞数低于正常；病毒性肝炎肝硬化，乙型、丙型和丁型病毒性肝炎血清标记物可呈阳性。部分患者还可出现非特异性自身抗体，如抗核抗体、抗平滑肌抗体等。

5. 腹水检查　腹水一般为漏出液。若并发自发性腹膜炎、结核性腹膜炎时，腹水为渗出液。血性腹水应警惕癌变，需做脱落细胞学检查。

6. 影像学检查　X 线钡餐检查显示食管静脉曲张，呈虫蚀样或蚯蚓状充盈缺损，纵行黏膜皱襞增宽；胃底静脉曲张可见菊花瓣样充盈缺损。超声显像、CT 和 MRI 检查可显示脾静脉和门静脉增宽、肝脾大小和质地变化情况及腹水情况。

7. 内镜检查　可观察到食管、胃底静脉曲张，诊断门静脉高压最可靠的方法。腹腔镜检查可直接观察肝脏、脾脏情况。

8. 肝穿刺活组织检查　具有确诊价值。若穿刺标本有假小叶形成是诊断本病的金指标，适用于代偿期肝硬化的早期诊断。

【主要护理诊断/问题】

1. 营养失调：低于机体需要量　与肝功能减退、门静脉高压引起食欲减退、消化和吸收障碍有关。

2. 体液过多　与门静脉高压、低蛋白血症及水钠潴留有关。

3. 有皮肤完整性受损的危险　与皮肤水肿、皮肤瘙痒有关。

4. 潜在并发症　上消化道出血、肝性脑病、功能性肾衰竭。

5. 焦虑　与病程长、担心疾病预后有关。

【护理措施】

（一）一般护理

1. 休息与活动　休息是保护肝脏的重要措施之一，能减轻肝脏负担，有助于肝细胞修复，有利于改善腹水和水肿。可根据患者病情安排休息和活动计划。代偿期可参加轻体力工作，减少活动量，避免过度疲劳。失代偿期应以卧床休息为主，卧床时尽量取平卧位，以增加肝、肾的血流量，有助于肝细胞的修复；可适当活动，活动以不感到疲劳、不加重症状为度。

2. 饮食护理 既保证饮食营养又遵守必要的饮食限制是改善肝功能、延缓病情进展的基本措施。以高蛋白、高热量、高维生素、清淡、易消化饮食为原则，根据病情变化进行调整。

（1）蛋白质 高生物效价的蛋白饮食，如鸡蛋、牛奶、鱼、鸡肉、瘦猪肉等，有利于肝细胞修复和维持血浆白蛋白水平。肝功能显著减退或肝性脑病先兆时应严格限制或禁食蛋白质，待病情好转后再逐渐增加蛋白质摄入量，并应选择植物蛋白。

（2）维生素 多食新鲜蔬菜和水果如西红柿、柑橘等，以保证足够的维生素 C 摄入，尤其是脂溶性维生素的摄入。

（3）限制钠、水摄入 有腹水时给予低盐或无盐饮食，钠限制在 500～800mg/d（相当于氯化钠 1.2～2.0g），每日摄入水量 1000ml 左右。向患者介绍各种食物的成分，尽量少食高钠食物如咸肉、酱菜、酱油等。低盐或无盐饮食常使患者感到淡而无味，可适量添加柠檬汁、食醋等，以增进食欲。

（4）避免损伤曲张的静脉 应进食菜泥、肉泥、软食，进食时细嚼慢咽，避免进食干硬、粗糙、刺激性强、粗纤维多的食物，食物中勿混入糠皮、硬屑、鱼刺等，以防损伤曲张血管而致出血。戒烟，严禁饮酒。

3. 营养支持 保障足够营养，以碳水化合物为主。必要时静脉补充葡萄糖、复方氨基酸、白蛋白或新鲜血。

（二）病情观察

密切观察腹水和下肢水肿的消长情况，准确记录出入液体量，定期测量腹围、体重，尤其进食量不足、呕吐、腹泻者或应用利尿剂、放腹水后，更应密切观察；监测血清电解质和酸碱平衡的变化，及时发现并纠正水、电解质、酸碱平衡紊乱；密切观察有无上消化道出血、肝性脑病、肝肾综合征等并发症的发生。

（三）配合治疗

本病目前无特效治疗，关键在于早期诊断，加强病因治疗，缓解病情，延长代偿期。

1. 去除病因 积极治疗原发病，以防止肝脏炎症坏死、肝纤维化进一步发展，如对乙型与丙型肝硬化进行抗病毒治疗；酒精性肝硬化者戒酒。避免应用对肝有损害的药物。

2. 代偿期治疗 在代偿期，肝硬化患者可以服用抗病毒（拉米夫定）、抗纤维化的药物（秋水仙碱等），使用保护肝脏的药物如还原性谷胱甘肽、S－腺苷蛋氨酸及维生素，避免盲目使用护肝药物。

3. 失代偿期治疗 主要是对症治疗、改善肝功能和积极处理并发症，有手术适应证者慎重选择时机进行手术治疗。

（1）腹水治疗

1）限制水、钠摄入 卧床休息和限钠饮食是腹水的基础治疗，部分轻、中度腹水患者经休息和限制钠、水摄入可发生自发性利尿，腹水消退。氯化钠 1.2～2.0g。应用利尿剂时，适当放宽钠摄入量。水的摄入一般不需过于严格，如有稀释性低钠血症（血钠＜125mmol/L）者，应同时限制水的摄入，摄水量限制在 500ml/d 以内。

2）利尿剂 是目前临床应用最广泛的治疗腹水的方法，常联合使用保钾及排钾利尿剂。常用保钾利尿剂有螺内酯；常用排钾利尿剂有呋塞米。两者联合应用有协同作用，既可加强疗效，又可减少发生电解质紊乱。

3）提高血浆胶体渗透压 对低蛋白血症患者，可定期输注白蛋白、血浆或新鲜血，通过提高胶体渗透压促进腹水消退。

4）难治性腹水的治疗 是经限钠、利尿药治疗达最大剂量、排除其他因素对利尿药疗效的影响或已予纠正，仍难以消退或很快复发的腹水。治疗方法包括：①经颈静脉肝内门体分流术，是通过介入手段经颈静脉放置导管，建立肝静脉与肝内门静脉分支间的分流通道，以降低门静脉系统压力，减少腹水生成。②放腹水加输注白蛋白，一般每放腹水 1000ml，输注白蛋白 8g。该方法缓解症状时间短，但易诱发肝肾综合征、肝性脑病等并发症。③腹水浓缩回输。放出腹水，通过浓缩处理后再静脉回输，可避免蛋白质丢失。

（2）手术治疗　治疗门静脉高压症的方法有各种分流、断流术和脾切除术等，脾切除术是治疗脾功能亢进的有效方式，但只能短期降低门静脉压力。肝移植是各种原因引起的晚期肝硬化的最佳治疗方法。

（3）并发症的治疗

1）自发性细菌性腹膜炎　易诱发肝肾综合征、肝性脑病等严重并发症，需早期诊断积极治疗。选用肝毒性小，主要针对革兰阴性杆菌并兼顾革兰阳性球菌的抗生素，如头孢哌酮或喹诺酮类药物。由于自发性腹膜炎容易复发，用药时间不得少于2周。

2）肝肾综合征　积极预防或消除肝肾综合征的诱发因素，如感染、上消化道出血、电解质紊乱、过度利尿、使用肾毒性药物等。治疗措施包括输注白蛋白以扩充有效血容量，应用血管活性药物（特利加压素）。必要时可考虑外科治疗。

3）其他并发症　食管胃底静脉曲张破裂出血的治疗。见本章"上消化道大出血的护理"。

（四）腹腔穿刺放液的护理

1. 术前　向患者解释操作过程及注意事项，测量体重、腹围、生命体征，嘱患者排空膀胱。

2. 术中　要严密观察生命体征、神志、面色、患者反应等，发现异常及时通知医生，并及时处理。放腹水不宜过多、过快，以免腹压突然下降而造成回心血量减少，而诱发肝性脑病。注意记录腹水量、颜色、性质等，及时送检腹水标本。

3. 术后　缚紧腹带，防止腹腔穿刺后腹内压骤降引起休克。穿刺术后嘱患者卧床休息8～12小时，取平卧位或侧卧位，穿刺部位向上，防止腹水外溢。测量腹围，以了解放液的效果。观察穿刺点有无渗血及液体漏出，若穿刺点有腹水外溢，应及时更换敷料。密切观察患者神志、体温、脉搏、血压的变化，及早发现各种并发症。

（五）用药护理

1. 遵医嘱使用保肝药物，不宜滥用保肝药物，避免使用对肝脏有损害的药物。

2. 应用利尿剂时应注意有无水、电解质紊乱失调。利尿速度不宜过快，以每日体重减轻不超过0.5kg为宜，过快的利尿会导致水、电解质紊乱，严重者诱发肝性脑病和肝肾综合征。因此，使用利尿剂时应监测体重变化及血生化。腹水消退后利尿剂逐渐减量。

（六）心理护理

肝硬化病程漫长，症状复杂多变，且久治不愈，尤其进入失代偿期，患者常产生消极、悲观、愤怒、绝望等不良情绪。故应注意与患者交谈，鼓励患者说出其内心感受和忧虑，给予精神上的安慰和支持。向患者及家属介绍治疗成功的病例，提供新的医疗信息，以增加治疗的信心。指导患者家属在情感上关心和支持患者，减轻患者的心理压力。对表现出严重焦虑和抑郁的患者，应加强巡视并及时进行干预，以免发生意外。

（七）健康指导

1. 生活指导　向患者说明身心两方面休息对疾病康复的重要性，生活起居规律，保证足够的休息和睡眠，保持情绪稳定，树立对疾病的治疗信心。同时说明饮食治疗的意义及原则，切实遵循饮食治疗原则和计划。

2. 疾病知识指导　向患者和家属介绍肝硬化的发生、发展过程，指导患者积极配合治疗，避免加重肝功能受损的因素，以延缓病情发展。指导患者定期门诊复查肝功能等项目，了解病情进展情况。

3. 用药指导　指导患者严格遵医嘱用药，不可擅自用药，以免加重肝脏的负担和肝功能损害。应向患者详细介绍所用药物名称、剂量、给药方法和注意事项，教会其观察药物疗效和不良反应。如服用利尿剂期间出现软弱无力、心悸等症状时，提示低钠、低钾血症，应及时就医。

4. 照顾者指导　指导家属理解关心患者，给予精神支持和生活照顾。学会识别病情变化，及时发现并发症，如出现性格、行为改变等肝性脑病前驱症状或呕血、黑便等上消化道出血症状时，及时就诊。

目标检测

选择题

A1/A2 型题

1. 下列属于肝硬化肝功能减退的表现是
   A. 脐周静脉曲张　　　B. 痔核形成　　　C. 蜘蛛痣
   D. 脾大　　　　　　　E. 胃底静脉曲张

2. 肝硬化患者肝功能失代偿期最突出的临床表现是
   A. 食欲不振　　　　　B. 恶心、呕吐　　　C. 腹水
   D. 乏力　　　　　　　E. 肝轻度大

3. 肝硬化最严重的并发症是
   A. 肝性脑病　　　　　B. 原发性肝癌　　　C. 肝肾综合征
   D. 自发性腹膜炎　　　E. 上消化道大出血

4. 一肝硬化患者，自述乏力、食欲缺乏。护理体检：神志清，消瘦，轻度黄疸，腹部移动性浊音阳性。X 线钡餐示胃底 – 食管静脉曲张。该患者的饮食护理中不恰当的是
   A. 高蛋白饮食　　　　　　　　　B. 适量脂肪饮食
   C. 高热量饮食　　　　　　　　　D. 低盐饮食适当限水
   E. 多食粗纤维和粗粮以保持大便通畅

5. 某肝硬化患者，3 日未排便，出现嗜睡和幻觉，在给予灌肠时，不宜采用的灌肠溶液是
   A. 生理盐水　　　　　B. 生理盐水 + 醋　　　C. 肥皂水
   D. 清水　　　　　　　E. 温水

（李　芳）

PPT

第五节　原发性肝癌患者的护理

情境导入

情境：患者，男，48 岁，有慢性肝炎病史，因"近半年右上腹钝痛，腹胀、食欲减退、恶心、体重下降 5kg"入院。护理评估：巩膜黄染，肝肋下 4cm，腹部移动性浊音（–）；辅助检查：AFP（+），超声示肝右叶实质性占位性病变，直径 5cm。以肝癌入院，入院后担心病情，焦虑、失眠、情绪低落。

任务：1. 该患者目前存在哪些护理问题？
　　　2. 如何对该患者进行护理？

原发性肝癌（primary carcinoma of the liver）简称肝癌，是指肝细胞或肝内胆管上皮细胞发生的恶性肿瘤。肝癌是我国常见的恶性肿瘤之一，其死亡率在恶性肿瘤中居第 2 位，仅次于肺癌。近年来，我国肝癌的发病率、死亡率均有上升趋势。

【病因及发病机制】

(一) 病因

原发性肝癌病因尚未完全明确，可能与下列因素有关。

1. 病毒性肝炎 慢性病毒性肝炎是我国原发性肝癌最主要的病因。原发性肝癌患者中约 1/3 有慢性肝炎史，肝癌患者 HBsAg 阳性率可达 90%，提示乙型肝炎病毒（HBV）与肝癌高发有关。近年来发现丙型病毒性肝炎也与肝癌发病有关。

2. 肝硬化 原发性肝癌合并肝硬化的发生率为 50% ~ 90%。我国原发性肝癌多在病毒性肝炎后肝硬化的基础上发生；欧美国家原发性肝癌多在酒精性肝硬化的基础上发生。

3. 饮食与饮水 黄曲霉素的代谢产物黄曲霉素 B_1 有强烈的致癌作用，流行病学调查研究发现在粮油、食品受黄曲霉毒素污染严重的地区，肝癌发病率较高。此外，食用含亚硝酸盐的食物、食物中缺乏微量元素、饮用藻藻类毒素污染的水等，均与肝癌有关。有机致癌物如六氯苯、苯并芘等污染水源也可致肝癌发生。

4. 其他因素 遗传、酒精、亚硝酸类化学物、有机氯农药、寄生虫等均是可疑的致肝癌因素。

(二) 发病机制

各种原因引起的肝癌机制尚不明确。①病毒性肝炎：可能与病毒感染后的反复损伤、炎症及癌基因激活有关。②肝硬化：一方面与引起肝硬化的病毒有关，另一方面，与肝硬化演变过程中干细胞的反复损伤、增生和不典型增生、对多因素敏感性增加等有关。③蓝藻产生的毒素具有促癌及直接致癌作用。④其他：遗传易感因素产生对各种致癌因子的敏感性，而化学药物等通过多种机制诱导肝细胞癌变。

(三) 转移途径

1. 血行转移 肝内血行转移发生最早，也最常见。肝外转移中，最常见转移至肺，其次可转移至胸、肾上腺、肾及骨等部位。

2. 淋巴转移 肝门淋巴结转移最为常见。也可转移至胰、脾及锁骨上淋巴结。

3. 种植转移 少见。从肝表面脱落的癌细胞可种植在腹膜、横膈、盆腔等处，引起血性腹水、胸水。女性可种植于卵巢。

【护理评估】

(一) 健康史评估

询问患者有无慢性肝脏疾病；是否长期食用霉变、腌制、农药污染的食物；是否长期饮用被有机致癌物污染的水，是否长期大量酗酒，家族中有无肝癌患者。

(二) 身体评估

原发性肝癌起病隐匿，早期缺乏典型表现。经甲胎蛋白（AFP）普查发现的早期病例，临床上可无任何症状和体征，称为亚临床肝癌。一旦出现症状而就诊者，病程多属于中晚期，主要表现如下。

1. 症状 早期常无临床症状及体征，一旦出现典型症状，往往已至中、晚期，此时，病情发展迅速。

（1）肝区疼痛 常为肝癌的首发症状，右上腹痛最常见。多为间歇性或持续性隐痛、钝痛或胀痛，因肿瘤快速增长牵拉肝包膜而引起。若肿瘤侵犯膈肌，疼痛可放射至右肩部。突然发生的剧烈腹痛和腹膜刺激征，可能是肝包膜下癌结节破裂出血引起腹膜刺激征。

（2）消化道症状 可出现食欲减退、腹胀、呕吐、腹泻等，缺乏特异性，易被忽视。

（3）全身症状 有乏力、进行性消瘦、发热、营养不良等表现，晚期可呈恶病质。

（4）转移症状 如转移至肺可引起咳嗽、咯血；胸膜转移时可产生胸痛、胸腔积液；骨骼或脊柱转移可有局部压痛和神经受压等表现。

2. 体征

（1）肝大 肝脏进行性增大为最常见的特征性体征之一。肝质地坚硬，表面凹凸不平，可触到结节或巨块，常有不同程度的压痛。

（2）黄疸　一般在晚期出现。由肝细胞损害引起，或由于癌肿压迫或侵犯肝门附近的胆管，或癌组织和血块脱落导致胆道梗阻所致。

（3）肝硬化表现　肝癌伴有肝硬化门静脉高压者可有腹水、脾大、侧支循环形成等表现。腹水生成速度快，早期一般为漏出液，晚期可出现血性腹水。

3. 并发症

（1）肝性脑病　是肝癌晚期最严重的并发症，约 1/3 的患者因此死亡。

（2）上消化道出血　肝癌患者常合并原发性肝硬化，从而引起食管及胃底静脉曲张、破裂出血。晚期可因胃肠道黏膜糜烂、凝血功能障碍而广泛出血。

（3）肝癌结节破裂出血　约 10% 患者因癌结节破裂导致死亡。如癌结节自发破裂仅局限于肝包膜下，可形成压痛性包块；若出血进入腹腔可引起急性腹痛及腹膜刺激征。

（4）继发感染　由于长期肿瘤消耗或因放疗、化疗导致白细胞减少，患者抵抗力减弱，加之长期卧床等因素，容易并发肺炎、败血症、肠道感染等。

（三）心理 – 社会评估

患者患病后容易出现极度焦虑、恐惧、抑郁、悲观、绝望等情绪，甚至轻生。注意家属对该病的认识程度，支持情况及家庭经济情况等。

（四）辅助检查

1. 甲胎蛋白（AFP）　是诊断肝细胞癌最特异性的标志物，是早期诊断原发性肝癌的重要方法之一，对于肝癌的普查、诊断、判断疗效、预测复发等有重要意义。在排除妊娠和生殖腺胚胎瘤的基础上，AFP 检查诊断肝细胞癌的标准为：①AFP > 500μg/L，持续 4 周；②AFP 由低浓度逐渐升高不降；③AFP 在 200μg/L 以上的中等水平持续 8 周。

2. 超声检查　B 超检查是目前肝癌筛查的首选检查方法。对早期定位诊断有较大价值。

3. CT 检查　是目前诊断小肝癌和微小肝癌的最佳方法。可发现直径 2cm 以上的肿瘤，阳性率在 90% 以上。如结合肝动脉造影，对 1cm 以下肿瘤的检出率可达 80% 以上。

4. 其他检查　选择性肝动脉造影（DSA）、MRI 对肝癌的早期诊断、鉴别诊断、定位有重要价值。近年来超声或 CT 引导下穿刺癌结节，吸取癌组织检查，癌细胞阳性者即可确诊。

【主要护理诊断/问题】

1. 疼痛：肝区痛　与癌肿增大牵拉肝包膜有关。

2. 营养失调：低于机体需要量　与食欲减退、恶性肿瘤对机体的慢性消耗、化疗所致胃肠道反应等有关。

3. 潜在并发症　上消化道出血、肝性脑病、癌结节破裂出血。

【护理措施】

（一）一般护理

1. 休息和体位　轻症患者可适当参加日常活动、进行身体锻炼，以不感到劳累、腹痛为原则。重症患者卧床休息，给予舒适体位，避免诱发疼痛。

2. 饮食护理　给予适当热量、高蛋白、高维生素、易消化的食物，避免摄入高脂、高热量和刺激性食物，以免加重肝脏负担。如有肝性脑病倾向，应减少蛋白质摄入，以免诱发肝性脑病。若患者有食欲不振、恶心、呕吐，应做好口腔护理，服用镇吐剂后进少量食物，少量多餐。尽可能安排舒适、安静的就餐环境，注意食物的烹饪，增进患者的食欲。

（二）病情观察

严密观察患者的生命体征，监测疼痛的性质、部位、程度及伴随症状，及时发现和处理异常变化，警惕并发症的发生。

（三）配合治疗

早期发现和早期治疗是改善肝癌患者预后的最主要措施，早期肝癌应尽量采取手术切除，对不能手术切除者可采用综合治疗。

1. 手术治疗 手术切除仍是目前根治原发性肝癌最好的方法，诊断明确者应争取及早手术。见外科护理学相关章节。

2. 肝动脉栓塞化疗（TACE） TACE是肝癌非手术治疗中的首选方法。经皮穿刺股动脉，在X线透视下将导管插至肝固有动脉或其分支，注射抗肿瘤药物和（或）栓塞剂。一般6~8周重复一次，可使肝癌明显缩小，再行手术治疗。

（四）肝动脉栓塞化疗护理

1. 术前护理 向患者及家属解释治疗的必要性、方法和效果，减轻其对手术的疑虑，配合治疗；做好各种术前检查，如血常规、出凝血时间、肝肾功能等；行碘过敏和普鲁卡因过敏试验；术前6小时禁食、禁水；术前30分钟可遵医嘱给予镇静剂，并监测血压。

2. 术中护理 准备好抢救物品和药物；在术中注射造影剂时，密切观察患者有无恶心、心慌、胸闷、皮疹、呼吸困难等过敏症状，监测血压的变化；注射化疗药物后观察有无恶心、呕吐，一旦出现应协助患者将头偏向一侧，指导患者做深呼吸，如化疗药物胃肠道反应明显，可遵医嘱在注入化疗药物前给予止吐药。

3. 术后护理 术后因为肝动脉血液供应突然减少，可产生栓塞后综合征，即出现腹痛、发热、恶心、呕吐、血清白蛋白降低、肝功能异常等改变，应做好相应的护理。穿刺部位压迫止血15分钟后再加压包扎，观察穿刺部位有无渗血及血肿；术后禁食2~3天，逐渐过渡到流质、半流质饮食，并注意少食多餐，以减轻恶心、呕吐；密切观察病情变化，多数患者在术后4~8小时体温升高，持续1周左右，如出现高热应采取降温措施；注意观察有无肝性脑病的前驱症状，一旦发现异常，及时通知并配合医师进行处理；鼓励患者深呼吸、有效排痰，必要时吸氧，以提高血氧分压；栓塞1周后，因肝缺血可影响肝糖原储存和蛋白质的合成，应遵医嘱补充白蛋白。

> **知识链接**
>
> #### 肝癌介入治疗
>
> 在不开刀暴露病灶的情况下，通过影像设备（血管造影机、透视机、CT、MRI、B超）的引导，经股动脉插管将抗癌药物或栓塞剂注入肝动脉的一种区域性局部治疗，是非开腹手术治疗肝癌的首选方法。主要方法有选择性肝动脉灌注治疗（通过导管以等于或小于静脉给药的剂量动脉内灌注药物）；选择性肝动脉栓塞（通过导管将栓塞剂选择性注入肿瘤血管和肿瘤供血动脉，阻断肿瘤供血，封闭肿瘤血管床）；选择性肝动脉化疗栓塞（经导管既给化疗药物，又给栓塞剂）。

3. 放射治疗 在CT或超声定位后用直线加速器或^{60}Co做局部外照射。目前倾向于放射治疗联合化疗，如同时结合中药或其他支持疗法，效果更好。

4. 全身化疗 肝癌对化疗不敏感。全身化疗首选CDDP（顺铂）方案，其他化疗药物还有阿霉素、5-FU、丝裂霉素等。

5. 生物和免疫治疗 在上述治疗的基础上，应用生物和免疫治疗可起巩固和增强疗效的作用，如用干扰素（INF）、肿瘤坏死因子（TNF）、白介素-2（IL-2）进行治疗。目前单克隆抗体和酪氨酸激酶抑制剂类的各种靶向治疗药物等已被相继应用于临床。

6. 疼痛治疗 ①创造舒适的环境，避免和减少刺激，利于患者休息而缓解疼痛。②指导患者采用放松技术：如疼痛时做深呼吸、全身肌肉放松、变换体位或转移注意力等，以减轻疼痛。③可遵医嘱给予镇痛药物。目前最新镇痛方式为患者自控镇痛（PCA），效果较好。

（四）用药护理

1. 抗肿瘤药物的护理 见白血病患者的护理

2. 生物和免疫治疗的护理 使用 INF、TNF、IL－2 等应注意观察有无发热、畏寒、恶心、呕吐、腹泻、血小板及白细胞减少。大剂量使用 IL－2 时，还应观察有无毛细血管渗漏综合征（表现为低血压、末梢水肿、暂时性肾功能不全等）。

（五）心理护理

应主动关心、体贴、帮助患者，建立良好的护患关系，多与患者交谈，深入了解患者的内心活动，根据不同的心理类型给予疏导和鼓励，耐心处理患者提出的要求。应安慰和关心家属，使之予以患者情感支持，以减轻患者的恐惧感，增强治疗的信心。

（六）健康指导

1. 预防指导 积极宣传和普及肝癌的预防知识，预防和治疗病毒性肝炎、肝硬化等可能导致肝癌的疾病。合理保管粮食，不食霉变食物，防止水源污染，定期对肝癌高发区人群和肝癌高危人群进行普查，以预防肝癌发生和早期诊治肝癌。

2. 疾病知识指导 指导患者保持乐观情绪，保持生活规律，避免情绪剧烈波动和劳累，建立健康的生活方式，积极参加抗癌俱乐部，增加精神支柱，增强战胜疾病信心，提高抗癌能力。指导患者合理饮食，以高蛋白、适当热量、高维生素饮食为宜，避免高脂、高热量和刺激性食物。戒烟、戒酒，以减轻肝损害。指导患者遵医嘱服药，了解药物的主要不良反应，忌服肝脏损害的药物。

3. 复查指导 指导患者定期到医院复查。并为患者和家属介绍肝癌并发症的预防和识别，以便随时发现病情变化，及时就诊。

目标检测

选择题

A1/A2 型题

1. 原发性肝癌的早期、最有诊断价值的检查是
   - A. ALT
   - B. AFP
   - C. AKP
   - D. AST
   - E. AMP

2. 预防原发性肝癌最重要的措施是
   - A. 防止饮水污染
   - B. 不吃腌制食品
   - C. 防治病毒性肝炎、肝硬化
   - D. 戒烟、忌酒
   - E. 防治寄生虫感染

3. 原发性肝癌肝区疼痛常呈
   - A. 持续性胀痛
   - B. 间歇性隐痛
   - C. 阵发性绞痛
   - D. 连续性灼痛
   - E. 偶发性剧痛

4. 有关原发性肝癌疼痛护理的描述，不正确的是
   - A. 护理人员要给予心理支持
   - B. 创造舒适、安静的环境
   - C. 听录音机转移患者的注意力
   - D. 解除患者的心理压力
   - E. 限制止痛药的应用

5. 患者，男，70 岁，肝癌 3 个月。因体质差无法手术，行肝动脉栓塞化疗。术后护理错误的是
   - A. 术后禁食 2～3 天
   - B. 拔管后局部按压 15 分钟再加压包扎
   - C. 保持穿刺侧肢体弯曲 24 小时
   - D. 鼓励患者深呼吸、有效排痰
   - E. 发现肝性脑病前驱症状应配合医师及时处理

（李　芳）

第六节　肝性脑病患者的护理

PPT

情境导入

情境：患者，男，56 岁。因"双下肢水肿、腹胀、皮肤黏膜出血 3 年，睡眠障碍 2 天"入院。护理评估：T 36℃，P 84 次/分，R 20 次/分，BP 110/76mmHg，嗜睡，对答不切题，定向力差。消瘦，慢性肝病面容，巩膜黄染，扑翼样震颤（+），腹壁可见静脉曲张，脾肋下 2cm，腹部移动性浊音（+），双下肢可见瘀斑。实验室检查：血氨增高。

任务：1. 该患者病情发生了什么变化？最可能的诱因是什么？

2. 简述该患者的护理要点。

肝性脑病（hepatic encephalopathy，HE）过去又称肝昏迷，是严重肝病或门静脉 – 体循环分流引起的、以代谢紊乱为基础的中枢神经系统功能失调综合征。主要临床表现为意识障碍、行为失常和昏迷。若肝性脑病的发生是由于门静脉高压、肝门静脉与腔静脉侧支循环形成所致，则称为门 – 体分流性脑病。若无明显临床表现和生化异常，仅能用精细的智力试验或电生理检测才能发现异常者，称为轻微型肝性脑病。

【病因、诱因与发病机制】

1. 病因　各型肝硬化，特别是肝炎后肝硬化是引起肝性脑病最常见的病因，部分可由门 – 体分流手术引起。小部分还可因其他严重肝脏损害引起，如原发性肝癌、急性重症肝炎、暴发性肝衰竭、脂肪肝、严重中毒性肝炎等。

2. 诱因　常见的诱因有上消化道出血、高蛋白饮食、大量排钾利尿和大量放腹水、催眠镇静药和麻醉药、呕吐、腹泻、便秘、感染、低血糖、外科手术等诱发。

【发病机制】

肝性脑病的发病机制尚未完全明确，目前主要有以下几方面。

1. 氨中毒　氨是促发肝性脑病最主要的神经毒素，氨代谢紊乱引起氨中毒是导致肝性脑病，特别是门 – 体分流性脑病的重要发病机制。

（1）氨的形成和代谢　消化道是氨产生的主要部位，肾脏和骨骼肌亦可少量产氨。氨以非离子型氨（NH_3）和离子型氨（NH_4^+）两种形式存在，游离的 NH_3 有毒性并能透过血 – 脑屏障；NH_4^+ 相对无毒、不能透过血 – 脑屏障。当结肠内 pH > 6 时，NH_4^+ 转变为 NH_3，大量弥散入血；pH < 6 时，氨则以 NH_4^+ 的形式从血液转至肠腔，随大便排泄。机体清除氨的主要途径为：①经肝脏合成尿素，通过肾脏排出；②在脑、肝、肾等组织消耗氨合成谷氨酸和谷氨酰胺；③血氨过高时，可从肺部少量呼出。

（2）肝性脑病时血氨增高的原因　血氨增高主要是由于氨的生成过多和（或）氨代谢清除减少所致。①氨产生增加：如摄入过多的含氮食物（高蛋白饮食）或药物，在肠道转化为氨；上消化道出血时，停留在肠道内的血液分解产氨，使肠内产氨增多。②氨清除减少：肝衰竭时，肝脏合成尿素的能力减退，氨的清除减少，血氨升高。

（3）氨对中枢神经系统的毒性作用　游离的 NH_3 透过血 – 脑屏障，通过多种机制影响脑功能：①干扰脑细胞的三羧酸循环，使脑细胞能量供能不足，脑功能障碍；②增加脑对中性氨基酸如酪氨酸、苯丙氨酸、色氨酸的摄取，这些物质可抑制脑功能；③当脑内氨浓度升高时，星形胶质细胞内谷氨酸合成谷氨酰胺增加，谷氨酰胺是一种很强的细胞内渗透剂，其增加可导致星形胶质细胞和神经元细胞肿胀，这是肝性脑病时脑水肿发生的重要原因；④直接干扰脑神经的电活动。

2. 神经递质

（1）假性神经递质　食物中的芳香族氨基酸如酪氨酸、苯丙氨酸等经肠菌脱羧作用分别转变为酪胺和苯乙胺。肝功能衰竭时，对酪胺和苯乙胺的清除能力下降，这两种胺进入脑组织经 β - 羟化酶作用分别形成 β - 多巴胺和苯乙醇胺，其结构与去甲肾上腺素相似，但不能传递神经冲动或作用很弱，故称为假性神经递质。当假性神经递质被脑细胞摄取而取代正常神经递质时，神经传导发生障碍，兴奋冲动不能传至大脑皮质而产生异常抑制，出现意识障碍或昏迷。

（2）γ - 氨基丁酸/苯二氮草（GABA/BZ）神经递质　GABA 是哺乳动物大脑的主要抑制性神经递质，大脑神经元表面 GABA 受体与 BZ 受体及巴比妥受体紧密相连，组成 GABA/BZ 复合体，共同调节氯离子通道。复合体中任一种受体被激活，都可促使氯离子内流，导致神经传导被抑制。

（3）色氨酸　正常情况下色氨酸与白蛋白结合不易通过血 - 脑屏障，肝病时白蛋白合成减少，加之血浆中其他物质对白蛋白的竞争性结合，导致游离色氨酸增多。游离的色氨酸可通过血 - 脑屏障，在大脑中代谢生成 5 - 羟色胺（5 - hydroxytryptamine，5 - HT）及 5 - 羟吲哚乙酸（5 - hydroxyin-dole acetic acid，5 - HITT），二者都是抑制性神经递质。肝性脑病早期睡眠异常及昼夜节律改变与色氨酸代谢异常有关。

【护理评估】

（一）健康史评估

详细询问患者有无肝炎、肝硬化及肝癌等病史；有无长期服用损害肝脏的药物；是否做过门 - 腔静脉分流手术，有无嗜酒史。了解患者近期有无上消化道出血、感染、大量利尿、放腹水、高蛋白饮食、便秘、使用镇静剂及麻醉药等诱因。

（二）身体评估

肝性脑病主要表现为中枢神经系统高级功能（性格、智力、行为、意识等）以及运动（扑翼样震颤、肌痉挛）及反射异常（反射亢进、病理反射阳性）。一般根据意识障碍程度、行为、神经系统表现和脑电图改变，可将肝性脑病由轻到重分为 5 期。

0 期（潜伏期）：又称轻微肝性脑病。无行为、性格异常，无神经系统病理征，脑电图正常，患者仅在心理或智力测试时有轻微异常。

1 期（前驱期）：轻度性格改变和行为失常，如焦虑、欣快激动、淡漠少言、睡眠倒错、健忘等。可有扑翼样震颤，即嘱患者两臂平伸，肘关节固定，手掌向背侧伸展，手指分开时，可见患者手向外侧偏斜，掌指关节、腕关节甚至肘与肩关节急促而不规则地扑翼样抖动。此期患者脑电图多正常。

2 期（昏迷前期）：以意识错乱、睡眠障碍、行为失常（衣冠不整、随地大小便等）为主要表现，还可出现言语不清、定向力障碍，不能完成简单的计算。有明显神经体征如腱反射亢进、肌张力增高、Babinski 征阳性等。扑翼样震颤存在，脑电图有特异性改变。

3 期（昏睡期）：以昏睡和精神错乱为主，患者处于昏睡状态，但可唤醒，醒后尚可应答，但常有神志不清和幻觉。各种神经体征持续存在或加重，肌张力增高，腱反射亢进，锥体束征阳性。仍有扑翼样震颤，脑电图明显异常。

4 期（昏迷期）：神志完全丧失，不能唤醒。浅昏迷时，对疼痛刺激尚有反应，腱反射和肌张力亢进。深昏迷时，各种反射消失，肌张力降低。扑翼样震颤无法引出。脑电图明显异常。

以上各期的分界常不清楚，前后期临床表现可有重叠，其程度可因病情发展或治疗好转而变化。

（三）心理 - 社会状况

注意评估患者的心理状态，并鉴别是心理问题还是出现的精神障碍的表现。评估患者家属对患者当前健康状况的看法、心理顾虑，了解照顾者经济、时间、体力等方面存在的困难。

（四）辅助检查

1. 血氨　急性肝性脑病患者的血氨多正常，慢性肝性脑病特别是门体分流性脑病患者，血氨常升高。

2. 脑电图检查　正常脑电图呈 α 波，每秒 8 ~ 13 次。典型表现为节律变慢，2 ~ 3 期患者出现普遍性 4 ~ 7 次/秒的 δ 波或三相波；昏迷时表现为高波幅的 δ 波，少于 4 次/秒。脑电图的改变特异性不强，尿毒症、呼吸衰竭、低血糖亦可有类似改变。

3. 诱发电位　是大脑皮质或皮质下层接受各种刺激后所产生的电位，不同于大脑自发性活动所产生的电位。诱发电位异常可用于轻微肝性脑病的诊断。

4. 简易智力测验　目前认为智力测验对于诊断轻微肝性脑病最有意义。检测内容包括书写、构词、画图、搭积木、用火柴梗搭五角星等。常规使用的是数字连接试验，其结果容易计量，便于随访。

5. 影像学检查　急性肝性脑病患者头部 CT 或 MRI 检查可发现脑水肿。慢性肝性脑病患者可发现不同程度的脑萎缩。

【主要护理诊断/问题】

1. 意识障碍　与血氨增高、大脑功能紊乱等有关。

2. 营养失调：低于机体需要量　与肝功能减退、消化吸收障碍以及限制蛋白质摄入有关。

3. 有受伤的危险　与肝性脑病致精神异常、烦躁不安有关。

4. 知识缺乏　缺乏预防肝性脑病的有关知识。

【护理措施】

（一）一般护理

1. 休息与安全　应绝对卧床休息，昏迷患者取仰卧位，头略偏一侧，保持呼吸道通畅。对有烦躁的患者应加床栏保护，必要时使用约束带，以防发生意外。

2. 饮食护理　①发病开始数日内禁食蛋白质，以减少氨生成；供给足够热量，以糖类为主，可促使氨转变为谷氨酰胺，降低血氨。②昏迷患者鼻饲 25% 葡萄糖溶液，以减少体内蛋白质分解，神志清醒后，逐步增加蛋白质至 20g/d，以后每 3~5 天增加 10g，短期内不超过 40~50g/d，以植物蛋白为宜，其中含支链氨基酸较多，芳香氨基酸较少，非吸收性纤维素经肠菌酵解产酸，利于氨排出。③腹水者限制钠、水摄入量，每天液体摄入量为 1000ml 左右，以免液体摄入过多，导致血液稀释、血钠过低而加重昏迷。④补充各类维生素如维生素 C、维生素 B_2、维生素 K、维生素 A 等，以非口服途径补充脂溶性维生素为佳。但不宜用维生素 B_6，以免多巴在外周神经转化为多巴胺，影响多巴进入脑组织而影响中枢神经系统的正常传导递质。⑤低脂肪：脂肪可延缓胃的排空，应尽量少食。

（二）病情观察

密切观察肝性脑病的早期征象，如患者是否有冷漠或欣快感、理解力和近期记忆力的减退，行为异常和扑翼样震颤；监测并记录血压、脉搏、呼吸、体温和瞳孔的变化；定期复查肝功能、肾功能、电解质。

（三）配合治疗

肝性脑病目前尚无特效治疗措施。治疗原则：寻找和去除诱因，维护肝脏功能；减少氨的产生和吸收，促进氨代谢清除；调节神经递质；营养支持及维持水电解质平衡。

1. 原发病治疗　针对原发疾病采取相应治疗措施。

2. 去除和避免诱发因素

（1）避免使用镇静、催眠及麻醉剂　如吗啡、苯二氮䓬、巴比妥类等，可直接抑制大脑的呼吸中枢。若患者出现烦躁、抽搐时，可试用异丙嗪、氯苯那敏（扑尔敏）等抗组胺药。

（2）避免快速利尿和大量放腹水　及时处理严重的呕吐和腹泻，以防止有效循环血容量减少、大量蛋白质丢失及低钾血症，避免加重肝脏损害和意识障碍。

（3）预防感染　感染一方面可加重肝脏负担，另一方面组织分解代谢而增加机体产氨和耗氧量。

（4）防止大量输液　过多输液可引起低钾血症、稀释性低钠血症、脑水肿等，从而加重肝性脑病。

（5）预防和控制上消化道出血　上消化道出血是肝性脑病的重要诱因之一，出血可使肠道产氨增多，血氨增高而诱发本病。

（6）预防及纠正低血糖　由于肝糖原储备减少、肝糖异生能力下降，同时胰岛素灭活减少，易致低血糖，从而导致脑内去氨的能力下降。大量输注葡萄糖时须预防低钾血症、心力衰竭和脑水肿等。

3. 减少肠内氨的生成与吸收

（1）灌肠或导泻　常用生理盐水、弱酸性溶液（如稀醋酸溶液）灌肠，利于血中 NH_3 进入肠腔与 H^+ 合成 NH_4^+ 随大便排出；亦可口服或鼻饲25%硫酸镁 $30 \sim 60ml$ 导泻。急性门体分流性脑病昏迷患者首选乳果糖500ml灌肠。禁用肥皂水等碱性溶液灌肠，因碱性溶液利于肠腔内的 NH_3 进入血液，增加氨的吸收。

（2）口服乳果糖或乳梨醇　均为肠道不易吸收的双糖，糖尿病患者可以使用，在结肠中被消化道菌群转化成低分子有机酸，可降低肠道的 pH，酸化肠道，减少氨的产生与吸收，促进血液中的氨从肠道排出。

（3）口服抗菌药物　抑制肠道产尿素酶的细菌，减少氨的生成。常用的药物有新霉素、甲硝唑、利福昔明等。

（4）口服益生菌制剂　通过调节肠道菌群结构，抑制产氨、产尿素酶细菌的生长，对减少氨的生成有一定的作用。

4. 促进体内氨的代谢　最常用的药物有 L – 鸟氨酸 – L – 门冬氨酸（OA），为鸟氨酸和门冬氨酸的混合制剂，能促进体内的尿素循环（鸟氨酸循环）而降低血氨；鸟氨酸 – α – 酮戊二酸也较常用，但其疗效不如 OA；此外还有精氨酸（促进尿素循环，降低血氨）、谷氨酸钠和谷氨酸钾（与游离氨结合形成谷氨酰胺，降低血氨）。

5. 支链氨基酸　使用支链氨基酸为主的氨基酸混合液，纠正氨基酸失衡，抑制大脑中假性神经递质的形成。

6. 调节神经递质　GABA/BZ 复合受体阻断药氟马西尼是苯二氮䓬受体阻断药，通过抑制 GABA/BZ 受体发挥作用，对部分 3 ~ 4 期患者具有促醒作用。荷包牡丹碱为 γ – 氨基丁酸受体的拮抗剂，也有促醒作用。

7. 昏迷患者的护理

（1）患者取仰卧位，头略偏向一侧。

（2）保持呼吸道通畅，防止窒息。去除义齿。深昏迷患者应做气管切开以利排痰，保证氧气的供给。

（3）对烦躁患者加强保护，必要时使用约束带，加用床挡，防止发生坠床等意外。修剪患者指甲防止损伤。

（4）做好皮肤、黏膜的护理，定时帮助患者翻身，按摩受压部位，预防压疮。对眼睑闭合不全角膜外露的患者可用生理盐水纱布覆盖眼部。

（5）加强大小便护理，对尿潴留或大小便失禁的患者可行留置导尿，定时排放尿液，并详细记录尿量、颜色、气味。

（6）给患者做肢体的被动运动，防止静脉血栓形成及肌肉萎缩。

（四）用药护理

1. 乳果糖　使用剂量为 $30 \sim 60g/d$，应用时从小剂量开始，以调节至每日排便 2 ~ 3 次，并注意观察有无腹胀、腹绞痛、恶心、呕吐及电解质紊乱等不良反应；乳梨醇疗效与乳果糖相同，口感好，不良反应较少（剂量为 $30 \sim 45g/d$）。

2. 新霉素　少数患者使用新霉素后可出现听力和肾脏损害，故服用新霉素不宜超过 1 个月，并做好听力和肾功能监测。

3. 降氨药物　①谷氨酸钾和谷氨酸钠：根据患者血钠、血钾情况混合使用。有肝肾综合征、尿少、尿闭时慎用谷氨酸钾，以防血钾过高；有腹腔积液、心力衰竭、脑水肿时慎用钠剂。②精氨酸：适用于 pH 偏高患者，不宜与碱性溶液配伍，滴速不宜过快，以免引起流涎、面色潮红与呕吐等。

③L－鸟氨酸－L－门冬氨酸不良反应为恶心、呕吐、腹胀等，停药后可自动消失。

（五）心理护理

若患者神志清楚，护理人员应多与患者交流和沟通，耐心解释肝硬化、肝性脑病的有关知识，帮助患者树立战胜疾病的信心和勇气，能够主动配合治疗、护理。尊重患者的人格，切忌嘲笑患者的异常行为。加强对家属的指导和情感支持，与照顾者共同制订照顾计划，让患者能获得切实有效的照顾。

（五）健康指导

1. 生活指导 根据病情，适当活动，保证充足睡眠。与患者和家属一起制订合理的饮食方案，避免进食过量蛋白质及粗糙食物。适当增加植物蛋白摄入。戒烟、酒。保持大便通畅。避免受凉、感冒，预防感染。

2. 疾病知识指导 向患者和家属介绍肝性脑病的有关知识，帮助认识导致肝性脑病的诱发因素，以及肝性脑病发生时的早期征象。鼓励患者树立战胜疾病的信心，积极配合治疗。

3. 用药指导 提醒患者及家属在医生指导下用药，特别是有腹水需长期应用利尿剂的患者，不能随意增减利尿剂用量，防止电解质和酸碱平衡紊乱而诱发肝性脑病。慎用或避免使用诱发肝性脑病的药物如镇静药、催眠药、含氮药等。

4. 定期复查 指导患者家属识别肝性脑病发生时的早期征象，及时掌握病情进展情况。若有肝性脑病先兆、消化道出血等异常情况应随时急诊。

目标检测

选择题

A1／A2 型题

1. 肝性脑病最早出现的表现是
   - A. 定向力障碍
   - B. 反射亢进
   - C. 性格和行为改变
   - D. 巴宾斯基征阳性
   - E. 昏睡

2. 患者，男，50岁。患肝硬化2年。因"上消化道大出血后并发肝性脑病"入院，入院后3天未解大便。应首选的措施是
   - A. 肥皂水灌肠
   - B. 给开塞露
   - C. 生理盐水灌肠
   - D. 口服番泻叶
   - E. 清水灌肠

3. 患者，男，52岁。确诊为肝性脑病。现给予乳果糖口服，目的是
   - A. 导泻
   - B. 酸化肠道
   - C. 抑制肠菌生长
   - D. 补充能量
   - E. 保护肝脏

A3／A4 型题

（4～5题共用题干）

患者，男，65岁。因肝硬化食管静脉曲张、腹水入院治疗。放腹水后出现精神错乱、昏睡，伴有扑翼样震颤、脑电图异常等肝性脑病表现。

4. 此时患者可能处于肝性脑病的
   - A. 前驱期
   - B. 昏迷前期
   - C. 昏睡期
   - D. 浅昏迷期
   - E. 深昏迷期

5. 目前应给患者安排的饮食是
   - A. 给予低蛋白饮食
   - B. 保证总热量和糖类摄入
   - C. 补充大量维生素A
   - D. 给予富含粗纤维饮食
   - E. 限制含钾食物的摄入

（李　芳）

第七节　溃疡性结肠炎患者的护理

PPT

情境导入

情境： 患者，女，28 岁。反复左下腹疼痛伴腹泻 2 年，加重 2 周就诊。患者 2 年间断脓血便，无明显发热和腹痛。近 2 周无明显诱因症状加重，脓血便 6 ~ 8 次/天，血量增多，伴左下腹痛、腹泻，里急后重，头晕，发热。体检：体温 38.5℃，脉搏 96 次/分，呼吸 20 次/分，血压 124/76mmHg。轻度贫血貌，发病后精神差，食欲减退，小便正常。

任务： 1. 请说出该患者目前存在哪些主要护理问题？

　　　　2. 请对该患者进行健康指导。

溃疡性结肠炎（ulcerative colitis，UC）是一种病因未明的直肠和结肠慢性非特异性炎症性疾病。本病可发生在任何年龄，多见于 20 ~ 40 岁，亦可见于儿童或老年。男女发病率无明显差别。临床表现为持续或反复发作的腹泻、黏液脓血便伴腹痛、里急后重和不同程度的全身症状，病程多在 4 ~ 6 周以上。

【病因及发病机制】

（一）病因

病因尚未完全清楚，多数研究认为与免疫、遗传及感染等因素有关。

1. 免疫因素　肠道黏膜免疫系统在 UC 肠道炎症的发生、发展、转归过程中始终发挥作用。研究表明，UC 患者的抑制性 T 淋巴（Ts）细胞功能低下、辅助性 T 淋巴（Th）细胞异常激活，引起细胞免疫性炎症。除了免疫细胞外，肠道上皮细胞、血管内皮细胞等非免疫细胞也参与炎症反应，与局部免疫细胞相互影响而发挥免疫作用。

2. 遗传因素　流行病学调查，一级亲属发病率显著高于普通人群，单卵双胎发病率显著高于双卵双胎，均提示遗传因素在本病发病中的作用。目前认为 UC 是一种多基因、遗传异质性疾病。

3. 感染因素　基于转基因或敲除基因的免疫缺陷性动物模型，在肠道无菌环境下不发生炎症，而正常菌群下发生炎症，以及活动期给予抗生素或微生态制剂的有效性，表明微生物在 UC 发生发展中起重要作用。但迄今未检出致病微生物，因此，感染可能只是诱发因素。

4. 环境因素　溃疡性结肠炎的发病率有地域差别，近几十年来，UC 发病率在发达国家持续增高。与饮食、吸烟、卫生条件或暴露于其他尚不明确的因素等有关。

精神刺激如应激事件、重大精神创伤、饮食失调、过敏等常为本病发作或加重的诱因。

（二）发病机制

溃疡性结肠炎是由环境因素作用于遗传易感个体，在肠道菌群的参与下，启动肠道自然免疫与获得性免疫反应，释放多种引起炎性反应的免疫因子和炎性介质，同时，大量氧自由基形成，引起肠道黏膜屏障损伤、溃疡经久不愈、炎症增生等病理改变。

【分型】

1. 按病程经过分型　①初发型：无既往史的首次发作。②慢性复发型：最多见，发作与缓解相交替。③慢性持续型：病变范围广，症状持续长。④急性暴发型：少见，急性起病，病情严重，全身毒血症明显。上述各型可相互转化。

2. 按病情严重程度　根据临床表现的严重程度不同，将 UC 分为轻、中、重三个不同等级（表 4-2）。

表 4－2　溃疡性结肠炎病情程度

严重程度	临床表现					
	腹泻	便血	体温	脉搏	贫血	血沉
轻度	<4 次／日	轻或无	无发热	偏快	无或轻	正常
重度	>6 次／日	明显脓血便	>37.5℃	>90 次/分	<100g/L	>30mm/h
中度	介于轻度和重度之间					

3. 按病变范围　可分为直肠炎、直肠乙状结肠炎、左半结肠炎、广泛性或全结肠炎。

4. 按病情分期　分为活动期和缓解期。

【护理评估】

（一）健康史评估

询问患者既往病史、家族史、饮食不洁史及最近情绪变化情况；有无长期精神紧张、饮食失调、感染等诱发或加重症状的因素。

（二）身体评估

1. 症状

（1）消化系统症状　大便的次数、便血的程度及粪质可反映病情的轻重，主要表现为反复发作的腹泻、黏液脓血便和腹痛。①腹泻、黏液脓血便：黏液脓血便是本病活动期的重要表现，轻者每日排便2~4次，多呈糊状，可混有黏液和脓血；重者每日可达10次以上，呈脓血甚至血水样便；病变局限于乙状结肠和直肠者，偶有腹泻与便秘交替现象。②腹痛：为轻中度腹痛，多局限于左下腹或下腹部，亦可涉及全腹；有疼痛-便意-便后缓解的规律，伴有里急后重感；若并发中毒性巨结肠或腹膜炎，腹痛则持续而剧烈。③其他：可有腹胀、食欲不振、恶心、呕吐等。

（2）全身表现　重者可出现消瘦、发热、贫血、低蛋白血症、水和电解质平衡紊乱等表现。急性暴发型可有高热。

（3）肠外表现　部分患者可出现与自身免疫相关的肠外表现，如结节性红斑、关节痛、虹膜外层炎、口腔复发性溃疡等。在溃疡性结肠炎控制或结肠切除后可缓解或恢复。

2. 体征　轻、中度患者仅有左下腹轻压痛。重型和暴发型患者可有明显的腹部压痛和鼓肠，若出现腹肌紧张、反跳痛、肠鸣音减弱等应考虑中毒性巨结肠、肠穿孔等并发症。

3. 并发症

（1）中毒性巨结肠　是最严重的并发症，预后较差，易引起急性肠穿孔。

（2）癌变　发生率较低，主要发生在重症患者、病变累及全结肠和病程长的患者。

（3）其他　大量出血、急性穿孔、肠梗阻，偶见瘘管形成、肛门直肠周围脓肿。

（三）心理－社会评估

病程漫长，反复发作，迁延不愈，给患者带来痛苦，因此易产生焦虑、紧张、烦躁、忧郁、恐惧、绝望心理。

（四）辅助检查

1. 血液检查　可有贫血，活动期白细胞增高。红细胞沉降率增快和C反应蛋白增高，是活动期的标志。病情严重而持久的患者血清白蛋白降低。

2. 大便检查　①肉眼检查：可见黏液、脓血。②显微镜检：可见红细胞和脓细胞，急性发作期可见巨噬细胞。③病原学检查：在于排除感染性结肠炎，是本病诊断的一个重要步骤，常需反复多次进行（至少连续3次阴性方可排除感染性结肠炎）。

3. X 线钡剂灌肠　可见结肠袋变浅或消失，肠腔狭窄，肠壁变硬，肠管缩短、变细，可呈铅管状，当有伪息肉形成时可见多发性充盈缺损。重型或暴发型患者不宜做钡剂灌肠检查，以免诱发中毒性巨结肠。

4. 纤维结肠镜检查 全结肠或乙状结肠镜检查是 UC 诊断的最重要手段之一。内镜下可见黏膜多发性溃疡、充血、水肿，或黏膜表面粗糙呈颗粒状，黏膜血管模糊，脆且触之易出血。晚期可见假性息肉。

5. 自身抗体检测 近年研究发现，有些自身抗体与本病有关。

【主要护理诊断/问题】

1. 腹泻 与肠黏膜炎症及结肠运动功能失常有关。

2. 疼痛：腹痛 与肠道炎症、溃疡有关。

3. 营养失调：低于机体需要量 与长期腹泻及吸收障碍有关。

4. 焦虑 与病情反复、迁延不愈有关。

【护理措施】

（一）一般护理

1. 休息和体位 给患者提供安静、舒适的休息环境，使患者得到身心全面的休息。重症患者应卧床休息，减少胃肠蠕动及体力消耗，减少排便次数，减轻症状。慢性、症状轻者可适当活动，以患者能耐受、不加重症状为度。

2. 饮食护理 给予质软、易消化、纤维素少的饮食，以减轻对肠黏膜的刺激，并有利于机体吸收；给予高热量、高蛋白、高维生素的食物，以维持其代谢需要。急性发作期和暴发型患者应进食无渣流质或半流质饮食，避免食用含纤维素多的蔬菜、水果及刺激性食物，忌食冷饮、牛乳和乳制品等，减轻对肠黏膜的刺激，防止肠出血等并发症。病情严重者应禁食，给予肠外营养，利于减轻症状。

（二）病情观察

严密观察腹痛的特点及生命体征变化。观察每日排便次数、大便的量及性状。观察有无并发症的发生，如大出血，腹痛加剧、腹膜刺激征等急性穿孔表现，腹胀加剧、无排便及排气等梗阻表现。监测营养指标、血红蛋白及水电解质的变化，了解营养状况的改善。

（三）配合治疗

治疗目的是控制急性发作，缓解病情，减少复发，防治并发症。

1. 药物治疗

（1）氨基水杨酸制剂（5 - ASA） 柳氮磺胺吡啶（SASP）是治疗本病的首选药物。适用于轻、中型或重型经糖皮质激素治疗已有缓解者。发作期 4 ~ 6g/d，分 4 次口服，病情缓解后仍要继续长期用药，疗程至少 3 年。SASP 口服后大部分到达结肠，经肠菌分解为 5 - 氨基水杨酸与磺胺吡啶，前者发挥抗炎作用。

（2）糖皮质激素 对急性发作期有较好疗效，适用于对氨基水杨酸制剂疗效不佳的轻、中度患者，特别适用于重度及急性暴发型患者。病情较重者常先给予较大剂量糖皮质激素静脉滴注，待病情好转逐渐减量，减量期间加用氨基水杨酸制剂逐渐代替激素治疗。病变限于直肠乙状结肠或仅限直肠者，可用琥珀酸钠氢化可的松 100mg（或地塞米松 5mg）加生理盐水 100ml 保留灌肠，每晚 1 次。

（3）免疫抑制剂 硫唑嘌呤或疏嘌呤可适用于对激素治疗效果不佳或对激素依赖的慢性持续型病例。

2. 手术治疗 适用于并发结肠大出血、肠梗阻、肠穿孔、癌变等重症患者，特别是合并中毒性巨结肠、经积极的内科治疗无效者。

（四）用药护理

1. 柳氮磺吡啶 既可出现恶心、呕吐、食欲不振等消化系统不良反应，又可引起皮疹、粒细胞减少、再生障碍性贫血等，饭后服用可减少消化道症状。服药期间应定期复查血常规、指导患者多饮水，减少肾功能受损。

2. 肾上腺皮质激素 要注意激素用量和停药注意事项，防止出现反跳现象。

3. 采用灌肠疗法 指导患者灌肠时取左侧卧位，抬高臀部，从而延长药物在肠道内的停留时间。

4. 重症患者 禁用抗胆碱能药物或止泻药物，以免诱发中毒性巨结肠。

（五）对症护理

1. 腹痛护理 ①评估患者疼痛发生的时间、频率、原因或诱因，腹痛的性质、部位等的变化。②指导患者使用非药物方法缓解疼痛，如局部热敷、转移注意力、深呼吸、针灸等，但急腹症不能热敷；急性腹痛诊断未明时，最好禁食，必要时进行胃肠减压。③遵医嘱合理应用药物镇痛，严禁随意使用止痛药物。

2. 腹泻护理 ①大便评估：包括性质、颜色、气味等，了解伴随症状、全身情况、水电解质情况等。②肛周皮肤护理：如手纸要柔软，擦拭动作宜轻柔，便后用温水清洗肛门及周围皮肤，清洗后拭干局部，必要时局部涂抹无菌凡士林软膏或涂擦抗生素软膏以保护皮肤的完整性。③抗感染：若伴有细菌感染，在合理使用抗生素的前提下，配合应用止泻药。④维持水电解质平衡：严重腹泻时要及时补充水分、电解质及营养物质等，满足患者的生理需要。

（六）心理护理

病情反复发作，给患者的精神和日常生活带来诸多不便，故应多关心、体贴患者。多与患者交谈，鼓励患者树立自信心，介绍有关疾病的发病过程、治疗效果及预后，并强调精神因素是肠炎的诱发和加重因素，使患者以平常心对待疾病，缓解焦虑和恐惧心理。

（七）健康指导

1. 日常生活指导 阐明良好的心态和自我护理是缓解症状、控制病情的重要条件，指导患者正确对待疾病，学会自我护理及自我心理调节。指导患者保持生活规律，注意劳逸结合，合理选择饮食，摄入足够的营养，避免多纤维及刺激性食物，忌食生冷食物等。

2. 疾病知识指导 向患者介绍本病相关知识，教会其识别并尽量避免有关诱发因素，如饮食失调、过度劳累、精神紧张等。

3. 用药指导 嘱患者遵医嘱坚持治疗，不要随意更换或停用药物，教会患者识别药物的不良反应，出现异常情况要及时就诊，以免耽误病情。

4. 复查就诊指导 病程漫长者癌变危险性增加，应注意定期复查，了解病情变化。

···· 目标检测

选择题

A1/A2 型题

1. 溃疡性结肠炎的消化道症状主要表现为

    A. 呕吐   B. 消瘦   C. 便秘

    D. 腹部包块   E. 腹痛、腹泻、大便呈糊状

2. 关于溃疡性结肠炎患者，以下说法错误的是

    A. 本病可发生在任何年龄   B. 发病率男性明显高于女性

    C. 我国发病率比欧美少见   D. 病因尚未完全明确

    E. 精神抑郁与焦虑对溃疡性结肠炎的发生与复发可有影响

3. 患者，女，35岁。慢性腹泻4年，大便每日4~5次，常带少量脓血，大便培养阴性。纤维结肠镜检查见乙状结肠、直肠黏膜充血，少数散在浅溃疡。首选治疗药物是

    A. 柳氮磺胺吡啶   B. 诺氟沙星   C. 肾上腺皮质激素

    D. 甲硝唑保留灌肠   E. 乳酸杆菌制剂

4. 患者，男，18 岁。腹泻 1 个月，每日 3~4 次，有黏液，常有里急后重，伴腹部疼痛，便后疼痛减轻。查体：左下腹轻压痛，余无特殊。该患者最可能的诊断是

    A. 慢性腹泻   B. 阿米巴脓肿   C. 肠结核

    D. 肠易激综合征   E. 溃疡性结肠炎

5. 患者，女，41 岁。每日腹泻 5~6 次，有少量脓血便，诊断为"溃疡性结肠炎"，收住入院。对此类患者饮食护理应注意

    A. 食易消化、富含纤维素   B. 低蛋白饮食   C. 食无渣流质或半流质

    D. 多进食新鲜水果   E. 多吃蔬菜

（廖林梅）

第八节　急性胰腺炎患者的护理

PPT

▶ 情境导入

情境：患者，男，45 岁。因"上腹部持续性刀割样疼痛，向腰背部呈带状放射，伴恶心、呕吐 2 小时"入院。护理评估：T 39.3℃，P 100 次/分，R 26 次/分，BP 80/50mmHg。患者烦躁不安，表情痛苦，肠鸣音消失，脐周呈大片青紫色瘀斑。巩膜黄染。急查血常规：RBC 4.0×10^9/L，WBC 16×10^9/L，中性粒细胞 80%。

任务：1. 该患者目前存在哪些主要护理问题？

        2. 应如何对该患者实施病情观察？

急性胰腺炎（acute pancreatitis，AP）是指多种病因导致胰酶在胰腺内被激活引起胰腺组织自身消化的化学性炎症。主要表现为急性上腹痛、发热、恶心、呕吐及血、尿淀粉酶增高，重症患者伴腹膜炎、休克等并发症。本病可见于任何年龄，以青壮年多见。急性胰腺炎可分为急性水肿型及急性出血坏死型。

【病因及发病机制】

（一）病因

我国以胆道疾病为主要原因，西方国家以大量饮酒引起者多见。

1. 胆道系统疾病　国内 50% 以上胰腺炎并发于胆结石、胆道感染或胆道蛔虫等胆道系统疾病，又称胆源性胰腺炎。引起胆源性胰腺炎的因素可能有以下几方面。①梗阻：胆道结石、感染、蛔虫等因素致 Oddi 括约肌水肿、痉挛，使十二指肠壶腹部出口梗阻，胆道内压力高于胰管内压力，胆汁逆流入胰管，激活胰酶，引起急性胰腺炎。②Oddi 括约肌功能不全：胆道结石在移行过程中损伤胆总管、壶腹部或胆道感染引起 Oddi 括约肌松弛，使富含肠激酶的十二指肠液逆流入胰管，引起急性胰腺炎。③胆道感染：胆道感染时，细菌毒素、游离胆酸、非结合胆红素等通过胆胰间淋巴管交通支扩散到胰腺，激活胰酶，引起急性胰腺炎。

2. 酗酒和暴饮暴食　大量饮酒和暴饮暴食均可导致胰液分泌增加，并刺激 Oddi 括约肌痉挛，十二指肠乳头水肿，使胰管内压升高，胰液排出受阻，引起急性胰腺炎。

3. 胰管阻塞　胰管结石、狭窄、肿瘤或蛔虫钻入胰管等均可引起胰管阻塞，胰管内压过高，使胰管小分支和胰腺泡破裂，胰液与消化酶外溢到间质，引起急性胰腺炎。

4. 其他　某些急性传染病、手术与创伤、某些药物（如糖皮质激素、磺胺类等）、内分泌与代谢障碍（如任何原因引起的高钙血症或高脂血症等）都可引起急性胰腺炎。

（二）发病机制

上述各种原因引起的急性胰腺炎虽致病途径不同，但均有共同的病理生理过程，即一系列胰腺消

化酶被激活导致胰腺的自身消化。正常胰腺分泌多种消化酶（主要有胰蛋白酶、胰脂肪酶、胰淀粉酶等），多数以无活性的酶原形式存在于胰腺内，胰腺内有抑制胰酶激活的物质及胰腺黏膜屏障保护作用；在各种病因作用下，胰腺自身防御机制中被破坏，胰酶原可以被肠激酶、胆汁、组织液等激活成有活性的酶，使胰腺发生自身消化。近年来的研究表明，胰腺组织在损伤过程中，一系列炎性介质如氧自由基、血小板活化因子、前列腺素等，可引起胰腺血液循环障碍，导致急性胰腺炎的发生。

【护理评估】

（一）健康史评估

详细询问患者有关疾病的诱因和病因，如有无胆道结石、胆道感染等病史；有无腹部大手术、腹部钝挫伤等；有无胰管狭窄、肿瘤等病史；发病前是否有酗酒、暴饮暴食等诱因。

（二）身体评估

急性胰腺炎的临床表现和病程，取决于病因、病理类型和治疗是否及时。轻者以胰腺水肿为主，临床多见，病程常呈自限性，预后良好，又称轻症急性胰腺炎。少数重者常继发感染，腹膜炎和休克等并发症，病死率高，称为重症急性胰腺炎。

1. 症状

（1）腹痛　为本病的主要表现和首发症状。多为突然发作，常于饱餐和饮酒后 1~2 小时发病，为持续性疼痛，阵发性加剧，呈钝痛、刀割样痛或绞痛，常位于上腹或左上腹，向腰背部呈带状放射，弯腰屈膝侧卧位可减轻疼痛，一般胃肠解痉药无效。轻症腹痛一般 3~5 天后缓解。重症腹痛剧烈，持续时间较长，由于渗液扩散，可引起全腹膜炎，疼痛弥漫全腹。极少数年老体弱患者可轻微腹痛或无腹痛。腹痛发生的机制：①炎症水肿刺激牵拉包膜上的神经末梢；②炎症渗出液和胰液外渗刺激腹膜和腹膜后组织；③炎症累及肠道引起肠胀气和肠麻痹；④胰管堵塞或伴胆囊炎、胆石症等引起疼痛。

（2）恶心、呕吐与腹胀　起病后多出现恶心、呕吐，大多频繁而持久，呕吐物为胃内容物。重症者呕吐剧烈，可吐出胆汁或咖啡渣样液，呕吐后腹痛并不减轻。同时伴有腹胀，伴麻痹性肠梗阻时腹胀尤为明显。

（3）发热　多数患者有中度以上发热。轻症的发热在 3~5 天内可自然消退；若持续发热 1 周以上伴白细胞升高，应考虑患有胰腺脓肿或胆道炎症等继发感染。

（4）水、电解质及酸碱平衡紊乱　患者多有不同程度的脱水、低钾血症，呕吐频繁者可有代谢性碱中毒。重症者常有脱水和代谢性酸中毒，并常伴有血钙、血镁降低。低钙血症引起手足抽搐者，常提示预后不佳，是大量脂肪组织坏死分解出的脂肪酸与钙结合成脂肪酸钙，血钙被大量消耗所致。部分患者可有血糖增高，偶可发生糖尿病酮症酸中毒或高渗性非酮症性糖尿病昏迷。

（5）低血压或休克　见于重症胰腺炎，是最严重的表现。休克可逐渐发生或突然出现。休克的主要原因与有效循环血容量不足、胰腺坏死释放心肌抑制因子致心肌收缩不良、缓激肽类物质导致周围血管扩张、并发感染和消化道出血等有关。

2. 体征

（1）轻症急性胰腺炎　腹部体征较轻，可有腹胀及上腹部压痛，无腹肌紧张及反跳痛。

（2）重症急性胰腺炎　①患者常呈急性病容，表情痛苦，脉搏增快，呼吸急促，血压下降。②全腹压痛显著，有腹肌紧张及反跳痛等腹膜炎体征。麻痹性肠梗阻时则有明显腹胀，肠鸣音减弱甚至消失。③可出现移动性浊音，腹水多呈血性。④少数患者因胰酶、坏死组织及出血沿腹膜后间隙渗入腹壁下，致腰部两侧出现蓝色瘀斑，称格雷·特纳（Grey-Turner）征；脐周皮肤出现青紫，称卡伦（Cullen）征。⑤胰头炎性水肿压迫胆总管下端或 Oddi 括约肌痉挛可导致黄疸。低钙血症者可有手足抽搐。

3. 并发症　主要见于重症胰腺炎。①局部并发症有胰腺脓肿和胰腺假性囊肿。②全身并发症有 ARDS、心力衰竭、急性肾衰竭、败血症、DIC、消化道出血、高血糖等。急性重症胰腺炎伴有多器官功能衰竭者，病死率极高。

（三）心理－社会评估

由于本病起病急，腹痛剧烈，患者常出现烦躁不安、表情痛苦，疼痛严重者会有恐惧感。由于对疾病认识不足，患者担心疾病预后出现焦虑。

（四）辅助检查

1. 白细胞计数 多有白细胞增多及中性粒细胞核左移。

2. 淀粉酶测定 血清淀粉酶一般在起病后 2～12 小时开始升高，48 小时后开始下降，持续 3～5 天。血清淀粉超过正常值 3 倍即可诊断本病，但淀粉酶的高低不一定反映病情轻重，出血坏死型胰腺炎血清淀粉酶值可正常或低于正常。尿淀粉酶升高较晚，常在发病后 12～14 小时开始升高，持续 1～2 周逐渐恢复正常，但尿淀粉酶易受患者尿量的影响。

3. 血清脂肪酶测定 血清脂肪酶常在病后 24～72 小时开始升高，持续 7～10 天，超过 1.5U/L 时有意义。对发病后就诊较晚的患者有诊断价值，特异性较高。

4. C 反应蛋白（CRP） 是组织损伤和炎症的非特异性标志物，在胰腺坏死时 CRP 明显升高。

5. 其他生化检查 可有血钙降低，低血钙程度与临床严重程度平行，若低于 2mmol/L 则预后不良。暂时性血糖升高较常见，持久空腹血糖高于 11.2mmol/L 反映胰腺坏死。此外，可有血清 AST、LDH 增加，血清清蛋白降低。

6. 影像学检查 腹部 X 线平片可见"哨兵袢"和"结肠切割征"，为胰腺炎的间接指征，并可发现肠麻痹或麻痹性肠梗阻征象；腹部 B 超与 CT 显像可见胰腺弥漫增大，其轮廓与周围边界模糊不清，坏死区呈低回声或低密度图像，对并发胰腺脓肿或假性囊肿的诊断有帮助。

【主要护理诊断/问题】

1. 疼痛：腹痛 与胰腺及其周围组织炎症、水肿或出血坏死有关。

2. 体温过高 与胰腺坏死或继发感染等有关。

3. 体液不足/有体液不足的危险 与呕吐、禁食、胃肠减压等有关。

4. 焦虑/恐惧 与剧烈腹痛、病情进展急剧等有关。

5. 潜在并发症 急性肾衰竭、心功能不全、DIC、ARDS 等。

【护理措施】

（一）一般护理

1. 休息与活动 患者应绝对卧床休息，以减轻胰腺负担，促进组织修复，缓解疼痛症状。协助患者取舒适的体位，取弯腰、前倾坐位或屈膝卧位，以缓解疼痛。对剧烈腹痛辗转不安者，可加床栏防止坠床，保证安全。

2. 饮食护理 急性期一般禁食、禁饮 1～3 天，防止食物及酸性胃液进入十二指肠，刺激胰腺分泌胰液，加重胰腺炎症。禁食期间采用全胃肠外营养，口渴者含漱或湿润口唇。腹痛、呕吐等症状基本消失后开始进食，可先从少量低脂、低糖饮食开始，如水、米汤、果汁，逐步恢复正常饮食，但忌饮酒和油脂食物，避免暴饮暴食。

（二）病情观察

观察患者的生命体征、呕吐物的性质及量；腹痛情况及血、尿淀粉酶的动态变化，以确定胰腺炎的类型，及早发现并发症并及时处理。若腹痛严重伴腹肌紧张、血压下降，甚至休克、血淀粉酶持续升高或急剧下降，应考虑为出血坏死型胰腺炎。

（三）配合治疗

1. 非手术治疗

（1）禁食、胃肠减压 是最基本的治疗方法，其目的在于减少胃酸分泌，进而减少胰液的分泌。

多数患者需禁食1~3天，腹胀明显者需行胃肠减压。

（2）维持水、电解质、酸碱平衡 积极补充液体和电解质，维持有效血容量，纠正酸碱平衡失调。

1）判断失水量 注意观察呕吐物的性质及量，行胃肠减压者，应观察和记录引流量及性质；观察患者皮肤黏膜色泽、弹性有无变化，判断失水程度。准确记录24小时液体出入量，作为补液的依据。

2）维持有效循环血容量 禁食患者每日的液体入量常需达到3000ml以上，故应迅速建立静脉通路输入液体及电解质，以维持有效循环血量。注意根据患者脱水程度、年龄和心肺功能调节输液速度，及时补充因呕吐、发热和禁食所丢失的液体和电解质，纠正酸碱平衡失调。

3）防止低血容量性休克 定时监测患者的生命体征，特别注意患者血压、神志及尿量的变化，如出现血压下降、尿量减少、皮肤黏膜苍白、冷汗等低血容量性休克的表现，应积极配合医师进行抢救。①迅速准备好抢救用物：如静脉切开包、人工呼吸器、气管切开包等。②患者取平卧位或仰卧中凹位，注意保暖，给予氧气吸入。③尽快建立静脉通路，必要时静脉切开，遵医嘱输注液体、血浆或全血，补充血容量。根据血压调整给药速度，必要时监测中心静脉压，以决定输液量和速度。④如循环衰竭持续存在，按医嘱给予升压药。

（3）镇痛 遵医嘱给予解痉镇痛药，如阿托品能抑制腺体分泌，解除胃、胆管及胰管痉挛，镇痛效果不佳时，遵医嘱配合使用其他镇痛药如哌替啶。注意禁用吗啡，以防引起Oddi括约肌痉挛，加重病情。

（4）预防和抗感染 急性胰腺炎极易感染，感染是病情向重症发展，甚至死亡的重要原因之一。其感染多来自肠道，因此，选用抗生素时应首选针对革兰阴性菌和厌氧菌、能透过血－胰屏障的抗生素，如亚胺培南或美罗培南7~10天。注意观察有无抗生素过敏。

（5）抑制胰液分泌 生长抑素类及其类似物奥曲肽效果较好，可抑制胰液分泌，抑制胆囊和Oddi括约肌收缩。H_2受体阻断剂或质子泵抑制剂可抑制胃酸分泌，间接减少胰液分泌，并能防止胃黏膜病变。

（6）抑制胰酶活性 常用药物有抑肽酶、加贝酯，仅适应于重症胰腺炎早期治疗。

（7）并发症治疗 积极治疗休克、急性肾功能衰竭、急性呼吸衰竭、心力衰竭、心律失常、消化道出血等并发症。

2. 内镜下Oddi括约肌切开术（EST） 可用于胆源性胰腺炎，适用于老年患者和不宜手术者。

3. 手术治疗 对于急性重症胰腺炎经内科治疗无效或胰腺炎并发脓肿、假性囊肿、弥漫性腹膜炎、肠穿孔、肠梗阻及肠麻痹坏死时，需实施外科手术治疗。

（四）用药护理

1. 哌替啶 有一定耐受性和成瘾性，因此不宜连续使用，用药期间注意观察腹痛缓解情况，观察有无眩晕、出汗、口干、恶心、呕吐、心动过速、直立性低血压等不良反应。

2. 抑肽酶 偶有恶心、呕吐、腹泻等不良反应，极少数人有血肌酐一过性增高和过敏反应，用药过程中注意观察。

（五）心理护理

由于本病起病急，常出现剧烈腹痛，且一般止痛药物无效，而出血坏死型症状重，预后差，常使患者及家属产生不良的心理反应，出现烦躁不安、焦虑、恐惧等，护理人员应经常巡视患者，了解其需要，并及时做出反应。向患者及亲属解释引起疼痛的原因、治疗方法和预后，以排除患者的疑虑，从而帮助患者树立战胜疾病的信心。

（六）健康指导

1. 生活指导 指导患者及家属掌握饮食卫生知识，患者平时应养成规律进食习惯，避免暴饮暴食。腹痛缓解后，应从少量低脂、低糖饮食开始逐渐恢复至正常饮食，但应避免刺激性强、产气多、脂肪和蛋白含量高的食物，戒烟、酒，防止复发。

2. 疾病知识指导　向患者及家属介绍本病的主要诱发因素和疾病发生、发展的全过程，指导患者积极治疗胆道疾病，注意防治胆道蛔虫。

···· 目标检测

选择题

A1/A2 型题

1. 国内急性胰腺炎的主要原因是
　　A. 胆道疾病　　　　　　　B. 大量饮酒　　　　　　　C. 暴饮暴食
　　D. 胰管阻塞　　　　　　　E. 高钙血症

2. 急性胰腺炎禁食的主要目的是
　　A. 防止呕吐　　　　　　　B. 减轻腹胀　　　　　　　C. 缓解腹痛
　　D. 减少胃液分泌　　　　　E. 减少胰液分泌

3. 患者，男，35岁。今日中午单位会餐后一小时突然出现上腹部疼痛，难以忍受并伴呕吐，疼痛放射至背部。立即来院急诊收住，查血、尿常规未见异常，血淀粉酶760U/L，对其应采取的首要护理措施为
　　A. 心理护理　　　　　　　B. 立即禁食、胃肠减压　　C. 抗感染
　　D. 协助患者半卧位　　　　E. 立即建立静脉通路

4. 患者，女，56岁。有胆石症病史15年。上腹部剧痛4小时入院，查体：白细胞2.0×10^9/L，中性粒细胞0.8，怀疑为急性胰腺炎。护士应观察的项目不包括
　　A. 生命体征　　　　　　　B. 神志变化　　　　　　　C. 24小时出入量
　　D. 血、尿淀粉酶　　　　　E. 大便隐血试验

5. 患者进餐后，出现上腹痛，放射至腰部，伴呕吐，护理查体：体温37.7℃，上腹部压痛明显，血、便常规未见异常，考虑该患者最可能患的疾病是
　　A. 急性胃炎　　　　　　　B. 急性胰腺炎　　　　　　C. 急性胆囊炎
　　D. 急性肠炎　　　　　　　E. 胃溃疡

（廖林梅）

第九节　上消化道大出血患者的护理

PPT

▷ 情境导入

情境： 患者，女，56岁。因"呕吐鲜红色血液2小时"入院。患者午睡起床，吃一口苹果后发生呕血不止，入院后仍持续呕血。患者有10年肝硬化病史。护理评估：T 36.5℃，P 120次/分，R 26次/分，BP 82/60mmHg；面色苍白，精神紧张，四肢冰凉，出冷汗，尿量减少。

任务： 1. 该患者目前存在哪些主要护理问题？
　　　　　2. 请为该患者制订护理计划。

上消化道出血（upper gastrointestinal hemorrhage）是指屈氏韧带以上的消化道，包括食管、胃、十二指肠、胆、胰以及胃空肠吻合术后空肠等部位病变所致的出血。临床表现为呕血和（或）黑便。上消化道大量出血是指数小时内失血量超过1000ml或超过循环血量的20%，除呕血和（或）黑便外，常伴有血容量减少而引起急性周围循环功能障碍，严重者导致失血性休克，危及患者生命。

【病因及发病机制】

引起上消化道出血的病因包括上消化道、邻近器官及全身性疾病。其中常见的有消化性溃疡、急性糜烂出血性胃炎、食管胃底静脉曲张破裂和上消化道肿瘤。

1. 上消化道疾病 ①食管疾病：食管胃底静脉曲张破裂、食管癌、食管炎。②胃十二指肠疾病：消化性溃疡、胃癌、急性出血性胃炎、十二指肠憩室炎、胃十二指肠吻合口炎等。

2. 上消化道邻近器官疾病 ①胆道疾病：胆囊胆管结石，胆道蛔虫症。②肝脏疾病：肝癌、肝脓肿等。③胰腺疾病：急性胰腺炎并发脓肿破溃。④其他：主动脉瘤、纵隔肿瘤等。

3. 全身性疾病 ①血液病：白血病、再生障碍性贫血等。②肾脏疾病：肾功能不全、尿毒症。③传染性疾病：肾出血热综合征、暴发型肝炎等。④应激性胃黏膜损伤：如严重感染、创伤、精神刺激等。⑤其他：血管性疾病、风湿性疾病等。

【护理评估】

（一）健康史评估

询问患者有无消化性溃疡、肝硬化、胆道疾病、胰腺疾病史；有无血液系统疾病病史；有无外伤、手术、重症感染、烧伤等急性应激史；有无长期或大量服用阿司匹林、吲哚美辛等药物史。了解患者有无酗酒、暴饮暴食、过冷、过热、粗糙、坚硬、刺激性饮食史。

（二）身体评估

上消化道出血的临床表现取决于出血量和出血速度。

1. 呕血与黑便 是上消化道出血的特征性表现。因出血量多少、速度不同，临床表现不一（表4-3）。

表4-3 出血量与临床表现

出血量	临床表现
>5ml	隐血试验阳性
50～70ml	黑便
250～300ml	呕血伴黑便

2. 失血性周围循环功能障碍 上消化道大量出血时，循环容量急剧减少，导致心排血量降低而出现失血性周围循环功能障碍，其程度因出血量大小和失血速度快慢而异。轻者可有头晕、乏力、心悸、口渴、出汗、黑矇等，重者意识障碍、尿量减少或无尿、脉搏细速、血压下降。休克时，精神萎靡、烦躁不安、反应迟钝、意识模糊、面色苍白、口唇发绀、呼吸急促、皮肤湿冷呈灰白色或紫灰色，体表静脉塌陷，收缩压降至80mmHg以下，脉压 <20～30mmHg，心率 >120次/分。

3. 发热 多数患者在24小时内出现发热，一般不超过38.5℃，可持续3～5天。与循环血容量减少、急性循环衰竭导致体温调节中枢功能障碍有关。

4. 氮质血症 ①肠源性氮质血症：肠道内血液中蛋白消化后以氨的形式被吸收，在肝脏转化成大量尿素氮，一般一次性出血后数小时内尿素氮升高，24～48小时达到高峰，3～4天恢复正常。②肾源性氮质血症：大出血导致周围循环衰竭，肾血流量及肾小球滤过率下降而致血尿素氮升高。③混合型氮质血症：肠源性氮质血症和肾源性氮质血症往往并存，大出血后数小时血尿素氮升高，24～72小时达高峰，血容量纠正、肾功能正常后3～4天血尿素氮水平恢复正常。

（三）心理-社会评估

评估患者有无紧张、恐惧、焦虑及烦躁心理，有无悲观情绪。特别是慢性病或全身性疾病导致反复出血者，有无对治疗失去信心，不合作等。评估患者及其亲属对疾病和治疗的认识程度如何。

（四）辅助检查

1. 实验室检查

（1）血液检查 出血后24～72小时红细胞计数、血红蛋白定量、血细胞比容下降最明显。网织红细胞常在出血24小时内增高，出血停止后网织红细胞逐渐恢复正常。白细胞计数出血时增高，出血停止后2~3天恢复正常。

（2）大便隐血试验　阳性。

2. 内镜检查　是上消化道出血定位、定性诊断首选检查。可直接观察出血部位，对出血灶进行止血，还能进行活组织病理检查。一般在出血后24~48小时内进行紧急内镜检查。

3. 影像学检查　主要用于胃镜检查有禁忌证或不愿行胃镜检查者。内镜未能发现病灶时，行放射性核素扫描或选择性动脉造影如腹腔动脉、肠系膜上动脉造影，可发现造影剂溢出的部位、血管畸形或肿瘤血管影像，对急诊手术前定位诊断很有意义。

【主要护理诊断/问题】

1. 体液不足　与上消化道大量出血致循环血容量不足有关。

2. 活动无耐力　与出血后贫血、失血性周围循环衰竭有关。

3. 恐惧　与上消化道大出血威胁生命有关。

4. 有窒息的危险　与气囊压迫使食管胃底黏膜长时间受压、血液或分泌物反流入气管以及气囊压迫气道有关。

【护理措施】

（一）一般护理

1. 休息与活动　少量出血者可稍事活动，有活动性出血时，应指导患者坐起、站起时动作缓慢，以避免头晕、心慌甚至晕厥发生。大量出血者应绝对卧床休息，取平卧位并将下肢略抬高，以保证脑部供血。呕吐时患者头偏向一侧，防止窒息或误吸；病情稳定后，可逐渐增加活动量。

2. 饮食护理　①非食管静脉曲张破裂出血：少量出血无呕吐者，可进温凉、清淡流质，进食可减少血液对胃的刺激、中和胃酸，从而促进溃疡愈合；急性大出血者应禁食，出血停止后1~2天逐渐进温凉流质易消化、无刺激性的软食。应少量多餐，待病情平稳后逐步过渡到正常饮食。②食管胃底静脉曲张破裂出血：活动性出血时禁食，止血后24~48小时进高热量、高维生素流质食物，限制蛋白质和钠的摄入，以免诱发肝性脑病和加重水肿，同时避免坚硬、粗糙、刺激性食物，细嚼慢咽，防止损伤曲张静脉而再次出血。

3. 生活护理　限制活动期间，协助患者完成个人日常生活活动。卧床者特别是老年人和重症病人注意预防压疮。

（二）病情观察

1. 观察指标　观察生命体征、神志、尿量，观察呕吐物和粪便的性质、颜色及量，观察皮肤黏膜色泽及温度，记录24小时出入水量，监测血象、血清电解质变化，必要时心电监护。

2. 微循环功能观察　动态观察患者的心率、血压。可采用改变体位测量心率、血压并观察症状和体征来估计出血量：先测平卧时的心率与血压，然后测由平卧位改为半卧位时的心率与血压，如改为半卧位即出现心率增快10次/分以上，血压下降幅度>15~20mmHg，头晕、出汗甚至晕厥，则表示出血量大，血容量明显不足，是紧急输血的指征；如收缩压<90mmHg、心率>120次/分，患者面色苍白、皮肤湿冷、四肢冰凉，则已进入休克状态，属严重大量出血，需紧急抢救。准确记录出入量，测每小时尿量，应保持尿量>30ml/h。

4. 出血量估计　详细询问呕血和（或）黑便发生时间、次数、量及性状，以便估计出血量和速度。一般说来，大便隐血试验阳性提示每日出血量>5ml；出现黑便表明出血量在50ml以上；胃内积血量达250~300ml时可引起呕血；出血量达400ml，可出现头晕、心悸、乏力等全身症状；超过1000ml临床即出现急性周围循环衰竭的表现，严重者引起失血性休克。

5. 出血活动及出血量观察　观察呕吐物和大便的性质、形状、颜色及量。存在以下情况时说明存在活动性出血：①反复呕血，呕出物由咖啡色转为鲜红色。②黑便次数增多，便质稀薄或由黑色转为红色，伴有肠鸣音亢进。③周围循环功能障碍，经充分补液、输血而未见明显改善，或暂时好转而又恶化。④血红蛋白浓度、红细胞计数与血细胞比容继续下降，网织红细胞持续升高。⑤补液及尿量足够的情况下，血尿素氮持续或再次升高。⑥门静脉高压患者原有脾肿大，因出血后脾常暂时缩小，如不见脾恢复肿大也提示出血未停止。

（三）配合治疗

1. 补充血容量　①快速建立静脉通路，补充血容量：是治疗上消化道出血最关键的措施。输血前可先输平衡液、右旋糖酐等补充血容量。有效补充血容量的指标包括：收缩压 >100mmHg，心率 <100 次／分，CVP 5～12cmH$_2$O，尿量 >30ml/h。②做好输血准备：查血型配血，做好输血准备。紧急输血指征：患者改变体位时出现晕厥、血压下降和心率加快；失血性休克；血红蛋白 <70g/L 或血细胞比容低于 25%。其中血压、心率、尿量和中心静脉压监测，可作为补液、输血量和速度的较可靠参照指标。肝硬化患者输血宜用新鲜血液，因库存血含氨量较高，易诱发肝性脑病。

2. 止血措施

（1）非食管胃底静脉曲张破裂出血，其中以消化性溃疡出血最常见。

1）抑制胃酸分泌　常用药物质子泵抑制剂如奥美拉唑、泮托拉唑，H$_2$受体阻断剂如法莫替丁、西咪替丁等减少胃酸分泌。

2）药物止血　用于消化性溃疡及急性胃黏膜病变出血。常用药物如下。①去甲肾上腺素：冷生理盐水 100～150ml 加去甲肾上腺素 8mg，分次口服或胃管注入，使上消化道黏膜血管收缩。②凝血酶：促使创面血液凝固。

3）其他治疗　消化性溃疡出血不止，可给予胃镜止血（注射药物、电凝、使用止血夹等），手术治疗止血，介入治疗等。

（2）食管胃底静脉曲张破裂出血

1）药物止血　①生长抑素及其类似物：可明显减少内脏血流量，止血效果肯定，已成为治疗食管胃底静脉曲张破裂出血最常用药物。常用药物有奥曲肽等。②血管加压素：使内脏小血管收缩，降低门静脉压力，达到止血效果。常用药物有垂体后叶素。③加压素类似物：与加压素作用机制相似，止血效果更好，且不良反应少，使用方便，但价格昂贵。常用药物有三甘氨酰赖氨酸加压素。

2）气囊压迫止血　用三腔二囊管压迫止血效果肯定。三腔二囊管应用的护理详见本章第十节。

3）内镜直视下止血　用于治疗食管胃底静脉曲张破裂出血的重要手段。上消化道大出血经药物、气囊压迫处理后，症状基本控制，病情基本稳定，可在内镜直视下对食管曲张静脉注射硬化剂，或对胃底曲张静脉用组织黏合剂，或用皮圈套扎曲张静脉。

4）经颈静脉肝内门－体分流术（TIPS）　在肝内门静脉属支与肝静脉间置入特殊覆膜的金属支架，建立肝内门－体分流，降低门静脉压力，对急性大出血的止血率高达 95%。

（四）用药护理

1. 凝血酶　是生物制剂，不宜用热水溶解；应现配现用，溶解状态的凝血酶易失活。

2. 垂体后叶素　见呼吸系统常见症状咯血的用药护理。

3. 镇静药　肝病患者禁用吗啡、巴比妥类药物，以免诱发肝性脑病。

（五）心理护理

关心体贴患者，向患者说明紧张、恐惧心理不利于止血，解释各项检查、治疗措施的目的和意义，以减轻他们的疑虑和心理压力。在抢救过程中敏捷迅速，并加强巡视，陪伴患者，使其有安全感。在呕血或黑便后，及时清除血迹、污物，以减少对患者的不良刺激。

（六）健康指导

1. 生活指导　根据病情和体力适当活动，不要过度劳累，避免精神紧张，保持良好的心境。注意饮食卫生和饮食规律，避免过饥、过饱，给予营养丰富、易消化饮食，避免过热、过冷刺激性食物，避免粗糙饮食，避免暴饮暴食，戒烟、酒。

2. 疾病知识指导 向患者及家属讲解上消化道出血的病因、诱因以及防护知识，告知早期识别出血或再出血的方法。若患者出现头晕、心悸、黑便，应立即卧床休息，呕吐时头偏向一侧以免误吸，保持患者情绪平稳，及时送往医院诊治。

3. 用药指导 指导患者掌握正确的用药方法，讲解药物作用及可能出现的不良反应，观察药物疗效及副作用。避免服用对胃黏膜有刺激的药物，如阿司匹林、吲哚美辛、糖皮质激素等药物。

4. 复查就诊指导 慢性病患者应定期门诊随访，了解病情进展情况。

目标检测

选择题

A1/A2 型题

1. 急性上消化道出血，最能反映血容量变化的观察项目是
   A. 神志   B. 瞳孔   C. 脉搏
   D. 呼吸   E. 面色

2. 患者，女，50 岁。肝硬化病史 20 年，入院后第 2 天突然出现呕血。考虑其胃内积血量为
   A. 5 ~ 10ml   B. 50 ~ 100ml   C. 150 ~ 250ml
   D. 250 ~ 300ml   E. 400 ~ 500ml

3. 患者，男，32 岁。3 年来常出现夜间上腹部烧灼样疼痛，进少量面食可缓解。2 天前排柏油样便 3 次。考虑出现黑便最可能的原因是
   A. 胃溃疡出血   B. 急性出血性胃炎   C. 胃癌伴出血
   D. 十二指肠溃疡出血   E. 肝硬化食管胃底静脉曲张破裂出血

4. 患者，男，50 岁。"肝硬化并上消化道出血"入院，数小时内呕血量约 1500ml，考虑为"食管胃底静脉曲张破裂出血"。此时该患者止血治疗宜采用的药物是
   A. 质子泵抑制剂   B. H$_2$ 受体阻断剂   C. 生长抑素
   D. 去甲肾上腺素   E. 酚磺乙胺

5. 患者，男，40 岁。"胃溃疡"10 年，1 小时前突然呕血 300ml 入院。患者的饮食原则为
   A. 暂禁食   B. 普通饮食   C. 温凉清淡流质
   D. 高脂、高蛋白   E. 营养丰富、易消化软食

（廖林梅）

第十节　消化系统护理实训

一、三腔二囊管压迫止血术的护理

三腔二囊管压迫止血术是利用胃气囊压迫破裂的胃底曲张静脉和食管气囊压迫破裂的食管下段曲张静脉而达到紧急止血的一项急救技术，用于食道－胃底静脉破裂出血患者的紧急止血。三腔二囊管内的 2 个气囊分别是圆形的胃气囊和椭圆形的食道气囊；3 个腔管中 1 个腔管通胃气囊，充气后压迫胃底；1 个腔管通食道气囊，充气后压迫食管下段；1 个腔管通胃腔，经此腔可行吸引、冲洗和注入止血药物。三腔管多 1 条在食道气囊上方开口的腔管，用于吸取食管囊以上的分泌物，以减少吸入性肺炎的发生。

【适应证】

适用于食管、胃底静脉曲张破裂出血，经药物不能控制出血时暂时使用。

【禁忌证】

严重心肺疾病、不能耐受插管者、休克患者。

【置管前准备】

1. 患者准备 向患者及其家属讲解三腔二囊管压迫治疗止血的目的、方法，以消除其紧张情绪，并征得患者或家属签字同意。

2. 物品准备 三腔二囊管气囊管、消毒液状石蜡、小弯盘、血压计、治疗巾、胶布、纱布、牵引绳、牵引物（0.5kg 沙袋或 250ml 的盐水瓶）、牵引架、滑轮、腊绳、剪刀、2 把止血钳、50ml 注射器等。

3. 用物检查 仔细检查三腔二囊管是否通畅、气囊有无漏气，确保食管引流管、胃管、食管囊管、胃囊管通畅并分别做好标记，检查两气囊无漏气后，抽尽囊内气体，备用。

【操作流程】

1. 核对患者 床号、姓名、住院号、手腕带。

2. 安置体位 协助患者平卧位、头偏向一侧，检查并清洁鼻腔，颌下铺治疗巾。

3. 润滑插管 液状石蜡润滑三腔管前端及气囊，并嘱患者喝少许液状石蜡。然后将三腔管从鼻腔缓慢插入，管端达咽部时嘱患者做吞咽动作，使其能顺利送入。

4. 证实固定 当三腔管插至 50～60cm 深度时，若从胃管腔抽出胃内容物，则证实气囊管已达胃内，可暂作固定，并抽出胃内积血。

5. 注气牵引 先向胃囊注入空气 150～200ml，维持囊内压 50～70mmHg，随即封闭管口。然后向外缓慢牵引三腔管，感到有轻度弹性阻力时，则表示胃气囊已压迫胃底贲门处。如单用胃气囊已经止血，则不必向食管气囊充气，如未能止血，再向食管气囊注入空气约 100ml，维持囊内压 35～45mmHg，并封闭管口，使气囊压迫食管下段曲张的静脉。管外端连接 0.5kg 的沙袋或装水 250ml 的盐水瓶，通过滑轮装置牵引三腔管，并固定于牵引架上，以保证足够的压力有效压迫。三腔二囊管压迫止血见图 4-2，三腔二囊管牵引见图 4-3。

6. 观察记录 记录注气量及插管时间。

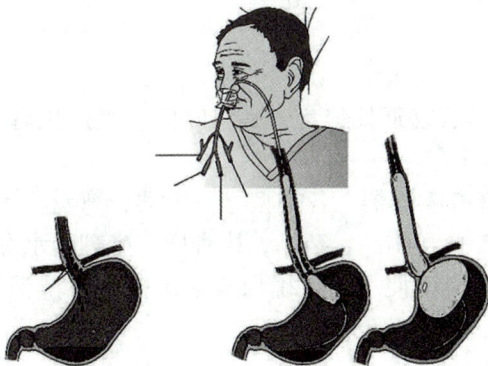

图 4-2 三腔二囊管压迫止血

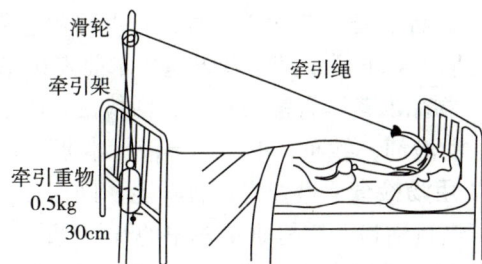

图 4-3 三腔二囊管牵引

【置管期护理】

1. 定时做好鼻腔、口腔的清洁，用液状石蜡润滑鼻腔、口唇，以防三腔管与鼻黏膜粘连。

2. 定时测量气囊内压力，以防压力不足而不能有效止血，或压力过高而引起组织坏死。

3. 置管期间定时抽吸胃内容物，以观察出血是否停止，并记录引流液的性状、颜色及量；经胃管冲洗胃腔，以清除积血，减少氨在肠道的吸收，防止血氨增高诱发肝性脑病。

4. 持续压迫时间最长不超过 24 小时，应放松牵引，食管气囊放气 15～30 分钟，以免食管、胃底黏膜受压过久而致糜烂、坏死。

5. 置管期间取侧卧位，床旁备弯盘、纸巾，及时清除鼻腔、口腔分泌物，并嘱患者勿咽下唾液、痰液。应用四腔管时，可经食管引流管抽出食管内积聚的液体，以防误吸引起吸入性肺炎；三腔管无食管引流管腔，必要时可另插一管进行抽吸。

6. 置管期间，若患者突然出现呼吸困难，可能是胃囊充气不足或破裂导致食管囊上移阻塞喉部，一旦发生应立即放出气体、拔出管道。

【拔管后护理】

1. 三腔（四腔）二囊管压迫止血 2～3 天，出血停止后，可放松牵引，放出囊内气体，保留管道观察 24 小时，如无再出血可考虑拔管。拔管前口服液状石蜡 20～30ml，抽尽囊内气体，并以缓慢、轻巧的动作拔管。

2. 拔管后禁食 24 小时，然后进食流质、半流质饮食，逐渐恢复正常饮食。

3. 拔管后 24 小时，如再出血仍可用三腔（四腔）二囊管压迫止血。

二、胃镜检查的护理

胃镜检查（gastroscopy）是借助纤维胃镜或电子胃镜从口腔插管进入上消化道，直接观察胃及十二指肠病变的一种检查技术。不但可以观察食管、胃、十二指肠病变的性质、大小、部位及范围，同时还可以进行组织学或细胞学病理检查。胃镜的发展经历了从最初的硬式内镜、半可曲式内镜、纤维内镜到现在的电子内镜的过程。胃镜检查现在是临床中应用最为广泛的技术，也是为患者最易接受的一种内镜技术。

【适应证】

适用于凡有上消化道症状，经各项检查未能确诊者；原因不明的上消化道出血患者；疑有上消化道肿瘤，其他检查未能确诊者；已确诊的上消化道病变，需要随访复查或进行治疗者；上消化道手术后仍有症状需确诊者；内镜下治疗者；肿瘤高发地区及高发人群的常规体检。

【禁忌证】

严重的心肺疾病、精神病或严重智力障碍、胃肠穿孔或腐蚀性食管炎、胃炎、严重脊柱成角畸形或纵隔疾病、严重高血压。

【置管前准备】

1. **患者准备** 禁食 8 小时，有胃潴留患者应先胃肠减压或延长禁食、禁水时间，吸烟患者最好当日禁烟。取下活动义齿及眼镜。术前安抚患者，取得其配合。

2. **物品准备** 胃镜检查仪，活检钳，吸引器，喉头麻醉喷雾器，各类型号注射器，弯盘，手套，牙垫，消泡剂，纱布，甲醛固定液标本瓶，4% 利多卡因，抢救物品、药品，检查床，生理盐水等。

3. **用物检查** 检查胃镜各功能，确保处于备用状态，胃镜使用前应确保经过规范的清洗消毒处理，若进行活检，需检查活检钳的开闭情况。

4. **护士准备** 着装整齐，洗净双手，戴口罩、手套。

【操作流程】

1. **核对患者** 科别、床号、姓名、住院号、手腕带。

2. **安置体位** 协助患者取左侧卧位，双腿微曲，松开领口及裤带。有胃潴留者，应先洗胃或做胃肠减压术。

3. **协助医生进镜** 放牙垫入患者口中并嘱其咬紧，放弯盘在患者颌下。协助医生进行插管。进镜时，护士应注意保持患者头部位置不动，勿向后仰，固定好牙垫，防止患者恶心时将牙垫吐出，损伤胃镜；同时嘱患者深呼吸，以缓解恶心等不适。

4. **观察患者** 注意观察患者面色、神志、生命体征的变化，出现异常立即停止检查并报告医生做相应处理。

5. 配合医生活检 以抛物线式递给医生送入钳道。钳取组织时，应均匀适度用力，活检完成后协助医生退出活检钳，将活检标本放入装有固定液的玻璃瓶中并贴标签。

6. 协助医生拔镜 医生边退镜边观察，护士用消毒纱布扶住镜身，并将胃黏液接至弯盘内，以免污染检查床。当胃镜离开患者口腔后，帮助患者取下牙垫，并将口腔周围的黏液擦净。

7. 整理消毒用物并洗手记录 胃镜及附件按消毒规范进行清洗、消毒。

【检查中护理】

1. 当镜头通过幽门，进入十二指肠降段，反转镜身观察胃角及胃底时可引起患者较明显不适及恶心、呕吐，此时护士应适时做些解释工作，嘱患者深呼吸、放松肌肉。

2. 当镜面被黏液血迹、食物遮挡时，应注水冲洗。

3. 当观察到某处显著病变时，一般先摄影，再取活组织送病理检查、幽门螺杆菌检测等。

4. 检查中严密观察患者的情况，同时安慰、关心患者，注意保护牙垫，防止脱出。

5. 正确核对及处理标本。

【检查后护理】

1. 术后饮食 术后咽喉部麻醉作用尚未消退，嘱其不要吞咽唾液，以免呛咳。术后 2 小时，若麻醉作用消失、无麻木感可先饮水，若无呛咳可进食。当日饮食以流质、半流质为宜。

2. 术后不适 少数患者检查后出现咽痛、咽喉部异物感，嘱患者不要用力咳嗽，以免损伤咽喉部黏膜。术后患者若有腹痛、腹胀，可进行按摩，促进排气，减轻症状。检查后数日内严密观察、及时发现和处理可能出现的并发症，如吸入性肺炎、出血、穿孔、心血管意外等。

3. 消毒器械 对内镜及有关器械彻底清洁、消毒，避免交叉感染，并妥善保管。

三、结肠镜检查的护理

结肠镜检查（colonoscopy）可分为乙状结肠镜及全结肠镜检查，前者检查肛门至乙状结肠 60cm 范围内的病变，后者则可检查到回盲部甚至回肠末端，是诊断和治疗大肠疾病的一种内镜检查方法，并可通过镜下取组织活检进行病理检查，进一步明确诊断。还可做镜下息肉电切、取异物等治疗，避免了手术之苦。

【适应证】

适用于原因不明的下消化道出血者、腹泻者、结肠息肉、早期癌的诊治、原因不明的低位肠梗阻、腹部肿块无法排除大肠及末端回肠疾病、大肠手术后内镜随访、大肠癌普查。

【禁忌证】

严重心肺功能不全、休克、腹主动脉瘤、急性腹膜炎、肠穿孔、极度器官功能衰竭。

【检查前准备】

1. 患者准备

（1）饮食准备 ①肠镜检查：患者检查前 1 天开始低纤维饮食（如面条、稀饭、馄饨等），不要吃蔬菜、水果、肉类，检查当日禁食，但饮食限制时间不超过检查前 24 小时。②年老体弱者在检查当天可适当静脉补液，高血压患者检查当日正常服用降压药，糖尿病患者应防止低血糖发生，不耐饥饿者可食少量冰糖块，便秘患者可预先使用缓泻剂并提前 2 天行低纤维饮食。

（2）肠道准备 ①指导患者正确服用泻药，直至排出无渣水样便，必要时清洁灌肠。②指导患者服用消泡剂，以去除肠道内气泡。③消化道梗阻或穿孔、严重的肠道感染、中毒性巨结肠、意识障碍、药物过敏者应禁忌服用泻药。④文化程度低和年老患者，护士应反复说明服用泻药的方法并了解服药情况及排便次数。

2. 物品准备 结肠镜、长臂活检钳、内镜润滑剂、吸引装置、各类型号注射器、洞巾、手套、生理盐水、甲醛固定液标本瓶、抢救物品、药品等。

3. 用物检查　检查结肠相关用物：检查结肠镜充气送水按钮状况及活检钳开闭情况。

【操作流程】

1. 核对患者　科别、床号、姓名、住院号、手腕带。

2. 安置体位　协助患者取左侧屈膝卧位。

3. 戴手套铺洞巾　注意保护患者隐私。

4. 润滑结肠镜　用内镜润滑剂润滑内镜前端。

5. 协助医生进镜　先在肛门口涂少许润滑油，用左手拇指及示指、中指分开肛周皮肤，暴露肛门，协助医生按压镜头滑入肛门。插镜时，护士遵医嘱根据肠腔走行帮助患者变换体位，消除肠管扭曲，为防横结肠下垂，可用左手从脐部向后及剑突方向推顶。注意提醒医生合理注气，避免充气过多造成肠穿孔。

6. 观察患者　检查过程中随时观察患者面色、脉搏、呼吸、腹肌紧张度，注意有无腹痛等异常情况，尤其是高血压、心肺功能不全的患者。发现异常立即停止检查并做相应处理。

7. 配合医生活检　右手持活检钳柄，左手持活检钳头端，以弓形递给医生，活检完成后，协助医生退出活检钳，将活检标本放入装有固定液的玻璃瓶中并标贴。

8. 协助医生拔镜　协助医生退肠镜并再次观察肠腔病变情况。镜身完全退出肛门后帮助患者擦净肛门，穿好裤子。

9. 整理消毒用物并洗手记录　按规定程序清洁消毒内镜及辅助用物。

【检查中护理】

1. 检查过程中随时观察患者面色、脉搏、呼吸、腹肌紧张度，注意有无腹痛等异常情况，尤其是高血压、心肺功能不全的患者。发现异常立即停止检查并做相应处理。

2. 检查结束前，护士需提醒医生抽干净肠内残余气体。

3. 配合医生活检　右手持活检钳柄，左手持活检钳头端，以弓形递给医生，活检完成后，协助医生退出活检钳，将活检标本放入装有固定液的玻璃瓶中并标贴。

4. 协助医生拔镜　协助医生退肠镜并再次观察肠腔病变情况。镜身完全退出肛门后帮助患者擦净肛门，穿好裤子。

5. 整理消毒用物并洗手记录　按规定程序清洁消毒内镜及辅助用物。

6. 为减轻检查中的疼痛不适，可在术前给予解痉镇痛剂。

【检查后护理】

1. 指导患者检查后饮食及出现不适时的处理方法。

2. 术后观察，检查后询问患者腹胀、腹痛、排便、黑便、腹膜刺激征情况，若腹胀明显，可行内镜下排气。腹痛未缓解或排血便者，应留院观察。密切观察生命体征，若发现有剧烈腹痛、腹胀、面色苍白、心率或脉率增快、血压下降、大便次数增多且呈黑色或红色，提示并发肠道出血、肠壁穿孔，应及时报告医生，协助处理。

3. 卧床休息，做好肛门清洁护理。

4. 给予少渣饮食 3 天，注意大便颜色，必要时连续做 3 次大便隐血试验，以了解有无活动性出血。

5. 做好内镜消毒工作，避免交叉感染，妥善保存内镜。

（廖林梅）

书网融合……

| 重点小结 | 微课 | 习题 | 答案解析 |

第五章 泌尿系统疾病患者的护理

学习目标

知识目标： 通过本章的学习，掌握泌尿系统常见疾病患者的身体状况、护理措施；熟悉泌尿系统常见疾病患者的治疗要点、重要辅助检查；了解泌尿系统常见疾病的病因及发病机制。

能力目标： 具备对泌尿系统常见疾病患者进行整体护理、危重症患者初步抢救、社区群体健康教育的能力。

素质目标： 树立严谨求实的科学态度，乐于思考、勇于质疑的精神；具有尊重、关心患者的素质。

第一节 泌尿系统概述、常见疾病症状体征的护理

PPT

一、概述

泌尿系统由肾脏、输尿管、膀胱、尿道及有关的血管、神经组成，其中，肾脏是人体重要的生命器官，其主要功能是生成和排出尿液，以排泄体内代谢产物及调节水、电解质和酸碱代谢的平衡，维持机体内环境的稳定。此外，肾脏还具有重要的内分泌功能。泌尿系统疾病的原因很多，如变态反应、感染、肾血管病变、药物、毒素、创伤、结石、肿瘤等因素。近年来慢性肾脏病的患病率呈明显上升趋势，已成为全球继心脑血管疾病、肿瘤、糖尿病之后又一个威胁健康的重要疾病。

1. 泌尿系统的解剖结构

（1）肾 位于腹膜后脊柱两旁，肾实质分为皮质和髓质。皮质位于表层，主要由肾小体和肾小管曲部构成；髓质由肾锥体构成。肾小盏包绕肾乳头，并汇成肾大盏，肾大盏再合成肾盂，移行于输尿管。每个肾约有100万个肾单位组成，肾单位是肾结构和功能的基本单位，肾单位由肾小体和肾小管组成。

1）肾小体 由肾小球和肾小囊组成。肾单位中滤过膜是最为重要的结构，其分为3层：包括毛细血管内皮细胞、基底膜和肾小囊脏层上皮细胞。任何一层屏障损伤均可引起蛋白尿。

2）肾小管 分为近端小管、髓袢、远端小管。

（2）输尿管 起于肾盂，止于并开口于膀胱，长25～30cm。输尿管有3处狭窄，即输尿管的起始部、跨过髂血管处、输尿管穿入膀胱处，是结石容易滞留之处。

（3）膀胱 为贮存尿液的肌性囊性器官。成人膀胱容量为300～500ml尿液。膀胱底的内面有三角形区，称为膀胱三角。

（4）尿道 男性尿道平均长18cm，尿道有3处狭窄，即尿道内口、尿道膜部、尿道外口，是下尿道结石最易滞留处。女性尿道长3～5cm，由于尿道宽、短、直，后方邻近阴道、肛门，因而易发生尿路上行感染。

2. 泌尿系统的生理功能

（1）肾小球功能 主要是滤过功能。正常成人两肾的血流量约1000ml/min。血液中除血细胞和大分子的蛋白质外，几乎所有的血浆成分均可通过肾小球滤过膜进入肾小囊内形成原尿。

（2）肾小管功能 ①重吸收功能：原尿流经肾小管时，绝大部分物质被选择性地重吸收，每天肾小球滤过的原尿达180L，最后形成约1.5L的终尿。②分泌排泄功能：肾小管上皮细胞远端小管可将H^+、NH_4^+、肌酐、尿酸和某些药物等排泄到尿中，以调节机体电解质、酸碱代谢的平衡和排出

废物。③浓缩和稀释功能：体内水过多时，肾脏稀释尿液，排水量增加；体内缺水时，肾小管对水的重吸收增加，排水量减少。肾脏的浓缩和稀释功能可反映远端肾小管和集合管对水平衡的调节能力。

（3）内分泌功能　①分泌肾素：调节血压和血容量。②分泌促红细胞生成素：促进骨髓的造血功能，缓解贫血；③分泌 $1,25$ - 二羟维生素 D_3：促进小肠对钙磷的吸收，维持钙、磷代谢平衡。④肾对胃泌素、甲状旁腺素、胰岛素具有灭活的功能。

二、常见症状体征的护理

肾性水肿

肾性水肿是指肾脏疾病导致过多的体液在人体的组织间隙积聚，使组织肿胀。是肾小球疾病最常见的症状。见于各种肾炎和肾病患者。

【病因及发病机制】

（一）病因

1. 肾炎性水肿　见于各种急性、慢性肾小球肾炎。

2. 肾病性水肿　原发性肾病综合征、继发性肾病综合征、糖尿病肾病、高血压肾病等。长期大量蛋白尿造成血浆蛋白丢失，血浆胶体渗透压下降引起水肿。

（二）发病机制

1. 肾炎性水肿　各种因素导致的肾小球炎症，肾小球滤过率下降，肾小管重吸收功能正常，从而造成"球 - 管失衡"及肾小球滤过分数（肾小球滤过率/肾血浆流量）下降，导致水、钠潴留，同时毛细血管通透性增高，产生水肿。

2. 肾病性水肿　大量蛋白尿，致使血浆白蛋白减少，胶体渗透压下降，血管内水分移入组织间隙，因血容量减少又引起醛固酮和抗利尿激素分泌增加，使肾小管回吸收钠、水增多，从而导致水肿。常见于肾病综合征。

【护理评估】

（一）健康史评估

询问患者有无急慢性肾小球肾炎、肾病综合征、肾功能衰竭等疾病；有无肝脏、心脏及内分泌等病史。

（二）身体评估

1. 肾炎性水肿　多从颜面部开始，以眼睑为甚，晨起时明显，重者可波及全身，指压凹陷性不明显。由于其发生系水钠潴留所致，故血容量增加，血压常可升高。

2. 肾病性水肿　多从下肢部位开始，水肿明显，常为全身性，伴有胸腔、腹腔和心包腔积液，指压后凹陷性明显。由于液体主要潴留于组织间隙，血容量常减少，可无高血压及循环瘀血的表现。

（三）心理 - 社会评估

水肿反复发生，给生活带来的不便和身体不适可使患者产生烦躁和紧张的心理。患者担心治疗效果不佳，易出现悲观、失望等心理反应。

（四）辅助检查

了解尿常规、尿蛋白定性和定量检查、血清电解质、肾功能、尿浓缩稀释试验等，了解患者是否做过静脉尿路造影、B 超、尿路平片、肾活组织检查等，其结果如何。

【主要护理诊断/问题】

1. 体液过多　与肾小球滤过率下降致水钠潴留及长期大量蛋白尿导致低蛋白血症有关。

2. 有皮肤完整性受损的危险　与水肿和营养不良有关。

【护理措施】

（一）一般护理

1. 休息与体位　严重水肿的患者应卧床休息，可增加肾血流量和尿量，减轻水肿。下肢明显水肿者，卧床休息时可抬高下肢；胸腔或腹腔积液者可采用半卧位；有阴囊水肿者，可用吊带托起阴囊。水肿减轻后可适当活动。

2. 饮食护理

（1）水盐摄入　轻度水肿、尿量＞1000ml/d 者，不必过分限制水，钠盐限制在每日 3g 以内；若每日尿量少于 500ml 或有严重水肿者，需限制水的摄入，液体摄入量为前一日的排出量加 500ml，给予无盐饮食，并用糖、醋、葱等调料增加食欲。

（2）蛋白质摄入　肾功能不全者限制蛋白质摄入。低蛋白血症所致水肿者，若血尿素氮正常，可给予 0.8～1.0g/（kg·d）的优质蛋白质，优质蛋白质指富含必需氨基酸的动物蛋白，如牛奶、鸡蛋、鱼肉等。有氮质血症的水肿患者，则应限制蛋白质，一般给予 0.6～0.8g/（kg·d）的优质蛋白。对于慢性肾衰竭的患者，根据 GFR 来调节蛋白质的摄入量。低蛋白饮食的患者需注意提供足够的热量，每日摄入的热量＞30kcal/（kg·d），以免引起负氮平衡，注意补充各种维生素。

（二）病情观察

观察水肿的部位、程度及消长情况；记录 24 小时出入液量，监测尿量变化；定期测量体重、腹围；监测患者的生命体征，尤其是血压的变化；观察有无急性左心衰竭、高血压脑病的表现；监测尿常规、肾小球滤过率、肾功能指标、血浆蛋白、血清电解质等变化。

（三）配合治疗

遵医嘱使用利尿剂等，注意观察药物的副作用，注意药物疗效及皮肤水肿消长情况。

（四）对症护理

协助患者做好皮肤的清洁和保护，防止皮肤破损和感染。患者应注意衣裤柔软、宽松。长期卧床者需保持床铺清洁、平整，并经常变换体位，身体受压部位可用软垫支撑以防压疮。使用便器、皮肤清洗时勿用力过大，避免损伤皮肤。严重水肿者，应减少肌内注射，在穿刺拔针后，用无菌干棉球按压穿刺部位至无液体外渗为止。

（五）健康指导

1. 生活指导　指导患者使用醋、果汁等食物增进食欲，避免食用腌制食品、罐头食品等含钠丰富的食物。

2. 疾病知识指导　告知患者出现水肿的原因，教会患者根据病情合理安排每天食物的含盐量和饮水量。教会患者通过正确测量每天出入液量、体重等评估水肿的变化。

3. 用药指导　介绍药物的名称、用法、剂量、作用和不良反应，并告诉患者不可擅自加量、减量和停药，尤其肾上腺糖皮质激素和环磷酰胺等免疫抑制剂。

尿路刺激征

尿路刺激征是指膀胱颈和膀胱三角区受炎症和机械的刺激所引起的尿频、尿急、尿痛，可伴有排尿不尽感及下腹坠痛。尿频是指排尿次数增多，但每次尿量不多；尿急是指一有尿意即要排尿；而尿痛指排尿时伴有会阴或下腹部疼痛感。

【病因及发病机制】

1. 尿路感染　肾盂肾炎、膀胱炎、尿道炎、前列腺炎等，尿中常有白细胞和致病微生物。

2. 泌尿系结核　肾结核、膀胱结核等。

3. 其他　膀胱肿瘤、输尿管结石等都可导致尿路刺激征。

【护理评估】

（一）健康史评估

详细询问患者有无尿路感染、泌尿系结石及膀胱肿瘤等疾病；有无泌尿系统畸形、前列腺增生、妇科炎症及妊娠等；有无留置导尿和尿路器械检查史；询问起病以来的治疗经过。

（二）身体评估

尿路感染时，可出现尿频、尿急及尿痛，伴发热、脓尿；膀胱结石时，可出现尿痛伴血尿、排尿困难或尿流突然中断；膀胱肿瘤时，可出现尿频、尿急、尿痛伴血尿；前列腺增生时，可出现尿频、尿急伴排尿困难。

（三）心理－社会评估

由于尿频、尿急、尿痛，患者常感到烦躁不安；涉及外阴及性生活等方面询问时，患者常有害羞感和精神负担；反复发作迁延不愈使患者产生紧张、焦虑。

（四）辅助检查

了解患者有无白细胞尿、血尿、蛋白尿和管型尿等；24 小时尿量有无异常，有无夜尿增多和尿比重降低；通过影像学检查了解肾脏大小，形态有无异常，尿路有无梗阻或畸形。

【主要护理诊断/问题】

1. 排尿形态改变：尿频、尿急、尿痛　与炎症或理化因素刺激膀胱有关。

2. 体温过高　与尿路感染有关。

3. 焦虑　与病情反复发作、患者舒适的改变有关。

【护理措施】

（一）一般护理

1. 休息与活动　嘱患者保证充分的休息，症状严重者应卧床休息。可以通过听舒缓的音乐、看电视或聊天等，分散患者注意力，减轻患者的紧张、焦虑，从而缓解尿路刺激征的症状。各项治疗、护理措施尽量集中，为患者提供充足的休息和睡眠时间。

2. 饮食护理　指导患者多饮水，必要时静脉补液，使尿量增加，促进细菌和炎症分泌物的排泄，达到冲洗尿路缓解症状的目的。尿路感染者每日饮水量不低于 2000ml。

3. 保持个人卫生　指导患者注意个人卫生，保持外阴部的清洁干燥，避免擦便纸污染尿道口。教会患者正确清洗会阴的方法，以减少尿路感染的机会。需留取尿标本者，应指导患者正确留取尿标本的方法；女患者月经期尤其注意会阴部的清洁。

（二）病情观察

观察患者排尿情况、体温和伴随症状的变化，对疼痛的患者指导进行膀胱区热敷或按摩，以缓解局部肌肉的痉挛，减轻疼痛。

（三）配合治疗

遵医嘱给予抗生素，注意观察药物的疗效及有无副作用。勿随意停药和加、减药量，以免影响治疗效果。必要时按医嘱加用碱性药物，减轻或消除尿路刺激症状并注意药物的不良反应。尿路刺激症状明显者给予阿托品、普鲁苯辛等抗胆碱药物缓解症状。

（四）健康指导

1. 生活指导　指导患者积极配合医生正规治疗，避免过度劳累；养成每天清洗会阴部的习惯（平时每日 1~2 次，性生活后及时清洗并排尿）；平时多饮水、不憋尿等。

2. 疾病知识指导　向患者讲解尿路刺激征，多因尿路感染所致，如急慢性肾盂肾炎、膀胱炎、尿道炎，诱因常为过度劳累、会阴部不清洁及性生活不卫生等。

尿液异常

正常人每日尿量 1000~2000ml，平均尿量约为 1500ml，尿量的多少取决于肾小球滤过率和肾小管的重吸收功能。

1. 尿量异常　尿量的异常包括多尿、少尿、无尿和夜尿增多。

（1）多尿　每日尿量超过 2500ml 称为多尿，见于各种原因所致的肾小管功能不全、慢性肾小球肾炎、急性肾小球肾炎、糖尿病、垂体性尿崩症等。

（2）少尿和无尿　24 小时尿量少于 400ml，或每小时尿量少于 17ml，称为少尿；如 24 小时尿量少于 100ml，或 12 小时完全无尿，称为无尿或尿闭。少尿和无尿的因素有：①肾前性因素，如心力衰竭、休克、脱水等；②肾脏因素，如急性肾炎、慢性肾炎等；③肾后性因素，如肾结石、肾肿瘤、尿路梗阻等。这些因素均可导致双侧肾盂积水，严重时可引起无尿、少尿。

（3）夜尿增多　指夜间尿量超过 750ml。如持续的夜尿增多，并且尿比重低而固定，提示肾小管浓缩功能减退。

3. 蛋白尿　健康人尿液中有微量蛋白质，尿蛋白定性为阴性。如每日尿蛋白定量持续 >150mg，或尿蛋白定性阳性称为蛋白尿。若每日尿蛋白含量持续超过 3.5g，称大量蛋白尿。

4. 血尿　分为肉眼血尿和镜下血尿，每 1000ml 尿液含 1ml 血液，尿液外观呈血红色或洗肉水样，称为肉眼血尿。新鲜尿沉渣镜检每高倍视野超过 3 个红细胞为镜下血尿。

5. 管型尿　健康人尿中偶见透明管型，若 12 小时尿沉渣计数管型超过 5000 个，或镜检时发现大量或其他类型管型，称为管型尿。红细胞管型见于肾小球肾炎；白细胞管型见于肾盂肾炎；颗粒管型见于各种肾小球疾病和肾小管损伤；蜡样管型见于慢性肾衰竭；上皮管型可见于急性肾小管坏死。

6. 白细胞尿、脓尿、菌尿　新鲜离心尿液每高倍镜视野超过 5 个白细胞或 1 小时新鲜尿液白细胞数超过 40 万或 12 小时尿中超过 100 万者，称为白细胞尿。因蜕变的白细胞称脓细胞，故也称脓尿。白细胞尿增多见于尿路感染等。中段尿细菌培养菌落计数超过 $10^5/ml$，称为细菌尿，是尿路感染的重要诊断指标。

【护理评估】

（一）健康史评估

详细询问患者有无肾小球肾炎、泌尿系结石、感染和肿瘤等泌尿系疾病病史；有无风湿病、糖尿病等；是否使用过对肾脏损害的药物。剧烈运动、发热及饮酒等常可诱因。

（二）身体评估

1. 少尿、无尿、多尿和夜尿增多　常有原发病的表现和伴随症状。如少尿和无尿患者可引起高钾血症、低钠血症及代谢性酸中毒等，常伴有水肿和高血压；多尿可引起低钾血症、高钠血症及脱水等；夜尿增多时，尿比重多数低而固定。

2. 蛋白尿和管型尿　常伴有水肿、高血压、肾区疼痛、贫血及肾功能减退等。

3. 血尿　肉眼血尿根据出血量多少和出血部位不同而呈不同颜色。肾脏出血时，尿与血混合均匀，呈暗红色；膀胱或前列腺出血，尿呈鲜红色，有血凝块。

4. 白细胞尿、脓尿和菌尿　常伴有尿频、尿急及尿痛等膀胱刺激症状。

（三）心理 - 社会评估

尿异常尤其是少尿、无尿、肉眼血尿及出现伴随症状等，常使患者产生焦虑不安、恐惧等心理。反复发作迁延不愈也使患者产生紧张、焦虑心理。

（四）辅助检查

了解有无白细胞尿、血尿、蛋白尿和管型尿等；尿常规检查、肾功能检查、血生化检查及影像学检查等有助于病因诊断。

【主要护理诊断/问题】

1. 体液过多 与肾小球滤过率下降和尿量减少有关。

2. 有体液不足的危险 与肾衰竭和尿量过多有关。

【护理措施】

（一）一般护理

1. 休息 为患者提供舒适、安静的环境以保证充分休息。少尿或无尿病情危重者，协助做好日常生活；多尿患者床旁备好屏风、便器等。

2. 饮食护理 根据患者尿量情况指导饮食。

（1）少尿、无尿患者 控制饮水量，伴水肿者应限制钠盐。尽量避免食用含钾丰富的食物，如柑橘、香蕉、蘑菇等。氮质血症时，保证足够热量供给的情况下，限制蛋白质摄入。

（2）多尿患者 多饮水以补充水分，无须限制钠盐。根据血钾水平，判断是否需要控制钾的摄入或补充含钾丰富食物。氮质血症时给予优质低蛋白饮食。

（二）病情观察

监测患者生命体征、意识状态的变化。密切监测尿量变化，准确记录 24 小时出入量。及时采集血标本，监测电解质的变化。观察有无脱水或水肿等表现。

（三）配合治疗

1. 利尿剂 少尿、无尿的患者，遵医嘱使用利尿剂，如呋塞米、氢氯噻嗪等，增加尿量，减轻水肿。

2. 补液 多尿患者，严格遵医嘱用药及输液，补充血容量，避免脱水、休克等发生。

（四）用药护理

使用利尿剂应注意监测血清电解质、酸碱平衡情况。观察有无低钾、低钠及低镁血症等。并观察治疗效果，记录排尿次数、尿量。

（五）健康指导

1. 生活指导 指导患者合理休息，严格遵守饮食计划，不吸烟、饮酒，适当锻炼。

2. 疾病知识指导 指导患者学会自我护理知识，不擅自用药，特别是庆大霉素、链霉素等，避免感染、劳累、妊娠等加重肾损伤的因素。教会患者自我观察病情，如出现少尿、无尿等，应及时就医。

肾性高血压

肾脏疾病常伴高血压，称为肾性高血压。肾性高血压是继发性高血压的常见原因之一。

【病因及发病机制】

（一）病因

肾性高血压可分为肾血管性和肾实质性两类。

1. 肾血管性 如单侧或双侧肾动脉狭窄、血管畸形等。其血压升高明显，易发展为急进性高血压。

2. 肾实质性 多见。常由急性或慢性肾小球肾炎、慢性肾盂肾炎、慢性肾功能衰竭等肾实质性疾病引起，是肾性高血压的常见原因。

（二）发病机制

分为容量依赖型高血压和肾素依赖性高血压。

1. 容量依赖性高血压 肾实质损害，肾脏处理钠、水的能力减退，导致机体内水钠潴留。如果水钠潴留在血管内，使血容量增加，即可发生高血压。同时，水钠潴留可使血管平滑肌细胞内水钠含量增加，血管壁增厚，弹性降低，血管的阻力以及对儿茶酚胺的反应性增强，并使血管紧张素Ⅱ对血管受体亲和力提高，从而导致高血压的发生。

2. 肾素依赖性高血压　肾脏入球小动脉血流灌注下降，导致肾素－血管紧张素－醛固酮系统（RAAS）激活，肾实质性损害导致的高血压患者中，80%为容量依赖型，10%左右为肾素依赖型，部分病例两者同时存在。

【护理评估】

（一）健康史评估

询问患者有无急性和慢性肾小球肾炎、肾动脉狭窄、慢性肾盂肾炎、慢性肾衰竭等肾病病史，有无原发性高血压病史及诊疗经过等。

（二）身体评估

肾性高血压的程度与原发病有关。急性肾小球肾炎，多为一过性轻、中度舒张压升高为主；慢性肾小球肾炎，多有轻重不等的高血压；个别慢性肾小球肾炎和慢性肾衰竭患者可表现为恶性高血压；肾血管性高血压患者，高血压程度较重，易进展为急进型高血压。高血压可加重肾脏损害，并出现心功能减退和脑血管病变，严重者可发生高血压脑病。

（三）心理－社会评估

患者因头痛、头晕、久治不愈而出现焦虑、烦躁心理。注意了解患者的家庭经济状况、家属对患者的关心和支持程度等。

（四）辅助检查

动态监测24小时血压变化，有助于血压的诊断和预后的判断；评估患者心电图有无异常；肾功能检查有无提示肾实质的损害。

【主要护理诊断/问题】

1. 慢性疼痛：头痛　与血压增高有关。

2. 潜在并发症　心力衰竭、高血压脑病。

3. 知识缺乏　缺乏高血压自我保健知识。

【护理措施】

（一）一般护理

保持病室安静，尽量减少探视，保证充足的睡眠。血压较高时，指导患者改变体位时要慢，以免引起不适。避免劳累、吸烟、酗酒等不良生活方式。嘱患者合理安排休息与工作。

（二）病情观察

严密观察患者生命体征的变化，特别是血压的监测，要注意定期测量血压，同时要观察患者有无剧烈头痛、呕吐、抽搐、意识障碍等高血压脑病的症状。

（三）配合治疗

遵医嘱给予降压药物，并密切观察血压的变化、疗效和药物的不良反应；嘱患者按医嘱规律服药，不得随意停药和加减药量；使用噻嗪类和袢利尿剂时，注意补钾，防止低钾血症。用β受体阻断剂应注意有无心动过缓、房室传导阻滞等不良反应。

（四）健康指导

1. 生活指导　合理安排休息与工作，避免劳累、精神紧张，改变吸烟、酗酒等不良生活方式，保证心情愉悦。定期复查血压，防止并发症发生。

2. 疾病知识指导　积极治疗原发病，把血压控制在正常范围。

•••• **目标检测**

选择题

A1/A2 型题

1. 患者，男，52 岁。因"全身水肿 20 天"入院。入院后 24 小时尿量为 300ml，其排尿情况为
    A. 无尿　　　　　　　　B. 少尿　　　　　　　　C. 正常
    D. 尿潴留　　　　　　　E. 尿频

2. 患者，女，30 岁，因"反复尿路感染"入院。女性尿路感染发病率高于男性，是因为女性尿道较男性尿道
    A. 短而宽　　　　　　　B. 长而窄　　　　　　　C. 扁而平
    D. 直而长　　　　　　　E. 短而窄

3. 患者，男，50 岁，因"水肿、蛋白尿、高血压"入院。蛋白尿是指尿蛋白定性试验阳性或定量试验每 24 小时尿中超过
    A. 50mg　　　　　　　　B. 100mg　　　　　　　C. 150mg
    D. 200mg　　　　　　　E. 300mg

4. 患者，男，60 岁，患慢性肾小球肾炎 10 年。反映肾小球滤过功能最可靠的指标是
    A. 尿素氮　　　　　　　B. 尿蛋白　　　　　　　C. 血肌酐
    D. 内生肌酐清除率　　　E. 胆红素

5. 患者，女，40 岁，患慢性肾小球肾炎 10 年。患者出现肾性贫血与下列哪种内分泌功能有关
    A. 活性维生素 D_3　　　B. 肾素　　　　　　　　C. 前列腺素
    D. 促红细胞生成素　　　E. 抗利尿激素

（邓意志）

第二节　肾小球疾病患者的护理

PPT

》》**情境导入** //

情境：患者，女，25 岁。因"全身严重水肿 1 个月"入院。护理评估：T 36.5℃，P 80 次/分，R 18 次/分，BP 120/80mmHg；眼睑水肿，双下肢水肿，辅助检查：血常规显示 Hb 90g/L，RBC 3.8×10^{12}/L，PLT 180×10^9/L，WBC 6×10^9/L，N 51%，L 40%，M 9%，尿常规检查为尿蛋白定性为（+++～++++），24 小时尿蛋白定量为 5.5g，尿中可有红细胞和颗粒管型等。血液检查：血浆清蛋白 20g/L，血中胆固醇、甘油三酯、低密度和极低密度脂蛋白增高。

任务：1. 该患者目前存在哪些主要护理问题？
　　　2. 请为该患者进行健康指导？

一、概述

肾小球疾病是指一组以血尿、蛋白尿、水肿和高血压等为主要临床表现的肾脏疾病。病变主要累及双肾肾小球。根据病因可分为原发性、继发性和遗传性 3 大类。原发性肾小球疾病是指仅局限肾脏本身发生的疾病，多数原因不明。继发性肾小球疾病是指继发于全身性疾病（如系统性红斑狼疮、糖尿病等）对肾小球的损害。遗传性肾小球疾病为遗传变异基因所致的肾小球病。原发性肾小球病最常见，是我国引起慢性肾衰竭最主要的病因。

【病因及发病机制】

（一）病因

1. 原发性肾小球疾病 病因不明，认为与免疫反应有关。免疫反应介导的炎症损伤在本病发病机制中起重要作用；同时，非免疫非炎症因素参与了疾病的慢性化进程。

2. 继发性肾小球疾病 主要继发于全身疾病。如系统性红斑狼疮、糖尿病、高血压、多发性骨髓瘤等。

（二）发病机制

目前认为多数肾小球疾病是免疫介导性炎症疾病，但在慢性进展过程中也有非免疫非炎症因素参与。

1. 免疫反应 包括体液免疫和细胞免疫。

（1）体液免疫 ①循环免疫复合物沉积：某些外源性或内源性抗原刺激机体产生相应抗体，在血循环中形成免疫复合物，沉积于肾小球而致病；②原位免疫复合物形成：是指血液循环中游离抗体或抗原与肾小球中的某些固有抗原（如肾小球基底膜抗原）或种植于肾小球的外源性抗原或抗体相结合，在肾小球局部形成免疫复合物而发病。

（2）细胞免疫 细胞免疫在某些类型肾炎发病机制中的重要作用得到肯定。

2. 炎症反应 免疫反应激活炎症细胞，使之释放炎症介质（如补体、生物活性肽等），炎症介质又能反作用于炎症细胞，两者的共同参与及相互作用，而导致肾小球的损伤。

3. 非免疫非炎症 在肾小球疾病慢性进展过程中，存在着非免疫非炎症致病机制。如肾小球内高压、高灌注及高滤过，可促进肾小球硬化。

【原发性肾小球疾病的分型】

1. 临床分型 ①急性肾小球肾炎；②急进性肾小球肾炎；③慢性肾小球肾炎；④隐匿性肾小球肾炎（无症状性血尿或（和）蛋白尿）；⑤肾病综合征。

2. 病理分型 ①轻微型肾小球病变；②局灶性节段性病变；③弥漫性肾小球肾炎（又分为膜性病变、增生性肾炎、硬化性肾小球肾炎3类）；④未分化的肾小球肾炎。

二、急性肾小球肾炎

急性肾小球肾炎（acute glomerulonephritis，AGN）简称急性肾炎，是一组起病急，以血尿、蛋白尿、水肿和高血压为主要临床表现的肾脏疾病，可伴有一过性肾功能损害。本病好发于儿童，男性多于女性，起病较急，大多预后良好，常可在数月内临床自愈。

急性肾炎多见于链球菌感染后，亦可见于其他细菌、病毒和寄生虫感染后，本节主要介绍链球菌感染后的急性肾炎。

【病因及发病机制】

（一）病因

本病常因β-溶血性链球菌"致肾炎菌株"感染所致，常见于上呼吸道感染、猩红热、皮肤感染等链球菌感染后发病。感染的严重程度与急性肾炎病情轻重并不完全一致。

（二）发病机制

由感染所诱发的免疫反应引起，导致免疫反应所产生的循环免疫复合物沉积于肾小球致病，或种植于肾小球的抗原与循环中的特异抗体相结合形成原位免疫复合物而致病。

【护理评估】

（一）健康史评估

询问患者性别、年龄，发病前1~3周有无上呼吸道或皮肤感染史，有无其他细菌、病毒和寄生虫感染病史。

（二）身体评估

本病多见于 2 ~ 6 岁的儿童，男性多见。起病前常有感染表现，潜伏期为 1 ~ 3 周，平均 10 天左右。急性起病，病情轻重不一，轻者可无明显临床症状，仅表现为镜下血尿及血清补体 C3 异常，重者表现为少尿型急性肾功能衰竭。本病愈后良好，尤其是儿童。

1. 症状体征

（1）血尿　为必有症状。约 30% 患者可出现肉眼血尿，肉眼血尿多于 1 ~ 2 周后转为镜下血尿，镜下血尿持续时间常为 3 ~ 6 个月或更久。

（2）蛋白尿　绝大多数患者有轻、中度蛋白尿，每天尿蛋白不超过 3.5g。

（3）水肿　常为首发症状。多表现为晨起眼睑水肿，面部肿胀，呈"肾炎面容"，部分患者伴有双下肢水肿。水肿主要是因肾小球滤过率下降，加之肾小管重吸收功能异常，导致水、钠潴留所致。

（4）高血压　约有 80% 患者出现高血压，多为一过性轻、中度高血压；少数患者可出现严重高血压，甚至并发高血压脑病。高血压的发生主要与水、钠潴留有关。

（5）肾功能异常　起病初期因肾小球滤过率下降，尿量减少，可有一过性轻度氮质血症，随尿量增加而恢复至正常，极少数患者可出现急性肾损伤。

2. 并发症

（1）急性心力衰竭　以老年患者多见。常发生于起病后 1 ~ 2 周内，主要与水、钠严重潴留和高血压有关。

（2）高血压脑病　以儿童多见，多见于病程早期。

（3）急性肾损伤　极少见，为急性肾炎死亡的主要原因，但多数可逆。

（三）心理 – 社会评估

本病多为儿童，因休学、长期卧床休息易产生焦虑、悲观情绪，当患者出现水肿加重、血尿明显时，会出现焦虑、恐惧心理。

（四）辅助检查

1. 尿液检查　均有镜下血尿，尿中红细胞为多形性红细胞。尿蛋白多为（ + ~ + + ），20% 患者可有大量蛋白尿。尿沉渣中可有白细胞管型、上皮细胞管型、红细胞管型等，尿沉渣中红细胞管型具有诊断意义，尿中红细胞常为变形性红细胞。

2. 血清补体测定　几乎所有患者血清总补体及 C3 在发病初期均明显下降，8 周内逐渐恢复至正常水平，是急性链球菌感染后肾小球肾炎的重要特征。

3. 血清抗链球菌溶血素"O"抗体（ASO）测定　ASO 常在链球菌感染后 2 ~ 3 周升高，增高提示近期有链球菌感染。

4. 肾功能检查　可有轻度的肾小球滤过率降低，血尿素氮和血肌酐可一过性增高。

【主要护理诊断/问题】

1. 体液过多　与肾小球滤过率下降导致水钠潴留有关。

2. 有皮肤完整性受损的危险　与皮肤水肿、营养不良有关。

3. 活动无耐力　与水钠潴留、血压升高有关。

4. 潜在并发症　充血性心力衰竭、高血压脑病、急性肾衰竭。

【护理措施】

（一）一般护理

1. 休息与活动　休息有助于增加肾脏血流量，减轻血尿或蛋白尿。急性期患者应绝对卧床休息 2 ~ 3 周，待肉眼血尿消失、水肿消退、血压恢复正常后，逐步增加活动量。病情稳定后可从事一些轻体力活动，但 1 ~ 2 年内应避免剧烈活动和重体力劳动。

2. 饮食护理　当患者出现水肿、高血压时给予低盐饮食（<3g/d），当病情好转、血压下降、水肿消退、尿蛋白减少后，可由低盐饮食逐步转为正常饮食。肾功能正常者，给予正常量的蛋白质1g/（kg·d）；出现氮质血症时则限制蛋白质的摄入，一般蛋白质摄入量为0.6~0.8g/（kg·d），以优质动物蛋白为主。同时注意补充足够热量及维生素。尿量明显减少，肾功能损害严重者，应注意控制钾的摄入。

（二）病情观察

病情观察的主要内容有：①询问患者有无食欲减退、恶心、呕吐、气促等不适感，了解进食情况。②密切观察生命体征。③观察水肿部位、范围、程度及其变化，观察体重。④观察尿液颜色及尿量情况，记录24小时出入水量及尿量。⑤观察水、电解质平衡情况及肾功能。⑥有胸腔积液者注意呼吸频率，有腹水者注意测量腹围。注意有无左心衰竭、高血压等情况。

（三）配合治疗

以休息、对症治疗为主。本病为自限性疾病，不宜应用糖皮质激素及细胞毒性药物，禁用肾毒性药物。

1. 一般治疗　主要包括卧床休息和饮食治疗，如前所述。

2. 对症治疗

（1）利尿　经过限制水钠摄入后水肿仍明显者，应适当使用利尿剂治疗。常用噻嗪类利尿剂，必要时给予袢利尿剂。少尿时应慎用保钾利尿剂和血管紧张素转换酶抑制剂，以防诱发高钾血症。

（2）降压　利尿后高血压控制仍不满意者可加用降压药物，常用钙通道阻滞剂（如硝苯地平、非洛地平）；少尿时慎用血管紧张素转换酶抑制剂（如卡托普利、依那普利），以免诱发高钾血症。

3. 抗感染　有呼吸道或皮肤感染者，应选用肾毒性较弱的抗生素治疗，如青霉素、头孢菌素等，一般不主张长期预防性使用抗生素。反复发作的慢性扁桃体炎，待肾炎病情稳定后行扁桃体摘除术，术前、术后均应使用青霉素治疗2周。

4. 透析治疗　发生急性肾损伤且有透析指证者，如并发心包炎、高钾血症、严重代谢性酸中毒等，应及时给予短期透析治疗，度过危险期。

（四）用药护理

应用利尿剂时，注意观察尿量、体重变化，动态监测电解质，防止电解质紊乱。使用降压药时严密监测血压变化，根据血压调整剂量，服用降压药后改变体位的动作要缓慢，防止直立性低血压。

（五）对症护理

主要为水肿护理。观察水肿情况、限制水钠摄入、记录出入水量等，还包括以下措施：下肢水肿患者抬高肢体，胸腔积液患者取半卧位，阴囊水肿患者用托带托起阴囊；保持皮肤清洁干燥，经常更换体位，避免皮肤长时间受压，勿用力摩擦或搓洗水肿皮肤，以防损伤；皮肤有破损或渗出时，局部用无菌棉垫或纱布覆盖，防止继发感染；遵医嘱给予利尿剂，并观察尿量、体重以判断药物疗效，动态监测电解质以防发生电解质紊乱。

（六）心理护理

护士应多解释让其充分理解急性期卧床休息和恢复期限制活动的重要性。在患者卧床休息期间，护士应多关心、巡视患者，随时注意患者的情绪变化及需要，帮助患者保持良好的心态，积极配合治疗护理。

（七）健康指导

1. 生活指导　预防呼吸道和皮肤感染。出院后要积极锻炼身体，增强体质，改善机体防御机能。注意保暖、加强个人清洁卫生、避免感染。急性肾炎完全康复一般需1~2年。病情稳定后可从事一些轻体力活动，但应避免重体力活动。

2. 疾病知识指导　向患者介绍本病基本知识，使其高度重视本病，能主动配合治疗与护理。自我监测，发现明显水肿、尿量及尿液改变、乏力加重、食欲减退、血压升高等异常情况，能及时就诊。

3. 用药指导 遵医嘱用药，禁用肾毒性药物。若感冒、咽炎、扁桃体炎和皮肤感染，应及时就医治疗，必要时切除扁桃体。临床症状消失后，蛋白尿、血尿等仍可能存在，故应定期随访，严密监测病情变化情况。

三、慢性肾小球肾炎

慢性肾小球肾炎（chronic glomerulonephritis，CGN）简称慢性肾炎，是指以蛋白尿、血尿、水肿、高血压为基本临床表现的一组肾小球疾病。其临床特点为病程长，病情迁延，病变进展缓慢，最终将发展成为慢性肾衰竭。本病可发生于任何年龄，以青、中年男性多见。

【病因及发病机制】

（一）病因

多数慢性肾炎的病因不明，与急性肾炎无肯定的因果关系。仅少数为急性肾炎迁延不愈转为慢性；其他细菌及病毒（如乙型肝炎病毒）等感染也可能引起慢性肾炎；大多数为具有临床慢性肾炎表现的各种原发性肾小球疾病，常见病理类型有系膜增生性肾炎、系膜毛细血管性肾炎、膜性肾病、局灶性节段性肾小球病变等。

（二）发病机制

一般认为，免疫介导的炎症反应是本病发病的起始因素，而非免疫、非炎症因素在疾病进展中起重要作用，导致疾病慢性化，病情迁延不愈。肾单位进行性破坏的主要机制：①原发病免疫介导的炎症导致肾实质受到持续性进行性损害；②高血压引起肾小动脉硬化性损伤；③健存肾单位长期代偿处于高灌注、高滤过和高压力的"三高"状态，促使肾小球硬化；④长期大量蛋白尿导致肾单位慢性损伤；⑤脂质代谢异常引起肾脏小血管和肾小球硬化。

慢性肾炎早期仍可有各原发性肾小球疾病病理类型的改变特点，至晚期特点消失，代之以肾小球硬化及玻璃样变，相应的肾小管萎缩，肾间质纤维化，肾小动脉硬化。少数完整的肾小球代偿性增大。大体观察呈颗粒性固缩肾。

【护理评估】

（一）健康史评估

询问患者发病前有无呼吸道感染、皮肤感染、急性肾炎病史。有无感染、劳累、妊娠、应用肾毒性药物、脱水、高蛋白、高磷饮食等诱因。

（二）身体评估

多发生于青、中年，多隐匿起病。以血尿、蛋白尿、高血压及水肿为基本临床表现。

慢性肾炎患者有急性发作倾向，在各种诱因的作用下，如感染、过度疲劳等，可出现明显的高血压、水肿和肾功能急剧下降，最终引起肾功能衰竭。

1. 症状体征

（1）水肿 是多数患者首发症状。与水钠潴留及低蛋白血症有关。水肿程度及持续时间不一，多为眼睑、颜面和下肢凹陷性水肿。

（2）高血压 多数患者有不同程度的高血压，与水钠潴留、肾素－血管紧张素－醛固酮激活有关，部分患者以高血压为突出表现。随着病情的进展，血压水平可进一步升高，血压持续升高进一步加速肾功能恶化。

（3）蛋白尿 是本病必有的表现，多为轻度蛋白尿，尿蛋白定量常在 1～3g/d，持续大量蛋白尿加重肾功能损害。

（4）血尿　多为镜下血尿，也可见肉眼血尿。

（5）肾功能损害　多呈慢性进行性损害，最后发展为慢性肾衰竭。感染、劳累、妊娠、高蛋白饮食、应用肾毒性药物等诱因可使肾功能急剧恶化，如能及时去除这些诱因和适当治疗，肾功能仍可得到一定程度的恢复，但也可能由此而进入不可逆慢性肾衰竭。

（6）全身症状　头晕、乏力、食欲不振、腰部酸痛等症状，贫血为常见表现。

2. 并发症

（1）感染　因免疫功能低下，易并发呼吸道感染和泌尿道感染。

（2）心脏损害　由于持续性高血压、动脉硬化、水钠潴留等多因素导致心脏损害。

（三）心理 - 社会评估

慢性肾炎病程长，长期服药，治疗效果欠佳，晚期丧失工作和劳动能力，因而给家庭带来沉重的生活及经济负担，患者及家属常感到焦虑、悲观。后期病情进展恶化，出现慢性肾衰竭时，患者常出现绝望、恐惧心理。

（四）辅助检查

1. 尿液检查　尿蛋白（ + ~ + + + ），尿蛋白定量为 1 ~ 3g/d，尿沉渣镜检可见多形性红细胞及红细胞管型。尿比重降低，晚期常固定在 1.010。

2. 血液检查　早期多正常或轻度贫血。晚期有红细胞计数和血红蛋白明显下降。肾功能不全时血肌酐及血尿素氮增高、内生肌酐清除率下降。部分患者有血脂升高、低蛋白血症。

3. 超声检查　早期可正常，晚期可出现双肾体积缩小，皮质变薄。

4. 肾穿刺活组织检查　可确定慢性肾炎的病理类型。

【主要护理诊断/问题】

1. 体液过多　与肾小球滤过率下降导致水钠潴留有关。

2. 营养失调：低于机体需要量　与尿蛋白丢失过多，限制蛋白质摄入等有关。

3. 焦虑　与病情迁延、反复发作和预后不良有关。

4. 潜在并发症　慢性肾功能衰竭。

【护理措施】

（一）一般护理

1. 休息与活动　急性发作患者或有明显水肿、严重高血压、大量血尿和蛋白尿、肾功能不全的患者应绝对卧床休息；轻度水肿、高血压，血尿和蛋白尿不明显，且无肾功能不全，可适当活动，以不感到劳累为宜。

2. 饮食护理　给予低盐、低脂、优质低蛋白、低磷、高热量、高维生素饮食。蛋白质摄入量为 0.6 ~ 0.8g/（kg·d），其中 50% 以上为优质蛋白（含必需氨基酸较多的动物蛋白如鸡蛋、牛奶、瘦肉等），以减轻肾小球毛细血管高灌注、高压力、高滤过状态，延缓肾小球硬化和肾功能减退；糖类和脂类在饮食热量中的比例适当增加，达到机体能量需要，防止负氮平衡。明显水肿、高血压、少尿患者限钠（盐 <3g/d）限水（前一天尿量 +500ml）摄入；控制磷的摄入（含磷高的食物如鸡蛋黄、动物脑、燕麦），补充多种维生素。高脂血症患者，应限制食物中脂肪摄入，尤其是限制大量不饱和脂肪酸的摄入。

（二）病情观察

病情观察的主要内容有：①询问患者有无食欲减退、恶心、呕吐、气促等不适感，了解进食情况。②密切观察生命体征。③观察水肿部位、范围、程度及其变化，观察体重。④观察尿液颜色及尿量情况，记录 24 小时出入水量及尿量。⑤观察水、电解质平衡情况及肾功能。⑥有胸腔积液者注意护理频率，有腹水者注意测量腹围。注意有无左心衰竭、高血压等情况。

（三）配合治疗

慢性肾炎的治疗应以防止或缓解肾功能进行性恶化、改善或缓解临床症状及防治严重并发症为主要目的。

1. 控制高血压 高血压是加速肾小球硬化的重要因素，根据尿蛋白确定血压控制目标，若尿蛋白 <1g/d，血压最好控制在 130/80mmHg 以下；若尿蛋白≥1g/d，无心脑血管并发症者，血压最好控制在 125/75mmHg 以下。主要措施如下。①非药物治疗：饮食限盐 <3g/d，限酒，适当锻炼。②药物治疗：降压、利尿。首选降压药物为血管紧张素转化酶抑制剂（ACEI）和血管紧张素Ⅱ受体阻断剂（ARB），两种药物不仅具有降压，还可降低肾小球内高压、高灌注、高滤过状态，减少尿蛋白，延缓肾功能恶化。常用的 ACEI 有依那普利、贝那普利，ARB 有氯沙坦、厄贝沙坦。若单用效果不佳，可联合其他降压药，如钙通道阻滞药（氨氯地平）、β受体阻断药（美托洛尔）、血管扩张药和利尿药。肾功能较差者使用噻嗪类利尿药无效时，应改用袢利尿药。

2. 抗血小板药物 大剂量双嘧达莫和小剂量阿司匹林对部分慢性肾炎患者有降低尿蛋白作用。应用抗血小板聚集药物时注意观察有无出血倾向，监测患者凝血功能等。

3. 免疫抑制治疗 慢性肾炎的病理类型、肾功能等变异较大，故一般不主张积极应用。对于肾功能正常或轻度异常，病理类型轻，但尿蛋白较多者可试用糖皮质激素、细胞毒性药环孢素等。

4. 避免加重肾功能损害因素 防治感染，尤其是上呼吸道感染。禁用肾毒性药物如氨基糖苷类、磺胺类、两性霉素等抗生素。避免高蛋白、高磷、高脂饮食等。

（四）用药护理

①利尿剂：注意观察尿量，监测电解质特别是血钾变化，观察有无血电解质紊乱表现。②降压药：注意观察血压变化，降压不宜过快或过低，以免影响肾灌注；肾功能不全患者应用 ACEI、ARB 时注意监测电解质，防止高钾血症，少数患者应用 ACEI 有持续性干咳应向患者解释。③糖皮质激素：注意观察有无感染、上消化道出血、骨质疏松等不良反应，不可自行加量、减量甚至停药。

（五）对症护理

若有皮肤水肿给予皮肤护理。参见"急性肾炎"相关内容。

（六）心理护理

多数患者病程较长，肾功能逐渐恶化，预后差，因此心理护理尤为重要。鼓励患者说出其内心感受，与家属共同做好患者的疏导工作；告知患者不良心理可减少肾血流量，加速肾功能损害；指导患者放松身心，避免长期精神紧张、焦虑、抑郁等不良情绪；向患者介绍最新的治疗进展和成功病例，使患者对治疗充满信心，积极配合治疗。

（七）健康指导

1. 生活指导 指导患者注意个人卫生，预防呼吸道和泌尿道感染；避免重体力劳动和剧烈运动；严格按照饮食计划进餐；嘱患者加强休息，保持良好的心态，以延缓肾功能减退。

2. 疾病知识指导 向患者及家属讲解慢性肾炎治疗的相关知识，指导患者及家属学会观察水肿和尿量等变化，学会如何控制饮水量，坚持治疗，树立战胜疾病的信心。

3. 用药指导 指导患者遵医嘱服药，不可随意增加或停药，学会观察药物疗效和不良反应，避免使用对肾功能有害的药物，如氨基糖苷类、抗真菌药、磺胺类等。

4. 就诊指导 慢性肾炎病情迁延，应告知患者定期复查的必要性，指导患者到医院检测血、尿常规及肝肾功能，教会患者自我监测血压、水肿、尿量变化，出现水肿明显、尿液改变、血压增高等及时就诊。

目标检测

选择题

A1／A2 型题

1. 慢性肾小球肾炎患者，男，41 岁。为减轻肾小球的高灌注、高压、高滤过状态，饮食应选择
   A. 普通蛋白　　　　　　　　B. 低蛋白、低磷、低钠饮食　　C. 高蛋白饮食
   D. 高蛋白、低钠饮食　　　　E. 低蛋白、低磷、高盐饮食

2. 患者，男，45 岁。慢性肾炎病史 6 年，反复发作蛋白尿、血尿、眼睑水肿，近 2 日病情加重，伴发热、咽痛。查体：血压 160/100mmHg，全身明显水肿。尿常规为尿蛋白（＋＋＋）、镜下红细胞（＋＋）、颗粒管型（＋＋）。肾功能检查示内生肌酐清除率降低，血尿素氮增高。护理措施不正确的是
   A. 卧床休息　　　　　　　　　　　　B. 遵医嘱使用利尿药
   C. 给予高热量、高蛋白、高磷饮食　　D. 避免劳累受凉、避免使用肾毒性药物
   E. 按时测量血压、遵医嘱降压

3. 患者，男，40 岁。慢性肾炎病史 9 年。近日出现食欲锐减、恶心、少尿、嗜睡来院。查体：呼吸深而快，血压 160/100mmHg，血红蛋白 44g/L。应考虑为
   A. 呼吸衰竭　　　　　　　B. 休克　　　　　　　　　C. 原发性高血压
   D. 尿毒症　　　　　　　　E. 高血压脑病

4. 患者，女，35 岁。患慢性肾炎已 10 年。目前尿蛋白（＋＋＋），明显水肿、尿少，血压正常。目前主要护理诊断是
   A. 营养失调：低于机体需要量　　　　B. 有皮肤完整性受损的危险
   C. 生活自理缺陷　　　　　　　　　　D. 体液过多
   E. 知识缺乏

5. 患者，女，32 岁。1 周前受凉后，出现颜面部水肿，测血压 180/105mmHg，可见肉眼血尿，尿液检查蛋白尿（＋＋）。诊断为慢性肾小球肾炎，下列措施中能降压，还有减少蛋白尿、延缓肾功能减退的是
   A. 卧床休息　　　　　　　　B. 低蛋白、低磷饮食　　　C. 利尿剂
   D. 血管紧张素转化酶抑制剂　E. 抗血小板药物

（邓意志）

第三节　原发性肾病综合征患者的护理　📱微课1

PPT

▶ 情境导入

情境：患者，男，8 岁，学生。因"反复颜面水肿 1 月余，加重 1 周"入院。护理评估：T 36.6℃，P 90 次/分，R 20 次/分，BP 120/70mmHg；颜面高度水肿；两肺未闻及干湿性啰音，心率 90 次/分，律齐；腹膨隆，移动性浊音（＋）；双下肢重度水肿。辅助检查：尿蛋白（＋＋＋＋），尿 WBC 0～1 个/HP；24 小时尿蛋白定量 5.3g；甘油三酯（TG）2.6mmol/L，胆固醇（CH）10.6mmol/L；总蛋白（T）43g/L，血浆白蛋白（A）20g/L，球蛋白（G）23g/L。临床诊断：肾病综合征。

　　任务：1. 该患者目前存在哪些主要护理问题？
　　　　　　2. 请对患者进行饮食指导。

肾病综合征（nephrotic syndrome，NS）是因各种肾小球疾患所致的以大量蛋白尿（尿蛋白 > 3.5g/d）、低蛋白血症（血浆白蛋白 < 30g/L）、高度水肿、高脂血症为基本特征的一组临床综合征。其中大量蛋白尿、低蛋白血症为诊断肾病综合征的必需条件。可分为原发性和继发性两大类，本节仅讨论原发性肾病综合征。

【病因及发病机制】

（一）病因

1. 原发性肾病综合征　是指原发于肾脏本身的疾病，包括急性肾炎、慢性肾炎等。

2. 继发性肾病综合征　是指继发于全身性疾病或临床诊断原因明确（如遗传性）的肾小球疾病。常见继发于狼疮性肾炎、过敏性紫癜肾炎、糖尿病肾病、肾淀粉样变性等。

（二）发病机制

原发性肾病综合征主要与免疫介导的炎症反应所致的肾损害有关。继发性肾病综合征由于病因不同、发病机制不一，乙肝病毒性相关性、SLE 肾炎都与免疫反应有关，而糖尿病肾病则与遗传、炎症、氧化应激、血管活性物质等有关。

【护理评估】

（一）健康史评估

了解发病前有无上呼吸道感染、受凉、过度劳累等发病诱因，详细询问患者有无急性肾炎及慢性肾炎等病史；或有系统性红斑狼疮、糖尿病、过敏性紫癜、肾淀粉样变等病史。

（二）身体评估

1. 症状体征

（1）大量蛋白尿　尿蛋白 > 3.5g/d，其机制为肾小球滤过膜的屏障受损，肾小球滤过膜对血浆蛋白（多以白蛋白为主）的通透性增加，大量血浆蛋白漏出，形成大量蛋白尿，是肾病综合征最根本的病理生理改变。

（2）低蛋白血症　血浆白蛋白 < 30g/L，其机制为大量白蛋白从尿中丢失所致。此外，胃黏膜水肿致蛋白质摄入与吸收减少、肝脏合成白蛋白不足也是低蛋白血症的原因。

（3）高度水肿　水肿是肾病综合征最突出的体征。其发生与大量蛋白尿导致低蛋白血症使血浆胶体渗透压明显下降，水分从血管外渗组织间隙有关。多由双下肢开始，随体位而改变、凹陷性。严重水肿者可出现胸腔、腹腔及心包腔积液。

（4）高脂血症　常伴有高脂血症，以高胆固醇血症最常见，甘油三酯、低密度脂蛋白及极低密度脂蛋白增高，主要与肝脏合成脂蛋白增加及脂蛋白分解减少有关。

2. 并发症

（1）感染　是肾病综合征主要的并发症，也是本病复发和疗效不佳的主要原因之一。其发生与大量蛋白尿和低蛋白血症导致患者营养不良、免疫功能紊乱和糖皮质激素治疗有关。以呼吸道、泌尿道、皮肤感染最常见。

（2）血栓、栓塞　由于有效循环血容量减少、血液浓缩及高脂血症，使患者血液呈高凝状态，患者可发生血栓和栓塞，以肾静脉血栓最多见，表现为腰痛、血尿、肾功能急剧下降等。

（3）急性肾衰竭　因水肿导致有效循环血容量减少，肾血流量不足，引起肾前性氮质血症，经扩充血容量和利尿治疗后多可恢复；少数患者可出现肾实质性急性肾衰竭，表现为无明显诱因而出现少尿、无尿，扩容和利尿治疗无效。

（4）其他　长期高脂血症，易引起动脉粥样硬化、冠心病等心血管并发症；长期大量蛋白尿，引起严重营养不良、儿童生长发育迟缓。

（三）心理 - 社会评估

本病病程长，易复发，部分类型预后差，患者可出现焦虑、悲观等不良情绪，因水肿和药物引起体格外貌改变（如满月面容）及脱发，易使患者产生自卑、孤独等。

（四）辅助检查

1. 尿液检查 尿蛋白定性为（＋＋＋～＋＋＋＋），尿蛋白定量＞3.5g/d；尿沉渣镜检可见红细胞和颗粒管型等。

2. 血液检查 血浆清蛋白＜30g/L，血中胆固醇、甘油三酯、低密度和极低密度脂蛋白增高。血IgG 可降低。

3. 肾功能检查 肾衰竭时，内生肌酐清除率降低，血尿素氮和血肌酐升高。

4. 肾穿刺活组织检查 明确病理类型，指导治疗和判断预后。

5. B 超检查 双侧肾脏可正常或缩小。

【主要护理诊断/问题】

1. 体液过多 与低蛋白血症致血浆胶体渗透压下降等有关。

2. 营养失调：低于机体需要量 与大量蛋白尿、摄入不足及吸收障碍有关。

3. 有皮肤完整性受损的危险 与皮肤水肿、营养不良有关。

4. 潜在并发症 感染、血栓形成、急性肾衰竭等。

【护理措施】

（一）一般护理

1. 活动与休息 注意休息，不能过于劳累，重度水肿、低蛋白血症者需卧床休息。长期卧床或水肿严重患者，要经常变换体位，预防压疮；协助患者在床面上做关节的运动，防止肢体血栓形成；病情好转后或激素用量减少时，可适当锻炼，如户外散步、早晨耐寒锻炼等。以不感到疲劳为宜。

2. 饮食护理 ①热量：保证热量供给，每日每公斤体重不少于 30～35kcal，以碳水化合物为主。②蛋白质：给予正常量 0.8～1.0g/（kg·d）的优质蛋白饮食。③脂肪：为减轻高脂血症，应少进富含饱和脂肪酸食物（如动物油脂），多吃富含多聚不饱和脂肪酸的食物（如芝麻油等植物油及鱼油），以及富含可溶性纤维的食物（如燕麦、豆类）等。④钠、水：水肿时给予低盐（＜3g/d）饮食，水的摄入根据病情而定，高度水肿而尿量减少者严格控制入量（＜1000ml/d），准确记录出入量。⑤维生素：补充各种维生素及微量元素。

（二）病情观察

准确记录 24 小时出入水量，观察水肿部位、范围、程度、特点及消长情况；动态观察尿液、血液、电解质、肾功能等检查；密切观察生命体征，尤其是体温、血压的变化；观察有无并发症的症状，如一侧肢体肿胀明显时应考虑该侧肢体静脉血栓形成，如出现发热、咳嗽、咳痰等征象则提示呼吸道感染，应及时报告医生进行处理。

（三）配合治疗

治疗目的为去除病因和诱因，消除水肿，降低血压，使尿蛋白减少乃至消失，提高血浆蛋白，降低高脂血症，保护肾功能，避免复发。

1. 一般治疗 包括卧床休息、预防感染与饮食治疗等。

2. 对症治疗

（1）利尿消肿 常用药物为噻嗪类利尿剂（氢氯噻嗪）、保钾利尿剂（氨苯蝶啶、螺内酯）、袢利尿剂（呋塞米）等。利尿速度不宜过快，以每日减轻体重 0.5～1kg 为宜，以免引起有效血容量不足，加重血液高凝，诱发血栓、栓塞。

（2）减少尿蛋白 ACEI（贝那普利）或 ARB（氯沙坦）能有效控制高血压，还可通过降低肾小球内压和直接影响肾小球基底膜对大分子的通透性，减少尿蛋白。

（3）降脂治疗 他汀类药物（辛伐他汀、洛伐他汀）等为首选降脂药。

3. 抑制免疫与炎症 为本病的主要治疗方法。

（1）糖皮质激素 为治疗本病的主要药物。常用药物有泼尼松。机制是抑制炎症、免疫反应，抑制醛固酮和抗利尿激分泌，改善肾小球基底膜通透性等发挥作用。使用原则：①起始足量：泼尼松 $1mg/(kg \cdot d)$；②缓慢减药：足量治疗后每 $2 \sim 3$ 周减原用量的 10%，当减至 $20mg/d$ 左右时症状易反复，更应缓慢减量；③长期维持：以最小有效剂量（$10mg/d$）维持半年至 1 年。

（2）细胞毒药物 一般不作为首选药物或单独应用。在激素治疗效果欠佳时加用，常用药物有环磷酰胺。

（3）环孢素 用于激素和细胞毒药物均无效的难治性肾病综合征。选择性抑制辅助性 T 细胞及细胞毒效应 T 细胞而起作用，作为二线药物。

4. 防治并发症

（1）感染 发现感染，及时选用对致病菌敏感、强效且无肾毒性的抗生素治疗。

（2）血栓及栓塞 血液高凝状态时，给予抗凝剂，如肝素钠、华法林，辅以抗血小板药如双嘧达莫或阿司匹林。出现血栓、栓塞时，尽早给予尿激酶或链激酶溶栓治疗，同时配合抗凝治疗。

（3）急性肾损伤 利尿、血液透析治疗。

5. 中医治疗 一般主张与激素及细胞毒药物联合应用。改善肾小球滤过膜通透性，减少蛋白尿，拮抗激素及细胞毒药物的不良反应。常用药物有雷公藤等。

（四）用药护理

1. 糖皮质激素 长期使用可出现水钠潴留、高血压、动脉粥样硬化、糖尿病、消化道出血、骨质疏松、继发感染、满月脸及向心性肥胖等不良反应。用药期间需监测体温、白细胞计数、血压、血糖、血钙变化，并观察大便颜色，以便及时发现异常情况并处理。

2. 免疫抑制剂 常与糖皮质激素合用，可减轻或避免不良反应。使用环磷酰胺的过程中，可出现恶心、呕吐、白细胞计数减少、肝功能损害、脱发、性腺抑制和出血性膀胱炎等不良反应。长期使用环孢素可出现肝肾毒性、多毛、牙龈增生和高尿酸血症等。用药过程中应定期进行血液、尿液、肝肾功能和血生化检查，注意监测血药浓度。

3. 其他 雷公藤总苷有性腺抑制、肝功能损害及外周血白细胞减少等，用药时要监测肝功能、肾功能及血常规。抗凝及溶栓治疗时均应监测出、凝血时间，避免药物过量导致出血。

（五）对症护理

有皮肤水肿给予皮肤护理。

（六）心理护理

向患者介绍疾病的相关知识，使其了解治疗的目的、方法，积极配合治疗与护理。主动关心患者，了解患者的心理反应，有针对性地给予患者支持和鼓励。向患者解释药物引起的容貌改变在停药后可以恢复正常，以消除患者顾虑。

（七）健康指导

1. 生活指导 指导患者注意休息，避免劳累，适度活动，以免发生肢体血栓等并发症。告诉患者优质蛋白、高热量、低脂及低盐饮食的重要性，合理安排每天饮食。

2. 疾病知识指导 告知患者预防感染的重要性。指导其加强营养和休息，增强机体抵抗力。季节更换时，及时增减衣物，减少外出。保持皮肤清洁干燥，避免皮肤破损感染。

3. 用药指导 坚持遵医嘱服药，尤其使用激素时，勿自行减量或停药，以免引起反跳。教会患者自我监测水肿、尿蛋白和肾功能变化，定期随访。

目标检测

选择题

A1/A2 型题

1. 肾病综合征患者易自发形成血栓的主要原因是
   - A. 血管内皮易受损伤
   - B. 组织因子易释放
   - C. 血小板增加
   - D. 继发感染
   - E. 血液多呈高凝状态

2. 患者，男，40 岁。以肾病综合征收治入院。护士指导其合理的饮食不包括
   - A. 水肿患者限制水、钠的摄入
   - B. 蛋白质摄入量为正常入量，选用富含必需氨基酸的动物蛋白
   - C. 保证充分热量
   - D. 低钙饮食
   - E. 多吃不饱和脂肪酸

3. 患者，男，37 岁。患肾病综合征，全身严重水肿，尿蛋白（＋＋＋＋），引起该患者蛋白尿最主要的原因
   - A. 肾小球滤过率增加
   - B. 尿量增加
   - C. 感染
   - D. 肾功能下降
   - E. 血浆胶体渗透压下降

4. 患者，女，25 岁。全身严重水肿。尿常规检查是大量蛋白尿，24 小时尿蛋白定量测定大于 6g。人血白蛋白低于 30g/L。诊断为肾病综合征，引起原发性肾病综合征较为肯定的因素主要是
   - A. 免疫因素
   - B. 感染直接损害
   - C. 变态反应
   - D. 肾小动脉硬化
   - E. 淀粉样变性

5. 患者，女，20 岁。患肾病综合征 6 年，全身严重水肿。出现水肿症状的主要原因是
   - A. 低蛋白血症
   - B. 低钠血症
   - C. 氮质血症
   - D. 门静脉高压
   - E. 低钾血症

（邓意志）

第四节　尿路感染患者的护理

PPT

情境导入

　　情境：患者，女，26 岁。因"尿频、尿急、尿痛、发热 3 天"入院。护理评估：体温 38.8℃，脉搏 108 次/分，呼吸 24 次/分，血压 140/90mmHg，肾区有叩击痛。辅助检查：血常规显示 Hb 110g/L，RBC 3.6×10^{12}/L，PLT 150×10^9/L，WBC 11×10^9/L，N 78%，L 20%，尿常规显示白细胞（＋＋＋），红细胞（＋＋），尿细菌学检查新鲜清洁中段尿细菌定量培养≥10^5/ml。

　　任务：1. 该患者目前存在哪些主要护理问题？

　　　　　　2. 如何正确采集尿细菌培养标本？

　　尿路感染（urinary tract infection，UTI）简称尿感，是由于各种病原微生物在尿路中生长繁殖所致的尿路感染性疾病。根据感染部位，可分为上尿路感染和下尿路感染，前者主要指肾盂肾炎，后者包括膀胱炎和尿道炎。

　　本病多见于育龄期女性、老年人、免疫力低下及尿路畸形者。女性尿路感染的发病率明显高于男

性，比例为 8∶1。其中，已婚女性发病率高于未婚女性，与性生活、妊娠等因素有关。

【病因及发病机制】

（一）病因

尿路感染主要是由细菌所致，致病菌以革兰阴性杆菌为主，其中以大肠埃希菌最常见；其次为克雷伯杆菌、铜绿假单胞菌等。革兰阳性菌属中以葡萄球菌最为常见，亦可见于粪链球菌。近年来，随着抗生素和免疫抑制剂的广泛应用和人口老龄化，尿路感染病原体谱发生了明显变化，革兰阳性菌与真菌性尿路感染的发病率增高。

（二）发病机制

1. 感染途径　①上行感染：为最常见的感染途径，正常情况下尿道口周围有少量细菌寄居，一般不引起感染，当细菌的致病力超过机体抵抗力时，病原菌经尿道上行经膀胱、输尿管达肾脏引起肾盂、肾盏的感染。②血行感染：体内局部感染灶的细菌入血，通过血液循环到达肾脏而引起感染，少见。③直接感染：泌尿系统周围器官、组织发生感染时病原菌直接侵入泌尿系统。④淋巴道感染：右肾淋巴管与腹部、盆腔、升结肠的淋巴有沟通，这些部位有感染时，细菌从淋巴道感染肾脏，极为罕见。

2. 机体防御能力　正常情况下，细菌进入膀胱，并不一定引起尿感的发生。是否发病与机体的抗病能力和细菌自身的致病力有关。机体防御能力包括：①尿液的冲刷作用，可清除绝大部分入侵的细菌；②尿路黏膜分泌的 IgA 和 IgG 等可抵御细菌入侵，膀胱表面的黏多糖可阻止细菌的黏附；③尿液中高浓度尿素和酸性环境不利于细菌生长；④感染后白细胞很快进入膀胱上皮组织和尿液中，起清除作用；⑤男性前列腺分泌物可抑制细菌生长。

3. 易感因素

（1）解剖因素　女性尿道短而直，尿道口离肛门近而易被细菌侵入尿道提供条件。尤其是在月经期，妊娠期、绝经期后和性生活后易发生感染。

（2）尿路梗阻和尿流不畅　如结石、前列腺增生等均可引起尿路梗阻导致尿流不畅，细菌不易被冲洗清除，有利于细菌在局部停留、生长、繁殖引起感染。泌尿系统畸形和结构异常也可引起尿流不畅。膀胱 - 输尿管反流可使含菌尿液从膀胱反流进入肾盂而引起感染。

（3）医源性因素　如导尿或留置导尿、膀胱镜检查、泌尿道手术均可引起局部黏膜损伤，把前尿道的致病菌带入膀胱或上尿路而致感染。据统计，导尿管在尿道内留置时间越长越易发生尿路感染。

（4）机体免疫力低下　如长期使用免疫抑制剂，糖尿病、长期卧床、严重的慢性病、艾滋病等可使机体抵抗力下降而易发生感染。

（5）神经源性膀胱　如脊髓损伤等疾病，因长时间尿液潴留和（或）应用导尿管引流尿液导致感染。

【护理评估】

（一）健康史评估

询问患者有无尿路结石、前列腺增生、肿瘤等原因所致的尿路梗阻；有无长期使用免疫抑制剂、糖尿病、长期卧床和艾滋病等；有无导尿或留置导尿管、膀胱镜和输尿管镜检查及泌尿系统手术等；有无肾发育不良、肾盂及输尿管畸形及多囊肾等。

（二）身体评估

1. 症状

（1）膀胱炎　占尿路感染的 60%，主要表现为尿频、尿急、尿痛、排尿不适、膀胱区或会阴部不适及尿道烧灼感，严重者可出现急迫性尿失禁。一般无全身症状，常有白细胞尿，约 30% 可出现血尿，偶见肉眼血尿。

（2）急性肾盂肾炎　①全身症状：起病急，常有发热、寒战、头痛、全身酸痛、食欲减退等，体温多在38℃以上。②泌尿系统症状：尿频、尿急、尿痛等膀胱刺激征，排尿困难，可有脓尿和血尿。部分患者可无明显的膀胱刺激症状，而以全身症状为主或表现为血尿，伴低热和腰痛。

（3）慢性肾盂肾炎　临床表现复杂，症状多不典型。可有不同程度低热，间歇性尿频、排尿不适，腰部酸痛。当肾小管功能受损时可出现夜尿增多、尿比重降低等。病情持续可发展为慢性肾功能衰竭。

（4）无症状细菌尿　是指患者有真性细菌尿，而无尿路感染的症状。多见于老年女性及和妊娠期妇女。

2. 体征

（1）急性膀胱炎　多无体征，可有下腹部（耻骨上）压痛。

（2）急性肾盂肾炎　痛苦面容，一侧或双侧肋脊角压痛或（和）叩击痛、输尿管点压痛、肾区叩痛。

（3）慢性肾盂肾炎　常无特殊体征，或可有肾区叩击痛。急性发作时体征同急性肾盂肾炎。

3. 并发症

（1）肾乳头坏死　常发生于伴有糖尿病或尿路梗阻的肾盂肾炎，为严重并发症，主要表现为寒战、高热、剧烈腰痛或腹痛和血尿。

（2）肾周围脓肿　常由严重的肾盂肾炎直接扩散而来，除原有症状加剧外，并出现明显的单侧腰痛，且在向健侧弯腰时疼痛加剧。

（三）心理－社会评估

起病急，出现疼痛、排尿异常等，影响生活、工作及休息，容易出现烦躁、紧张、焦虑。涉及外阴检查及性生活等方面的询问时，患者有害羞感和精神负担。慢性期疾病反复发作，迁延不愈，患者易产生抑郁、悲观消极情绪。

（四）辅助检查

1. 血常规　白细胞计数常升高，中性粒细胞增多，感染严重者可出现核左移。

2. 尿常规检查　尿液外观浑浊。尿沉渣镜检可见大量白细胞和脓细胞，其中白细胞＞5个/HP称为白细胞尿（或脓尿），对尿路感染诊断意义较大，出现白细胞管型则为肾盂肾炎的有力证据；尿沉渣镜检红细胞也增多；尿蛋白多为阴性或微量。

3. 尿细菌学检查　是确诊肾盂肾炎的主要依据。①涂片细菌检查：清洁中段尿沉渣涂片，可初步确定致病菌，对及时选择抗生素有重要价值。②细菌培养：采用清洁中段尿做细菌定量培养，菌落计数≥10^5/ml，称为真性菌尿（如临床无症状，需2次清洁中段尿培养，细菌数均≥10^5/ml，且为同一菌种），可确诊尿路感染；菌落计数10^4~10^5/ml，为可疑阳性，需复查或结合临床判断；菌落计数小于10^4/ml，可能为污染。膀胱穿刺尿定性培养有细菌生长提示真性菌尿。

4. 肾功能检查　肾功能受损时可出现血尿素氮、血肌酐升高，内生肌酐清除率下降。

5. 影像学检查　如B超、静脉肾盂造影、X线腹平片等，以了解尿路情况，及时发现有无尿路结石梗阻、反流、畸形等导致尿路感染反复发作的因素。尿路感染急性期不宜做静脉肾盂造影检查，可做B超检查。

【主要护理诊断/问题】

1. 排尿障碍：尿频、尿急、尿痛　与尿路感染有关。

2. 体温过高　与急性肾盂肾炎引起的发热有关。

3. 潜在并发症　肾乳头坏死、肾周脓肿。

4. 焦虑　与尿路感染反复发作有关。

【护理措施】

（一）一般护理

1. 休息与活动　急性发作期患者卧床休息，为患者提供安静、舒适的休息环境，各项护理操作尽可能集中进行，以免过多地打扰患者，加重患者不适。慢性肾盂肾炎患者应适当休息，避免劳累，不宜从事重体力劳动。

2. 饮食护理 给予高蛋白、高维生素和易消化的清淡饮食。鼓励患者多饮水，每日饮水量不少于 2000ml，以增加尿量，冲洗膀胱和尿道，促进细菌和炎性分泌物排出。

（二）病情观察

密切观察体温的变化；观察尿液的颜色、气味、量，尿路刺激征及腰痛的情况；若高热持续不退或体温升高、伴腰痛加剧等，常提示肾周围脓肿或肾乳头坏死等并发症，应及时报告医生并协助处理。

（三）配合治疗

治疗措施为：去除易患因素、一般治疗和抗感染治疗。

1. 一般治疗 急性期注意多休息、多饮水、勤排尿，膀胱刺激征和血尿明显者，口服碳酸氢钠片，以碱化尿液，减轻刺激症状，抑制细菌生长。

2. 抗感染治疗

（1）急性膀胱炎 采用单剂量、短疗程治疗。建议三日疗法，即口服磺胺类（磺胺甲基异噁唑）、喹诺酮类（氧氟沙星等）等，连用 3 天，疗程完毕 7 天后复查，此外中成药三金片，在临床上对急性膀胱炎效果较好。

（2）急性肾盂肾炎 ①抗感染治疗：在留取尿标本后立即给予抗生素治疗，首选对革兰阴性杆菌有效的药物，如治疗 72 小时无效则根据药敏试验选择药物。轻症患者口服喹诺酮类、头孢菌素类、磺胺类等；重症患者静脉给予喹诺酮类或广谱的头孢抗生素类，必要时联合用药，但慎用氨基糖苷类。病情好转，可参考尿培养结果选用敏感抗生素口服治疗。抗生素疗程 10 ~ 14 天，或患者症状完全消失，尿检阴性再用 3 ~ 5 天。如治疗 14 天后尿菌仍为阳性，应参考药敏试验继续抗生素治疗 4 ~ 6 周。②碱化尿液：口服碳酸氢钠，可增强疗效，减轻尿路刺激症状。

（3）慢性肾盂肾炎 慢性肾盂肾炎治疗的关键是积极寻找并去除易感因素，急性发作时治疗同急性肾盂肾炎，但常需联合、间歇交替用药，且疗程更长，总疗程可达 2 ~ 4 个月。

（4）无症状细菌尿 对于非妊娠妇女和老年人无症状细菌尿，一般不予治疗。妊娠妇女的无症状细菌尿则必须治疗，选用肾毒性较小的抗菌药物，如头孢菌素类等，不宜用氯霉素、四环素、喹诺酮类，慎用磺胺药和氨基糖苷类。学龄前儿童的无症状细菌尿也应予以治疗。

（5）导管相关性尿路感染 全身应用抗生素、膀胱冲洗、会阴护理等，最有效的方式是避免不必要的留置尿管，应尽早拔除导尿管。

（6）疗效评价 ①治愈：症状消失，尿菌转阴，于疗程结束后 2 周、6 周二次复查尿菌仍阴性。②治疗失败：治疗后尿菌仍阳性或治疗后尿菌阴性，但 2 周或 6 周复查尿菌转为阳性，且为同一种菌株。

（四）用药护理

遵医嘱用药，注意观察药物疗效及不良反应。①喹诺酮类：可引起轻度消化道反应、皮肤瘙痒等，儿童及孕妇忌用，影响软骨发育。②磺胺类药物：易引起胃肠道反应，宜饭后服药。服药期间嘱患者多饮水，防止尿液出现结晶，同时服用碳酸氢钠碱化尿液，减轻尿路刺激症状，并可增强磺胺类抗菌药物的疗效。③氨基糖苷类：主要不良反应是肾脏和听神经损害，引起耳鸣、听力下降，甚至失聪，肾功能减退者不宜使用。

（五）对症护理

1. 发热 高热患者给予物理降温，可采用冰敷、乙醇擦浴、冰水灌肠等，必要时遵医嘱给予降温药物，并观察和记录降温的效果。

2. 肾区疼痛 肾区疼痛明显的患者，嘱其卧床休息，采用屈曲位，尽量避免弯腰、站立或坐位，以减少对肾包膜的牵拉，减轻疼痛；指导患者对疼痛部位进行按摩、热敷；让患者从事自己感兴趣或轻松愉快的活动，以分散患者注意力。

3. 尿路刺激征　多饮水是减轻尿路刺激征最重要措施之一，在无禁忌证的情况下，嘱患者每日饮水在 2000ml 以上；可用 1∶5000 高锰酸钾溶液坐浴，或遵医嘱服用解痉药物等方法缓解排尿不适，减轻尿路刺激症状；分散患者注意力，如听音乐、与人谈话等，避免紧张情绪，可以明显缓解排尿次数。

（六）尿细菌学检查的护理

向患者解释检查的意义和方法。做尿细菌定量培养，留取尿标本时需注意：①在应用抗生素之前或停用抗生素 5 天后留取尿标本。②取清晨第一次（尿液在膀胱内停留 6~8 小时以上）清洁、新鲜的中段尿送检。③留取尿标本时，应执行无菌操作，避免细菌污染尿液，充分清洗外阴或包皮，消毒尿道口，用无菌试管留取中段尿，并在 1 小时内送检。④尿标本中勿混入消毒药液，女性患者留尿时，注意避开月经期，防止阴道分泌物及月经血混入。

（七）心理护理

向患者解释本病的特点及规律，保持良好的心态，关心患者，减轻患者的不良情绪。对反复发作、迁延不愈的患者，应帮助患者分析其原因，讲解相关疾病知识，找到解决方法，树立战胜疾病的信心。

（八）健康指导

1. 生活指导　指导患者保持良好的生活习惯，学会正确清洁外阴的方法，注意经期卫生，与性生活有关的反复发作者，应注意性生活后立即排尿。积极锻炼身体，做到劳逸结合，饮食营养均衡，增强机体抵抗力。

2. 疾病知识指导　向患者及家属讲解引起和加重尿路感染的相关因素。告知患者多饮水、勤排尿、少憋尿是预防尿路感染最简便的方法，每天应保证足够水分的摄入。指导患者按时、按量及按疗程服药，勿随意停药或减量，避免因治疗不彻底而演变为慢性肾盂肾炎。

3. 复查指导　本病治疗期间和停药后的复查很重要。嘱患者在停止抗菌药物后 2 周和 6 周分别复查尿常规和细菌培养，如均为阴性方为临床痊愈。

···· 目标检测

选择题

A1／A2 型题

1. 患者，女，37 岁。出租车司机，每天工作 10 小时。今日"以尿频、尿急、尿痛 1 天"入院，诊断为肾盂肾炎。护士向其进行健康宣教时，应说明最可能的感染途径是
   A. 上行感染　　　　B. 下行感染　　　　C. 血液感染
   D. 直接感染　　　　E. 淋巴感染系统播散

2. 患者，女，60 岁，近两天出现尿频、尿急、尿痛、肉眼血尿，初诊为尿路感染。最适宜的口服药物是
   A. 红霉素　　　　　B. 氧氟沙星　　　　C. 甲硝唑
   D. 氨苄西林　　　　E. 碳酸氢钠脱水

A3／A4 型题

（3~4 题共用题干）

患者，女，40 岁，已婚。尿频、尿急、尿痛 5 天，下腹不适，无发热入院检查。尿液检查：红细胞少许，白细胞（＋＋＋）。

3. 该患者最可能患

 A. 急性肾小球肾炎   B. 急进性肾小球肾炎   C. 急性肾盂肾炎

 D. 急性膀胱炎   E. 慢性肾小球肾炎

4. 为了明确诊断，该患者必须检查的项目是

 A. 血尿素氮   B. 内生肌酐清除率   C. 尿比重

 D. 尿细菌学检查   E. 腹部 B 超

（5～6 题共用题干）

患者，女，61 岁。5 天前出现尿频、尿急、尿痛，伴发热、寒战、下腹部酸痛、肉眼血尿。查体：体温 38.5℃，脉搏 102 次/分，呼吸 22 次/分，血压 140/90mmHg。辅助检查：尿常规显示白细胞（＋＋＋），红细胞（＋＋）。

5. 初步诊断为

 A. 急性肾小球肾炎   B. 急进性肾小球肾炎   C. 急性肾盂肾炎

 D. 急性膀胱炎   E. 慢性肾小球肾炎

6. 急性肾盂肾炎临床治愈的主要标准是

 A. 膀胱刺激症状消失   B. 尿常规转为阴性   C. 肾区无压痛和叩击痛

 D. 尿培养连续 2 次阴性   E. 发热和全身酸痛症状消失

（罗银霞）

第五节　急性肾损伤患者的护理

PPT

情境导入

情境： 患者，男，45 岁，4 天前曾陪客户吃饭，进食了大量鱼、虾、贝类等。因"腹痛、腹泻、恶心、呕吐 4 天，加重伴尿少 2 天"入院。护理评估：体温 36.6℃，脉搏 96 次/分，呼吸 20 次/分，血压 150/93mmHg。实验室检查：血常规，白细胞 11.8×10^9/L，红细胞 4.2×10^{12}/L；血钾 5.0mmol/L，血糖 6.7mmol/L，血尿素氮 18.4mmol/L，血肌酐 458.6μmol/L。

任务： 1. 该患者目前最可能的医疗诊断是什么？

  2. 该患者目前存在哪些主要护理问题？

急性肾损伤（acute kidney injury，AKI）是一组由各种因素引起的肾功能在短时间内（数小时或数日）急剧减退而出现的临床综合征。急性肾损伤时，原本要从血液中过滤掉的尿素、肌酐和其他物质开始积聚，主要表现为含氮代谢废物潴留，水、电解质和酸碱平衡紊乱，甚至出现全身各系统并发症。

【病因及发病机制】

（一）病因

1. 肾前性　可见于大出血、休克、心力衰竭等。有效循环血容量不足、肾内血流动力学改变，引起肾脏血流灌注量不足，肾实质组织结构完好。

2. 肾性　多见于肾缺血或肾毒性物质引起的肾实质损伤，还包括急性间质性肾炎、肾小球疾病、肾血管疾病等导致的损伤。以肾缺血以及肾毒性物质引起的肾小管上皮细胞损伤最常见，如急性肾小管坏死。

3. 肾后性　由各种原因引起的急性尿路梗阻，肾盂至尿道的任一部位都可能发生。常见于输尿管结石、肿瘤、前列腺增生、肾乳头坏死堵塞等。

（二）发病机制

主要与肾小球滤过率（GFR）下降，肾小管上皮细胞损伤有关。

1. 肾血流动力学改变 肾血流量灌注不足，肾内血流重新分布，导致肾皮质缺血，髓质淤血缺氧，进而发展为急性肾小管坏死。

2. 肾小管细胞损伤 肾小管上皮细胞因急性肾缺血或肾毒性物质损伤时，导致细胞代谢障碍，肾小管重吸收钠减少，管 – 球反馈增强。肾小管上皮细胞脱落，形成管型引起肾小管管腔梗阻，使肾小管内压力增高，进一步降低了肾小球滤过率。

3. 炎症反应 肾缺血及恢复血流灌注时可引起血管内皮细胞损伤、缺血再灌注损伤和炎症反应，导致白细胞浸润和肾小管上皮细胞释放白介素、干扰素等炎症介质，引起肾实质的进一步损伤。

【护理评估】

（一）健康史评估

详细询问患者近期有无大出血、严重脱水、心力衰竭、休克等病史；有无严重创伤、大面积烧伤、肾实质病变等疾病；有无输尿管结石、前列腺增生等疾病史；有无使用肾毒性药物、接触有毒化学物质等病史。询问疾病的起因和诊疗过程等。

（二）身体评估

急性肾小管坏死典型病程可分为 3 期：起始期、维持期、恢复期。

1. 起始期 肾实质未受到明显损伤，此期肾衰竭可以预防。此阶段一般持续数小时至数周，若及时采取有效措施常可阻止病情进展，否则随着肾小管上皮细胞损伤进一步加重，肾小球滤过率逐渐下降，临床表现开始明显，进入维持期。

2. 维持期 又称少尿期。典型者持续 1 ~ 2 周，长者可达 4 ~ 6 周。患者常出现少尿或无尿，每日尿量在 100 ~ 400ml。但也有部分患者尿量可维持在 400ml/d 以上，称非少尿型急性肾损伤，其病情大多较轻，预后较好。随着肾功能减退，患者可出现一系列尿毒症的临床表现。

（1）全身表现

1）消化系统 常为急性肾损伤的首发症状，如食欲减退、恶心、呕吐、腹胀、呃逆、腹泻等，严重者可发生上消化道出血，出现呕血、黑便。

2）呼吸系统 主要与容量负荷过重引起的急性肺水肿和感染有关，可表现为呼吸困难、咳嗽、咳痰、胸闷等。

3）心血管系统 与尿量减少、水钠潴留引起高血压、心力衰竭有关，可表现为呼吸困难、心悸等；因代谢废物潴留、电解质紊乱、贫血及酸中毒，可引起心律失常及心肌病变。

4）神经系统 可出现尿毒症脑病症状，表现为意识障碍、躁动、谵妄、抽搐、昏迷等。

5）血液系统 可表现为出血、贫血、白细胞异常等。

6）其他 感染是常见且严重的并发症，与机体免疫功能降低等有关，是主要的死亡原因之一。最常见感染部位为肺部，其次为泌尿道、伤口及全身，还可并发多器官功能障碍综合征。

（2）水、电解质和酸碱平衡紊乱

1）水潴留 由少尿、无尿、水摄入量未严格控制等引起。表现为高血压、心力衰竭、急性肺水肿和脑水肿等。

2）代谢性酸中毒 由肾小管泌酸和重吸收碳酸氢根下降，酸性代谢产物排出减少，高分解状态时酸性产物增多引起。表现为食欲不振、恶心、呕吐、乏力、深大呼吸等。

3）高钾血症 由于少尿期肾脏排钾减少、感染、高分解状态、酸中毒等因素引起严重高钾血症。表现为肌无力、心动过缓、房室传导阻滞等心律失常，严重者出现心室颤动或心搏骤停。高钾血症是急性肾损伤最严重的并发症，也是少尿期的主要死因。

4）低钠血症 水潴留者常有稀释性低钠血症，呕吐、腹泻引起钠盐丢失过多。严重时出现脑水肿。

5）其他　可有高磷、低钙、低氯血症。

3. 恢复期　为肾小管细胞再生、修复，肾小球滤过率恢复至正常或接近正常的时期。每日尿量超过 400ml，是肾功能开始恢复的标志。少尿型患者出现尿量逐渐增加，每日尿量可达 3000 ~ 5000ml，通常持续 1 ~ 3 周，继而逐渐恢复正常。尿量增加数天后血肌酐逐渐下降。与肾小球滤过率相比，肾小管上皮细胞的溶质和水重吸收功能的恢复相对延迟，常需 3 ~ 6 个月。若肾功能持久不恢复，提示肾脏遗留永久性损害。

（三）心理 – 社会评估

急性肾损伤起病急、病情重，可能导致患者产生恐惧心理。同时，高昂的医疗费用可能会增加患者及其家属的心理负担，引发抑郁、悲观和绝望等不良心理反应。在评估过程中，还需要关注患者家庭成员对患者的关爱程度，以及医疗费用的来源是否充足等社会状况。

（四）辅助检查

1. 血液检查　血红蛋白、红细胞计数下降，血尿素氮（BUN）和血肌酐（Scr）进行性升高。血钾 >5.5mmol/L。血 pH 常 <7.35。血钠、血钙降低，血磷升高。

2. 尿液检查　尿液外观多浑浊、色深。尿蛋白（ + ~ + + ），可见肾小管上皮细胞、上皮细胞管型、颗粒管型，少许红细胞、白细胞等。尿比重降低且固定，多 <1.015，尿钠增高。

3. 影像学检查　首选尿路 B 超检查，有助于排除尿路梗阻和慢性肾脏病，并了解急性肾损伤的病因。此外，CT、MRI、放射性核素检查有助于发现有无肾脏结构、功能病变以及肾血管病变，必要时行肾血管造影明确诊断。

4. 肾穿刺活组织检查　是明确病因的重要的诊断手段。在排除肾前性及肾后性原因后，对于没有明确致病原因的肾性急性肾损伤，如无禁忌证应尽早进行肾穿刺活组织检查。

【主要护理诊断/问题】

1. 体液过多　与肾小球滤过率下降致水钠潴留、水摄入控制不严引起的容量过多有关。

2. 潜在并发症　电解质、酸碱平衡失调。

3. 营养失调：低于机体需要量　与患者食欲减退、低蛋白质饮食、透析及原发病等因素有关。

4. 有感染的危险　与机体免疫力低下、透析等因素有关。

5. 有皮肤完整性受损的危险　与水肿、机体抵抗力下降有关。

6. 恐惧　与肾功能急剧恶化、病情危重有关。

【护理措施】

（一）一般护理

1. 休息与活动　维持期的患者应绝对卧床休息，以增加肾脏血流量，减轻肾脏的负担。下肢水肿的患者抬高下肢以促进血液回流。昏迷的患者加床栏保护，按昏迷患者护理常规进行护理。注意适当活动下肢，防止静脉血栓形成。当尿量增加、病情好转时，逐渐增加活动量，但避免患者独自下床。

2. 饮食护理　给予充足热量、优质蛋白饮食，控制水、钠、钾的摄入量。

（1）热量　每天提供 20 ~ 30kcal/kg 的热量，其中 2/3 由碳水化合物提供，1/3 由脂类提供，以减少机体蛋白质分解。

（2）蛋白质　摄入量应限制为 0.8 ~ 1.0g/（kg·d），适量补充必需氨基酸和非必需氨基酸，高分解代谢、营养不良或接受透析的患者，蛋白质摄入量可适当放宽为 1.0 ~ 1.5g/（kg·d）。

（3）水　少尿期患者严格记录 24 小时液体出入量，根据"量出为入"的原则补充每日液体量，即每日入量为前 24 小时的排出量加 500ml。

（4）其他　少尿期患者应减少钠、钾、磷的摄入。含钾丰富的食物包括紫菜、菠菜、苋菜、薯类、山药、香蕉、香菇等。恢复期患者应多饮水，补充钾、钠，防止脱水、低钾血症和低钠血症的发生。

（二）病情观察

①严格记录24小时出入量；②监测生命体征及意识变化；③观察水肿的消肿情况，定期测量体重、腹围。④密切观察患者有无肢体麻木、肌无力、心律失常等高钾血症表现；⑤观察有无酸中毒及各系统的并发症；⑥监测肾功能、血气分析、血电解质的变化，发现异常，及时报告医生。

（三）配合治疗

1. 起始期治疗 尽早纠正可逆因素。积极治疗外伤、心力衰竭、急性失血、严重感染等病因，同时停用影响肾灌注或具有肾毒性的药物。

2. 维持期治疗 重点纠正水、电解质和酸碱平衡紊乱，控制氮质血症，提供足够营养，治疗原发病和并发症。

（1）高钾血症 最有效的方法是透析。密切监测血钾浓度，当血钾 ＞6mmol/L 或心电图有高钾血症的表现时，应协助医师进行紧急处理。

1）禁钾 立即停用含钾的药物及食物。

2）抗钾 10%葡萄糖酸钙 10～20ml 稀释后缓慢静脉推注（不低于5分钟），以钙拮抗钾离子对心肌的毒性作用。

3）转钾 50%葡萄糖溶液 50～100ml 或 10%葡萄糖溶液 250～500ml 加胰岛素 6～12IU 缓慢静滴，以促进糖原合成，使钾离子向细胞内转移；合并代谢性酸中毒者给予5%碳酸氢钠静脉滴注，以纠正酸中毒并促使钾离子向细胞内转移。

4）排钾 紧急透析，血液透析最为有效。利尿药缓慢静注，增加尿量促进钾离子排出。

（2）透析治疗 重症患者透析治疗宜早期进行。具有明显尿毒症，包括严重脑病、心包炎、高钾血症、严重代谢酸中毒、容量负荷过重经利尿剂治疗无效者，是透析疗法的指征。

3. 恢复期治疗 恢复早期肾小球滤过功能尚未完全恢复，肾小管重吸收功能仍较差，此时治疗重点仍应维持水、电解质和酸碱平衡，控制氮质血症，治疗原发病和防治各种并发症。已行透析者，应维持透析至血肌酐和尿素氮降至接近正常。后期肾功能恢复，尿量正常，一般无须特殊处理。定期随访肾功能，避免使用肾毒性药物。

（四）用药护理

①纠正高钾血症及酸中毒时，需随时监测电解质及血气分析。②透析治疗使用肝素时，注意观察有无皮下出血或内脏出血。③禁止输库存血。④使用血管扩张剂时，监测血压变化，防止低血压发生。⑤抗感染治疗时，避免使用肾毒性的抗生素。

（五）心理护理

关心体贴患者，加强与患者的沟通，给予患者安慰、同情和支持，介绍治疗的进展，消除恐惧心理，增加康复的信心。积极寻求来自患者亲友的支持和鼓励，指导患者进行自我心理调节，采取放松疗法，使患者能保持积极、稳定的情绪状态，积极配合治疗。

（六）健康指导

1. 生活指导 指导患者合理休息与活动，恢复期患者应加强营养，避免发生负氮平衡，增强体质，适当锻炼。注意个人清洁卫生，注意保暖，防止受凉。

2. 疾病预防指导 避免妊娠、手术、外伤。加强劳动防护，避免接触重金属、工业毒物等。禁用或慎用肾毒性药物。误服或误食毒物时，应立即进行洗胃或导泻，并采用有效解毒剂。

3. 病情监测 教会患者监测尿量、体重、血压。学会识别高血压脑病、左心衰竭、高钾血症等表现。指导患者定期复查尿常规、电解质、肾功能。

•••• **目标检测**

选择题

A1/A2 型题

1. 急性肾衰竭患者出现高钾血症，下列处理方法不妥的是
   A. 50% $NaHCO_3$ 静脉滴注 　　　　　　　B. 葡萄糖液及胰岛素静脉滴注
   C. 口服阳离子交换树脂 　　　　　　　　　D. 10% 葡萄糖酸钙缓慢静脉推注
   E. 血液透析疗法

2. 不属于急性肾衰竭临床表现的是
   A. 肾功能急剧下降 　　　　B. 氮质潴留进行性加重 　　　　C. 水、钠潴留，电解质紊乱
   D. 严重贫血，面色苍白 　　E. 血压升高

3. 急性肾衰竭少尿期患者的饮食要求为
   A. 高蛋白、高糖、多维生素 　　B. 高脂、高糖、高蛋白 　　C. 低蛋白、高脂、低维生素
   D. 低蛋白、低糖、多维生素 　　E. 低蛋白、高糖、多维生素

4. 针对急性肾衰竭少尿与无尿患者，最重要的护理措施是
   A. 卧床休息 　　　　　　B. 预防感染 　　　　　　C. 严格控制水、钾摄入
   D. 限制蛋白质摄入 　　　E. 保证饮食总热量

5. 急性肾衰竭时危险性最大的是
   A. 低钙血症 　　　　　　B. 低钠血症 　　　　　　C. 高镁血症
   D. 高钾血症 　　　　　　E. 高磷血症

（罗银霞）

第六节　慢性肾衰竭患者的护理 📱 微课 2

PPT

▶▶ **情境导入**

　　情境：患者，男，67 岁。因"头晕、头痛、乏力半年，并有恶心、呕吐、皮肤瘙痒、少尿 9 天"入院。护理评估：体温 36.5℃，脉搏 103 次/分，呼吸 20 次/分，血压 176/105mmHg。心率 103 次/分，律齐。实验室检查：血肌酐 1282μmol/L，尿素氮 40.02mmol/L。B 超示双肾萎缩。诊断为慢性肾衰竭（尿毒症期）。

　　任务：1. 患者主要的护理问题有哪些？
　　　　　　2. 请为患者提供饮食指导。

　　慢性肾衰竭（chronic renal failure，CRF）简称慢性肾衰，指各种原因导致的慢性肾脏病持续进展引起肾小球滤过率（GFR）下降和肾功能损害，出现以代谢产物潴留，水、电解质和酸碱平衡紊乱以及全身各系统症状为主要表现的一组临床综合征。是各种原发和继发性肾脏疾病持续进展的共同转归，终末期称为尿毒症。

　　美国肾脏病基金会"肾脏病预后质量倡议"将慢性肾脏病定义为：由各种原因引起的慢性肾脏结构或功能异常（肾脏损伤≥3 个月），伴或不伴肾小球滤过率下降，表现为肾脏病理学检查异常或肾脏损伤（血、尿成分异常或影像学检查异常）；或不明原因的 GFR 下降，GFR <60ml/（min·1.73m²）超过 3 个月。我国慢性肾脏病患病率为 10.8%，近年呈现明显上升趋势，患者数约 1.4 亿，其中慢性肾衰竭发病率约为 100/百万人口，患者数 100 多万，男性约占 55%，高发年龄为 45~50 岁。

【分期】

慢性肾脏病根据肾小球滤过率的下降程度分为 1~5 期（表 5-1），慢性肾衰竭为 GFR 下降至失代偿的那部分人群。

表 5-1　美国肾脏病预后质量倡议对慢性肾脏病的分期

分期	描述	GFR［ml/(min·1.73m²)］
G1	肾损伤，GFR 正常或增加	≥90
G2	肾损伤，GFR 轻度下降	60~89
G3a	GFR 轻-中度下降	45~59
G3b	GFR 中-重度下降	30~44
G4	GFR 严重下降	15~29
G5	终末期肾病	<15（或透析）

我国以往根据肾功能损害程度，将慢性肾衰竭分 4 期（表 5-2）：肾功能代偿期、肾功能失代偿期（又称氮质血症期）、肾衰竭期和尿毒症期（肾衰晚期）。

表 5-2　中国慢性肾衰竭分期

分期	内生肌酐清除率 (Ccr)（ml/min）	血肌酐（Scr） （μmol/L）	临床症状
肾功能代偿期	50~80	正常	无症状
肾功能失代偿期	25~50	133~450	轻度贫血、多尿和夜尿增多
肾衰竭期	10~25	451~707	贫血、消化道症状和水、电解质、酸碱平衡紊乱
尿毒症期	<10	>707	各种尿毒症的症状和血生化异常

【病因及发病机制】

（一）病因

任何能破坏肾脏正常结构和功能的疾病，均可导致慢性肾衰竭。

1. 原发性肾脏疾病　慢性肾小球肾炎、慢性肾盂肾炎、多囊肾等。其中以慢性肾小球肾炎最常见，也是我国慢性肾功能衰竭最常见的病因。

2. 继发性肾脏疾病　糖尿病肾病、高血压肾病是发达国家慢性肾衰竭最常见的病因。此外，还可见于系统性红斑狼疮肾病、痛风等。

3. 尿路梗阻性肾病　尿路结石、前列腺肥大等。

（二）发病机制

本病的发病机制尚未完全明了，主要有以下几种学说。

1. 慢性肾衰竭持续进展的发生机制

（1）肾小球血流动力学改变　各种病因引起部分肾单位破坏，未被破坏的"健存"肾单位为了维持机体正常的需要，代偿性肥大，单个肾单位的肾小球滤过率增高（高滤过）、肾血流量增高（高灌注）和毛细血管跨膜压增高（高压力），这种高血流动力学状态加重肾小球进行性损伤，导致肾小球硬化和肾单位进一步减少。

（2）肾小管高代谢　残余肾单位的肾小管的高代谢状态，使氧自由基产生增多，加重细胞和组织损伤，引起肾小管萎缩、小管间质炎症、纤维化和肾单位功能丧失。

2. 尿毒症症状的发生机制　肾功能减退时肾脏对溶质清除率降低，对某些激素灭活减少，导致多种物质在体内蓄积并引起相应的症状和（或）功能异常，此类物质称为尿毒症毒素。常见尿毒症毒素包括尿素、尿酸、胍类等小分子物质；甲状旁腺激素等中分子物质；核糖核酸酶、β_2 微球蛋白等大分子物质。

【护理评估】

（一）健康史评估

询问有无引起慢性肾衰的慢性肾脏疾病史；询问有无加重肾功能损害的诱发因素，如感染、劳累、高蛋白饮食、使用肾毒性药物等。

（二）身体评估

慢性肾脏病起病缓慢，早期常无明显临床症状，或仅有乏力、腰酸、夜尿增多、食欲减退等症状。随着病情的发展，逐渐出现各系统受损的表现。

1. 各系统的表现

（1）消化系统　是最早、最常见的症状。主要表现为食欲减退、恶心、呕吐、腹泻等。晚期患者口腔有尿臭味、口腔炎、舌和口腔黏膜溃疡、上消化道出血。与体内毒素潴留和产生的毒性代谢产物刺激胃肠黏膜及水电解质、酸碱平衡紊乱有关。

（2）心血管系统

1）高血压和左心室肥大　多数患者存在不同程度的高血压，主要由水钠潴留引起，也与肾素活性增高有关。长期高血压可引起动脉硬化、左心室肥大、心力衰竭并加重肾损害。

2）心力衰竭　是慢性肾衰竭常见死亡原因之一。与水钠潴留和高血压有关。表现为呼吸困难、颈静脉怒张、肝大、水肿等，严重者发生急性肺水肿。

3）尿毒症性心肌病　指尿毒症毒素所致的心肌功能障碍。与代谢废物潴留和贫血等因素有关。表现为心脏扩大、充血性心力衰竭、心律失常等。

4）心包炎　分尿毒症性心包炎和透析相关性心包炎，主要与尿毒症毒素沉着、水电解质紊乱、感染等有关。前者现已少见；后者与一般心包炎相似，多为血性积液，严重者可发生心脏压塞。

5）动脉粥样硬化　甘油三酯及胆固醇升高，动脉粥样硬化发展迅速，冠心病是主要死亡原因之一。

（3）呼吸系统　常表现为尿毒症性支气管炎、肺炎、胸膜炎等，若发生酸中毒，可出现深大呼吸。尿毒症毒素引起肺泡毛细血管通透性增加、肺充血，肺部 X 线检查出现"蝴蝶翼"征，称"尿毒症肺水肿"。

（4）血液系统表现

1）贫血　是尿毒症必有的表现，为正细胞正色素性贫血，原因是肾脏产生促红细胞生成素（EPO）减少。此外也与铁摄入不足、叶酸和蛋白质缺乏，肾衰竭时血液中存在抑制血细胞生成的物质，红细胞寿命缩短、失血等因素有关。

2）出血倾向　常表现为皮下出血、鼻出血、月经过多等，病情严重者可出现消化道出血、颅内出血等。与血小板破坏增多、血小板聚集与黏附能力下降、凝血因子减少等有关。

（5）神经–肌肉系统　慢性肾衰竭中神经系统异常称为尿毒症脑病，早期出现疲乏、失眠、注意力不集中等，后期表现为性格改变、判断力、计算力和定向力障碍、幻觉甚至昏迷等。晚期常有周围神经病变，患者可出现肢体麻木、腱反射消失、肌无力等感觉异常。

（6）皮肤表现　皮肤瘙痒是慢性肾衰竭最常见的症状之一。患者面色萎黄，伴浮肿，呈"尿毒症"面容，与尿素随汗液经皮肤排出形成尿素霜，刺激皮肤引起瘙痒，皮肤瘙痒也与继发性甲状旁腺功能亢进引起钙沉着于皮肤有关。

（7）骨骼病变　慢性肾衰竭时出现的骨骼病变，称为肾性骨病或肾性骨营养不良，包括骨软化症、骨质疏松症等。表现为骨痛、行走不便和自发性骨折。与活性的维生素 D_3 缺乏、继发性甲状腺旁腺功能亢进、营养不良等有关。早期依靠骨活组织检查诊断。

（8）内分泌失调　本病维生素 D_3、促红细胞生成素减少。还可出现性激素紊乱，女性出现闭经、不孕，男性出现阳痿、不育等。肾脏对胰岛素、胰高血糖素的降解作用减弱，导致糖耐量减低、低血糖。

（9）感染　以肺部、泌尿系统感染最常见。与机体免疫功能低下、白细胞功能异常等有关。透析患者可发生动静脉瘘感染或腹膜透析管相关感染以及肝炎病毒感染等。

2. 水、电解质和酸碱平衡紊乱　可出现水钠潴留、低钠血症、高钾或低钾血症、高磷血症、低钙血症、高镁血症、代谢性酸中毒等。

（1）脱水或水肿　因多尿、呕吐、腹泻等可引起脱水。晚期因少尿、无尿可引起水肿。

（2）钠平衡失调　出现低钠或高钠血症。肾衰竭伴水肿者，常有稀释性低钠血症；饮食中钠盐摄入过多，可引起高钠血症，加重水肿、高血压，甚至引起心力衰竭。

（3）钾平衡失调　低钾或高钾血症。呕吐、腹泻、过量使用排钾利尿剂等可引起低钾血症。少尿、无尿、使用保钾利尿剂、输库存血等可引起高钾血症。

（4）钙、磷平衡失调　高磷、低钙血症为尿毒症特征性的电解质紊乱。可引起继发性甲状旁腺功能亢进致肾性骨病。严重低钙可出现抽搐、痉挛。

（5）代谢性酸中毒　可出现食欲不振、恶心、呕吐、乏力、深大呼吸等。

（三）心理－社会评估

当患者被确诊为慢性肾衰竭时，易出现震惊、否认、伤感等心理问题；由于疾病反复，迁延不愈，易出现焦虑、抑郁、恐惧等心理反应；并发症出现后，患者容易对治疗失去信心，产生悲观、绝望的心理反应。

（四）辅助检查

1. 血常规检查　红细胞计数、血红蛋白浓度降低；白细胞计数可升高或降低。

2. 血生化检查　血浆白蛋白降低，血钙降低，血磷增高，血钾和血钠可增高或降低；有代谢性酸中毒等。

3. 肾功能检查　血肌酐、血尿素氮增高，内生肌酐清除率降低，是肾衰竭的敏感指标。

4. 尿液检查　常见蛋白尿。尿沉渣中有管型，蜡样管型对诊断有意义。还可见红细胞、白细胞、颗粒管型等。尿比重降低，严重者尿比重固定在 1.010 左右。

5. 影像学检查　B 超、X 线平片、CT 等显示双肾缩小。

【主要护理诊断/问题】

1. 体液过多　与肾小球滤过功能降低导致水钠潴留有关。

2. 营养失调：低于机体需要量　与食欲减退、消化吸收功能障碍、长期限制蛋白质摄入、贫血等因素有关。

3. 有感染的危险　与机体免疫功能低下、白细胞异常、透析等有关。

4. 活动无耐力　与营养不良、贫血和心功能减退有关。

5. 潜在并发症　高钾血症、心力衰竭。

【护理措施】

（一）一般护理

1. 休息与活动　提供安静、舒适的休息环境，协助患者生活护理。病情较稳定，症状不明显者可适当活动，以不出现疲劳、呼吸困难等为度。一旦有不适症状，应暂停活动，卧床休息。病情较重、症状明显者，应绝对卧床休息。对意识障碍者应加护栏，防止患者坠床。

2. 饮食护理　合理的营养膳食不仅能减少体内氮代谢产物的积聚以及体内蛋白质的分解，维持氮平衡，增强机体抵抗力，还能延缓病情进展。饮食原则为：优质低蛋白、高热量、高维生素、低盐、低钾、低磷及易消化饮食。

（1）蛋白质　限制蛋白质的摄入，饮食中的蛋白质 50% 为优质蛋白，如鸡蛋、牛奶、鱼、瘦肉等动物蛋白，尽量减少含非必需氨基酸多的植物蛋白。慢性肾脏疾病 1~2 期无论是否有糖尿病，推荐蛋白质摄入量为 0.8~1.0g/（kg·d）；慢性肾脏疾病 3~5 期非透析患者，蛋白质摄入量为 0.6~0.8g/（kg·d）。透析患者的蛋白摄入量为 1.0~1.2g/（kg·d），合并高分解状态的急性疾病时可增加至 1.5g/（kg·d）。

（2）热量　供给足够的热量，每天供应的热量为 25～35kcal/kg，主要由碳水化合物供给。可选用热量高而蛋白质含量低的食物，如麦淀粉、藕粉、薯类、粉丝等。透析患者能量供给为 30～35kcal/（kg·d）。

（3）其他

1）水与盐　①水：有水肿、高血压的患者宜控制液体摄入量。②钠：一般每天不超过 2g；水肿、高血压、少尿者需进一步限制食盐摄入。

2）脂肪　不超过总热量的 30%，不饱和脂肪酸和饱和脂肪酸摄入比例为 2∶1，胆固醇摄入量低于 300mg/d。

3）钾　GFR < 10ml/（min·1.73m^2）、血钾 > 5.0mmol/L 时，应限制钾摄入，慎食含钾高的食物，如莲子、卷心菜、香蕉、橘子等。

4）磷　低磷饮食，每天磷摄入量 800～1000mg。避免摄入含磷高的食物，如全麦面包、动物内脏、干豆类、坚果类、奶粉、乳酪、蛋黄、巧克力等。

5）补充水溶性维生素和矿物质　如维生素 C、维生素 B$_6$、叶酸、铁等。

（4）改善食欲　适当活动，提供安静、舒适、整洁的进食环境，提供色、香、味俱全的食物，选用醋、柠檬汁等调料增进患者食欲，少量多餐。

（二）病情观察

严密监测患者的神志、生命体征，准确记录出入量，尤其是尿量。观察有无水肿、血压升高等液体过多的症状体征。注意患者有无发热、咳嗽，白细胞计数增高等感染征象。观察患者有无高血压脑病、心力衰竭、代谢性酸中毒等表现，观察有无高血钾、低钙血症等征象。定期监测患者的体重变化、血尿素氮、血肌酐等。监测肾功能、血气分析等情况。

（三）配合治疗

1. 治疗原发病和去除加重肾功能恶化的因素　积极治疗狼疮性肾炎等原发疾病可使肾功能有所改善。纠正水和电解质紊乱、控制感染、解除尿路梗阻、控制心力衰竭、停止使用肾毒性药物等，可防止肾功能进一步恶化。

2. 营养治疗

（1）饮食治疗　饮食控制非常关键，不仅可以缓解尿毒症症状，还能延缓残存肾单位的破坏速度。给予低蛋白饮食时应个体化，并密切监测营养指标，以免发生营养不良。

（2）必需氨基酸　低蛋白饮食要使用必需氨基酸，使患者达到正氮平衡，并改善症状。

3. 控制高血压和肾小球内高压力　高血压和肾小球内高压力会促进肾小球硬化，高血压还能增加心、脑血管等并发症，故必须控制血压。血压控制目标一般为 130/80mmHg 以下，维持性透析患者控制在 140/90mmHg 以下。首选药物为 ACEI、ARB，可有效降低肾小球内压力、减轻蛋白尿。

4. 纠正水、电解质和酸碱平衡失调

（1）水、钠平衡失调　水肿者限制水、盐的摄入。明显水肿者，可用呋塞米利尿。对水肿伴稀释性低钠血症者，应严格限制摄水量，每日入量以"量出为入"的原则补充，即前一日的尿量加 500ml。

（2）高钾血症　尿毒症患者易发生高钾血症，高钾血症的处理措施详见本章第五节"急性肾损伤患者的护理"。

（3）钙、磷代谢失调　肾衰竭早期应限磷，口服碳酸钙或醋酸钙，既可补充钙质，又可减少肠道内磷的吸收。肾性骨营养不良者血钙低、继发性甲状旁腺功能亢进明显者，可口服骨化三醇，同时监测血钙、磷、甲状旁腺激素水平。

（4）代谢性酸中毒　一般口服碳酸氢钠纠正，严重者静脉补碱，但需注意避免输入速度过快过多，以免加重水钠潴留诱发心力衰竭。

5. 肾性贫血　皮下注射重组人红细胞生成素（EPO），疗效显著，同时注意补充铁剂、叶酸等造血原料，严重贫血者可予以输注红细胞，但禁用库存血。

6. 感染　结合药物敏感试验和细菌培养结果选择无肾毒性或毒性低的药物治疗，并根据肾小球滤过率（GFR）来调整药物剂量。

7. 对症治疗

（1）清除肠道尿毒症毒素　未接受透析治疗的慢性肾衰竭患者予以口服氧化淀粉、活性炭制剂、大黄制剂等，促进尿毒症毒素由肠道排出，减轻氮质血症，缓解尿毒症症状。

（2）皮肤瘙痒　涂抹外用炉甘石洗剂或乳化油剂，口服抗组胺药、控制高磷血症及强化透析对部分患者有效。

8. 替代治疗

（1）透析疗法　包括血液透析和腹膜透析。尿毒症患者经药物治疗无效时，应及早行透析治疗。

（2）肾移植　是目前治疗终末期肾衰竭最有效的方法。成功的肾移植可使肾功能得以恢复，但在移植后需长期使用免疫抑制剂。

9. 中医中药治疗　在西医治疗基础上，进行中医辨证施治，加用川芎、黄芪、冬虫夏草等中药有助于保护残存肾功能、延缓疾病进展。

（四）用药护理

1. 静脉输注必需氨基酸液　速度不宜过快，切勿在氨基酸内加入其他药物，以免引起不良反应。

2. 促红细胞生成素　观察用药后反应有无头痛、高血压发作等，定期复查红细胞计数、血红蛋白、血细胞比容。

3. 口服骨化三醇　监测血钙、血磷，防止内脏、皮下、关节、血管钙化和肾功能恶化。

（五）对症护理

主要是皮肤瘙痒的护理，慢性肾衰患者应指导保持皮肤清洁，用温和的肥皂或沐浴液清洗皮肤，然后涂润肤剂，以保持皮肤湿润；嘱患者勿用力搔抓皮肤，以免皮肤损伤引起感染；必要时遵医嘱给予抗组胺药物和止痒剂（如炉甘石洗剂）；皮肤如有破损可涂碘伏等。

（六）心理护理

与患者和家属建立有效的沟通，鼓励家属理解患者并接受患者的改变。鼓励患者参加社会活动，体现自身的价值，提高生活质量。向患者及家属介绍本病的治疗进展，耐心解答患者的疑问，积极为患者排忧解难，帮助其树立战胜疾病的信心，积极的接受疾病的挑战。

（七）健康指导

1. 疾病预防指导　注意个人卫生，保持皮肤、口腔、会阴部的清洁。保持室内空气清洁，经常开窗通风。避免与呼吸道感染者接触，尽量少去公共场所，发现感染征象应及时就诊。根据病情合理安排活动，增强机体抵抗力，注意避免劳累，做好防寒保暖。尽量避免妊娠。

2. 疾病知识指导　向患者及家属讲解慢性肾衰竭的基本知识，告知其要坚持积极治疗，避免或消除加重病情的各种诱因，可以减缓病情进展，提高生存质量；遵照医嘱用药，不要滥用药物，避免使用肾毒性药物。

3. 病情监测指导　指导患者准确记录每天的尿量和体重；指导患者掌握自我监测血压的方法；监测体温变化；定期复查血常规、肾功能、血清电解质等；及时就医的指征。

目标检测

选择题

A1／A2 型题

1. 慢性肾衰竭患者出现皮肤受损最常见的是

　A. 皮肤溃疡　　　　　B. 皮肤瘙痒　　　　　C. 皮肤的色素沉着

　D. 皮肤易感染　　　　E. 皮肤粗糙易脱屑

2. 预防肾衰竭患者感染的措施不包括
    A. 病室内定时通风消毒
    B. 加强营养，提高机体抵抗力
    C. 告知患者常去公共场所活动，以便放松心情
    D. 皮肤瘙痒时避免挠抓，防止破溃感染
    E. 注意口腔及会阴部皮肤的卫生

3. 患者，男，40岁。慢性肾衰竭病史1年，此病最早出现的症状是
    A. 贫血
    B. 高血压
    C. 肺部感染
    D. 肾性骨营养不良
    E. 食欲减退

4. 患者，男，50岁。因糖尿病肾病致慢性肾衰竭住院治疗。责任护士对患者的饮食指导中不妥的是
    A. 低蛋白饮食，20～40g/d
    B. 摄入高蛋白饮食
    C. 保证充足的热量供给
    D. 每日液体摄入量应按前1天出液量加500～600ml来计算
    E. 尿量在1000ml/d以上而又无水肿者，可不限制饮水

5. 患者，男，55岁。因"双下肢水肿2年，伴乏力、胸闷、心悸1周"入院，疑为慢性肾功能不全。为确诊该病，最重要的诊断依据是
    A. 尿量减少
    B. 尿蛋白（＋＋＋）
    C. 代谢性酸中毒
    D. 血红蛋白降低
    E. 内生肌酐清除率降低

（罗银霞）

第七节　泌尿系统护理实训

PPT

一、血液透析

血液透析（hemodialysis，HD）是最常用的一种血液净化方法。当肾脏不能正常发挥其生理功能时，用以去除血液中代谢废物等毒性物质的装置，简称血透或人工肾。其工作原理是利用半透明膜的物理特性，将患者血液与含一定化学成分的透析液分别引入透析器内半透膜的两侧，根据膜平衡原理，借助膜两侧溶质梯度及水压梯度差，经弥散、对流等作用，清除代谢废物及过多的液体，纠正水、电解质及酸碱平衡紊乱。

【适应证】

急性肾损伤；慢性肾衰竭，出现严重并发症，急性左心衰等药物治疗未能有效控制者，高钾血症、代谢性酸中毒等，可提前透析；急性药物或毒物中毒；严重的水、电解质、酸碱平衡紊乱，常规治疗难以纠正者。

【禁忌证】

血液透析无绝对禁忌证，相对禁忌证有：严重低血压或休克、心肌梗死、心力衰竭、心律失常、严重活动性出血或感染、恶性肿瘤晚期、极度衰竭患者、精神病不合作者等。

【透析前准备】

1. 患者准备　解释血液透析的目的、方法和透析过程中可能出现的情况，以消除患者的紧张心理，使透析顺利进行，并征得患者或家属签字同意。

2. 物品准备　准备透析装置，透析装置主要包括透析器、透析液、透析机和供水系统等。

3. 血管通路检查　检查血管通路是否通畅，局部有无感染、渗血、渗液等。

【血液透析患者的护理】

（一）透析前的护理

1. 评估患者身体情况，常规测量体重、生命体征，查肾功能、电解质、凝血功能等。

2. 了解患者的透析方式、次数、透析时间及抗凝血药使用情况。

（二）透析过程观察及常见并发症的处理

严密监测患者生命体征、透析的各项监测指标是否正常，及时发现并处理患者的不适或透析并发症、监测系统的报警、机器故障等。透析过程常见并发症及其预防处理如下。

1. 低血压　为最常见的并发症之一，指透析过程中收缩压下降≥20mmHg，或平均动脉压下降≥10mmHg。患者可出现恶心、呕吐、胸闷、面色苍白、出冷汗、头晕、心悸，甚至意识丧失等。处理措施：①立即减慢血流速度，停止超滤，协助患者平卧，抬高床尾，并给予吸氧。②输注生理盐水或高渗葡萄糖溶液等。③监测血压，必要时用升压药，用药后血压仍不回升，应停止透析。

2. 失衡综合征　易发生于严重高尿素氮血症的患者开始透析时。与透析后血液中的毒素被迅速清除，而脑脊液中的毒素下降较慢（因血-脑屏障作用），造成透析后以尿素为主的毒素在血液和脑组织之间分布不均匀引起脑水肿有关。轻者表现为头痛、恶心、呕吐、躁动，重者表现为抽搐、昏迷等。预防措施：①控制血尿素氮下降水平，一般在30%～40%。②降低血流速度。③缩短透析时间，控制在2～3小时。④透析结束前1小时提高透析液中葡萄糖和钠的浓度。处理措施：轻者减慢血流速度，给予吸氧，静脉输注高渗葡萄糖溶液或高渗盐水；严重者立即终止透析，静滴甘露醇进行抢救。

3. 肌肉痉挛　表现为足部肌肉、腓肠肌痉挛性疼痛。与低血压、低血容量，低钠、低钙、低钾血症，超滤过快，应用低钠透析液等有关。处理措施：减慢超滤速度，快速输入生理盐水100～200ml，或输入高渗葡萄糖溶液。

4. 透析器反应　又称首次使用综合征。表现为透析开始1小时内出现的皮肤瘙痒、荨麻疹、腹痛、胸痛，重者可发生呼吸困难，甚至休克、死亡。主要与透析器生物相容性差引起的Ⅰ型或Ⅱ型变态反应有关。处理措施吸氧、应用抗组胺药物、止痛药物等对症处理后可缓解，无须停止透析。

5. 致热原反应　系内毒素进入体内所致，多发生于透析开始1小时左右，表现为寒战、发热等。严格无菌操作，做好透析管道、透析器的清洗与消毒工作是有效的预防措施。一旦发生致热源反应，立即肌内注射异丙嗪25mg、静脉注射地塞米松5mg，注意保暖。

6. 出血　与肝素应用过多、血小板功能不良等有关，表现为牙龈出血、鼻出血、消化道出血甚至颅内出血等。应减少肝素用量、静脉注射鱼精蛋白中和肝素，或改用无抗凝剂透析。

7. 其他　如心律失常、空气栓塞、血栓栓塞、溶血、出血、发热、透析器破膜等。

（三）透析后护理

1. 穿刺部位压迫止血10分钟以上，以防出血；穿刺部位消毒后用无菌纱布或创可贴覆盖，以防感染。

2. 透析后测量体重，留取血标本作生化检查，并与透析前比较；24小时内严密观察病情变化，定时测量生命体征，注意有无出血倾向、低血压、心力衰竭等表现。

3. 透析后4小时内尽量避免各种注射、穿刺、侵入性检查或手术治疗。

4. 注意血管通路的护理，观察穿刺部位有无出血和血肿，外瘘者注意防止滑脱、出血，并避免在该侧肢体测血压及做静脉穿刺。

二、腹膜透析

腹膜透析（peritonealdialysis，PD）简称腹透，指利用腹膜的半透膜特性，将适量透析液引入腹腔，利用腹膜毛细血管内血液及腹腔内透析液中的溶质浓度梯度和渗透梯度，通过弥散、渗透作用进行水和溶质交换，以清除体内的代谢废物及毒物，纠正水、电解质、酸碱平衡紊乱。

【适应证】

同"血液透析"。有较好残存肾功能者，原有心、脑血管疾病或心血管系统功能不稳定、血管条件差、反复血管造瘘失败、凝血功能障碍以及有明显出血倾向者，更适合腹膜透析。

【禁忌证】

无绝对禁忌证，相对禁忌证有：腹膜广泛粘连或纤维化、腹腔感染、腹部手术不足3天、全身性血管疾病、腹腔巨大肿瘤、肠梗阻、横膈有裂孔、过度肥胖及不合作者等。

【透析护理】

（一）透析前护理

1. 患者准备 向患者说明透析目的、过程和防治透析反应的措施，消除患者紧张情绪；测量体重、体温、脉搏、呼吸、血压并记录；排空大小便。

2. 物品准备 准备Y型（或O型）接管、袋装透析液、皮肤消毒剂等物品，透析前检查透析液有效期、清晰度，将透析液加温至37℃。如行腹膜透析管安置术需另备相关物品。

（二）透析中护理

1. 饮食护理 腹膜透析可致机体丢失大量蛋白质及其他营养成分，应通过饮食补充。蛋白质的摄入量为$1.2 \sim 1.3g/(kg \cdot d)$，且50%以上为优质蛋白。热量摄入为$147kJ/(kg \cdot d)$，水的摄入量 = 500ml + 前24小时尿量 + 前24小时腹透超滤量，水肿者严格限水。

2. 腹膜透析操作注意事项 ①腹膜透析的换液场所应清洁，每天紫外线消毒。②连接各种管道前要严格消毒和无菌操作。③透析液输入腹腔前要用干燥恒温箱加热至37℃。④每天测量体重、血压、尿量、饮水量，记录透析液每次进出腹腔的时间和液量，观察透出液的颜色、性状、有无浑浊。⑤观察透析管皮肤出口处有无渗血、渗液、红肿，保持导管和皮肤出口清洁干燥。

3. 并发症的护理

（1）透析液引流不畅 为常见并发症，表现为腹透液流出量减少、流入和（或）流出时不畅。主要与透析管移位、受压、扭曲、血块堵塞等有关。处理方法：①增加活动，改变体位。②按摩腹部，排空膀胱，必要时导泻或灌肠，以促进胃肠蠕动并减轻腹胀。③透析管内注入尿激酶、肝素、0.9%氯化钠溶液、透析液等，溶解堵塞的纤维素、血块等。④调整透析管位置或重新手术置管。

（2）腹膜炎 是严重并发症，多与透析操作时接触污染、胃肠道炎症、腹透管皮肤出口处或皮下隧道感染有关，主要为革兰阳性球菌。表现为透出液混浊、腹痛、发热等。处理：①观察透出液的颜色、性状、量、超滤量，及时留取透出液标本送检。②用2000ml透析液连续腹腔冲洗，直至透出液澄清。③腹膜透析液内加入抗生素及肝素，或者全身应用抗生素。④若经上述处理后感染仍无法控制，应考虑拔除透析管。

（3）导管出口处感染和隧道感染 多由腹透管出口处未保持清洁干燥，腹透管腹外段反复、过度牵拉引起局部组织损伤引起。表现为导管出口皮肤红、肿、痛，甚至伴有脓性分泌物。处理方法：①出口处抗生素软膏换药。②使用敏感抗生素。③继发腹膜炎、难治性皮下隧道感染、局部或全身用药2周后仍难以控制感染时考虑拔管。

（4）腹痛 与腹透液流入或流出速度过快、腹透液温度过高或过低、渗透压过高、腹透管置入位置过深、腹膜炎等有关。应注意调节好腹透液的温度、渗透压，控制腹透液进出的速度，调整好腹透管的位置，积极治疗腹膜炎。

（5）其他 如脱水、低血压、低蛋白血症、营养不良等，遵医嘱给予相应处理。

（四）透析后护理

1. 透析结束后即可拔除连接管，并以无菌碘伏盖住导管开口，伤口周围以无菌敷料包裹，并严密观察伤口有无渗液或出血现象。

2. 测量体重、血压和脉搏，并与透析前比较。

3. 指导患者保持导管出口及腹外段导管清洁干燥，淋浴前将透析管用塑料布包扎好，防止淋湿，淋浴后用软质清洁毛巾将透析管及周围皮肤轻轻拭干，络合碘消毒透析管及周围皮肤后重新包扎。

（罗银霞）

书网融合……

| 重点小结 | 微课1 | 微课2 | 习题 | 答案解析 |

第六章 血液系统疾病患者的护理

学习目标

知识目标： 通过本章的学习，掌握血液系统常见疾病患者的身体状况、护理措施；熟悉血液系统常见疾病患者的治疗要点、重要辅助检查；了解血液系统常见疾病的病因及发病机制。

能力目标： 具备对血液系统常见疾病患者进行整体护理、危重症患者初步抢救、社区群体健康教育的能力。

素质目标： 树立严谨求实的科学态度，乐于思考、勇于质疑的精神；具有尊重、关心患者的素质。

第一节 血液系统概述、常见疾病症状体征的护理

PPT

一、概述

血液系统疾病是指原发或主要累及血液、造血器官和组织，引起受累血细胞、血浆成分和造血器官功能障碍性疾病，简称血液病。临床多表现为贫血、出血倾向、感染，以及肝、脾、淋巴结肿大等。血液病的种类较多，主要包括红细胞疾病、白细胞疾病、出血性疾病、血栓性疾病以及造血干细胞疾病等。

（一）血液系统的结构和功能

1. 血液系统的结构 血液系统由血液和造血器官组成。血液由血浆及悬浮在其中的血细胞组成，其中，血细胞约占血液容积的45%，包括红细胞、白细胞和血小板；血浆是一种呈淡黄色的透明液体，约占血液容积的55%。血浆含有多种蛋白质、凝血因子、补体、抗体、电解质、酶及营养物质等。

造血器官由骨髓、胸腺、肝、脾及淋巴结组成。人体出生后最主要的造血器官是骨髓，骨髓由造血干细胞和骨髓微环境构成。

2. 血细胞的生理功能

（1）红细胞的功能 红细胞进入血循环后的寿命约为120天，红细胞胞质内主要是血红蛋白，成熟红细胞具有结合与运输O_2和CO_2的功能。

（2）白细胞的功能 白细胞包括中性粒细胞、嗜酸性粒细胞、嗜碱性粒细胞、单核细胞及淋巴细胞，共同构成了机体的防御系统。

1）粒细胞的功能 ①中性粒细胞：主要功能是吞噬异物，尤其是细菌，是阻止入侵细菌的第一道防线。②嗜酸性粒细胞：具有抗过敏和抗寄生虫作用。③嗜碱性粒细胞：释放组胺及肝素，参与体内脂肪代谢。

2）单核细胞的功能 清除死亡或不健康的细胞及其破坏后的产物、微生物等，是机体抵御入侵细菌的第二道防线。

3）淋巴细胞的功能 具有调节免疫的功能，又称免疫细胞。T淋巴细胞参与细胞免疫，B淋巴细胞参与体液免疫。

（3）血小板的功能 参与机体的止血与凝血过程，保持血管内皮的完整性。

（二）血液病的分类

1. 红细胞疾病 如各种贫血、溶血、红细胞增多症等。

2. 白细胞疾病　如粒细胞减少或粒细胞缺乏症、白血病、淋巴瘤等。

3. 出血性疾病　①血小板减少或血小板功能异常：各种原因引起的血小板减少症、血小板增多症、血小板无力症等。②凝血功能障碍：血友病、DIC 等。③血管疾病：如过敏性紫癜、遗传性毛细血管扩张症等。

4. 造血干细胞疾病　如再生障碍性贫血、骨髓增生异常综合征等。

二、常见症状体征的护理

贫　血

贫血（anemia）是指单位容积外周血液中血红蛋白浓度（Hb）、红细胞计数（RBC）和血细胞比容（HCT）低于相同年龄、性别和地区正常值低限的一种病理状态。贫血不是一种独立的疾病，各系统疾病均可引起不同程度的贫血。

由于某些病理因素可引起红细胞的形态和体积改变，导致红细胞数目减少与血红蛋白浓度下降不成比例，因此贫血的诊断及严重程度的判断以血红蛋白浓度降低更为可靠。在我国平原地区，成年人贫血的诊断标准见表6-1。

表6-1　贫血的诊断标准

性别	Hb	RBC	HCT
男	<120g/L	$<4.0 \times 10^{12}/L$	<0.40
女	<110g/L	$<3.5 \times 10^{12}/L$	<0.37
妊娠期女性	<100g/L	$<3.5 \times 10^{12}/L$	<0.30

【分类】

不同的临床特点，贫血有不同的分类方法，各有优缺点。综合了解贫血的分类方法，既有助于了解病因、病情及估计预后，也有助于指导临床治疗、护理及预防。

1. 按贫血的病因分类　按贫血的病因可分为红细胞生成减少性贫血、红细胞破坏过多性贫血和失血性贫血3大类（表6-2）。

表6-2　贫血的病因分类

类型	病因	常见疾病
红细胞生成减少性贫血	造血原料不足或利用障碍	缺铁性贫血、巨幼细胞性贫血等
	造血干细胞异常	再生障碍性贫血、白血病等
	造血微环境受损	骨髓坏死、骨髓纤维化等
红细胞破坏过多性贫血	红细胞本身异常	葡萄糖-6-磷酸脱氢酶缺乏症、地中海贫血等
	红细胞外部异常	免疫性溶血性贫血、脾功能亢进等
失血性贫血	出凝血性疾病	特发性血小板减少性紫癜、血友病、严重肝病等
	非出凝血性疾病	消化道出血、月经过多、外伤、肿瘤等

2. 按血红蛋白的浓度分类　可将贫血的严重程度划分为轻度、中度、重度和极重度贫血（表6-3）。

表6-3　贫血的严重程度分类

贫血程度	血红蛋白浓度（g/L）	临床表现
轻度	>90	症状轻微
中度	60~90	活动后感心悸气促
重度	30~59	静息状态下仍感心悸气促
极重度	<30	常并发贫血性心脏病

3. 按红细胞形态特点分类 贫血分为大细胞性贫血、正常细胞性贫血、小细胞低色素性贫血（表6-4）。

表6-4 贫血的细胞形态学分类

类型	MCV（fl）	MCHC（%）	临床表现
大细胞性贫血	>100	32~35	巨幼细胞性贫血
正常细胞性贫血	80~100	32~35	再生障碍性贫血、急性失血性贫血、溶血性贫血
小细胞低色素性贫血	<80	<32	缺铁性贫血、铁粒幼细胞性贫血等

4. 按骨髓增生程度分类 按骨髓红系增生情况将贫血分为骨髓增生低下性贫血（如再生障碍性贫血）和骨髓增生性贫血（如缺铁性贫血、巨幼细胞性贫血、溶血性贫血等治疗后）。

【护理评估】

（一）健康史评估

询问患者年龄，既往有无偏食、挑食的不良饮食习惯；有无吸收不良病史（如胃大部切除术、消化不良等）；有无急性、慢性失血史（如消化性溃疡、月经过多、钩虫病、痔出血等）；询问主要症状与体征，有无出血与感染的表现等，有关检查结果、治疗用药及其疗效等，以帮助对贫血的发生时间、进展速度、严重程度与原因的判断。

（二）身体评估

1. 一般表现 疲乏无力、困倦是贫血最常见和最早出现的症状，与骨骼肌缺氧有关。皮肤黏膜苍白是贫血最突出的体征，特别是以面色苍白最常见，常是患者就诊的主要原因，临床一般检查睑结膜、口唇与口腔黏膜、甲床、手掌等部位较为可靠，但应注意环境温度、人种肤色及人为因素（化妆）的影响。

2. 神经系统表现 贫血患者由于脑组织缺血、缺氧，患者常出现头晕、眼花、耳鸣、失眠、多梦、记忆力减退及注意力不集中等症状，严重者可出现晕厥。

3. 呼吸系统表现 轻度贫血症状不明显，中度以上贫血患者可出现呼吸加快及不同程度的呼吸困难。

4. 心血管系统表现 中度贫血患者活动后可出现心悸、气促，重度贫血患者轻微活动或休息时可出现呼吸困难。长期严重贫血患者，心脏超负荷工作且供血不足，可引起贫血性心脏病，其表现为心绞痛、心律失常、心力衰竭。

5. 消化系统表现 患者常出现食欲减低、恶心、胃肠胀气、腹泻、便秘、舌炎和口腔炎等表现，与胃肠黏膜缺氧引起消化液分泌减少和胃肠功能减退有关。

6. 泌尿生殖系统表现 可有多尿、低比重尿、夜尿增多等表现，女性患者月经失调，表现为闭经、月经过少，偶有月经过多。男性患者性功能障碍，与肾脏、生殖系统缺氧有关。

（三）心理-社会评估

贫血患者由于缺氧引起不适和乏力，学习、工作及社交受影响，患者易产生烦躁、易怒等心理。

（四）辅助检查

1. 血常规 红细胞计数及血红蛋白测定有助于贫血的诊断和贫血程度的判断，其中以血红蛋白最可靠；血涂片检查可以判断贫血的性质和类型；网织红细胞计数可以反映骨髓的造血功能，同时是判断贫血疗效的早期指标。

2. 骨髓检查 包括骨髓细胞涂片分类和骨髓活检，可反映骨髓的增生程度，是贫血病因诊断的重要检查方法。

3. 其他检查 原发病诊断的相关检查、各种造血原料水平测定等。

【主要护理诊断/问题】

1. 活动无耐力　与贫血导致机体组织缺氧有关。

2. 营养失调：低于机体需要量　与各种原因导致造血物质摄入不足、消耗增加或丢失过多有关。

【护理措施】

（一）一般护理

1. 休息与活动　适当的休息可以减少机体的耗氧量，应根据贫血的程度、发生的速度及患者原有的健康状况，与患者共同制订合理的休息与活动计划。轻度贫血可适当活动，但应避免过度劳累，保证充足的睡眠；中度贫血，活动以不感到疲劳、不加重症状为宜，指导患者在活动中进行自我监测，若自测脉搏≥100次/分或出现明显心悸、气促时，应停止活动；重度贫血者，需卧床休息，取舒适的体位（如半卧位），以减少回心血量、增加肺泡通气量，从而缓解患者的呼吸困难或缺氧症状，协助完成日常生活，如翻身、沐浴、进食等，患者起床和如厕时改变体位应缓慢，防止晕倒摔伤。待病情好转后可逐渐增加活动量。

2. 饮食护理　宜选择易消化的高热量、高维生素、高蛋白食物。缺铁性贫血患者增加进食瘦肉、动物肝脏等含铁丰富的食物；溶血性贫血应避免进食可能诱发或加重病情的食物，如葡萄糖－6－磷酸脱氢酶缺乏者，禁食新鲜蚕豆。

3. 吸氧　严重贫血患者应给氧气吸入，改善组织缺氧症状。

（二）病情观察

观察皮肤黏膜、甲床等部位的颜色，初步判断贫血程度。失血性贫血患者应观察生命体征及皮肤黏膜、末梢循环、出血速度等指标的变化。监测实验室指标，如红细胞计数、血红蛋白浓度、网织红细胞计数，以评价贫血程度及治疗效果。

（三）配合治疗

1. 病因治疗　积极寻找和去除病因是治疗贫血的关键。

2. 药物治疗　缺铁性贫血应补充铁剂；巨幼细胞性贫血应补充叶酸、维生素 B_{12}；溶血性贫血应用糖皮质激素治疗；再生障碍性贫血应用雄激素、抗淋巴细胞球蛋白（ALG）、环孢素治疗；肾性贫血应用重组人红细胞生成素（EPO）、重组人粒细胞刺激因子治疗。

3. 对症治疗　输血是纠正贫血的有效治疗方法，输注全血或输红细胞时应注意控制输注速度，严重贫血患者输入速度应低于1ml/（kg·h）。严重贫血患者出现静息状态下气促，应予 $2 \sim 4L/min$ 吸氧，以改善组织缺氧症状。

发　热

发热是血液病患者的常见症状，具有持续时间长、热型不一、一般抗生素治疗效果不理想等特点。其主要原因是由于白细胞数减少和（或）功能缺陷、免疫抑制剂的应用以及贫血、营养不良等导致机体抵抗力下降，易继发各种感染，而且感染不易控制。感染部位常见于呼吸道、泌尿道、口腔黏膜及肛门周围皮肤，并常可发生败血症。此外，肿瘤细胞所产生的内源性致热因子，如肿瘤坏死因子（TNF）、白细胞介素－1（IL－1），也是导致血液病患者，特别是恶性肿瘤患者持续发热的原因之一。

【护理评估】

（一）健康史评估

询问患者发热出现的急缓、热度及其热型的特点。有无感染的诱因，如过度疲劳、受凉、皮肤黏膜损伤、肛裂等；有无相关感染灶的临床表现，如咽部不适或咽痛、咳嗽、咳痰及痰液、胸痛、呼吸困难、膀胱刺激征、肛周疼痛、局部皮肤红肿与疼痛、女性患者外阴瘙痒及异常分泌物等。

（二）身体评估

观察患者的生命体征，尤其是体温；皮肤有无红、肿、溃烂，局部有无脓性分泌物；口腔黏膜有无溃疡，牙龈有无出血；咽和扁桃体有无充血、肿大及脓性分泌物；肺部有无啰音；腹部有无压痛，肾区有无叩击痛；肛周皮肤有无红、肿、触痛，局部有无波动感；女性患者注意观察外阴情况等。

（三）心理－社会评估

发热期患者活动耐力下降，对发热毫无思想准备，易产生紧张、不安、烦躁等情绪。

（四）辅助检查

血常规、尿常规及 X 线检查有无异常，血培养与药物敏感试验的结果，不同感染部位分泌物、渗出物或排泄物的细菌涂片或培养及药敏试验的结果等。

【主要护理诊断/问题】

1. 体温过高 与感染、肿瘤细胞的高度分化与增生有关。

2. 有感染的危险 与正常粒细胞减少、免疫功能下降有关。

3. 焦虑 与体温升高有关。

【护理措施】

（一）一般护理

1. 休息与活动 卧床休息，采取舒适的体位，减少机体的消耗，必要时给予吸氧。维持室温在 20 ~ 24℃、湿度 55% ~ 60%，并经常通风换气。患者宜穿透气、棉质衣服，若有寒战应给予保暖措施。

2. 饮食护理 鼓励患者进食高热量、高维生素、营养丰富的半流质或软食，以补充机体基本需要和因发热所造成的额外消耗。指导患者摄取足够的水分以防脱水，每天 2000ml 以上，必要时可遵医嘱静脉补液，维持水、电解质平衡。

（二）病情观察

定期监测体温并记录；注意观察主要感染灶的症状、体征及其变化情况；协助医生做好各种检验标本的采集及送检工作。

（三）对症护理

1. 降温 高热患者可先给予物理降温，如冰敷前额及大血管经过的部位；伴出血者禁用乙醇擦浴，以防局部血管扩张加重出血。必要时，遵医嘱给予药物降温。降温过程中，要密切监测患者体温与脉搏的变化，及时更换衣物，防止受凉。

2. 预防感染 保持病室清洁、空气新鲜。定时开窗通风，用紫外线照射每周 2 ~ 3 次，每次 20 分钟。定期用消毒液擦拭家具、地面。限制探视人数及次数，防止交叉感染；减少外出，避免到人多的地方，预防呼吸道感染。当患者接受大剂量化疗、免疫抑制治疗，以及干细胞移植治疗期间，如白细胞计数 $< 1.0 \times 10^9/L$，中性粒细胞计数 $\leqslant 0.5 \times 10^9/L$ 时，实行保护性隔离，移居单间或空气层流洁净病房。

3. 注意个人卫生 做好口腔、皮肤及肛周清洁护理。每日口腔护理 4 次（餐前、餐后、睡前、晨起），根据口腔 pH 选择漱口液。睡前、便后用 1∶5000 高锰酸钾溶液坐浴 15 分钟。

（四）用药护理

遵医嘱正确配制和输注抗生素等药物，并注意其疗效与不良反应的观察和预防。

出血与出血倾向

出血倾向（bleeding tendency）指止血和凝血功能障碍而引起自发性出血或轻微创伤后出血不止的一种表现。出血倾向是血液病的常见症状，出血部位可遍布全身，以皮肤黏膜、牙龈及鼻出血最多见，还可发生关节腔、肌肉和眼底出血，内脏出血提示病情严重，患者可因颅内出血而死亡。出血常见病因如下。

1. 血小板数量或质量异常　如特发性血小板减少性紫癜、再生障碍性贫血。

2. 血管壁异常　如遗传性出血性毛细血管扩张症、过敏性紫癜。

3. 凝血功能障碍　如血友病、弥散性血管内凝血、严重肝病。

【护理评估】

（一）健康史评估

询问患者出血发生的主要部位与范围；出血的主要伴随症状和体征；有无明确的病因，如再生障碍性贫血、血小板减少性紫癜等病史；家族中有无相关病史或类似病史；有无如接触放射性物质、化学毒物及近期用药等诱因。

（二）身体评估

重点评估有无与出血相关的体征，出血主要发生在皮肤、黏膜，表现为出血点、瘀斑或血肿。观察皮肤黏膜瘀点和瘀斑的数目、大小、分布及消长情况；评估有无鼻腔黏膜与牙龈出血，有无伤口渗血；女性患者的月经情况，有无经量过多或淋漓不尽；关节有无肿胀、压痛、畸形及功能障碍等。对主诉头痛、怀疑颅内出血的患者，注意观察瞳孔的情况，包括大小、形状、对光反射、意识、有无脑膜刺激征等。

（三）心理-社会评估

急性出血患者因病情加重易出现紧张、恐惧心理。慢性出血因不易根治，易出现抑郁、悲观情绪。

（四）辅助检查

了解血常规（特别是血小板计数）、出血时间、凝血时间、凝血因子情况，以及束臂试验等检查有无异常。

【主要护理诊断/问题】

1. 皮肤完整性受损　与血小板减少致皮肤出血有关。

2. 恐惧　与出血量大或反复出血有关。

3. 潜在并发症　颅内出血。

【护理措施】

（一）一般护理

1. 休息与活动　避免增加出血的危险或加重出血，根据患者血小板计数调整休息与活动。血小板计数 $<50\times10^9$/L 时，应减少活动，增加卧床时间；出现严重出血症状或血小板计数 $<20\times10^9$/L 时，为防止颅内出血，必须绝对卧床休息，协助患者做好日常生活护理。

2. 饮食护理　鼓励患者进食高蛋白、高维生素、易消化的软食或半流质饮食；禁酒，禁食过硬、粗糙及辛辣刺激性食物，以防消化道出血；大量呕血者暂禁食。保持大便通畅，避免排便用力诱发内脏出血或颅内出血，便秘时遵医嘱使用开塞露或缓泻剂。

（二）病情观察

密切观察生命体征和意识状态的改变，监测血红蛋白浓度、出凝血时间等。观察皮肤黏膜出血的部位、大小、时间、数目，及时发现新出血点。观察患者有无消化道出血的表现，如呕血、黑便等；有无泌尿系统出血的表现，如血尿；监测颅内出血的表现，如突然发生视物模糊、呼吸急促、喷射性呕吐，甚至昏迷。

（三）对症护理

1. 皮肤出血的预防与护理　重点在于避免人为的损伤而导致或加重出血。保持床单平整，被褥衣裤轻软；注意避免肢体的碰撞或外伤。沐浴或清洗时避免水温过高和过于用力擦洗皮肤；勤剪指甲，以免抓伤皮肤。高热患者禁用乙醇擦浴降温。各项护理操作动作轻柔；尽可能减少注射次数；静脉穿刺时，应避免用力拍打及揉擦，扎压脉带不宜过紧和时间过长；注射或穿刺部位拔针后需适当延长按压时间，必要时局部加压包扎。此外，注射或穿刺部位应交替使用，以防局部血肿形成。

2. 鼻出血的预防与护理 防止鼻黏膜干燥出血，感觉鼻干燥时，局部用药或使用液状石蜡滴鼻。嘱患者不要用手挖鼻痂，避免用力擤鼻。少量出血时，用消毒棉球或 0.1% 肾上腺素棉球填塞鼻腔止血，或局部冷敷，或将冰袋放在后颈部，促进血管收缩止血；若出血不止，协助医生用凡士林油纱条做后鼻腔填塞术，压迫出血部位，术后保持鼻腔黏膜湿润，定时用无菌液状液状石蜡滴入，3 天后取出油纱条；若仍有出血，需更换油纱条再填塞。

3. 口腔出血的预防与护理 保持口腔清洁，嘱患者用软毛牙刷刷牙，用洗必泰、生理盐水漱口液等漱口，不用牙签剔牙，避免食用坚硬食物，如煎炸、坚果、骨头、过硬的水果等。齿龈有渗血时，局部用肾上腺素棉片或明胶海绵贴敷止血，或局部用凝血酶棉球压迫止血，并用 1% 过氧化氢清除口腔内陈旧血块，保持口腔清洁舒适。

4. 关节腔出血或深部组织血肿的预防与护理 减少活动量，避免过度负重和易致创伤的运动。一旦发生出血，应立即停止活动，卧床休息；关节腔出血者宜抬高患肢并固定于功能位，深部组织出血者要注意测量血肿范围，局部可用冰袋冷敷，以减少出血，同时可采取局部压迫止血。当出血停止后，应改为热敷，以利于瘀血消散。

5. 颅内出血的预防与护理 保证充分的睡眠，避免情绪激动、突然用力。如发生头痛、视物模糊等，提示可能颅内出血，及时联系医生，做好抢救配合：①平卧位，头偏向一侧，保持呼吸道通畅；②吸氧；③建立两条静脉通道，遵医嘱给予脱水药物如 20% 甘露醇、50% 葡萄糖等降低颅内压，遵医嘱进行成分输血。④观察并记录患者的病情变化，如生命体征、意识状态、瞳孔、尿量等。⑤对颅内压增高导致躁动不安者，应做好安全防护，防止摔伤、碰伤和舌咬伤。

（四）用药护理

1. 输血及血制品 遵医嘱输入浓缩血小板、新鲜血浆，输注前严格进行查对，血小板取回后，应尽快输入；新鲜血浆最好于采集后 6 小时内输完。输注后注意观察有无输血反应。

2. 止血药物 遵医嘱合理使用止血药物，如血管壁异常所致出血者，常用维生素 C、安络血、垂体后叶素；凝血成分缺乏者，常补充维生素 K，凝血因子等；抗纤溶亢进药物有 6 - 氨基己酸、抑肽酶等。

目标检测

选择题

A1/A2 型题

1. 诊断贫血最为重要的依据是
   A. 血红蛋白浓度下降　　　　　B. 红细胞计数减少　　　　　C. 疲乏无力
   D. 头晕　　　　　　　　　　　E. 皮肤黏膜苍白

2. 有关出血的护理措施，下列说法错误的是
   A. 避免食用坚硬的食物　　　　B. 注意口腔卫生　　　　　　C. 避免肌肉注射
   D. 避免皮肤损伤　　　　　　　E. 及时剥去鼻腔内的血痂

3. 患者，女，26 岁。患特发性血小板减少性紫癜，血常规显示：红细胞 3.5×10^{12}/L，血红蛋白 100g/L，WBC 6.8×10^9/L，血小板 18×10^9/L。护士评估患者最大的危险是
   A. 全身皮肤黏膜出血　　　　　B. 消化道出血　　　　　　　C. 颅内出血
   D. 感染　　　　　　　　　　　E. 贫血

4. 患者，男，18岁。入院诊断为急性再生障碍性贫血，患者39.5℃，有咳嗽、咳痰，最适合的降温措施是

    A. 遵医嘱给抗生素　　　　B. 给退热药　　　　　　C. 乙醇擦浴

    D. 大血管处放冰袋　　　　E. 冬眠疗法

5. 导致血液病患者发热最主要的原因是

    A. 贫血　　　　　　　　　B. 继发感染　　　　　　C. 肿瘤细胞过度增生

    D. 出血　　　　　　　　　E. 过敏反应

（刘俊香）

第二节　缺铁性贫血患者的护理 📱微课

情境导入

情境：患者，男，38岁，汽车驾驶员。因"头晕、记忆力减退、乏力1年，加重伴活动后心悸气促1周"入院。护理评估：皮肤、黏膜苍白，发毛稀疏无光泽，甲床苍白，指甲脆裂呈匙状。血常规：Hb 60g/L，RBC 3.0×10^{12}/L，WBC 6.6×10^9/L，PLT 130×10^9/L，Ret 0.06%；大便隐血试验（＋＋＋）。临床诊断：缺铁性贫血。

任务：1. 请提出该患者目前存在的主要护理诊断。

      2. 医嘱口服硫酸亚铁，请给予患者用药指导。

【概述】

缺铁性贫血（iron deficiency anemia，IDA）是体内用来制造血红蛋白的贮存铁缺乏，导致血红蛋白合成减少而引起的一种小细胞低色素性贫血。缺铁性贫血为最常见的贫血类型，各组年龄均可发病，以生长发育期儿童和育龄期妇女发病率较高。发展中国家约2/3的儿童和育龄妇女缺铁，其中1/3患缺铁性贫血。

（一）铁代谢

1. 铁的分布　体内的铁分为：①功能状态铁，包括血红蛋白铁、肌红蛋白铁、酶和辅因子、转铁蛋白结合的铁。②贮存铁，以铁蛋白和含铁血黄素形式存在。正常成年男性体内铁总量为50～55mg/kg，女性35～40mg/kg，其中，血红蛋白铁占67%，贮存铁占29%，其余的4%为组织铁，存在于肌红蛋白、转铁蛋白及细胞内某些酶类中。

2. 铁的来源和吸收　正常成人每天造血需20～25mg铁，大部分来自体内衰老红细胞破坏释放的铁。另外，每天还需从食物中摄入铁1～2mg，含铁量较丰富且易吸收的食物有肉类、动物血、肝、蛋黄、豆类、海带、紫菜、木耳及香菇等。其中，动物食品铁吸收率高达20%，植物食品铁吸收率仅为1%～7%，乳类含铁量最低。铁的主要吸收部位在十二指肠及空肠上段，食物中的二价铁易被吸收，三价铁需转化为二价铁后才能被吸收。

3. 铁的转运和利用　经肠黏膜进入血浆的二价铁被铜蓝蛋白氧化为三价铁后，与血浆中的转铁蛋白结合成为血清铁，并运送到各组织中。在细胞内，铁与转铁蛋白分离，再次还原成二价铁，参与生成血红蛋白。100ml血清中全部转铁蛋白结合的最大铁量称为总铁结合力（通常用测定总铁结合力的方法来间接测定转铁蛋白的水平）。

4. 铁的贮存及排泄　多余的铁主要以铁蛋白和含铁血黄素形式贮存在肝、脾和骨髓等器官中，当体内需铁量增加时可被动用。正常情况下，人体每天排铁不超过1mg，与吸收量保持平衡，主要由粪便排泄。育龄妇女还会通过月经、妊娠、哺乳而丢失。

（二）病因

1. 需铁量增加而铁摄入不足 多见于婴幼儿、青少年、妊娠和哺乳期的妇女。若饮食中含铁量不足，则易引起缺铁性贫血；人工喂养的婴幼儿，若以含铁量较低的牛乳、谷类为主要饮食，不及时补充含铁量较多的辅食，也可引起缺铁性贫血。

2. 铁吸收不良 胃大部切除术后，胃酸分泌不足，且食物迅速进入空肠，食物中的铁未经过十二指肠吸收，铁的吸收减少；另外，小肠黏膜病变、肠道功能紊乱、服用抗酸药以及 H_2 受体阻断剂等，均可影响铁的吸收。

3. 铁丢失过多 慢性失血是成人缺铁性贫血最常见和最重要的病因。如反复多次或持续少量的失血（如消化性溃疡、胃肠道肿瘤、痔疮、月经过多等），可增加铁的丢失。

（三）发病机制

1. 缺铁对铁代谢的影响 体内贮存铁减少至不足以补偿功能状态铁时，则可出现铁代谢指标的异常，包括血清铁蛋白、血清铁和转铁蛋白饱和度减低，总铁结合力升高等。

2. 缺铁对造血系统的影响 缺铁时，人体内大量原卟啉无法与铁结合成为血红素，多以游离原卟啉的形式存在于红细胞内，导致血红蛋白生成减少，红细胞质少、体积小，发生小细胞低色素性贫血。

3. 缺铁对组织细胞代谢的影响 缺铁可导致黏膜组织病变和外胚叶组织营养障碍，使细胞中含铁酶和铁依赖酶的活性降低，从而对个体神经精神、行为、体力、免疫功能等方面有影响；少年儿童缺铁会影响生长及智力发育。

【护理评估】

（一）健康史评估

询问患者有无慢性失血、慢性胃肠道疾病和胃肠道手术病史；有无铁的需要量增加而摄入不足的情况，幼儿及儿童有无偏食、挑食等不良饮食习惯。

（二）身体评估

1. 贫血一般表现 起病缓慢，常见症状为面色苍白、乏力、头晕、耳鸣、心悸、气促等。

2. 组织缺铁表现 精神行为异常，如兴奋、烦躁、好动、注意力不集中；异食癖（喜吃泥土、石子、煤炭等）；体力、耐力降低；易感染；皮肤干燥、角化、萎缩、无光泽；毛发干枯，易脱落；指（趾）甲扁平、缺乏光泽、脆薄易裂，甚至出现"反甲"（匙状甲）；黏膜损害表现为口角炎、舌炎、舌乳头萎缩、食欲减退；儿童生长发育迟缓、智力低下。

3. 缺铁原发病表现 如消化性溃疡、慢性胃炎、肠道肿瘤、功能性子宫出血等疾病的相应临床表现。

（三）心理－社会评估

长期轻度贫血患者，部分患者因记忆力减退，工作效率降低出现自卑感；随着病情加重出现活动后心悸、气短、食欲不振等表现，患者可有烦躁情绪；如果有严重并发症如心功能不全等则可能出现严重心理负担，甚至产生悲观失望。

（四）辅助检查

1. 血常规及血涂片检查 典型血象为小细胞低色素性贫血。红细胞与血红蛋白减少。网织红细胞计数正常或轻度增高。白细胞和血小板计数多正常。

2. 骨髓象 骨髓象增生活跃，红系增生为主，红系中以中、晚幼红细胞为主。粒细胞系统和巨核细胞系统无明显变化。骨髓涂片铁染色可反映体内贮存情况，涂片显示骨髓外铁消失，幼红细胞内含铁颗粒减少或消失，铁粒幼红细胞少于 15%。

3. 铁代谢 血清铁降低（$<8.95\mu mol/L$）、血清铁蛋白降低（$<12\mu g/L$）、转铁蛋白饱和度降低

（<15%）、血清总铁结合力增高（>64.44μmol/L）；血清铁蛋白测定是准确反映体内贮存铁情况的常用指标，小于12μg/L是缺铁的重要诊断依据。

【主要护理诊断/问题】

1. 活动无耐力 与缺铁性贫血引起的组织缺血、缺氧有关。

2. 营养失调：低于机体需要量 与铁摄入不足、吸收不良、丢失过多有关。

3. 皮肤黏膜完整性受伤 与贫血引起的口腔炎、舌炎有关。

4. 知识缺乏 缺乏有关防治知识。

【护理措施】

（一）一般护理

1. 休息与活动 提供清洁、舒适的环境，以保证患者充分休息。重度贫血或贫血症状明显者绝对卧床休息，以减轻机体的耗氧量，减轻心、肺负担，减轻贫血症状；轻、中度贫血亦应增加休息时间，注意劳逸结合、避免过度活动。

2. 饮食护理

（1）纠正不良饮食习惯 食物是机体内铁的重要来源。不良的饮食习惯，如偏食或挑食，是导致铁摄入量不足的主要原因。无规律、刺激性过强的饮食容易造成胃肠黏膜的吸收功能障碍，不利于食物铁的吸收。因此，保持均衡饮食、荤素搭配，避免偏食或挑食，定时定量用餐、细嚼慢咽，必要时可少量多餐，对缺铁性贫血的患者意义重大。

（2）增加铁的摄取 多摄入高蛋白、高维生素、含铁丰富食物，如瘦肉、肝脏、血、蛋黄、鱼、鸭、海带、黑木耳、紫菜与香菇等。婴幼儿及时添加蛋类、肝等含铁丰富的辅食。

（3）促进铁的吸收 牛奶可改变胃内的酸性环境，浓茶和咖啡中的鞣酸可与食物铁结合而妨碍铁的吸收。因此，在增加食物铁摄取、提倡均衡饮食的同时，还应多食富含维生素C的食物如果汁，或加服维生素C；铁剂治疗的同时，尽量避开同服减少食物铁吸收的食物。

（二）病情观察

1. 贫血表现 观察患者皮肤、黏膜颜色、贫血症状有无改善，以及有无缺铁性贫血的特殊表现等。

2. 观察铁剂治疗的疗效及不良反应 定期监测红细胞计数、血红蛋白浓度、网织红细胞及血清铁蛋白等指标，以判断治疗效果。同时观察有无铁剂治疗的不良反应。

3. 观察有无继续失血的征象及并发症 观察患者有无呕血、黑便等继续失血的表现。贫血性心脏病患者注意观察有无呼吸困难、心率过快、下肢水肿等心力衰竭表现。

（三）配合治疗

1. 病因治疗 缺铁性贫血患者治疗的关键是去除病因，积极治疗原发病，如消化性溃疡、月经过多、钩虫病等；改变不合理的饮食结构和方式，婴幼儿、青少年、孕妇等增加含铁丰富的食物或服用铁强化食物。

2. 补铁治疗 补充铁剂是治疗贫血的主要方法。首选口服铁剂，常用药物有硫酸亚铁、琥珀酸亚铁、富马酸亚铁等；若口服铁剂不能耐受或胃肠道病变影响铁吸收时，可用右旋糖苷铁肌内注射，注意补铁总量，以防铁中毒。

（四）用药护理

1. 口服铁剂 是缺铁性贫血的首选治疗方法。口服铁剂的注意事项：①常见不良反应为恶心、呕吐及胃部不适，小剂量开始饭后或餐中服用可减轻。②避免与浓茶、牛奶、咖啡、抗酸药及H_2受体阻断剂同服，以免影响铁的吸收。③鱼类、肉类、维生素C、乳酸、稀盐酸，可以促进铁的吸收。④服用液体铁剂需用吸管，将药物吸至舌根部咽下，再用温开水漱口，以免牙齿及舌质被染黑。⑤铁与肠内硫化物作用可生成黑色硫化铁，应告知患者口服铁剂后粪便可变成黑色，以消除患者顾虑。

⑥铁剂治疗最早的有效指标是网织红细胞增加，高峰在服药后 5~10 天；2 周后血红蛋白开始上升，一般 2 个月左右恢复正常。⑦铁剂治疗在血红蛋白恢复正常后，至少持续服药 4~6 个月，待铁蛋白正常后停药，以补足体内贮存铁。

2. 注射铁剂　注射铁剂可引起过敏反应（表现为面色潮红、头痛和荨麻疹，严重者发生过敏性休克）、注射局部肿痛并形成硬结、皮肤发黑等。注射时应注意：①首次注射时，须用 0.5ml 试验剂量深部肌内注射，同时备肾上腺素，并做好急救准备，以防过敏反应发生，如果注射 1 小时后无过敏反应则遵医嘱给予常规剂量治疗。②应深部肌内注射，并经常更换注射部位，以减轻或避免局部疼痛与硬结形成。③不在皮肤暴露部位注射，抽取药液后更换注射针头，采用"Z"形注射法或留空气注射法注射，以免药液溢出引起皮肤染色。

（五）心理护理

向患者解释缺铁性贫血完全可以治愈的，并且治愈后对身体没有不良影响，神经精神症状是暂时的，以减轻患者的心理压力，积极配合治疗。

（六）健康指导

1. 疾病知识指导　向患者及家属讲解疾病的相关知识，如缺铁性贫血的病因、临床表现等，以提高患者及其家属对疾病的认识。积极治疗引起缺铁性贫血的相关疾病，特别是慢性胃炎、消化性溃疡、长期腹泻、月经过多、痔疮出血等。

2. 饮食指导　提倡均衡饮食，青少年不偏食、不挑食，纠正不良的饮食习惯，给予高热量、高蛋白、高维生素及含铁丰富的食物，采取科学合理的烹饪与搭配。改进婴儿喂养方法，及时添加蛋黄、肝泥、肉末和菜泥等辅食，贫血纠正后，仍要坚持合理饮食。

3. 用药指导　指导患者正确应用铁剂。高危性人群预防性补充食物铁或口服铁剂，生长发育期的青少年、妊娠期及哺乳期妇女应注意补充含铁丰富的食物，特别是妊娠期妇女，建议预防性补充铁剂，如每日口服硫酸亚铁 0.3g。

4. 复查指导　定期到医院复查网织红细胞、血红蛋白、红细胞、血清铁蛋白等，以判断治疗效果。

目标检测

选择题

A1/A2 型题

1. 引起缺铁性贫血的最常见原因是
  - A. 铁的摄入不足
  - B. 铁的吸收不良
  - C. 慢性失血
  - D. 铁的需要量增加
  - E. 骨髓造血功能不良

2. 关于口服铁剂的护理，下列不正确的是
  - A. 应在饭后服用
  - B. 不能与维生素 C 同服
  - C. 禁饮浓茶
  - D. 避免与牛奶、咖啡同服
  - E. 液体铁剂需用吸管服用

3. 患者，女，16 岁。诊断为缺铁性贫血。护士为其进行饮食指导时，最恰当的食物组合是
  - A. 鱼、绿茶
  - B. 瘦肉、牛奶
  - C. 豆腐、咖啡
  - D. 鸡蛋、可乐
  - E. 猪肝、橙汁

A3/A4 型题

（4~5 题共用题干）

患者，男，53 岁。胃溃疡行胃大部及十二指肠切除术，近 1 年来经常头晕、乏力、心悸，诊断为缺铁性贫血。

4. 该患者贫血最可能的原因是

　　A. 铁摄入不足　　　　　　　B. 铁需要量增肌　　　　　　C. 铁消耗过多

　　D. 铁吸收不良　　　　　　　E. 铁不能利用

5. 该患者外周血红细胞形态主要为

　　A. 小细胞低色素性贫血　　　B. 正细胞正色素性贫血　　　C. 大细胞性贫血

　　D. 正细胞低色素性贫血　　　E. 小细胞正色素性贫血

（刘俊香）

第三节　再生障碍性贫血患者的护理

PPT

情境导入

情境：患者，男，32 岁，油漆厂工人。因"头晕、眼花，乏力、心悸半年，加重伴鼻和牙龈出血 1 周"入院。护理评估：T 36.8℃，P 88 次/分，R 21 次/分，BP 120/80mmHg。贫血貌，全身多处瘀斑，无浅表淋巴结及肝脾肿大。辅助检查：血红蛋白 65g/L，红细胞 3×10^{12}/L，白细胞 2.8×10^9/L，血小板 30×10^9/L，网织红细胞 0.2%；骨髓象显示骨髓增生低下。

任务：1. 作为管床护士，你将从哪些方面对该患者进行护理评估？

　　　　2. 请提出该患者目前存在的主要护理诊断。

再生障碍性贫血（aplastic anemia，AA）简称再障，是多种原因导致造血干细胞数量减少和功能障碍的一种贫血，又称骨髓造血功能衰竭症，以骨髓造血功能低下、全血细胞减少为特征，临床主要表现为进行性贫血、出血和感染。再障可发生于各年龄段，老年人发病率较高。再障的分类方法较多，根据病因是否明确，将再生障碍性贫血分为原发性再障和继发性再障；根据起病方式及病情轻重，分为急性型再障和慢性型再障。

【病因及发病机制】

（一）病因

1. 生物因素　主要为病毒感染，如肝炎病毒、流感病毒、风疹病毒均可引起再障，其中病毒性肝炎与再障的关系较为明确，主要与丙型肝炎有关，其次为乙型肝炎。乙型肝炎相关再障者占再障患者的 3.2%，多在肝炎后两个月内发病，病情严重，病死率高。

2. 化学因素　包括药物和化学物质，化学因素为再障最常见的致病因素。目前已知导致再障的高度危险性药物有氯霉素、抗肿瘤药、阿司匹林等，其中以氯霉素最多见，并且与用药剂量和疗程无关；化学物质中以苯及其衍生物为主，如油漆、塑料、染料、杀虫剂等。

3. 物理因素　主要是各种射线，如 X 线、γ 射线、放射性核素等，如果接触时间较长和剂量过大可阻止 DNA 复制，使细胞增殖和分化障碍，亦可损害造血微环境，造成骨髓永久性增生低下。

4. 遗传因素　具有某些 HLA－Ⅱ型抗原的再障患者对免疫抑制剂治疗的反应较好，部分患者对氯霉素及某些病毒具有易感性，说明再障的发病可能与遗传因素有关。

（二）发病机制

目前多认为再障的发生主要是在遗传易感倾向的前提下，相关的致病因子通过下列 3 种机制而产生作用的结果。

1. 造血干细胞缺陷（"种子"学说）　各种因素破坏骨髓造血干细胞，使其自我复制和分化能力减弱或消失，引起造血干细胞数量减少，导致外周血液中全血细胞数量减少。

2. 造血微环境异常（"土壤"学说）　骨髓微环境中的基质细胞分泌细胞外基质及释放造血因子的能力下降，使造血干细胞的生长和发育失去支持和调节。

3. 免疫异常（"虫子"学说） 再障患者淋巴细胞比例增高，T 细胞亚群失衡。T 细胞分泌的造血负调控因子明显增多，髓系细胞凋亡亢进。细胞毒性 T 细胞分泌穿孔素直接杀伤造血干细胞，使髓系造血功能衰竭。多数患者用免疫抑制治疗有效。近年来，多数学者认为再障的主要发病机制是免疫异常。T 淋巴细胞数量与功能异常及其所导致的细胞因子分泌失调与再障的发病关系密切。造血微环境与造血干细胞量的改变是免疫异常损伤的结果。

【护理评估】

（一）健康史评估

询问患者有无病毒感染的病史，特别是肝炎病毒感染史；入院前是否使用过对骨髓有抑制作用的药物，如氯霉素、抗肿瘤药、磺胺药、保泰松、阿司匹林等；详细了解患者的居住区和工作环境，是否长期接触如苯、油漆、塑料、染料、杀虫剂或电离辐射等。

（二）身体评估

临床表现与全血细胞减少有关，主要表现为进行性贫血、出血、感染，多无肝、脾、淋巴结肿大。

1. 急性再障（重型再障，SAA） 起病急，进展快，病情重，预后差。主要表现是出血和感染。感染以呼吸道感染最常见，其次为消化道、泌尿道、黏膜感染，病原菌以革兰阴性杆菌为主，多数患者有发热，体温在 39℃ 以上，常合并败血症。常见出血部位为皮肤、黏膜、口腔、鼻腔，表现为皮肤出血点或大片瘀斑、口腔黏膜血泡、鼻出血、牙龈出血，亦可内脏出血，表现为呕血、便血、血尿、阴道出血等，严重者颅内出血并因此危及生命。早期贫血症状较轻，但呈进行性加重。

2. 慢性再障（非重型再障，NSAA） 起病缓，病程长，以贫血为首发和主要表现，出血和感染较轻，也易控制。重型再障与非重型再障的鉴别要点见表 6-5。

表 6-5　重型再障和非重型再障鉴别

鉴别指标			重型再障	非重型再障
起病缓急与进展			起病急，进展快	起病缓，进展慢
预后			预后差，多在 1 年内死亡	预后较好，少数死亡
首发症状			感染、出血	贫血，偶为出血
主要症状	出血	程度	严重，不易控制	较轻，容易控制
		部位	皮肤黏膜出血、内脏出血多见，重者颅内出血	皮肤黏膜出血常见，内脏出血少见
	感染	程度	严重	较轻
		高热	突出且难以控制	少见且易控制
		部位	呼吸道感染最常见，次为消化道、泌尿生殖道、皮肤黏膜	上呼吸道、口腔、牙龈
		病原菌	G⁻ 杆菌、金黄色葡萄球菌、真菌	G⁻ 杆菌及各类球菌
		败血症	常见，死因之一	少见
	贫血	程度	严重，症状明显，易发生心衰	轻，少有心衰

（三）心理 - 社会评估

重型再障起病急、病情重、疗效差，患者生命受到威胁，易出现惊慌、恐惧、抑郁甚至悲观、绝望等心理反应。非重型再障患者因长期使用雄激素治疗引起痤疮、多毛和体型改变，容易产生自卑心理。造血干细胞移植的高额费用易使患者和家属产生巨大的心理压力。

（四）辅助检查

1. 血象 全血细胞减少，但三系减少的程度并不一致，少数病例可呈两系或单系细胞减少。贫血呈正细胞性正色素性。网织红细胞减少。白细胞计数减少，以中性粒细胞减少为主。血小板减少，出血时间延长。

2. 骨髓象　是确诊的主要依据。急性再障的患者表现为骨髓增生低下或极度低下，粒细胞和红细胞均明显减少，常无巨核细胞。慢性再障的患者表现为骨髓增生减低，三系细胞均有不同程度的减少。骨髓活检显示造血组织均匀减少，脂肪组织增加。

【主要护理诊断/问题】

1. 活动无耐力　与红细胞减少引起组织缺氧有关。

2. 有感染的危险　与粒细胞减少有关。

3. 潜在并发症　颅内出血，与血小板严重减少有关。

4. 组织完整性受损　与血小板减少致皮肤黏膜出血有关。

5. 自我形象紊乱　与药物不良反应致身体外形改变有关。

6. 恐惧　与病情恶化、预后不良有关。

【护理措施】

（一）一般护理

1. 休息与活动　非重型再障患者，适当减少活动量；重型再障患者，避免剧烈活动，安置其卧床休息，尽量减少内脏出血的机会。根据贫血的程度及活动耐力决定活动量，轻、中度贫血应休息与活动交替进行，活动中如出现心悸、气促应立刻停止活动；重度以上贫血要绝对卧床休息。

2. 饮食护理　给予高蛋白、高热量、高维生素、易消化的食物，如瘦肉、蛋黄、鱼、乳类、新鲜蔬菜及水果等；食物尽量选取无刺激性的软食或流食，避免进食坚硬的食物，减少食物对消化道黏膜的刺激。

（二）病情观察

1. 观察感染征象　观察患者有无感染征象，若体温升高、咽痛、咳嗽、咳痰、尿路刺激征、肛周疼痛等提示有感染存在，应进一步寻找感染灶，配合医生做好血液、尿液、粪便、痰液、细菌培养及药敏试验标本采集。

2. 观察出血征象　观察患者皮肤黏膜有无新增瘀点、瘀斑，观察有无内脏出血表现，如呕血、黑便、血尿、阴道出血；观察患者有无头痛、意识障碍及瞳孔改变等颅内出血征象，一旦发生立即报告医生并积极配合抢救。

3. 观察贫血表现　定期监测红细胞、血红蛋白，以判断贫血程度；观察贫血症状如头晕、心悸、活动耐力是否改善。

4. 观察药物疗效与不良反应　定期监测血象、骨髓象检查；观察有无药物不良反应。

（三）配合治疗

1. 消除病因　针对原发疾病采取相应治疗措施。

2. 针对发病机制治疗

（1）免疫抑制治疗　主要用于重型再障。常用药物有抗淋巴细胞/胸腺细胞球蛋白（ALG/ATG）环磷酰胺、环孢素等。

（2）促造血治疗　雄激素主要用于非重型再障。常用药物有司坦唑醇（康力龙）、十一酸丙睾酮（安雄）、达那唑、丙酸睾酮等。造血生长因子重组人粒系集落刺激因子（G-CSF）、粒-单系集落刺激因子（GM-CSF）、重组人促红细胞生成素（EPO）。

（3）造血干细胞移植　主要用于重型再障，适用于年龄 <40 岁、无感染及其他并发症、有合适供体者。

3. 对症治疗

（1）纠正贫血　Hb <60g/L 且机体对贫血耐受性较差时，输注红细胞。

（2）控制出血　一般用酚磺乙胺（止血敏）、氨基己酸等；血小板减少的严重出血输浓缩血小板；女性子宫出血肌注丙酸睾酮；肝脏疾病致凝血因子缺乏者予以及时纠正。

（3）**控制感染** 及时进行经验性广谱抗生素治疗，同时行细菌培养和药敏试验，再根据药敏试验更换敏感抗生素；真菌感染用两性霉素 B 治疗。

（4）**护肝治疗** 再生障碍性贫血常合并肝功能障碍，酌情选用保肝药物。

（四）用药护理

1. 免疫抑制剂

（1）**抗淋巴/胸腺细胞球蛋白（ALG/ATG）** 用药前需做过敏试验；用药过程中用糖皮质激素防治过敏反应；静脉输入抗胸腺细胞球蛋白速度不宜过快，每日剂量应维持点滴 12～16 小时；注意观察有无超敏反应（寒战、高热、多形性皮疹、高血压或低血压）、出血加重、继发感染和血清病（猩红热样皮疹、发热、关节痛、肌肉痛）。

（2）**环孢素** 不良反应主要有肾损害、胃肠反应、高血压、肝损害等，用药期间定期监测血药浓度、骨髓象、血象，定期检查肝、肾功能，观察有无牙龈增生及消化道出血。

（3）**环磷酰胺** 主要不良反应有胃肠道反应、脱发、骨髓抑制、出血性膀胱炎、肝功能损害等，治疗期间应多饮水，定期查血常规和肝功能。

（4）**糖皮质激素** 主要不良反应为高血压、高血糖、感染、低钾血症、消化性溃疡和出血等，治疗期间应观察血压、血糖、血钾，观察有无感染征象，观察有无呕血、黑便。

2. 雄激素 ①常见不良反应是男性化作用，如痤疮、毛发增多、女性停经等，用药前应向患者解释以消除顾虑。②长期应用可致肝脏损害，用药期间宜定期检查肝功能，并注意观察患者有无黄疸。③丙酸睾酮为油剂，不易吸收，注射局部可引起硬结，甚至发生无菌性坏死，需用长针头深部缓慢分层肌内注射，并更换注射部位，如发现硬块及时理疗用硫酸镁、马铃薯、芦荟外敷，以促进药物吸收，防止感染。④用药期间定期检测血红蛋白、白细胞总数及网织红细胞计数。通常药物治疗一个月左右网织红细胞上升，随之血红蛋白上升，3 个月后红细胞开始上升，而血小板上升需要较长时间。⑤雄激素持续治疗 3～6 个月才能见效，应向患者解释清楚，使之坚持服药。若治疗半年无网织红细胞或血红蛋白上升方可认为无效。

3. 造血生长因子 ①过敏反应，用药前做过敏试验，粒系集落刺激因子（G‑CSF）皮下注射偶有皮疹、发热、消化道不适等不良反应，一般在停药后消失；粒‑单系集落刺激因子（GM‑CSF）注射可出现发热、骨痛、腹泻等，严重者可出现心包炎、血栓形成。②用药期间定期检查血象。

（五）对症护理

1. 贫血护理 参见"贫血概述"。

2. 出血的预防和护理

（1）观察出血部位、出血量和出血时间，监测血小板数量、出凝血时间、凝血因子等化验结果，监测脉搏、心率、血压、意识状况等。

（2）避免使用对骨髓有损伤作用和抑制血小板功能的药物。

（3）血小板低于 $<50\times10^9/L$ 时减少活动，增加卧床休息时间，防止外伤如跌倒、碰撞，尤其发热、神志不清和虚弱时更应注意防护；保证充足睡眠，避免情绪激动；血小板 $<20\times10^9/L$ 时应绝对卧床休息；给予易消化的软食或半流质软食，禁食过硬、粗糙、带刺、带骨的食物，以防消化道出血；保持大便通畅，避免用力排便，必要时使用开塞露或缓泻剂，避免腹内压增高引起出血。

（4）口腔、牙龈、皮肤、黏膜出血者，遵医嘱用糖皮质激素治疗，颅内或内脏出血者遵医嘱输入浓缩血小板液或新鲜血。

3. 感染的预防和护理

（1）病室空气新鲜、温度适宜，定时开窗通风；每周用紫外线或臭氧照射 2～3 次，每次 20～30 分钟；定期用消毒液擦拭家具、地面；限制探视人数及次数，以减少感染机会；对粒细胞绝对值 $\leqslant 0.5\times10^9/L$ 者进行保护性隔离，并向患者及家属解释其必要性，使其自觉遵守隔离制度。

（2）讲究个人卫生，做好口腔、皮肤、肛周清洁护理。由于口腔黏膜与牙龈出血、高热致唾液分泌减少、广谱抗生素的应用等，每日应进行口腔护理（餐前、餐后、睡前、晨起），根据口腔 pH 选择漱口液。便后清洗肛周皮肤，睡前、便后用 1∶5000 高锰酸钾溶液坐浴 15 分钟，保持大便通畅。

（3）医务人员严格执行无菌操作原则，各项治疗与护理操作严格无菌。

（4）观察患者有无感染征象，注意体温变化，询问患者有无咽痛、咳嗽、咳痰、胸痛以及肛周疼痛，了解痰液、尿液及大便性质，监测白细胞、尿常规有无异常。若出现以上各项异常，提示感染，应及时通知医生。

（5）一旦发生感染，遵医嘱进行细菌培养和药敏试验，给予广谱抗生素治疗，必要时输入白细胞混悬液。

（6）高热患者应卧床休息，以减少机体的消耗；多饮水，每天饮水 2000ml 以上，必要时遵医嘱静脉补液，以补充丢失的体液；给予物理降温，慎用解热镇痛药，以免影响血小板数量及功能，避免诱发出血；有出血倾向者禁乙醇拭浴，以免血管扩张加重出血。

（六）心理护理

关心和尊重患者，建立良好的护患关系，多与患者沟通交流；注意观察患者的情绪反应及行为表现，并及时给予有效的心理疏导；耐心解释疾病有关知识，向患者介绍治疗成功的案例，使患者增加治疗信心。

（七）健康指导

1. 疾病知识指导 避免长期接触苯、油漆、染料等有害物质。接触杀虫剂或电离辐射的人员，应加强卫生宣教，使他们认识工作环境的危害，自觉提高职业保护意识，加强个人防护，严格遵守操作规程，定期检查血象，血细胞下降者应休息或调换工作；新近进行的室内装修，入住前注意监测室内甲醛、射线水平。

2. 用药指导 避免滥用氯霉素、磺胺药、保泰松、安乃近、阿司匹林等药物；向患者说明坚持用药的重要性，嘱咐患者坚持按时、按量、按疗程用药；告知患者药物的不良反应及其处理方法；指导患者定期复查血象，以便观察病情变化和判断疗效。

3. 自我护理指导 指导患者防止损伤、跌倒，养成良好的卫生习惯，保持口腔、皮肤、肛周清洁，注意保暖，尽量少去公共场所，预防出血、感染，出现出血、感染征象及时就诊。

目标检测

选择题

A1／A2 型题

1. 重型再生障碍性贫血早期最突出的表现是
   A. 呕吐   B. 进行性贫血   C. 黄疸
   D. 肝、脾、淋巴结肿大   E. 出血和感染

2. 患者，女，29 岁。患急性再生障碍性贫血，突然出现头痛、呕吐、瞳孔大小不等，一侧肢体瘫痪，出现以上症状可能是发生了
   A. 严重感染   B. 颅内出血   C. 皮肤黏膜出血
   D. 胃黏膜出血   E. 脑血栓

3. 患者，男，48 岁。因再生障碍性贫血接受丙酸睾丸酮注射治疗，护士对患者的用药指导正确的是
   A. 该药吸收快，需要深部肌内注射   B. 如用药 1 个月见效即可停药
   C. 副作用少，可适当加大剂量   D. 长期用药不损害肝脏
   E. 需经常更换注射部位以防注射处发生硬结

4. 患者，男，43 岁。因皮肤黏膜广泛出血和反复感染就诊，入院查血常规提示全血细胞减少，诊断为再生障碍性贫血。出院时护士对患者应重点强调的是
    A. 预防性使用抗生素   B. 不可随便用药   C. 坚持治疗
    D. 预防感冒   E. 定期复查

5. 患者，男，20 岁。入院诊断为急性再障，突然出现头痛、呕吐、视物模糊。采用的对症护理措施，不正确的是
    A. 患者平卧位   B. 吸氧   C. 头部置热毛巾
    D. 保持呼吸道畅通   E. 按医嘱用药

（刘俊香）

第四节　出血性疾病患者的护理

PPT

> **情境导入**
>
> **情境**：患者，女，16 岁，学生。因"反复牙龈渗血 3 个月，月经量增多伴口腔血泡 1 天"入院。护理评估：T 36.5℃，P 98 次/分、R 20 次/分、BP 110/70mmHg，口腔颊部及舌缘有血泡、牙龈有渗血、全身皮肤散在瘀点、瘀斑、双下肢密集，月经量多，有血凝块。血常规检查：Hb 108g/L，WBC 8.5×10^9/L，PLT 9×10^9/L。诊断为特发性血小板减少性紫癜。
>
> **任务**：1. 请提出该患者目前存在的主要护理问题。
> 　　　　2. 请列出预防再次出血的护理措施。

一、特发性血小板减少性紫癜

特发性血小板减少性紫癜（idiopathic thrombocytopenic purpura，ITP）是一种复杂的、多种机制共同参与的获得性自身免疫性疾病。是一组免疫介导的血小板过度破坏所致的出血性疾病，以广泛皮肤黏膜及内脏出血、血小板减少、骨髓巨核细胞发育成熟障碍、血小板生存时间缩短及产生血小板特异性自身抗体为特征。

ITP 是最为常见的血小板减少疾病，临床分为急性型和慢性型两种。①急性 ITP：以儿童多见，多数约数周至 4 个月可恢复正常。②慢性 ITP：以成年女性多见，常反复发作，迁延不愈，病程可达数年，难以自然缓解。

【病因及发病机制】

（一）病因

1. 感染因素　细菌或病毒感染与 ITP 的发病密切相关。急性 ITP 患者在发病前 2 周左右有上呼吸道感染史；慢性 ITP 患者常因感染而使病情加重；此外，病毒感染后发病的 ITP 患者血中可检测到抗病毒抗体或免疫复合物，而且抗体滴度及免疫复合物水平与血小板数目的多少及其寿命的长短呈负相关。证明 ITP 与感染尤其是病毒感染有关，特别是急性 ITP。

2. 免疫因素　免疫因素是 ITP 发病的重要原因，将 ITP 患者的血浆输给健康受试者可造成一过性血小板减少；50%～70% 的 ITP 患者血浆和血小板表面可检测到血小板特异性自身抗体；临床上应用糖皮质激素、大剂量丙种球蛋白静脉滴注和血浆置换等疗效确切。

3. 肝、脾因素　脾不仅是血小板抗体产生的主要部位，而且是血小板破坏的主要场所。正常人血小板平均寿命 7～11 天，ITP 患者血小板寿命明显缩短，为 1～3 天。患者行脾切除后，多数患者血小板计数上升。肝在血小板的破坏中的作用与脾相似。

4. 其他因素　遗传及雌激素可能与 ITP 发生有关，ITP 多见于育龄女性，可能与体内雌激素水平

较高有关。此外，有研究表明ITP的发生可能受基因的调控，与遗传因素有关。

（二）发病机制

细菌、病毒感染介导免疫反应产生血小板自身抗体，血小板与抗体结合后易被单核－巨噬细胞破坏。血小板抗体导致血小板破坏，同时也影响巨核细胞成熟，使血小板生产减少。雌激素可增强自身免疫反应，抑制血小板生成，促进单核－吞噬细胞吞噬及破坏与抗体结合的血小板。

【护理评估】

（一）健康史评估

详细询问患者出血发生急缓、主要部位与范围；有无诱因；询问患者起病前 $1 \sim 2$ 周有无呼吸道感染史，询问女性患者月经史；询问患者有无使用对血小板有影响的药物，仔细询问有无家族史。

（二）身体评估

1. 急性型

（1）前驱症状　多数患者起病前 $1 \sim 2$ 周有呼吸道感染史，特别是病毒感染史（如上感、麻疹、水痘等），也可见于疫苗接种后，多在冬春季发病。起病急而重，常有畏寒、发热等前驱症状。

（2）出血症状　①皮肤黏膜出血：最常见，出血广泛而严重。皮肤出血表现为大小不等的瘀点、瘀斑、紫癜甚至血肿和血泡，常先出现在四肢，尤以下肢多见；黏膜出血表现为鼻出血、牙龈出血、口腔黏膜出血，损伤及注射部位可渗血不止或形成大小不等的瘀斑。②内脏出血：当血小板低于 $20 \times 10^9/L$ 时，可有内脏出血，表现为呕血、便血、咯血、阴道出血、血尿等。③颅内出血：严重的血小板减少可出现颅内出血，是本病的主要死因，表现为突发剧烈头痛、意识障碍、抽搐，双侧瞳孔不等大、对光反射消失等。

急性型病程多为自限性，常在数周内恢复，少数病程超过半年转为慢性。

2. 慢性型　起病缓慢，一般无前驱症状。出血倾向较轻而局限，常反复发作，表现为皮肤瘀点、瘀斑、紫癜及外伤后不易止血；牙龈出血、鼻出血亦很常见；严重内脏出血较少见，但女性患者月经过多较常见。每次出血持续数周、数月，甚至迁延数年，很少自然缓解；部分患者可因感染等使病情加重，出现广泛、严重的皮肤黏膜及内脏出血，也可因情绪激动而诱发致命性的颅内出血。反复发作者常有轻度脾大和失血性贫血。

3. 并发症　ITP患者最严重的并发症是颅内出血、失血性休克。

（三）心理－社会评估

急性出血者因担心大出血易出现紧张、恐惧心理；慢性出血易反复发作和病程迁延不愈，患者常出现烦躁、易怒、抑郁、悲观等心理反应。

（四）辅助检查

1. 血象　血小板减少，急性型常低于 $20 \times 10^9/L$，慢性型常为 $(30 \sim 80) \times 10^9/L$，血小板体积增大，功能一般正常。短期内大出血或反复出血者可出现红细胞和血红蛋白降低。白细胞多正常。

2. 骨髓象　①巨核细胞数量增加或正常；②巨核细胞发育成熟障碍，表现为巨核细胞体积变小、胞浆内颗粒减少、幼稚巨核细胞增加；③有血小板形成的巨核细胞明显减少（＜30％）；④红系、粒系及单核系正常。

3. 其他　束臂试验阳性、出血时间延长、血块收缩不良。血小板相关抗体（PAIgG）和血小板相关补体（PAC$_3$）增高，血小板生成时间缩短。

【主要护理诊断/问题】

1. 组织完整性受损：出血　与血小板减少有关。

2. 恐惧　与血小板过低、反复出血有关。

3. 潜在并发症　颅内出血。

4. 有感染的危险 与糖皮质激素治疗有关。

5. 焦虑 与病情反复发作有关。

【护理措施】

(一) 一般护理

1. 休息与活动 当血小板大于 $50 \times 10^9/L$ 时，局限于皮肤黏膜出血的轻症患者可适当活动，但应避免剧烈活动。当血小板小于 $50 \times 10^9/L$ 时，应减少活动，尽量卧床休息。当血小板小于 $20 \times 10^9/L$ 时，应绝对卧床休息，避免一切损害因素。

2. 饮食护理 指导患者进食高蛋白、高维生素、高热量、少渣食物。病情严重者提供流质或半流质饮食，避免粗糙、坚硬、辛辣的食物，以免损伤口腔黏膜和消化道，预防消化道出血。

(二) 病情观察

观察皮肤黏膜的出血情况，如口腔黏膜有血泡，提示血小板显著减少，是严重出血的征兆。严密观察生命体征、神志、大便与尿液的颜色变化，警惕内脏出血及颅内出血征兆。若患者突然出现头痛、喷射性呕吐、双侧瞳孔不等大、对光反射迟钝则提示颅内出血。若出现腹痛、呕血、黑便则提示消化道出血，若出现腰痛、血尿则提示肾脏出血。若出现面色苍白、脉搏细速、血压下降则提示失血性休克。注意动态监测血小板数量及出凝血时间等。

(三) 配合治疗

1. 糖皮质激素 为首选治疗药物。作用机制：①减少自身抗体生成及减轻抗原抗体反应；②阻止单核 - 巨噬细胞对血小板的破坏；③改善毛细血管通透性；④刺激骨髓造血及向外周血释放血小板。常用药物有泼尼松。症状严重者可予地塞米松或甲泼尼龙静滴，好转后改口服。

2. 免疫抑制剂 一般不作首选治疗，以上方法治疗无效或疗效差，可与糖皮质激素合用，以提高疗效、减少糖皮质激素用量。常用药物有长春新碱、环磷酰胺、环孢素 (主要用于难治性 ITP) 等。长春新碱最常用，每周一次，每次 1mg，静脉注射，4~6 周为一个疗程。

3. 脾切除 机制是减少血小板抗体产生及减轻血小板破坏。适应证：①正规糖皮质激素治疗 6 个月以上无效者；②糖皮质激素治疗有效，但维持剂量大于 30mg/d；③有糖皮质激素使用禁忌证者。

4. 急重症的治疗 当血小板 $< 20 \times 10^9/L$、出血严重而广泛、疑有或已发生颅内出血、近期将实施分娩或手术等急重症患者，可输注血小板悬液、静脉滴注丙种球蛋白、大剂量的甲泼尼龙、血浆置换。

(四) 用药护理

向患者介绍常用药物的作用及不良反应，以争取积极主动的配合治疗。

1. 糖皮质激素 ①长期使用可出现身体外形的变化、高血压、糖尿病、消化道出血、继发感染等不良反应。②用药期间注意观察血压、血糖、生命体征、大便颜色及监测骨密度。③告知患者坚持合理用药的重要性，待血小板正常或接近正常后遵医嘱逐渐减量，小剂量维持 3~6 个月，不可擅自增减或骤停药物。

2. 免疫抑制剂 免疫抑制剂的护理见本章第三节"再生障碍性贫血患者的护理"相关内容。

(五) 对症护理

详见本章第一节"血液系统概述、常见疾病症状体征的护理"相关内容。

(六) 心理护理

多与患者和家属交流，及时了解患者的需求和心理状况，耐心解答患者提出的问题，向患者解释出血的原因及如何减轻和避免加重出血，并介绍治疗成功的病例，以增加患者的治疗信心，从而减轻焦虑、恐惧感，积极配合治疗。

（七）健康指导

1. 预防出血指导　注意休息，适当运动，避免剧烈或易损伤的活动；预防各种外伤，使用刀、剪、锯等工具时应戴保护性手套，不挖鼻腔，不用牙签剔牙；注意保暖，预防感染；避免引起内脏出血和颅内出血的因素，如用力咳嗽、屏气、用力排便、情绪激动等；避免使用可引起血小板减少或抑制其功能的药物，如阿司匹林、吲哚美辛等。

2. 疾病知识指导　向患者及家属介绍本病的有关知识，教会患者及家属进行自我护理，如学会压迫止血的方法及识别出血的征象，如出现皮肤瘀点、瘀斑、鼻出血、黑便时应及时就医。

3. 用药指导　鼓励患者坚持用药，不可自行减量或突然停用糖皮质激素，以免引起反跳现象。用药期间定期复查血常规、血压、血糖等。

二、过敏性紫癜

过敏性紫癜（allergic purpura）是一种常见的血管变态反应性疾病，因机体对某种致敏物质产生变态反应，导致毛细血管通透性及脆性增加，血液外渗，主要表现为皮肤、黏膜及某些器官出血，同时可伴血管神经性水肿、荨麻疹等其他过敏表现。本病多为自限性，以儿童及青少年多见，男性发病略多于女性，春、秋季发病较多。

【病因及发病机制】

（一）病因

1. 感染　是最常见的病因，包括细菌（β溶血性链球菌、金黄色葡萄球菌等）、病毒（麻疹、风疹、水痘）等感染都可引起，以β溶血性链球菌引起的上呼吸道感染最多见。

2. 食物　主要是机体对某些食物中的异体蛋白过敏，如鱼、虾、蛋、奶、蟹等。

3. 药物　抗生素类（磺胺药、青霉素、头孢菌素）、解热镇痛药（水杨酸类、保泰松）、异烟肼、噻嗪类利尿药等均可引起。

4. 其他　花粉、尘埃、疫苗接种、虫咬及寒冷刺激等。

（二）发病机制

目前认为过敏性紫癜是免疫因素介导的一种全身血管炎症反应。

1. 蛋白质及其他大分子物质　蛋白质及其大分子作为抗原，刺激人体产生抗体，抗体与抗原结合成抗原－抗体复合物，沉积于血管内膜，激活补体，导致中性粒细胞游走、趋化及一系列炎症介质的释放，引起血管炎症反应，使毛细血管通透性和脆性增加。此种炎症反应除多见于皮肤、黏膜小动脉及毛细血管外，尚可累及肠道、肾及关节腔等部位小血管。

2. 小分子物质　小分子过敏原作为半抗原，与人体内某些蛋白质结合构成抗原，刺激机体产生抗体，此类抗体吸附于血管及其周围的肥大细胞，当上述半抗原再度进入体内时，即与肥大细胞上的抗体产生免疫反应，致肥大细胞释放一系列炎症介质，引起血管炎症。

【护理评估】

（一）健康史评估

注意询问患者的发病年龄、感染史、过敏史、过敏原接触史以及用药史，有无内脏出血及其严重程度。

（二）身体评估

1. 症状体征　多为急性起病，起病前1~3周有全身不适、低热、乏力及上呼吸道感染等前驱症状，随后出现皮肤瘀点、瘀斑等典型表现。临床上根据累及部位及表现不同分为以下5种类型。

（1）单纯型（紫癜型）　为临床最常见类型，反复出现的皮肤瘀点、紫癜为特征性首发表现。常局限于四肢，尤其是下肢和臀部多见，面部、躯干、掌心少见；其分布呈对称性，分批出现；其大小不等，以瘀点多见，呈紫红色，略高出皮肤表面或融合成片状瘀斑，可伴有出血性丘疹或小型荨麻疹。随着病情的发展，瘀点颜色由紫红色变成紫色、黄褐色、淡黄色，经 7~14 天逐渐消退。

（2）腹型　为最具潜在危险的类型，主要是消化道黏膜及腹膜脏层毛细血管受累所致。此型除皮肤紫癜外，主要表现为腹痛，多位于脐周或下腹部，呈阵发性绞痛，无明显腹肌紧张及反跳痛。可伴呕血、便血、腹泻及黏液便等。部分患者在皮肤出现紫癜前因有明显腹痛、压痛、肠鸣音亢进而被误诊为急腹症。幼儿可因肠壁水肿、蠕动增强等而致肠套叠。

（3）关节型　此型主要为关节部位血管受累所致，除皮肤紫癜外，以关节肿胀、疼痛、压痛及功能障碍为主要表现，多见于肘、腕、膝、踝等大关节，呈游走性、对称性、反复性发作，不遗留关节畸形。

（4）肾型　此型最严重，主要为肾小球毛细血管袢炎症反应所致。多在紫癜发生 1 周后出现血尿、蛋白尿及管型尿，少数患者可出现水肿、高血压及肾衰竭等表现，多数患者 3~4 周内恢复，少数患者可因反复发作而演变为慢性肾炎或肾病综合征，甚至发生尿毒症。

（5）混合型　较少见，合并上述两种以上临床表现，成为混合型。

2. 并发症　本病如果治疗不及时，可并发上消化道出血、慢性肾炎及尿毒症等。

（三）心理－社会评估

过敏性紫癜患者常因大片瘀点、瘀斑、上消化道出血，出现焦虑、恐惧、紧张等心理反应。反复发作、出现慢性肾炎或尿毒症时会出现抑郁、悲观、绝望心理反应。

（四）辅助检查

1. 血液检查　白细胞计数轻度到中度增高，嗜酸性粒细胞增多；血小板计数、出血时间及凝血各项试验正常；半数以上患者毛细血管脆性试验阳性；肾功能受损时血尿素氮和血肌酐升高、内生肌酐清除率下降。

2. 尿液检查　肾型和混合型可有蛋白尿、血尿、管型尿。

【主要护理诊断/问题】

1. 有损伤的危险：出血　与血管通透性和脆性增加有关。

2. 疼痛：腹痛、关节痛　与过敏性血管炎有关。

3. 潜在并发症　慢性肾炎、肾病综合征、肾衰竭。

【护理措施】

（一）一般护理

1. 休息与活动　卧床休息能加快症状消失，过早或过多活动可使症状加重或复发。因此，发作期患者应增加卧床休息时间，提供必要的生活帮助，避免过早、过多活动。

2. 饮食护理　避免进食过敏性食物，如鱼、虾、蟹、蛋、奶等；发作期避免进食过热、粗糙、坚硬的饮食，宜进食清淡、少渣、易消化的软食或半流质食物。

（二）病情观察

密切观察患者生命体征；观察瘀点、瘀斑出现的部位、大小及其进展情况，观察有无血疱形成；对腹痛患者注意疼痛部位、性质、程度，有无伴随症状，同时注意腹部体征的变化，观察腹部有无压痛、反跳痛、肌紧张；对便血患者注意观察便血量及颜色；对关节疼痛患者注意观察关节肿痛及活动情况；对肾型患者观察尿量及尿色的变化，定期做尿液检查等。

（三）配合治疗

1. 消除致病因素　防治感染，清除扁桃体炎等局部病灶，避免可能致敏的食物及药物等。

2. 一般治疗

（1）抗组胺药　盐酸异丙嗪、氯苯那敏、阿司咪唑（息斯敏）及静脉注射钙剂等。

（2）改善血管通透性药物　维生素 C、卡巴克络等。

3. 糖皮质激素　有抑制抗原抗体反应、减轻炎症渗出、改善血管通透性等作用，对腹型及关节型疗效较好，对紫癜型及肾型疗效不明显。一般常用泼尼松 30mg/d 口服；重症患者可用氢化可的松 100 ~ 200mg/d 或地塞米松 5 ~ 15mg/d 静脉滴注，待症状减轻后改口服。糖皮质激素疗程一般不超过 30 天，肾型患者可酌情延长。

4. 免疫抑制剂　如上述治疗效果不佳或近期内反复发作者，可酌情使用免疫抑制剂如环磷酰胺、硫唑嘌呤、环孢素等。

5. 对症治疗　腹痛较重者可予阿托品或山莨菪碱（654 - 2）口服或注射；关节痛可酌情用镇痛药；呕吐严重者可用止吐药；伴发呕血、血便者，可用奥美拉唑等治疗。

（四）用药护理

遵医嘱合理、规律用药，在用药过程中，注意观察药物疗效和不良反应。

1. 糖皮质激素　应向患者及家属讲明可能出现的不良反应，并加强护理。

2. 免疫抑制剂　使用环磷酰胺应嘱患者多饮水，注意观察尿液的量和颜色有无改变。

（五）对症护理

腹痛患者协助患者取舒适卧位，如仰卧屈膝位；关节疼痛的患者应注意局部关节制动与保暖，必要时可遵医嘱给予解痉药或消炎镇痛药。

（六）心理护理

多与患者和家属交流，耐心倾听患者诉说，鼓励患者表达自己的心理感受，以了解患者的需求和心理状况，并及时给予心理疏导和精神上的鼓励，使患者能积极配合治疗。

（七）健康指导

1. 疾病知识教育　向患者及家属介绍本病的主要表现及治疗方法，并说明本病为过敏性疾病，解释引发本病的有关因素及避免再次接触的重要性，指导患者遵医嘱服药。

2. 预防指导　避免进食可能引起过敏的食物和药物，是预防过敏性紫癜的主要措施。养成良好的卫生习惯，饭前便后要洗手，避免食用不洁食物，预防寄生虫感染。加强锻炼，增强体质，同时避免受凉，预防上呼吸道感染。

3. 自我监测指导　教会患者对出血情况及伴随症状的自我监测，如发现新的大片瘀斑、腹痛、便血、关节肿痛、水肿、少尿等，说明病情复发或加重，应及时就医。

三、血友病

血友病（hemophilia）是一组最常见的因遗传性凝血因子缺乏引起的出血性疾病，以阳性家族史、幼年发病、自发或轻度外伤后出血不止、血肿形成及关节出血为特征。

【分类】

临床分为血友病 A，又称遗传性抗血友病球蛋白缺乏或凝血因子Ⅷ（FⅧ）缺乏；血友病 B，又称遗传性 FⅨ缺乏症或凝血因子（FⅨ）缺乏症；遗传性凝血因子Ⅺ（FⅪ）缺乏症（Rosenthal 综合征）3 种。以血友病 A 最常见。

【病因及发病机制】

（一）病因

血友病为遗传性疾病，绝大多数情况下男性发病，女性为缺陷基因携带者。血友病 A 和 B 均为性染色体连锁隐性遗传，遗传基因位于 X 染色体上，表现为女性遗传、男性发病；遗传性凝血因子Ⅺ缺乏症为常染色体显性遗传，表现为父母均可遗传，子女均可发病。

（二）发病机制

因凝血因子基因缺陷导致凝血因子水平和功能减退使血液不能正常凝固，出现自发性关节和组织出血。

【护理评估】

（一）健康史评估

重点评估患者有无家族史及出血史等，评估患者出血前有无引起损伤的病因和诱因。

（二）身体评估

1. 症状体征

（1）出血　是血友病患者主要的临床表现。出血的轻重与血友病类型及相关因子缺乏程度有关。血友病 A 出血最为严重，血友病 B 次之，遗传性凝血因子 XI 缺乏症最轻。多为自发性或轻度外伤、小手术后（如拔牙、扁桃体切除）出血不止，且具备以下特征：①出生即有并伴随终身。②以皮下软组织或深部肌肉内出血最为常见，常出现在下肢、前臂和臀部肌肉，多伴局部血肿形成。③负重关节（如膝、踝关节等）反复出血较为突出，最终可致关节疼痛、肿胀、僵硬、畸形，可伴骨质疏松、关节骨化及相应肌肉萎缩。肌肉及关节腔内出血是血友病患者的特征性表现。④内脏出血较为少见，重症患者可发生呕血、咯血，甚至颅内出血。颅内出血是患者死亡的主要原因。

（2）血肿压迫表现　血肿压迫周围神经可致局部疼痛、麻木及肌肉萎缩；血肿压迫血管可致相应供血部位缺血性坏死或瘀血、水肿；口腔底部、咽喉部及颈部软组织出血及血肿形成可致呼吸困难，甚至窒息；血肿压迫输尿管可致排尿障碍。

2. 并发症　反复多次关节腔积血可致受累关节强直、僵硬、变形。

（三）心理－社会评估

本病尚不能根治，患者终身带病，易反复发作，故常有悲观、自卑情绪；反复出血及轻微损伤后持久出血，患者常有紧张、恐惧等心理。

（四）辅助检查

1. 血象及血小板功能　红细胞、白细胞及血小板计数基本正常；出血时间、凝血酶原时间（PT）、血块回缩试验正常。

2. 筛选试验　凝血时间和激活部分凝血活酶时间延长，凝血酶原消耗不良及简易凝血活酶生成试验异常，有助于血友病 A 的诊断及分型。

【主要护理诊断/问题】

1. 组织完整性受损　与凝血因子缺乏有关。

2. 疼痛：肌肉、关节疼痛　与深部组织血肿或关节腔出血有关。

3. 有受伤的危险　与凝血因子缺乏有关。

4. 有失用综合征的危险　与反复多次关节腔出血有关。

5. 焦虑/恐惧　与终身出血倾向、关节畸形、害怕出血不止、危及生命有关。

【护理措施】

（一）一般护理

1. 休息与活动　轻型患者可适当活动和运动（如散步、骑自行车等），但应避免从事易致损伤的工作和活动，避免过度负重或剧烈的接触性运动（如拳击、篮球等）。严重出血时卧床休息，出血停止后逐步增加活动量。

2. 饮食护理　血友病患者的饮食应避免坚硬、带骨、带刺的食物，以免消化道损伤，引起出血。如果有严重消化道出血应暂禁食。

（二）病情观察

监测患者生命体征；观察有无自发性出血或轻微受伤后出血现象，如皮下瘀血、肢体肿胀、关节腔出血、关节疼痛及活动受限；观察有无深部组织血肿压迫表现，有无重要脏器出血（如消化道出血、颅内出血）表现；观察凝血时间、凝血活酶生成试验及纠正试验。

（三）配合治疗

1. 补充凝血因子　目前血友病最有效的治疗方法是替代治疗，即补充缺失的凝血因子，为防治血友病出血最重要的措施。主要制剂有新鲜或冷冻血浆（含所有的凝血因子）、冷沉淀物（主要含纤维蛋白原等）、凝血酶原复合物、基因重组的纯化FⅧ等。

2. 药物治疗　去氨加压素是一种人工合成的抗利尿激素类物质，其作用是抗利尿和动员体内贮存凝血因子Ⅷ释放，可用于轻症血友病 A 患者；抗纤溶剂（如 6 - 氨基己酸）能保护已形成的血凝块不被溶解，可用于口腔伤口及拔牙时止血；达那唑对轻、中型者疗效较好，其作用机制不明；糖皮质激素通过改善血管通透性及减少抗FⅧ：C 抗体的产生而发挥作用，适用于反复接受 FⅧ：C 输注治疗而疗效渐差的患者。

3. 局部出血治疗　鼻黏膜出血，可用凝血酶、巴曲酶止血海绵等填塞止血；出血较多的伤口或拔牙后出血不止，需采用含凝血因子的粘贴物覆盖伤口；局部深层组织血肿和关节腔出血，早期应采取冷敷或绷带加压止血，抬高患肢固定、制动。肌肉出血常为自限性，为防感染，不主张进行血肿穿刺。

（四）用药护理

1. 输注凝血因子　应在凝血因子取回后立即输注，不能放置过久；冷冻血浆或冷沉淀物输注前，应放在 37℃ 水温中 10 分钟内解冻、融化，并尽快输注。输注过程中注意观察有无不良反应。

2. 去氨加压素　去氨加压素快速滴注可出现心率加快、血压升高、颜面潮红、头痛、少尿等不良反应，因此，滴注速度不宜过快，用药过程中应严密观察患者反应，必要时可遵医嘱对症处理。

（五）对症护理

1. 预防出血　患者不宜穿硬底鞋或赤脚走路，慎用刀、剪、锯等工具，必要时佩戴防护性手套；尽量避免损伤性治疗，如果必须治疗时，术前应补充足够的凝血因子；尽量避免或减少各种注射，如果必须注射，拔针后局部应压迫 5 分钟以上，直至出血停止；尽量不使用静脉留置套管针，以免针眼出血；避免服用阿司匹林、双嘧达莫等抑制血小板聚集或使血小板减少的药物，以免加重出血。

2. 局部出血处理　咽喉出血和血肿形成患者，协助取侧卧位或头偏一侧，必要时用吸引器吸出血液或血块，以保持呼吸道通畅，防止血肿压迫呼吸道引起窒息；颅内出血患者立即遵医嘱紧急输注凝血因子，详见本章"特发性血小板减少性紫癜患者的护理"；皮肤表面出血，可局部压迫止血；深层组织的血肿及关节腔出血时，应早期采用冰袋冷敷或加压包扎止血。

3. 防止关节失用

（1）关节腔出血急性期应卧床休息，用冰袋冷敷或绷带包扎压迫止血；置肢体于功能位置，抬高患肢制动，以防止出血加重；在肿胀未完全消退、肌力未恢复之前避免患肢负重；适当增加卧床休息时间，避免过早行走，以防关节腔再次出血。

（2）为防止关节挛缩、僵硬、畸形和功能丧失，应向患者及家属说明功能锻炼的目的，针对病变关节进行科学护理和康复训练。在关节腔出血控制后，帮助患者进行受累关节的主动或被动活动；指导患者进行股四头肌收缩功能训练，以利局部肌力恢复；进行理疗，以促进受累关节功能康复。

（六）心理护理

关心体贴患者，与患者建立良好关系，允许患者表达自己的感受并表示理解，向患者解释疾病的相关知识，及时提供有关血友病的医疗信息，鼓励患者正确面对患病现实，使之积极配合治疗，从而提高生活信心。

（七）健康指导

1. 疾病知识指导　向患者及家属介绍本病的病因、遗传特点、主要表现及主要治疗方法；说明本病为遗传性疾病，需要终身治疗；为患者提供有关血友病社会团体的信息，鼓励患者及家属参与相关的社团及咨询，通过患者之间的信息交流、相互支持，共同应对这一终身性疾病对患者带来的困难及烦恼。

2. 出血预防指导　血友病出血多数与损伤有关，预防损伤是防止出血的重要措施之一。应向患者学校或工作单位说明患者病情并介绍预防出血的知识，合理安排患者学习和工作。活动性出血患者应限制其活动范围和活动强度，一般血友病患者应避免剧烈或易致损伤的活动、运动及工作，以减少出血的危险。避免服用阿司匹林等影响血小板功能的药物。

3. 自我监测指导　教会患者识别出血的征象及止血的急救处理方法，告诉患者外出的时候最好携带写明血友病的病历卡，以便于发生意外时进行紧急救护。

4. 预防指导　血友病为遗传性疾病，重在预防。重视遗传咨询、婚前检查及产前检查是减少血友病发生率的关键。血友病患者及女性基因携带者应避免生育，以减少血友病的遗传概率；为了减少血友病患儿的诞生，女性携带者可于妊娠第 13～16 周进行羊水穿刺检查，确定其胎儿是否患血友病，从而确定是否终止妊娠。

目标检测

选择题

A1/A2 型题

1. 特发性血小板减少性紫癜首选的治疗是
    A. 糖皮质激素 　　　　　B. 脾切除 　　　　　C. 输新鲜血
    D. 输血小板悬液 　　　　E. 大剂量免疫球蛋白滴注

2. 特发性血小板减少性紫癜护理措施错误的是
    A. 禁用牙签剔牙 　　　　　　　　B. 及时去除鼻腔内的血痂
    C. 刷牙不要太用力 　　　　　　　D. 血小板 $<20\times10^9$/L，应绝对卧床休息
    E. 避免使用阿司匹林

3. 患者，男，38 岁。诊断为特发性血小板减少性紫癜。护士应告诉患者禁用的药物是
    A. 地西泮 　　　　　　　B. 强的松 　　　　　　C. 红霉素
    D. 青霉素 　　　　　　　E. 阿司匹林

4. 患者，女，50 岁。确诊为特发性血小板减少性紫癜 1 年，全身多处瘀斑 3 天入院。医嘱：浓缩血小板悬液 15U 静脉滴注。以下输注浓缩血小板悬液的做法错误的是
    A. 从血库取血回来后应尽早输注 　　　B. 输注前需 2 位护士进行三查八对
    C. 输注前后均需输入少量生理盐水 　　D. 输注速度调节至 20～30 滴/分
    E. 输注过程中应加强巡视患者

5. 患者，女，26 岁。患特发性血小板减少性紫癜，血常规显示：红细胞 3.5×10^{12}/L，血红蛋白 100g/L，WBC 6.8×10^9/L，血小板 20×10^9/L。该患者最大的危险是
    A. 全身皮肤黏膜出血 　　　B. 消化道出血 　　　C. 颅内出血
    D. 感染 　　　　　　　　　E. 贫血

（刘俊香）

第五节 白血病患者的护理

PPT

情境导入

情境：患者，女，28 岁。因"反复牙龈出血 1 个月，寒战、高热 1 天，鼻出血 1 小时"入院。护理评估：T 40.5℃，P 110 次/分，R 26 次/分，BP 110/80mmHg；面色苍白，牙龈肿胀，口腔多处溃疡；全身皮肤广泛点片状出血；颈部及锁骨上窝可触及多个淋巴结肿大；胸骨有压痛，肝脾肿大。辅助检查：血常规示 Hb 80g/L，RBC 2.8×10^{12}/L，PLT 18×10^9/L，WBC 65×10^9/L，N 13.2%，L 75%，M 9%，可见大量原始和幼稚淋巴细胞；骨髓象显示骨髓增生极度活跃，原始细胞占 46%。诊断为急性淋巴细胞性白血病。

任务：1. 请提出该患者目前存在哪些主要护理问题。

2. 患者进行化疗，静脉注射长春新碱时发生了药物外渗，请说出药物外渗护理要点。

一、概述

白血病（leukemia）是一类造血干细胞的恶性克隆性疾病，白血病细胞因自我更新增强、增殖失控、分化障碍、凋亡受阻而停滞在细胞发育的不同阶段。其特征是骨髓和其他造血组织中白血病细胞大量增生累积，使正常造血受抑制，并浸润破坏全身各组织器官。临床主要表现为进行性贫血、出血、发热和组织器官浸润，外周血液中出现大量幼稚细胞。在我国，白血病是一种常见的恶性肿瘤。在恶性肿瘤所致的死亡率中，儿童及 35 岁以下成人中，白血病死亡率位居恶性肿瘤死亡率的首位。

【分类】

（一）根据白血病细胞的成熟程度和白血病自然病程分类

白血病分为急性和慢性两类。

1. 急性白血病（acute leukemia，AL） 细胞分化停滞在早期阶段，骨髓和外周血中多为原始细胞及早期幼稚细胞。起病急，病情发展迅速，自然病程仅为数月。根据受累细胞形态学分类，将急性白血病分为以下 2 类。

（1）急性淋巴细胞白血病（acute lymphoblastic leukemia，ALL，简称急淋） 根据淋巴细胞形态特点分为 3 种亚型：①L₁型，原始和幼稚淋巴细胞以小细胞为主（直径≤12μm）；②L₂型，原始和幼稚淋巴细胞以大细胞为主（直径＞12μm）；③L₃型，原始和幼稚淋巴细胞以大细胞为主，细胞大小较一致，染色深。

（2）急性非淋巴细胞性白血病（acute non-lymphoblastic leukemia，AML，简称急非淋） 又分成 8 种亚型：急性髓细胞白血病微分化型（M₀）、急性粒细胞白血病未分化型（M₁）、急性粒细胞性白血病部分分化型（M₂）、急性早幼粒细胞白血病（M₃）、急性粒-单核细胞白血病（M₄）、急性单核细胞性白血病（M₅）、急性红白血病（M₆）、急性巨核细胞白血病（M₇）。

2. 慢性白血病（chronic leukemia，CL） 细胞分化停滞在较晚阶段，骨髓和外周血中多为较成熟幼稚细胞及成熟细胞。起病缓，病情发展慢，自然病程为数年。慢性白血病根据受累细胞形态分为慢性粒细胞白血病（chronic myelogenous leukemia，CML，简称慢粒）、慢性淋巴细胞白血病（chronic lymphocytic leukemia，CLL，简称慢淋）及少见类型的白血病，如毛细胞白血病、幼淋巴细胞白血病等。

我国急性白血病比慢性白血病多见（约 5.5∶1），成人急性白血病中以急性粒细胞白血病多见，儿童中以急性淋巴细胞白血病多见。

（二）根据白细胞计数分类

多数白血病白细胞计数增多，若白细胞＞100×10^9/L 为高白细胞性白血病；若白细胞计数正常或减少称为白细胞不增多性白血病。

【病因及发病机制】

（一）病因

1. 生物因素　主要是病毒感染和免疫功能异常。成人 T 细胞白血病/淋巴瘤（ATL）可由人类 T 淋巴细胞病毒 I 型（HTLV - I）所致，已经从这些患者的细胞培养株中分离出 HTLV - I，为一种 C 型反转录 RNA 病毒，可通过哺乳、性生活及输血而传播。此外，EB 病毒、HIV 病毒与淋巴系统恶性肿瘤的关系也已被认识。

2. 物理因素　X 射线、γ 射线及电离辐射等均有致白血病作用，其作用与放射剂量的大小及放射部位有关。一次大剂量或多次小剂量照射均可引起白血病。

3. 化学因素　有些化学物质和药物均有致白血病的作用，如苯及其衍生物、氯霉素、保泰松、乙双吗啉、抗肿瘤药物中的烷化剂等。

4. 遗传因素　单卵双胞胎如果一人发病，则另一人发病率高达20%，比双卵双胞胎高12倍。某些遗传性疾病如唐氏综合征白血病发病率是正常儿童的20倍。此外先天性再生障碍性贫血、先天性血管扩张红斑病等白血病的发病率均较高。

5. 其他血液病　某些血液病如骨髓增生异常综合征、淋巴瘤、多发性骨髓瘤等，最终可能发展为白血病。

（二）发病机制

白血病的发病机制较复杂。上述各种因素均可促发遗传基因突变或染色体畸变，使白血病细胞株形成，同时人体免疫功能缺陷，使已形成的肿瘤细胞不断增殖，最终导致白血病的发生。

二、急性白血病

急性白血病（acute leukemia，AL）是造血干细胞的恶性克隆性疾病，起病时骨髓中异常的原始细胞及幼稚细胞（白血病细胞）大量增殖，并广泛浸润肝、脾、淋巴结等各种组织器官，使正常造血受抑制。主要表现为贫血、出血、感染及肝、脾、淋巴结肿大等浸润征象。

【护理评估】

（一）健康史评估

详细询问患者有无反复的病毒感染史；是否用过易诱发本病的药物，如氯霉素、保泰松、抗肿瘤药等；是否接触过放射性物质或化学毒物，如苯、油漆、染料等；了解患者的职业、工作环境及家族史，是否患有其他血液系统疾病，家族中是否有类似疾病者。询问有无贫血、出血、感染、关节疼痛、胸骨压痛、淋巴结肿大的表现。

（二）身体评估

1. 症状　急性白血病起病缓急不一。急性起病者可突然发生高热或者严重出血；缓慢者常表现为面色苍白、疲乏或轻度出血。少数患者因皮肤瘀点瘀斑、月经过多或拔牙后出血不止就医后被发现。本病的主要表现为贫血、发热、出血、白血病细胞浸润等四大表现。

（1）贫血　常为白血病的首发症状，呈进行性加重。多数患者就诊时已是重度贫血，引起贫血的主要原因是骨髓中白血病细胞极度增生，使正常红细胞生成减少所致。部分患者因病程短，可无贫血。

（2）发热　为最常见的早期症状，可低热，亦可达 39～40℃ 以上，常伴畏寒。发热多因继发感染引起，同时白血病本身也可以引起发热，即肿瘤性发热。

1）继发感染　是白血病患者最常见的死亡原因之一。感染的主要原因是成熟粒细胞缺乏。主要表现为持续高热，可伴畏寒、寒战、出汗等。感染最常见的部位是口腔炎、牙龈炎、咽峡炎，肺部感染、肛周炎等，严重时可致败血症。感染最常见的致病菌为革兰阴性杆菌，如肺炎克雷伯菌、铜绿假单胞菌等；革兰阳性球菌感染者有所上升，如金黄色葡萄球菌、肠球菌等；长期应用抗生素者可出现真菌感染。

2）肿瘤性发热　与白血病细胞的高代谢状态及其内源性致热源物质的产生有关。主要表现为持续低至中度发热，可有高热。常规抗生素治疗无效，但化疗药物可使患者体温下降。

（3）出血　几乎所有的急性白血病患者在病程中都有不同程度的出血，近半数以出血为早期表现。出血的主要原因是血小板减少。出血可发生在全身任何部位，以皮肤黏膜瘀点、瘀斑，鼻出血、牙龈出血及女性患者月经过多较常见。胃肠道、眼底出血亦较常见，重者可发生颅内出血，常表现为剧烈头痛、呕吐、瞳孔大小不等，甚至发生昏迷。

（4）白血病细胞浸润表现

1）肝、脾、淋巴结肿大　急性白血病患者可有轻至中度的肝脾肿大，表面光滑，巨脾罕见，主要与白血病细胞浸润有关。浅表淋巴结轻度肿大，无压痛和粘连，以急性淋巴细胞性白血病多见。

2）骨骼和关节疼痛　是白血病常见的症状，尤其以儿童多见。常有胸骨下段局部压痛，为骨髓腔内白血病细胞过度增生所致，对白血病的诊断有一定的价值。

3）眼部浸润表现　急性粒细胞白血病浸润眼眶、骨膜可形成粒细胞肉瘤（绿色瘤），以眼眶部位最常见，可引起眼球突出、复视或者失明。

4）中枢神经系统白血病　可发生在白血病任何时期，常发生在化疗后缓解期，原因是化疗药物不能通过血－脑屏障，使隐藏在中枢神经系统的白血病细胞不能被杀灭，此为白血病髓外复发的主要根源。中枢神经系统白血病以急性淋巴细胞白血病多见，儿童常见，轻者表现为头痛、头晕，严重者可出现呕吐、视物模糊、颈项强直，甚至出现抽搐、昏迷。

5）其他表现　浸润睾丸表现多为一侧睾丸无痛性肿大。此外，心、肺、消化道、泌尿生殖系统均有可能受累。

2. 体征　面色苍白，体温升高，脉搏增快。皮膜黏膜可见瘀点、瘀斑。浸润皮肤可出现皮肤蓝灰色斑丘疹（局部皮肤隆起、变硬，呈蓝紫色结节）。牙龈被浸润时，常可见牙龈增生肿胀。触诊胸骨下段局部压痛是白血病患者最重要的体征之一。浸润肝脾可致肝脾肿大。急性淋巴细胞白血病，常可触及浅表淋巴结轻度肿大，无压痛。髓外白血病主要包括中枢神经系统白血病和睾丸白血病，以中枢神经系统白血病最常见，常有颈强直，甚至瘫痪；睾丸白血病常出现单侧的无痛性睾丸肿大，两者均是白血病髓外复发的根源。

3. 并发症　白血病因血小板减少可引起出血；因成熟粒细胞缺乏可发生感染；因化疗药物不能通过血－脑屏障发生中枢神经系统白血病；白血病细胞大量破坏，可发生尿酸性肾病。

（三）心理－社会评估

白血病是造血系统的恶性肿瘤，患者在明确诊断后常感恐惧、悲伤；治疗效果不佳或白血病复发时，患者易出现悲观、绝望、愤怒等心理反应；因限制探视或保护性隔离时，患者容易产生孤独感；化疗药物的不良反应常使患者拒绝或惧怕治疗；昂贵的治疗费用，常使患者深感无助与绝望。

（四）辅助检查

1. 血常规及血涂片　多数患者白细胞计数增多，常在（$10 \sim 50$）$\times 10^9$/L，少数患者 $< 5 \times 10^9$/L 或 $> 100 \times 10^9$/L，白细胞过高或过低者预后较差。血涂片检查可见数量不等的原始和幼稚细胞，一般为 $30\% \sim 90\%$。常有不同程度的正常细胞性贫血。约 50% 患者血小板低于 60×10^9/L，晚期血小板往往极度减少。

2. 骨髓象　骨髓穿刺检查是确诊白血病的主要依据和必做检查，对临床分型、指导治疗、判断疗效、估计预后有重要意义。多数患者骨髓象增生明显活跃或极度活跃，以原始细胞和幼稚细胞为主，而较成熟的中间阶段的细胞缺如，并残留少量的成熟细胞，形成"裂孔"现象。若原始细胞占全部骨髓有核细胞的 30% 以上，可诊断急性白血病。正常巨核细胞和幼红细胞减少。此外，少数患者的骨髓增生低下。奥尔（Auer）小体仅见于急非淋白血病，有独立诊断意义。

3. 生化检查　血中尿酸浓度增高；尿中尿酸排泄增加甚至出现尿酸结晶，特别是化疗期间，主要是因为大量白血病细胞破坏致尿酸生成增加。

4. 免疫学检查　通过针对白血病细胞表达的特异性抗原的检测，分析细胞所属系列、分化程度，以区分急性淋巴细胞性白血病和急性非淋细胞性白血病。

5. 其他检查　细胞化学、染色体及基因检查，有助于白血病类型的鉴别；出现中枢神经系统白血病时，脑脊液压力升高，白细胞计数增加，蛋白质增多，而糖定量减少，涂片中可找到白血病细胞。

【主要护理诊断/问题】

1. 组织完整受损：出血　与血小板过低引起的皮肤黏膜出血有关。

2. 有感染的危险　与成熟粒细胞减少、免疫力低下有关。

3. 活动无耐力　与贫血、化疗副反应有关。

4. 有受伤的危险　与血小板减少、白血病细胞浸润有关。

5. 预感性悲哀　与白血病治疗效果差、死亡率高有关。

【护理措施】

（一）一般护理

1. 休息与活动　休息可降低基础代谢率，减少耗氧量。病情轻或缓解期患者适当休息；体力差者，以休息为主，患者若无不适，每天室内活动 3~4 次，以后逐渐增加活动时间或活动次数，保证每天睡眠 7~9 小时；有严重贫血、感染、明显出血倾向及化疗期间患者应绝对卧床休息，协助其洗漱、进餐、大小便等，满足其日常生活需要。

2. 饮食护理　合理的饮食、足够的营养，有助于提高患者对化疗的耐受性，提高机体的抵抗力。向患者及家属说明营养摄入的重要性，鼓励患者进食；为患者提供高热量、高蛋白、高维生素、清淡、易消化、少渣的食物；尽量满足患者的饮食习惯及对食物的要求，以增加食欲；避免进食高糖、高脂、产气过多和辛辣的食物；为了减轻胃肠道反应，避免在化疗前后 2 小时内进食；当出现恶心、呕吐时应暂缓进食，必要时遵医嘱给予止吐药物。

（二）病情观察

密切观察患者生命体征；观察并记录体温变化及热型，如患者有发热，应积极寻找有无感染病灶（如口腔炎、咽喉炎、肺部感染、肛周感染）；观察患者全身皮肤有无瘀点、瘀斑以及有无内脏出血、颅内出血征象，如出现神志改变、血压升高、脉搏减慢、瞳孔两侧不等大、肢体瘫痪，则提示颅内出血；观察有无中枢神经系统白血病表现，如头痛、呕吐、颈项强直；监测白细胞计数、尿量及血中尿酸水平等；观察有无化疗药物的毒性反应，监测肝功能、心电图、心率及心律。

（三）配合治疗

1. 化疗　是目前治疗白血病最主要的方法。化疗的原则早期、联合、足量、间歇、个体化。化疗过程分为两个阶段，即诱导缓解治疗和巩固强化（缓解后）治疗。

（1）诱导缓解治疗　诱导缓解是指从化疗开始到完全缓解。目的是迅速杀灭白血病细胞，使患者的症状和体征消失，恢复机体正常造血，血象和骨髓象基本正常，即达到完全缓解。儿童急淋首选 VP 方案（即长春新碱加泼尼松），成人急淋推荐 DVLP 方案（即柔红霉素、长春新碱、门冬酰胺酶和泼尼松）。急非淋白血病的常用方案为 DA 方案（即柔红霉素加阿糖胞苷）。急性早幼粒细胞性白血病采用全反式维 A 酸口服治疗到完全缓解。

> **知识链接**
>
> **全反式维 A 酸诱导分化治疗急性早幼粒细胞白血病**
>
> 20 世纪 80 年代，急性早幼粒细胞白血病（APL）是临床表现最为凶险、病情恶化最快、致死率最高的一种白血病。"癌症诱导分化之父"王振义开创了肿瘤的诱导分化疗法，首创全反式维 A 酸治疗急性早幼粒细胞白血病。王振义带领研究团队不断优化治疗方案，使 APL 成为第一个可治愈的成

人白血病，并在国际上产生重大影响。王振义被医学界誉为"人类癌症治疗史上应用诱导分化疗法获得成功的第一人"，也因此获得"凯特林医学奖"等多项殊荣，并当选为中国工程院院士。

急性白血病常用化疗药物及其主要不良反应见表6-6。

表6-6　急性白血病常用化疗药物及主要不良反应

种类	药名	缩写	主要不良反应
抗叶酸代谢	甲氨蝶呤	MTX	口腔及胃肠道黏膜溃疡、肝脏损害、骨髓抑制
抗嘌呤代谢	6-巯基嘌呤	6-MP	骨髓抑制、胃肠反应、肝脏损害
抗嘧啶代谢	阿糖胞苷	Ara-C	口腔溃疡、消化道反应、脱发、骨髓抑制
烷化剂	环磷酰胺	CTX	骨髓抑制、脱发、出血性膀胱炎、恶心、呕吐
	苯丁酸氮芥	CLB	骨髓抑制、胃肠反应
生物碱类	长春新碱	VCR	末梢神经炎、脱发、腹痛、便秘
	三尖杉酯碱	HHT	骨髓抑制、心脏损害、消化道反应
抗生素类	柔红霉素	DNR	骨髓抑制、心脏损害、消化道反应
酶类	门冬酰胺酶	L-ASP	过敏反应、高尿酸血症、肝脏损害、高血糖
激素类	泼尼松	P	类Cushing综合征、高血压、糖尿病
抗嘧啶、嘌呤代谢	羟基脲	HU	消化道反应、骨髓抑制
肿瘤细胞诱导分化剂	维A酸（全反式）	ATRA	皮肤黏膜干燥、消化道反应、关节痛、肝脏损害

（2）巩固强化治疗　达到完全缓解后需要继续巩固和强化治疗，继续消灭体内残存的白血病细胞，防止复发，延长缓解期，争取治愈。急淋早期可用原诱导缓解方案2~4个疗程，以后每月强化治疗1次，维持治疗3~4年。急非淋用原诱导缓解方案4~6个疗程，以后每1~2个月强化治疗1次，共1~2年，以后定期随访观察。

2. 中枢神经系统白血病防治　防治中枢神经系统白血病是减少复发的关键。常用药物有甲氨蝶呤，在病情缓解后鞘内注射，为减轻药物刺激引起蛛网膜炎，可同时用地塞米松。

3. 对症治疗

（1）防治感染　是保证急性白血病患者争取有效化疗或进行骨髓移植、降低死亡率的关键措施之一。常用广谱抗生素治疗，伴有粒细胞缺乏的严重感染患者，可用粒细胞集落刺激因子（G-CSF）或粒-巨噬细胞集落刺激因子（GM-CSF），以升高白细胞。

（2）改善贫血　严重贫血患者可吸氧、输注浓缩红细胞或全血，维持血红蛋白>80g/L。但有白细胞瘀滞症时不宜立即输注红细胞，以免增加血液黏稠度。

（3）防治出血　血小板计数<20×10^9/L时，可输注浓缩血小板悬液，保持血小板计数>20×10^9/L。

（4）紧急处理高白细胞血症　高白细胞血症（>100×10^9/L）不仅会增加患者的早期死亡率，而且也会增加髓外白血病的发病率和复发率。当循环血液中白细胞极度增高（>200×10^9/L）时还可发生白细胞淤滞症，表现为呼吸窘迫、低氧血症、言语不清、反应迟钝、颅内出血等。因此，当白细胞>100×10^9/L时应紧急使用血细胞分离机，以清除过多的白细胞，同时给予化疗药物，并预防高尿酸血症、酸中毒、电解质紊乱等并发症。

4. 造血干细胞移植　急性白血病应在第一次完全缓解时进行，自体、异体移植均可采用，移植成功者可长期生存或治愈。详见本章"造血干细胞移植患者的护理"。

（四）用药护理

1. 化疗药物外渗与外漏的预防和护理　给药前和给药过程中应严密观察输液是否通畅、局部有无肿胀和疼痛。注射化疗药物前，先用生理盐水冲管，确定注射针头在静脉内方可注入药物，静注时要边抽回血边注药，以避免药液外渗。如果静脉给药过程中有外渗、外漏时，需紧急处理。①停输：立即停止输注。②回抽：不要拔针，尽量回抽外漏入皮下的药液。③评估：评估外渗的穿刺部位、面积及外渗的量。④解毒：局部立即用生理盐水加地塞米松做多处皮下注射，或遵医嘱使用拮抗药。⑤封闭：利多卡因局部封闭，封闭范围须大于渗漏区域。⑥冷敷：局部 24 小时冰袋间断冷敷，切忌热敷，以防组织损伤加重。⑦抬高：药液外渗 48 小时内，可抬高肢体，以促进局部外渗药物的吸收。

2. 静脉炎的预防和护理　静注化疗药物时应注意合理选择静脉，最好采用中心静脉或深静脉留置导管供注射使用。如使用浅表静脉，应选择有弹性、粗且直的大血管，避免在循环功能不良的肢体进行注射。注射化疗药物血管出现条索状红斑，触之温度较高、有硬结或压痛，则提示发生静脉炎。发生静脉炎的血管禁止静脉注射，同时避免患处受压，抬高患肢，热敷，局部可用多磺酸黏多糖乳膏外敷，并鼓励患者多做肢体运动，以促进血液循环。

3. 消化道反应的预防及护理　化疗药物常有恶心、呕吐、食欲减退等消化道表现，可采取以下措施预防和减轻：①注意控制给药速度，不可过快，以减轻胃肠道反应，如阿糖胞苷溶解于 500ml 液体内 3 小时内滴完。②为患者提供清淡、易消化的饮食，避免油腻或刺激性食物，避免在治疗前和治疗后 2 小时内进餐。③必要时，遵医嘱在治疗前 1~2 小时给予甲氧氯普胺等止吐药物；若呕吐严重，明显影响进食，则应严密观察有无电解质紊乱，必要时遵医嘱静脉补充营养。

4. 骨髓抑制的预防及护理　骨髓抑制是化疗最严重的不良反应，许多化疗药物均有骨髓抑制。多数化疗药物骨髓抑制作用最强的时间是化疗后第 7~14 天。所以化疗期间应遵医嘱定期检查血常规（初期每周 2 次，出现骨髓抑制时可随时进行），当白细胞计数 $<3 \times 10^9$/L 时需暂停化疗，并给予升白细胞药物（如鲨肝醇、利血生等）；当成熟白细胞计数 $<1 \times 10^9$/L 或成熟粒细胞绝对值 $\leq 0.5 \times 10^9$/L 时，应对患者进行保护性隔离，有条件时可住层流室，无条件时将患者安置在单人病房。每次疗程结束后需复查骨髓象，以观察化疗效果和骨髓抑制程度，如出现骨髓抑制，需加强贫血、出血、感染的预防。

5. 心脏毒性反应的预防与护理　柔红霉素、阿霉素、高三尖杉酯碱等药物可引起心肌损害及心脏传导阻滞，用药前后注意监测患者的心率、心律与血压，必要时做心电图检查。注意输液速度不宜过快，每分钟 <40 滴为宜；一旦出现心脏毒性反应，应立即报告医生并协助处理。

6. 肝功能损害的预防及护理　甲氨蝶呤、6-巯基嘌呤、门冬酰胺酶、全反式维 A 酸对肝脏有损害，用药期间应注意观察患者有无黄疸，并定期监测肝功能。

7. 鞘内注射化疗药物的护理　协助患者采取头低抱膝侧卧位，协助医生做好穿刺点的定位和局部的消毒与麻醉，推注药物速度宜缓慢，注射完毕后嘱患者去枕平卧 4~6 小时，注意观察患者有无头痛、呕吐、发热等症状。

8. 防止尿酸性肾病　在化疗期间因白血病细胞大量破坏，可产生尿酸结晶，形成肾结石，引起肾小管堵塞，严重者引起肾功能衰竭。因此应要求患者多饮水，每天饮水 2000~3000ml，使每天尿量达 1500ml 以上，并遵医嘱服用碳酸氢钠碱化尿液，服用别嘌呤醇抑制尿素的合成，预防尿酸性肾病。

9. 脱发的护理　在化疗前向患者说明化疗的必要性及化疗可能会导致的脱发现象，使患者有心理准备，并告诉患者化疗结束后绝大多数患者头发可再生。指导患者使用假发、帽子、头巾等修饰。

10. 其他护理　长春新碱能引起末梢神经炎、手足麻木感，用药期间应注意观察，可遵医嘱服用维生素 B$_{12}$，一般停药后症状逐渐消失；环磷酰胺可引起出血性膀胱炎，用药期间应观察有无血尿，并嘱患者每日饮水在 4000ml 以上，以稀释尿中药物浓度，防止出血性膀胱炎的发生。

（五）对症护理

1. 贫血护理　详见本章"贫血概述"相关内容。

2. 发热护理　患者应卧床休息，减少机体消耗。鼓励患者进食高热量、高维生素的流质、半流质饮食，鼓励患者多饮水，必要时遵医嘱静脉补液，以维持水、电解质平衡。高热患者给予物理降温，如冰敷大血管经过部位（如颈部、腋下和腹股沟等），禁用乙醇擦浴，以防止局部血管扩张加重出血。必要时可遵医嘱给予药物降温。降温过程中，要注意监测患者体温和脉搏的变化，及时更换衣物，保持皮肤清洁干燥，防止受凉。

3. 感染护理

（1）保护性隔离　化疗药物不仅杀灭白血病细胞，正常细胞同样受到杀伤，因此，患者在诱导缓解治疗期间很容易发生各种感染，当成熟粒细胞绝对值≤$0.5×10^9$/L 时，发生感染的可能性更大，此时应采取保护性隔离措施。置患者于无菌层流室或单人病房，保证室内空气新鲜，定时对空气和地面消毒，谢绝一切探视，以避免交叉感染。

（2）保持良好的个人卫生习惯　①口腔护理：每日进餐前后、睡前、呕吐或吐痰后均应漱口，以防口腔感染。合理选择漱口液，厌氧菌感染可选择 1%～3% 过氧化氢溶液；真菌感染可选择 1%～4% 碳酸氢钠溶液。口腔黏膜有溃疡时应增加漱口次数，并于餐后和睡前涂擦碘甘油、锡类散等，涂药后 2～3 小时不进食；口腔溃疡严重者可于餐前用普鲁卡因稀释漱口，以减轻进食时的疼痛。注意每天观察口腔黏膜，如出现口腔黏膜改变时，应及时取分泌物做细菌培养及药敏试验。②皮肤护理：保持皮肤清洁，定期洗澡更衣，勤剪指甲，避免抓伤皮肤。肌内注射、静脉注射时，局部皮肤应严格消毒。③会阴部清洁：女性患者尤其应注意会阴部位清洁，每天清洗会阴 2 次，月经期可增加清洗次数。④肛周护理：睡前、便后用 1∶5000 高锰酸钾溶液坐浴，每次 15～20 分钟；发现肛周脓肿时及时通知医生，必要时切开引流，遵医嘱局部、全身使用抗生素。⑤预防肠道感染：指导患者餐前、便后洗手，注意饮食卫生。

（3）已有感染征象时的护理　若患者生命体征显示有感染征象，护士应立即协助医生进行血液、咽部、尿液、粪便分泌物的检查与相关细菌培养。确诊感染，遵医嘱使用强有力的抗生素，常用第三代头孢类药物，如头孢哌酮（先锋必）、头孢曲松（菌必治）等。

4. 出血护理　血小板计数 $<20×10^9$/L 的出血严重者，应输注浓缩血小板悬液或新鲜血。轻度出血可使用各种止血药。

5. 骨骼、关节疼痛护理　帮助患者取舒适体位，放松肢体，疼痛的关节可用枕头托起；疼痛剧烈时，可遵医嘱给予镇痛药物，尽量消除患者的痛苦和不安。

（六）心理护理

护士应耐心倾听患者的诉说，鼓励患者表达内心的情感；向患者说明长期情绪低落、焦虑、抑郁等可造成内环境的失衡，并引起食欲下降、免疫功能低下，加重病情；向患者介绍治疗成功的病例，增加患者治疗信心；家属要多安慰、关心、帮助患者，使患者感受到家人的爱与支持，增强战胜疾病的信心。

（七）健康指导

1. 日常生活指导　进食高蛋白、高维生素、高热量、清淡、易消化、少渣饮食，避免辛辣刺激性的食物，防止口腔黏膜的损伤。平时多饮水，多食蔬菜、水果，以保持大便通畅。保证充足的休息和睡眠，适当锻炼，如散步、打太极拳等，以提高机体的免疫力。

2. 疾病预防指导　指导患者避免长期接触电离辐射和化学毒性物质（如苯及其衍生物），避免使用氯霉素、保泰松等药物；因为职业关系需要接触者应严格遵守劳动保护制度，不可忽略防护措施，应定期查血象。注意保暖，避免受凉感冒；保持居住环境清洁、通风，尽量少去公共场所；注意个人卫生，保持皮肤、口腔、肛周清洁；定期复查血象变化，观察体温等其他感染征象，经常检查口腔、咽部有无感染，教会患者自测体温。

3. 用药指导　告知患者治疗方案、用药疗程和药物不良反应，向患者说明缓解后坚持巩固治疗的重要性，指导患者按医嘱按疗程用药，并定期进行复查，以预防或减少不良反应发生，延长患者的缓解期和生存期。

4. 复查就诊指导　定期检查血常规及骨髓象，以观察疗效和骨髓抑制情况，定期复查肝、肾功能，出现发热、出血及骨与关节疼痛等表现时应及时就医。

三、慢性白血病

慢性白血病（chronic leukemia，CL）按细胞类型主要分为慢性粒细胞白血病、慢性淋巴细胞白血病和慢性单核细胞白血病3型。我国以慢性粒细胞性白血病多见，慢性淋巴细胞性白血病较少见，而慢性单核细胞白血病罕见。

（一）慢性粒细胞白血病

慢性粒细胞白血病（chronic myeloid leukemia，CML）简称慢粒，是一种发生在多能造血干细胞上的恶性骨髓增生性疾病，主要涉及髓系。慢粒是最常见的慢性白血病，其临床特点为外周血粒细胞明显增多且不成熟、脾大明显。本病以中年男性最多见。其起病缓慢，病程较长，自然病程可经历慢性期、加速期和急变期，大多因急性变而死亡。

【护理评估】

（一）健康史评估

询问患者有无反复的病毒感染史，是否用过易诱发本病的药物（如氯霉素、抗肿瘤药等）；是否接触过放射性物质或化学毒物（如苯、油漆、染料等）；了解患者的职业、工作环境等。

（二）身体评估

1. 症状体征

（1）慢性期　起病缓慢，早期无症状，随着病情发展可出现乏力、低热、多汗、消瘦等代谢亢进的表现。常因脾大而自觉左上腹坠胀。脾大为最突出体征，往往就诊时已达脐部甚至盆腔，脾脏质地坚实、平滑、无压痛（脾梗死者压痛明显）。部分患者可有胸骨下段有压痛。半数患者肝脏中度肿大，浅表淋巴结多无肿大。慢性期可持续1~4年。

（2）加速期　70%患者在起病后1~4年内进入加速期，主要表现为原因不明的发热、虚弱、进行性体重下降、骨骼疼痛，脾脏持续或进行性肿大，逐渐出现贫血和出血。原来治疗有效的药物对患者发生耐药。

（3）急变期　为慢性粒细胞白血病的终末期，其临床表现与急性白血病类似，多数为急粒变，20~30%为急淋变。急性变预后很差，患者往往数月内死亡。

（三）心理–社会评估

了解患者对疾病的认识及有无恐惧、预感性悲哀等心理反应；评估家庭主要成员对疾病的认识，对患者的态度，家庭经济情况，有无亲友、工作单位的支持等。

（四）辅助检查

1. 血常规　外周血中白细胞计数明显升高是本病的主要特征，早期常超过$20 \times 10^9/L$，多者可达$100 \times 10^9/L$；外周血涂片中性粒细胞显著增多，可见各阶段粒细胞，以中性中幼、晚幼和核杆状粒细胞为主，原始细胞不超过10%；嗜酸性、嗜碱性粒细胞也增多；晚期血红蛋白和血小板均可明显减少。

2. 骨髓象　骨髓增生明显或极度活跃，以中幼粒、晚幼粒细胞增多为主，原粒细胞不超过10%；嗜酸性、嗜碱性粒细胞增多；红细胞相对减少；巨核细胞正常或增多，晚期减少。

3. 染色体检查　90%以上慢性粒细胞白血病患者血细胞中出现Ph染色体，并发现有特异性基因易位、融合基因。

4. 血生化检查　血清及尿中尿酸浓度增高，与化疗后大量白细胞破坏有关。

【主要护理诊断/问题】

1. 疼痛　与脾大、脾梗死有关。

2. 活动无耐力　与虚弱或贫血有关。

3. 营养失调：低于机体需要量　与机体代谢亢进有关。

【护理措施】

（一）一般护理

1. 休息与体位　慢性期病情稳定后，患者可以工作和学习，适当锻炼，但不宜过度劳累，生活宜有规律，休息和睡眠充足；急变期及加速期患者多卧床休息，将常用物品放在易于拿取的地方，并加强生活护理，以减少体力消耗；脾大明显者，建议取左侧卧位，以减轻不适感，同时尽量避免弯腰和碰撞腹部，以防发生脾脏破裂。

2. 饮食护理　由于体内白细胞数量增多，基础代谢率增加，机体所需热量增加，因此，应提供高热量、高蛋白、高维生素、易消化的食物，以保证机体的营养供给，避免进食刺激性强的食物。

（二）病情观察

每天测量脾脏大小、质地做好记录，检查脾区有无压痛；观察有无脾脏栓塞或脾脏破裂表现，如患者突然出现脾区疼痛、发热、休克，脾进行性肿大、脾区拒按、脾区触痛明显，则提示发生脾栓塞或脾破裂，应及时报告医生并协助处理。观察尿量，定期进行血常规、血尿酸、尿常规和肾功能检查，一旦出现尿量减少或者无尿应及时报告医生，并配合治疗。

（三）配合治疗

1. 化学治疗　目前治疗慢粒的首选药是羟基脲，起效快，但持续时间短，用药后 2～3 天白细胞下降，停药后白细胞很快回升。其次是白消安，起效慢，但持续时间长，用药后 2～3 周白细胞开始减少，停药后白细胞减少可维持 2～4 周。

2. 干扰素　是分子靶向药物出现之前的首选药物。常用剂量 300 万～500 万 U／（m^2·d）皮下注射，有效者 10 年生存率可达 70%，约 50% 的有效者可以获得长期生存。

3. 分子靶向治疗　临床应用较多，总体生存率可达 85%，且随治疗时间延长疗效提高。常用药物有甲磺酸伊马替尼是目前分子靶向治疗慢粒的首选药物。需要终身服用。

4. 造血干细胞移植　目前认为异基因造血干细胞移植是根治慢性粒细胞白血病的标准治疗，宜在慢性期待血常规及体征控制后尽早进行。HLA 相合同胞间移植后患者 3～5 年无病存活率为 60%～80%。

5. 慢性粒细胞白血病急性变的治疗　同"急性白血病"的治疗方法。

（四）用药护理

主要是观察药物疗效及不良反应。羟基脲和白消安的主要不良反应是骨髓抑制，用药期间应定期复查血常规，不断调整剂量。干扰素常见不良反应有畏寒、发热、疲劳、头痛、厌食、恶心、肌肉及骨骼疼痛等流感样症状，部分患者需减量，也可有骨髓抑制、肝肾功能损害，故用药期间应定期查血常规及肝肾功能。甲磺酸伊马替尼常见的不良反应包括水肿、肌痉挛、腹泻、恶心、肌肉骨骼痛、皮疹等，一般症状轻微；可出现粒细胞缺乏、血小板减少和贫血，应定期查血常规，可并用造血生长因子，严重者减量或暂时停药。

（五）对症护理

1. 缓解脾胀痛　置患者于安静、舒适的环境中，尽量卧床休息，慢粒患者脾大显著，为减轻不适感，嘱患者取左侧卧位；尽量避免弯腰和碰撞腹部，以免脾破裂。

2. 贫血、出血、发热的护理　参见"急性白血病"相关内容。

（六）心理护理

参见"急性白血病"相关内容。

（七）健康指导

1. 疾病知识指导　向患者及家属介绍疾病的有关知识，如病情的演变过程、治疗方案，鼓励患者主动配合治疗。

2. 用药指导　告知患者药物治疗的作用、注意事项、常见不良反应，指导患者遵医嘱服药，并严密观察不良反应。

3. 自我监测指导　定期门诊复查血常规、骨髓象、肝肾功能，指导患者出现发热、贫血加重、腹部剧烈疼痛、脾大时应立即就医。

（二）慢性淋巴细胞白血病

慢性淋巴细胞白血病（chronic lymphoblastic leukemia，CLL）简称慢淋，是一种单克隆性小淋巴细胞性疾病，淋巴细胞大量积聚在骨髓、血液、淋巴结，最后导致正常造血功能衰竭。慢淋绝大多数起源于 B 细胞，T 细胞少见。本病在欧美国家较多见，我国较少见，大多数患者发病年龄在 50 岁以上，男性多于女性，男女比例 2∶1。

【护理评估】

（一）健康史评估

参见"慢性粒细胞白血病"相关内容。

（二）身体评估

1. 症状　本病起病缓慢，多无自觉症状。部分患者早期可有疲乏无力，随后出现发热、食欲减退、消瘦、盗汗等症状，晚期骨髓造血功能受损，导致红细胞、血小板和粒细胞减少，出现贫血、出血、感染（尤其是呼吸道感染）等表现。

2. 体征　淋巴结肿大常为就诊的首要原因，以颈部、锁骨上窝、腋下、腹股沟淋巴结为主，肿大的淋巴结质地较硬、无压痛、可移动，患者可有轻至中度肝脾肿大。

知识链接

慢性淋巴细胞白血病国际分期

慢性淋巴细胞白血病国际上多采用 Binet 临床分期。

A 期：血液和骨髓中淋巴细胞增多，<3 个区域的淋巴结肿大；中数存活期超过 10 年。

B 期：血液和骨髓中淋巴细胞增多，≥3 个区域的淋巴结肿大；中数存活期 7 年。

C 期：除与 B 期相同外，还有贫血或血小板较少；中数存活期 2 年。

（三）心理 – 社会状况

参见"急性白血病"相关内容。

（四）辅助检查

1. 血常规　白细胞计数 >10×10⁹/L，淋巴细胞占 50% 以上，晚期可达 90%，以小淋巴细胞为主；晚期血红蛋白、血小板均减少。

2. 骨髓象　骨髓有核细胞增生明显活跃或极度活跃，淋巴细胞≥40%，以成熟的淋巴细胞为主，也可见幼稚淋巴细胞或不典型的淋巴细胞，红系、粒系、巨核细胞均减少。

3. 免疫学检查　多数患者的淋巴细胞为 B 淋巴细胞，20% 患者抗人球蛋白试验阳性，晚期 T 细胞功能障碍。

4. 其他检查　部分患者有基因突变、染色体异常。

【主要护理诊断/问题】

1. 有感染的危险　与晚期粒细胞减少有关。

2. 营养失调：低于机体需要量　与食欲不振、代谢亢进有关。

3. 有损伤的危险　与晚期血小板减少有关。

4. 活动无耐力　与贫血有关。

【护理措施】

（一）一般护理

参见"慢性粒细胞白血病"相关内容。

（二）病情观察

监测白细胞计数，观察体温、脉搏、呼吸的变化。经常询问患者有无咽痛、咳嗽、尿路刺激征及出血等表现。

（三）配合治疗

A 期无须治疗，定期随访观察；B 期及 C 期患者均需治疗。

1. 化学治疗　常用药物为氟达拉滨和苯丁酸氮芥。前者比后者效果更好。氟达拉滨的常用剂量 25～30mg/（$m^2 \cdot d$），连续使用 3 天静滴，每 4 周重复 1 次。

2. 免疫治疗　常用阿来组单抗、利妥昔单抗、干扰素 $-\alpha$ 等。

3. 并发症的治疗　并发溶血性贫血或血小板减少可用肾上腺糖皮质激素，反复感染者可注射丙种球蛋白。

4. 造血干细胞移植　在缓解期，行自体干细胞移植治疗效果优于传统化疗，但随访至 4 年时 50% 复发，异基因造血干细胞移植治疗可使部分患者长期存活至治愈。

（四）用药护理

注意观察药物的疗效及不良反应。氟达拉滨的主要不良反应是神经毒性、骨髓抑制及自身免疫现象，苯丁酸氮芥主要不良反应是骨髓抑制和胃肠道反应，用药期间定期检查血常规并观察患者有无其他不良反应。

（五）心理护理

参见"急性白血病"相关内容。

【健康指导】

1. 疾病知识指导　向患者和家属介绍本病相关知识，指导患者养成良好的生活习惯，保证充足的睡眠和休息，进行适当锻炼，但应避免剧烈活动。

2. 用药指导　向患者说明遵医嘱坚持正规治疗的必要性，指导患者遵医嘱用药，并注意观察不良反应。

3. 随访指导　指导患者定期复查血常规，出现发热、出血或有感染的征象应及时就医。

目标检测

选择题

A1/A2 型题

1. 慢性粒细胞性白血病临床特征中最为突出的是
   - A. 严重贫血
   - B. 广泛出血倾向
   - C. 巨脾
   - D. 胸骨压痛
   - E. 合并感染

2. 患者，女，18 岁，白血病患者。在化疗期间出现严重的心律失常症状，则其应用的化疗药物最可能是
   - A. 长春新碱
   - B. 柔和霉素
   - C. 泼尼松
   - D. 环磷酰胺
   - E. 甲氨蝶呤

3. 患儿，男，10 岁。患急性淋巴细胞白血病入院。治疗方案中有环磷酰胺，在化疗期间要特别加强监测的项目是

A. 体温   B. 血压   C. 脱发

D. 血常规   E. 食欲

4. 患者，男，20 岁。患急性白血病入院。高热 39℃，有咳嗽，咳痰，抽搐 1 次，最适合的降温措施是

A. 遵医嘱给抗生素   B. 遵医嘱给退热药   C. 乙醇擦浴

D. 大血管处放冰袋   E. 冬眠疗法

5. 化疗缓解后患者出现头痛、呕吐、视觉障碍甚至瘫痪，患者最可能是发生了

A. 脑出血   B. 脑血栓   C. 脑膜炎

D. 蛛网膜下隙出血   E. 中枢神经系统性白血病

（刘俊香）

第六节　血液系统护理实训

外周穿刺中心静脉导管术的护理

外周穿刺中心静脉导管术（peripherally inserted central catheter，PICC）是指经外周静脉穿刺置入中心静脉导管，其尖端位于上腔静脉。目的在于大静脉的血流速度快，可以迅速冲稀高渗性及刺激性较大的药物，避免这些药物与周围静脉直接接触，防止药物对血管的刺激，有效保护周围静脉，减少静脉炎的发生，减轻患者的疼痛，提高患者的生命质量。

【适应证和禁忌证】

（一）适应证

1. 需要长期静脉输液、外周浅静脉不易穿刺成功者。

2. 需长期或反复输入刺激性较大或黏稠度较高的药物，如化疗药物、胃肠外营养等。

3. 需要使用压力或加压泵快速输液者，如输液泵。

（二）禁忌证

1. 患有严重的血液系统疾病、严重凝血障碍者（血小板小于 2×10^9）。

2. 预插管途径有外伤史、乳腺癌手术史、静脉血栓形成史、动静脉瘘。

3. 肘部血管条件差，无法确定穿刺部位等。

【置管前准备】

1. 核对解释　查对医嘱，向患者说明操作目的、方法注意事项及配合要点，以消除顾虑，取得合作，并请患者或家属签署有创协议书。

2. 置管前检查　置管前检查血小板、出血时间及凝血时间等。

3. 用物准备　①治疗盘：无菌剪刀、安尔碘、碘伏、75% 乙醇、无菌透明敷贴、无菌生理盐水、无菌手套 2 副、胶布、棉签、弯盘；②PICC 穿刺包：无菌衣、治疗巾 3 块、洞巾 1 块、止血钳或镊子 2 把、棉球 6 个、剪刀 1 把、纱布 6 张、PICC 专用导管、插管鞘、固定翼、无菌皮尺、止血带、PICC 穿刺套件、皮尺、止血带。③其他：根据需要准备 1ml 注射器 1 支、20ml 注射器 2 支、弹力绷带、利多卡因 1 支。

【操作步骤】

1. 评估患者　评估局部皮肤及血管情况，查看穿刺部位血管壁弹性及静脉。

2. 选择静脉　在预期穿刺部位以上扎止血带，选择正中静脉、头静脉及贵要静脉，首选贵要静脉，进行预穿刺点标记，松开止血带。

3. 测量定位　患者平卧，上肢外展与躯体呈 90°，测量预穿刺点沿静脉走向量到右胸锁关节，再

向下到第 3 肋间隙的距离。

4. 测量上臂中段周径（臂围基础值）　肘横纹上 10cm 处测量。

5. 建立无菌区　打开无菌包，穿隔离衣，戴无菌手套，将无菌治疗巾垫在患者手臂下。

6. 消毒穿刺部位皮肤　先用 75% 乙醇清洁脱脂，再用碘伏消毒，以穿刺点为中心，螺旋式消毒、顺时针和逆时针方向交替进行，消毒直径为 20cm，自然待干；铺无菌治疗巾及洞巾，更换无菌手套。

7. 准备穿刺包　助手协助打开 PICC 穿刺套件包，取两幅注射器分别抽取无菌生理盐水 20ml 和 1ml 注射器抽取利多卡因 0.5ml 备用；将 PICC 导管、正压接头或肝素帽等用品准备在无菌区内。

8. 预冲导管及各部件　用生理盐水冲洗导管、连接器、正压接头，松动穿刺针鞘。

9. 静脉穿刺　扎止血带，静脉穿刺，穿刺者一手固定皮肤，另一手以 15°～30° 进针静脉穿刺，一旦有回血将穿刺针与静脉平行，推入导入针，确保导入鞘管的尖端也处于血管内，再送套管。

10. 从导管套内取出穿刺针，置入 PICC 导管　从导管内抽出穿刺针，将导管逐渐送入静脉，用力要均匀缓慢，当送至腋静脉时嘱患者向静脉穿刺侧偏头并将下颌尽量贴近肩部；当导管置入预计长度时，就可撤出导管鞘；撤出导引导丝，修正导管长度，安装连接器。

11. 确定回血和封管　用生理盐水注射器抽吸回血，用无菌生理盐水脉冲式冲管，肝素盐水（肝素液浓度 50～100U/ml）正压封管；安装肝素帽或正压接头。

12. 安装固定翼，固定导管　清理干净穿刺点周围的血迹，将体外导管放置呈 "S" 状弯曲；用透明贴膜固定白色的固定翼，无菌胶布固定连接器和肝素帽。

13. 记录时间，整理用物　在透明贴膜外标明穿刺日期、时间、臂围及操作者姓名。并整理用物，协助患者行 X 线拍片确定导管尖端位置。

14. 书写穿刺记录　穿刺导管的名称及批号、导管型号及长度、臂围、所穿刺静脉、穿刺过程描述、穿刺日期及穿刺者姓名、胸片结果。

【置管后的护理】

1. 严密观察患者的病情变化，如有无面色、脉搏、呼吸改变及心律失常。

2. 穿刺后对有出血倾向的患者应进行加压止血。

3. 保持进针部位皮肤的清洁干燥，置管后第一个 24 小时更换敷料一次，以后每周更换 1～2 次，敷料污染、潮湿或脱落，应及时更换。

4. 每次输液后，用 10ml 以上注射器抽吸生理盐水 10～20ml，以脉冲方式进行冲管，并正压封管。

5. 当导管发生堵塞时，严禁将血块推入血管，可用尿激酶边推边拉的方式溶解导管内的血凝块。

【注意事项】

1. 穿刺前应评估患者静脉情况，避免在静脉瓣及瘢痕处穿刺。

2. 穿刺时应注意避免穿刺过深损伤神经及静脉内膜，避免误入动脉。

3. 输入全血、血浆等黏性较大的液体后，需应用等渗液体冲管，防止管腔堵塞。输入化疗药物前后应使用无菌等渗盐水冲管。

4. 护士在为 PICC 患者进行操作时应严格执行无菌操作规程。

5. 尽量避免在置管侧肢体测量血压及置管侧肢体过分上举。

6. 每周对 PICC 导管进行冲洗，更换贴膜及正压接头。

（刘俊香）

书网融合……

| 重点小结 | 微课 | 习题 | 答案解析 |

第七章　内分泌系统及代谢性疾病患者的护理

学习目标

　　知识目标： 通过本章的学习，掌握内分泌系统及代谢性疾病的主要临床表现、主要护理诊断、护理措施及健康指导；熟悉内分泌系统及代谢性疾病的治疗要点、重要辅助检查；了解内分泌系统及代谢性疾病的病因及发病机制。

　　能力目标： 具备对内分泌系统及代谢性疾病患者进行整体护理的能力，具备识别甲亢危象、糖尿病酮症酸中毒、低血糖反应并协助医生进行抢救的能力。

　　素质目标： 树立严谨求实的科学态度，乐于思考、勇于质疑的精神；具有尊重、关心患者的素质。

第一节　内分泌系统概述、常见疾病症状体征的护理

PPT

一、概述

　　内分泌系统（endocrine system）是由内分泌腺及具有内分泌功能的脏器、组织及细胞构成的一个体液调节系统。其主要功能是在神经系统的支配和物质代谢的反馈下合成与分泌各种激素，调节人体的代谢过程、生长发育、脏器功能、生殖衰老等生命活动，维持人体内环境的相对稳定。

（一）内分泌系统的主要结构

　　1. 下丘脑　是人体重要的神经内分泌器官，是联系神经系统和内分泌系统的枢纽，合成与释放促释放激素/抑制激素。

　　2. 垂体　垂体分为前、后两叶。①腺垂体（前叶）：主要分泌各种促激素，如促甲状腺激素（TSH）、促肾上腺皮质激素（ACTH）、生长激素（GH）、促性腺激素（黄体生成素/卵泡刺激素或LH/FSH）、催乳素（PRL）等，促进靶腺生长发育，调节靶腺功能，其功能受下丘脑神经内分泌激素、靶腺激素调节。②神经垂体（后叶）：主要储存下丘脑分泌的抗利尿激素、催产素。

　　3. 靶腺

　　（1）甲状腺　是人体最大的内分泌腺体。合成四碘甲状原氨酸（T_4）、三碘甲状原氨酸（T_3），调节物质和能量代谢、生长发育及各系统功能；分泌降钙素（CT）抑制骨钙的再吸收，与甲状旁腺素（PTH）一起调节体内钙磷代谢，维持血钙平衡。

　　（2）甲状旁腺　主要由主细胞构成。主细胞合成及分泌甲状旁腺素（PTH），促进肠道及肾小管钙吸收，促进肾小管磷排泄，抑制骨钙沉积。

　　（3）肾上腺　分为皮质、髓质两部分。①肾上腺皮质：合成和分泌醛固酮，调节水、盐代谢；合成和分泌糖皮质激素，调节物质代谢、免疫及各系统功能。②肾上腺髓质：合成及分泌儿茶酚胺类物质（包括肾上腺素、去甲肾上腺素、多巴胺），调节心肌、血管、气道及胃肠道等部位平滑肌舒缩，以及肝脏、脂肪及其他组织物质代谢。

　　（4）胰腺　胰岛具有内分泌功能。①α细胞：合成和分泌胰高血糖素，具有升高血糖作用；②β细胞：合成和分泌胰岛素，促进葡萄糖利用和蛋白质合成，抑制脂肪、糖原及蛋白质分解，调节糖、脂肪、蛋白质代谢。

　　（5）性腺　男性性腺为睾丸，分泌雄激素，刺激男性性器官的发育和第二性征出现，促进蛋白质合成、骨骼生长、红细胞生成，促进精子生成。女性性腺为卵巢，分泌女性激素（雌激素及孕激

素），雌激素刺激女性性器官的发育和第二性征出现。孕激素抑制排卵，促使子宫内膜增生等。

（二）内分泌系统功能调节

下丘脑是联系神经系统和内分泌系统的枢纽，与垂体之间构成一个下丘脑-垂体-靶腺轴。内分泌系统直接由下丘脑调控周围内分泌腺和靶组织；而下丘脑、垂体与靶腺之间又存在反馈调节，如垂体激素可反馈抑制相应的下丘脑激素分泌，以保持激素分泌在正常范围内。反馈控制是内分泌系统的主要调节机制，使相距较远的腺体之间相互联系、彼此配合，保持机体内环境的稳定，维持正常的生理状态。

内分泌疾病是由于遗传、自身免疫、药物、感染、肿瘤、营养障碍及精神刺激等因素作用导致激素分泌增多或不足，引起内分泌功能亢进、减退或正常。内分泌代谢大多为慢性病变，对患者的神经体液调节、生长发育和营养代谢有明显影响，常表现为营养失调、水电解质紊乱、身体外形改变，甚至精神异常等。内分泌疾病常有营养和代谢异常的表现，而营养和代谢又会影响内分泌系统的调节，所以往往将内分泌和代谢疾病结合起来讨论，统称为内分泌与代谢性疾病。

二、常见症状体征的护理

身体外形改变

身体外形改变主要包括面容、体型、身高、体重以及毛发、皮肤黏膜色素等方面的异常变化。这些异常改变多与垂体、甲状腺、肾上腺疾病或部分代谢性疾病有关，如侏儒症、巨人症、肢端肥大症、库欣综合征、肾上腺皮质功能减退症等。不同外形改变可由不同病因引起，不同病因也可引起相同或相似的身体外形改变。

【护理评估】

（一）健康史评估

询问引起身体外形改变的原因、发生的时间及进展速度，重点询问既往有无颅脑手术或外伤史，有无产后大出血史及激素类药物服用史。了解患者的生活方式和饮食习惯、家族史。重点询问主要症状及伴随症状，了解患者既往和目前检查、用药和治疗情况等。

（二）身体评估

评估内容包括生命体征、营养状况、面容、身高与体重、毛发密度与分布、皮肤颜色，甲状腺的大小、质地、震颤与血管杂音，性器官发育是否正常等。

1. 身高改变 身材矮小见于侏儒症、呆小症、严重营养不良等。身材高大见于巨人症、肢端肥大症等。

2. 身形改变 肥胖见于体质性肥胖症、库欣综合征等。消瘦见于严重营养不良、神经性厌食症、1型糖尿病等。

3. 面容改变 ①肢端肥大症面容：表现为头颅大、面部长、眉弓及两颧隆起、下颌增大前突、唇舌肥厚、耳鼻增大，见于发育成熟后生长激素分泌过多。②满月面容：面如满月、皮肤发红多血质、毛发浓密、常伴有痤疮，见于库欣综合征。③甲亢面容：表情惊愕、眼裂增宽、眼球突出、目光炯炯有神，见于甲状腺功能亢进症。④黏液水肿面容：颜面非凹陷性水肿、面色苍白、目光呆滞、表情呆板、反应迟钝、眉毛及头发稀疏，见于甲状腺功能减退症。

4. 皮肤黏膜色素变化 全身性色素减少见于白化病，局部如乳晕变浅见于席汉综合征。皮肤、黏膜色素沉着常见于艾迪生（Addison）病、促肾上腺皮质激素依赖性库欣综合征、异位促肾上腺皮质激素综合征，多发生在齿龈、唇黏膜、关节伸展侧皮肤、乳晕及瘢痕处。

5. 毛发改变 全身性多毛见于库欣综合征。毛发稀疏脱落见于席汉综合征、甲状腺功能减退症、性腺功能减退症等。

（三）心理－社会评估

身体外形改变导致患者产生焦虑、自卑感、羞辱感、抑郁等心理障碍以及社会活动恐惧，重者引起抑郁以致有自杀倾向。家人和社会的宽容及接纳程度不但可以消除患者的不良心理，而且有助于患者树立战胜疾病的信心。

（四）辅助检查

首先要通过激素及其代谢产物检测评估内分泌腺体功能状态。同时要通过影像学检查明确腺体的形态、结构改变。

【主要护理诊断/问题】

1. 自我形象紊乱 与疾病引起的身体外形改变有关。

2. 个人应对无效 与疾病知识缺乏，治疗及支持体系不全有关。

【护理措施】

（一）一般护理

1. 休息与体位 良好休息，保持体力。适当增加午睡，避免重体力活动。改变体位时宜缓慢进行，以防晕倒。消瘦者应保证充足睡眠，适当限制活动，减少不必要的消耗。

2. 饮食护理 ①肥胖者：饮食以低糖、低脂、低盐、高纤维素、适量蛋白为宜，有明显饥饿感时可供给低热量的蔬菜，如芹菜、冬瓜、黄瓜等，戒烟、戒酒，禁饮咖啡。②消瘦者：给予高热量、高蛋白、高维生素、易消化的饮食。对极度消瘦者可静脉补充营养液，如乳化脂肪、蛋白质等。

3. 运动安排 鼓励肥胖患者积极参加运动，增加能量消耗。根据患者肥胖程度、年龄、有无合并症确定运动量。运动量要逐渐增加，持之以恒。患者体重每月下降 0.5～1kg 为宜，使体重逐渐接近正常。

（二）病情观察

观察患者的食欲改变情况，记录患者进食量，定期测量体重，监测患者营养状况及患者身体外形改变的情况。

（三）配合治疗

生长激素或甲状腺激素减少引起身材矮小，应给予激素替代治疗。对于继发性肥胖或消瘦者，应以治疗原发病为主。单纯性肥胖者应首选饮食控制并配合运动疗法，必要时可在医生指导下选用适当减肥药物。

（四）对症护理

指导患者恰当修饰、改善身体形象的方法，如甲状腺功能亢进突眼患者外出时可戴墨镜以保护眼睛，肥胖患者穿合体的衣着，毛发稀疏的患者外出可戴帽子等。恰当的修饰以增加患者的心理舒适度和外在的美感。

（五）促进交往

尊重患者人格，消除家庭、社会的歧视，避免伤害患者自尊。鼓励患者积极参与社区活动，加入相似人群组成的病友俱乐部，多与取得成功治疗的患者进行交流，互相鼓励以帮助患者树立治疗信心。

生殖发育及性功能改变

生殖发育及性功能异常是指个体生殖器官发育迟缓或发育过早，青春期无第二性征，出现性欲亢进、减退或丧失，女性月经紊乱、溢乳、闭经或不孕，男性勃起功能障碍或乳房发育等异常情况。自儿童期起的生长激素缺乏或性激素分泌不足可导致患者青春期性器官不发育，第二性征缺如；青春期前开始的性激素或促性腺激素分泌过早、过多则导致性早熟；下丘脑综合征患者可出现性欲减退或亢进、女性月经失调、男性阳痿不育。

【护理评估】

（一）健康史评估

了解患者发病原因、起病时间、主要症状以及病情进展、治疗与用药情况，了解有无性欲及第二性征的改变，女性患者还应了解月经及生育史，男性患者有无勃起功能障碍等情况。

（二）身体评估

注意患者的营养状况，毛发有无脱落、稀疏或增多，皮肤有无干燥、水肿。女性有无溢乳，男性有无乳房发育。观察外生殖器发育是否正常，有无畸形。

（三）心理-社会评估

评估患者有无自卑感、羞辱感、抑郁等心理。了解患者与配偶的关系及配偶的心理感受，了解患者与家人有无关系紧张、关系不和等表现。

（四）辅助检查

测定性激素水平有无变化，影像学检查下丘脑、垂体等有无异常。

【主要护理诊断/问题】

性功能障碍　与性腺激、生长激素分泌异常有关。

【护理措施】

1. 心理护理　提供隐蔽舒适的环境和适当的时间，鼓励患者陈述患病后的不良感受、性功能变化及性生活状态，使患者能以开放的态度讨论自己的疾病。接受患者在讨论生殖发育及性功能问题时所呈现的自卑与焦虑情绪，对患者表达理解、支持与安抚。讲解疾病治疗方法，能主动配合治疗，注意患者情绪变化。

2. 配合治疗　给患者讲解所患疾病相关知识及用药治疗，使患者积极配合，坚持用药。及时向患者提供可能的信息咨询服务，如专业医生、心理咨询师、性咨询门诊等，方便患者获取性卫生方面的专业指导。鼓励患者与配偶交流彼此的感受，一起参加性健康指导及阅读有关教育的材料，采取恰当的方式进行性生活。

目标检测

选择题

A1／A2 型题

1. 内分泌系统的反馈调节是指
   A. 内分泌系统对神经系统的调节　B. 神经系统对内分泌系统的调节
   C. 免疫系统对内分泌系统的调节　D. 内分泌系统对免疫系统的调节
   E. 下丘脑-垂体-靶腺之间的相互调节
2. 被称为神经系统和内分泌系统联系枢纽的是
   A. 大脑皮质　B. 下丘脑　C. 垂体
   D. 松果体　E. 靶腺
3. 下列外形改变与疾病之间的关系，不正确的是
   A. 突眼-甲状腺功能亢进症　B. 满月面容-库欣综合征　C. 肥胖-1型糖尿病
   D. 皮肤黏膜色素沉着-艾迪生病　E. 肢端肥大症-腺垂体GH瘤

（于晓斌）

第二节 腺垂体功能减退症患者的护理

PPT

情境导入

情境: 患者, 女, 52 岁。因"头晕、乏力、食欲减退 2 年, 加重 1 个月"入院。护理评估: T 35.6℃, P 56 次/分, BP 90/60mmHg。神志清楚, 反应迟钝, 贫血貌, 阴毛、腋毛稀疏, 无浅表淋巴结肿大, 心率 56 次/分, 律齐, 心音低。磁共振检查发现: 垂体部有 0.9cm×1.0cm 的异常肿块。诊断: 垂体瘤, 腺垂体功能减退症。

任务: 1. 该患者目前存在哪些主要护理问题?

2. 请对该患者进行健康指导。

腺垂体功能减退症(hypopituitarism)是由不同病因引起腺垂体一种或多种促激素分泌不足或绝对缺乏, 进而导致单个或多个靶腺内分泌功能减退的一组临床综合征。由腺垂体本身的病变引起者称为原发性腺垂体功能减退症。由下丘脑及以上神经病变引起者称为继发性腺垂体功能减退症。腺垂体功能减退症发生于儿童期, 表现为矮小症, 称为生长激素缺乏性矮小症; 发生于成年期, 称为成年人腺垂体功能减退症。腺垂体功能减退症临床主要表现为甲状腺、肾上腺和性腺三大靶腺功能减退。

【病因及发病机制】

(一) 病因

常见的病因有先天发育缺陷、垂体肿瘤、缺血坏死、感染、手术、外伤、放射损伤等。根据病变部位不同分为腺垂体性(原发性)、下丘脑性(继发性)两大类。腺垂体功能减退症常见病因见表 7 - 1。

表 7 - 1 腺垂体功能减退症病因

病因分类		具体病因或疾病
原发性	先天遗传性	孤立或联合腺垂体激素缺乏
	腺垂体肿瘤	原发瘤(鞍内与鞍旁肿瘤)
	腺垂体卒中	腺垂体动脉血栓形成或栓塞, 血管瘤破裂出血, 产后大出血
	腺垂体损伤	蝶鞍手术、放射治疗, 空泡蝶鞍, 严重颅底骨折
	感染、炎症	病毒、细菌、真菌、原虫感染引起的脑炎、脑膜炎, 流行性出血热, 结核, 梅毒, 疟疾等
	特发性	腺垂体自身免疫性炎症
继发性	垂体柄破坏	手术、创伤、炎症、转移性肿瘤
	下丘脑病变	原发肿瘤、转移性肿瘤、炎症、肉芽肿

垂体肿瘤是成年人腺垂体功能减退症最常见的原因, 约占腺垂体功能减退症的 50%, 大多属于良性占位性病变。由产后腺垂体缺血性坏死引起者称为席汉综合征(Sheehan syndrome)。

(二) 发病机制

腺垂体功能减退症因病因不同发病机制不一。不同原因导致腺垂体、下丘脑功能障碍, 下丘脑促释放激素、腺垂体促激素分泌减少, 引起靶腺组织发育障碍、激素合成和分泌减少而产生相应靶组织功能减退。

【护理评估】

(一) 健康史评估

询问女患者妊娠、分娩过程中有无大出血, 垂体、下丘脑附近有无肿瘤病史, 有无颅脑手术、创伤、放疗病史, 有无感染性脑膜炎、转移性肿瘤等病史。

（二）身体评估

1. 症状、体征　约50%以上垂体组织破坏后才出现症状，约75%以上破坏时症状明显，95%以上破坏时症状较为严重。最早表现为促性腺激素（Gn）、生长激素（GH）和催乳素（PRL）缺乏，促甲状腺激素（TSH）缺乏次之，然后可伴有促肾上腺皮质激素（ACTH）缺乏。席汉综合征患者多表现为全垂体功能减退，但无占位性病变表现。垂体功能减退主要表现为各靶腺（性腺、甲状腺、肾上腺）功能减退。

（1）靶腺功能减退表现

1）性腺功能减退　最早、最突出的表现。多见于产后大出血的女性。临床表现为产后无乳、乳房萎缩、毛发脱落（以阴毛、腋毛为甚）、性欲减退、阴道萎缩、阴道分泌物减少、性交疼痛等。成年男性表现为睾丸细小、阳痿、胡须和腋毛以及阴毛稀少、肌力减弱、皮脂分泌减少、皮肤细腻，缺乏男性气质。发生在青春期前的男女可以有第二性征发育不全。

2）甲状腺功能减退　表现为怕冷、少汗、食欲减退、便秘，反应迟钝、记忆力减退，皮肤干燥、弹性差，心率减慢，甚至心衰。严重者有黏液性水肿。

3）肾上腺皮质功能减退　表现为极度疲乏、衰弱、厌食、呕吐、消瘦，对胰岛素敏感性提高而容易出现低血糖反应。脉搏细弱、血压偏低。本病由于缺乏黑素细胞刺激素，皮肤色素减退致皮肤苍白、乳晕色素浅淡，与原发性慢性肾上腺皮质功能减退症表现的皮肤色素加深不同。

（2）缺乏　①发病于儿童期：导致腺垂体性侏儒症，表现为身材矮小，青春期性器官不发育、第二性征缺如，但智力发育与同龄人无差异。②发病于成年期：易发低血糖，肌肉萎缩、体力下降，容易疲劳，因骨量减少而易发生骨折。

（3）腺垂体危象　在全垂体功能减退基础上，各种应激如感染、腹泻、呕吐、失水、饥饿、寒冷、急性心肌梗死、脑血管意外、手术、外伤、麻醉及使用镇静药、安眠药、降糖药等均可诱发垂体危象。其临床表现为：①高热型（T > 40℃）；②低温型（T < 30℃）；③低血糖型；④低血压、循环虚脱型；⑤水中毒型；⑥混合型。各种类型可伴有相应症状，主要表现为消化系统、循环系统和神经精神方面症状，如高热或低热、循环衰竭、休克、恶心、呕吐、神志不清、谵妄、抽搐、昏迷等。

（三）心理 - 社会评估

腺垂体功能减退症患者多种靶腺激素分泌下降，导致患者性 - 生殖功能减退、精神萎靡、记忆力减退、工作和生活能力退步、生活质量下降、家庭生活和社交活动障碍，患者常出现悲观、厌世、焦虑、抑郁等心理反应。

（四）辅助检查

1. 腺垂体功能检查　卵泡刺激素（FSH）、黄体生成激素（LH）、PRL、GH、TSH、ACTH 均有不同程度下降。

2. 靶腺功能检查

（1）性腺功能　女性雌激素与孕激素水平下降，阴道细胞涂片无角化上皮细胞，无排卵及基础体温改变。男性血睾酮水平下降，精液量少、精子数目减少、活力下降。

（2）甲状腺功能　TT_4、FT_4降低，而 TT_3、FT_3 可正常或降低。甲状腺激素降低同时伴有 TSH 降低有助区别原发性甲减和继发性甲减。

（3）肾上腺皮质腺功能　血和尿皮质醇、尿17 - 羟皮质类固醇、尿17 - 酮类固醇均下降。

3. 其他检查　对于下丘脑、垂体病变，MRI 为首选方法。颅咽管瘤可有特征性 CT 表现。头颅 X 线检查可提示蝶鞍是否存在肿瘤。B 超检查睾丸、卵巢，观察其大小、形态。

【主要护理诊断/问题】

1. 性功能障碍　与促性腺激素分泌不足、性腺发育及功能下降有关。

2. 体温过低 与促甲状腺激素分泌减少、继续性甲状腺功能减退有关。

3. 潜在并发症 腺垂体危象。

【护理措施】

（一）一般护理

1. 活动与休息 创造一个安宁舒适环境，以利于患者充分休息。症状明显时应卧床休息，改变体位时动作宜缓慢，以免血压骤降发生晕厥。患者如厕或活动时，给予协助，避免跌倒。

2. 饮食护理 给予高热量、高蛋白、高维生素、易消化食物，少量多餐；血压较低者适当补充钠盐；便秘者增加纤维素和豆制品的摄入，必要时用缓泻剂。

3. 避免诱因 养成规律的生活起居习惯，避免过度劳累和激烈运动，避免感染、外伤、寒冷、不当用药等诱发因素。

（二）病情观察

密切观察患者生命体征、意识状态变化，观察有无低血糖、低血压、低体温等情况，警惕垂体危象的发生。

（三）配合治疗

1. 原发疾病治疗 针对不同原发疾病采取不同治疗方法。腺垂体肿瘤或邻近部位肿瘤者采取手术、放射治疗或化疗；加强产妇生产过程监护，预防并及时纠正失血。

2. 靶腺激素替代治疗 需长期甚至终身替代治疗。

（1）糖皮质激素（ACTH）不足 补充皮质醇类。氢化可的松为首选药物。

（2）甲状腺激素（TSH）不足 常用左甲状腺素、甲状腺干片，从小剂量开始，缓慢递增。对于老年、心脏功能欠佳者，应避免甲状腺激素过量诱发心绞痛。

（3）性激素 育龄期妇女、病情较轻者采用人工周期性月经治疗，可维持第二性征及性功能，必要时可用人绝经期促性腺激素（hMG）和人绒毛膜促性腺激素（hCG）以促进生育。男性患者用丙酸睾酮治疗，可促进第二性征发育，改善性功能。

（4）生长激素 补充生长激素可改善患者血脂异常、抵抗力减弱、低血糖等。但生长激素价格昂贵，长期替代治疗增加肿瘤发生和复发，应用价值有待进一步评价。

（四）用药护理

腺垂体功能减退症是终身性疾病，因此，必须终身进行各种激素的替代治疗。

1. 肾上腺皮质激素 剂量应个体化，模仿生理分泌节律服药，每天清晨 8 时服用全天剂量的 2/3，下午 2 时服用全天剂量的 1/3。在感染、手术、外伤时应酌情增加剂量。嘱患者按时按量服药，勿随意增减剂量；观察有无欣快、失眠、高血压、库欣综合征等不良反应。

2. 甲状腺激素 严格遵医嘱给药，宜小剂量开始，逐渐增加，特别是老年人、冠心病的患者，以免代谢率突然增加而诱发甲亢危象，用药期间注意观察心率、心律和体重的变化，如出现心率增快、体重减轻等甲状腺激素过量的表现。

（五）腺垂体危象的防护

1. 避免诱发因素 如感染、寒冷、饥饿、外伤及使用镇静、麻醉剂等。其中感染是最常见、最重要的诱因。

2. 密切观察病情 观察有无低血糖、低血压、高热或低温、谵妄、恶心、呕吐、抽搐等危象的症状，发现异常及时报告医生并在治疗前采集血液标本待测有关激素。

3. 发生危象时护理

（1）避免诱因 避免垂体危象的诱发因素，如感染、饥饿、寒冷、手术、外伤等，禁用镇静剂、麻醉剂等药物。

（2）观察病情　严密观察生命体征、神志、瞳孔变化，观察有无高热、低温、呕吐、抽搐等危象表现，以利于早期发现。

（3）抢救配合　保持呼吸道通畅、给氧；迅速建立静脉通道，维持输液通畅，遵医嘱给予50%葡萄糖、氢化可的松或地塞米松、抗休克、抗感染等治疗；保暖或降温，维持正常体温；做好口腔护理、皮肤护理，防止感染。

（六）心理护理

关心体贴患者，向患者解释疾病有关知识，告知患者补充所缺乏的激素后症状可迅速缓解，使患者能积极配合治疗。鼓励患者诉说其烦恼的原因；帮助患者及家属树立战胜疾病的信心，消除不良心理状态。

（七）健康指导

1. 生活指导　生活起居有规律，保持乐观心态。体位变换要缓慢，避免体位性低血压导致晕厥而发生损伤。避免劳累、预防感染

2. 疾病知识指导　指导患者遵医嘱用药，向患者强调长期替代治疗的重要性以及自行减药、停药的危害性，教会患者识别药物不良反应。指导患者避免寒冷、感染，避免使用镇静药、麻醉剂等，以免发生腺垂体危象，指导患者识别腺垂体危象的征兆，若出现应立即就医。

3. 复查指导　嘱患者外出时随身携带识别卡，以便发生意外时能及时救治，指导患者定期复查，病情加重或变化时及时就诊。

目标检测

选择题

A1／A2 型题

1. 产后大出血的患者如出现怕冷、少汗、食欲下降、记忆力减退，最有可能累及的靶腺是
   A. 肾上腺　　　　　　B. 胸腺　　　　　　C. 性腺
   D. 甲状腺　　　　　　E. 甲状旁腺

2. 下列席汉综合征患者最早出现的表现是
   A. 产后无乳　　　　　B. 产后阴毛脱落　　　C. 产后怕冷、乏力
   D. 乳晕变淡　　　　　E. 低血糖

3. 下列不符合腺垂体功能减退症临床特点的是
   A. 儿童身材矮小　　　B. 皮肤、齿龈色素沉着　C. 月经紊乱
   D. 阳痿　　　　　　　E. 低钠血症

4. 引起腺垂体危象最常见、最重要的诱因是
   A. 寒冷　　　　　　　B. 饥饿　　　　　　C. 劳累
   D. 感染　　　　　　　E. 外伤

5. 患者，女，30岁。因产后大出血出现无乳，怕冷、食欲下降、记忆力减退、性欲减退，偶尔出现低血糖反应，诊断为席汉综合征。下列激素替代治疗顺序正确的是
   A. 糖皮质激素－催乳素－甲状腺激素　　B. 糖皮质激素－甲状腺激素－性激素
   C. 甲状腺激素－糖皮质激素－性激素　　D. 糖皮质激素－性激素－甲状腺激素
   E. 甲状腺激素－性激素－糖皮质激素

（于晓斌）

第三节　甲状腺疾病患者的护理

PPT

情境导入

　　情境：患者，女，36 岁。因"多食、多汗、消瘦、双眼突出 1 年，加重伴劳累后心慌、气短 2 周"入院。护理评估：T 37.8℃，P 106 次/分，R 26 次/分，BP 136/84mmHg。神清，消瘦，皮肤潮湿，双侧眼球突出，甲状腺Ⅱ°肿大，质软，无结节，可及触震颤，可闻血管杂音。心界稍向左下扩大，心率 120 次/分，律不齐，心音强弱不等，心尖部可闻及 2/6 级收缩期杂音。

　　任务：1. 请列出该患者的主要护理问题。
　　　　　2. 请对患者进行健康指导。

　　甲状腺是人体最大的内分泌腺，位于颈部甲状软骨下方，气管前方，呈蝶状，主要功能是分泌甲状腺激素（TH），对物质和能量代谢、生长发育、性－生殖功能等具有重要调节作用。碘是合成甲状腺激素的基本原料。成年人碘每日的生理需要量为 $60 \sim 100\mu g$（WHO 推荐量 $150\mu g$），$80\% \sim 90\%$ 来自食物，其余 $10\% \sim 20\%$ 来自饮用水。碘摄入过多或过少都可能导致甲状腺疾病的增加。甲状腺功能受内外环境、垂体、下丘脑等调节，也受外周甲状腺激素水平的反馈调节（图 7–1）。

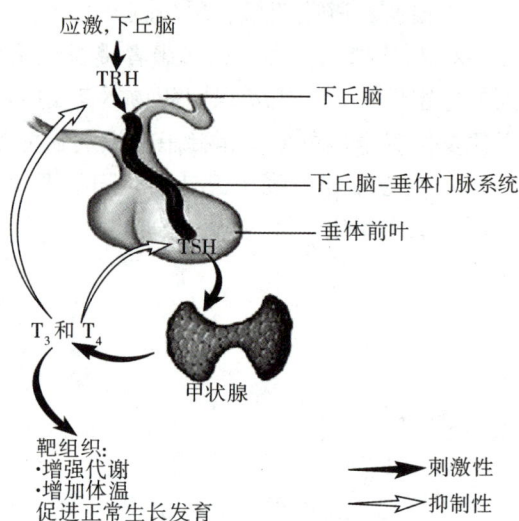

图 7–1　甲状腺激素的分泌调节

一、单纯性甲状腺肿

　　单纯性甲状腺肿（simple goiter）也称弥漫性非毒性甲状腺肿，是指非炎症、非肿瘤性弥漫性甲状腺肿大，不伴甲状腺功能改变。多呈散发性分布，女性患病率是男性的 $3 \sim 5$ 倍。当某一地区的儿童单纯性甲状腺肿的患病率大于 5% 时，称为地方性甲状腺肿。

【病因和发病机制】

（一）病因

　　1. 地方性甲状腺肿　碘缺乏为其主要原因，故又称为碘缺乏性甲状腺肿。主要分布在远离海洋的山区、高原、内陆地区，由于土壤中的碘长期被雨水冲刷、洗脱而缺乏。地方性碘缺乏导致儿童生长发育迟滞或障碍，表现为以身材矮小、智力障碍为主的神经－精神综合征，称为地方性克汀病（endemic cretinism）。

　　2. 散发性甲状腺肿　无明显地区分布特点，可能的致病因素包括：①碘缺乏，导致甲状腺激素合成不足。青春发育期、妊娠期、哺乳期，由于生理性甲状腺激素需要量增加，出现碘相对不足，导致甲状腺代偿性增生肥大。②碘过多，抑制了碘的有机化，甲状腺激素合成障碍。③致甲状腺肿食物或药物，如食物中的卷心菜、菠菜、萝卜、核桃等，药物如硫脲类药物、硫氰酸盐、保泰松等，均阻碍甲状腺激素的合成而致甲状腺肿。④遗传缺陷或基因突变，引起甲状腺激素合成障碍而致甲状腺肿大。

（二）发病机制

　　各种因素导致甲状腺激素合成及分泌减少，TSH 分泌增加，引起甲状腺滤泡细胞代偿性增生、肥大。而 TSH 并未增高的部分患者甲状腺之所以肿大，可能在于甲状腺滤泡细胞对 TSH 敏感性增强。

甲状腺生长免疫球蛋白（TGI）仅能刺激甲状腺滤泡细胞生长，并不能增加甲状腺滤泡细胞腺苷酸环化酶活性，因此表现为甲状腺肿而无甲状腺功能亢进。

【护理评估】

（一）健康史评估

询问患者出生地和长期生活、工作地区有无碘缺乏，有无正确使用国家监制的碘盐，有无长期进食促甲状腺肿食物、药物，有无甲状腺激素需求量增加的因素存在。询问甲状腺肿大的发生时间、进展速度。

（二）身体评估

1. 症状　大多数单纯性甲状腺肿多无特殊症状。甲状腺明显肿大压迫或发展为甲状腺功能亢进时产生相应临床症状。

（1）压迫症状　甲状腺显著肿大或胸骨后甲状腺肿时可见压迫症状。压迫气管引起刺激性干咳、呼吸困难；压迫食管引起吞咽困难；压迫喉返神经时则出现声音嘶哑；胸骨后甲状腺肿压迫上腔静脉引起上腔静脉阻塞征，表现为面部青紫、肿胀及颈部、胸部浅静脉扩张。

（2）其他　少数单纯性甲状腺肿患者病情发展至一定阶段，可以形成甲状腺结节，可具有自主分泌甲状腺激素功能而出现甲状腺功能亢进表现。

2. 体征

（1）甲状腺肿大　单纯性甲状腺肿多呈弥漫性轻度至中度肿大（图7-2），随病情发展而缓慢进展。肿大的甲状腺质地软、表面光滑，无压痛，无震颤和血管杂音。

（2）其他　发生克汀病时表现为身材矮小、发育迟滞或障碍，智力低下。合并甲状腺功能亢进时表现为甲状腺功能亢进体征（详见本章"甲状腺功能亢进症患者的护理"）。

（三）心理－社会评估

女性患者可因甲状腺肿大影响外观而产生自卑心理，因压迫症状或怀疑肿瘤或而产生焦虑、恐惧心理。

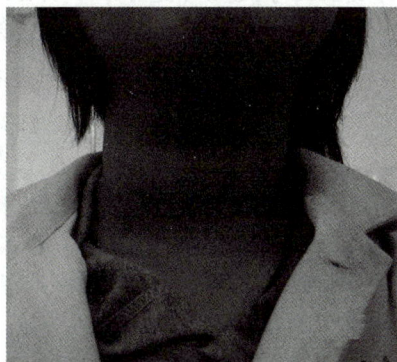

图7-2　单纯性甲状腺肿（青春期）

（四）辅助检查

1. 一般检查　血常规检查表现为全血细胞减少，但以红细胞和血红蛋白减少明显。

2. 甲状腺功能检查

（1）甲状腺激素水平　血清 TT_4、TT_3 正常，血清 TSH 基本正常。碘缺乏时 TT_4 可以轻度下降，T_3/T_4 比值常增高。

（2）^{131}I 摄取率及 T_3 抑制试验　^{131}I 摄取率增高但无峰值前移，并可被 T_3 抑制或抑制率 > 50%。

3. 血清甲状腺球蛋白（Tg）　正常或增高，增高的程度与甲状腺肿大程度呈正相关。

4. 甲状腺彩超　能显示甲状腺的大小、形态、内部结构、结节及血流情况，是确定甲状腺肿的最主要检查方法。

【主要护理诊断/问题】

1. 自我形象紊乱　与甲状腺肿大有关。

2. 潜在并发症　呼吸困难、声音嘶哑、吞咽困难。

3. 知识缺乏　缺乏正确的饮食方法和药物使用知识。

【护理措施】

（一）一般护理

1. 环境与休息　室内环境清洁、干净，温度、湿度适宜，空气流通。指导患者劳逸结合，适当休息。

2. 饮食护理 指导碘缺乏患者多食含碘丰富的食物，如海带、紫菜等海产品，食用加碘食盐；避免摄入大量阻碍 TH 合成的食物，如卷心菜、花生、菠菜、萝卜等。

（二）病情观察

观察甲状腺肿大的程度、质地、有无结节与压痛；观察有无甲状腺功能亢进表现。短时间内甲状腺肿大进展迅速，应警惕癌变可能。在治疗过程中要定期检查血清 TSH 的变化。

（三）配合治疗

1. 碘剂治疗 生理性甲状腺肿无须治疗；缺碘者补充碘剂，多食含碘丰富的食物，在地方性甲状腺肿流行地区可采用碘盐防治；成年人尤其是结节性甲状腺肿患者，应避免大剂量碘治疗，以免诱发碘甲亢；因摄入致甲状腺肿物质所致者，停用后甲状腺肿一般可自行消失。

知识链接

加碘食盐的购买与食用

食盐加碘是一种持续、方便、经济、生活化的补碘措施。食盐加碘可以通过较小的投入获得巨大的社会收益和间接的经济效益，以实现提高人口素质的目的。因碘化物在潮湿、高温和酸性环境下容易发生化学反应转变为分子碘挥发损失，所以在购买和使用加碘食盐时应该注意以下事项。

首先，务必购买印有国家指定标识的加碘食盐。

第二，一次购买的加碘食盐不宜过多，以小包装为宜。

第三，选择阴凉、干燥、远离炉火的地方存放，最好避光保存。

第四，开袋以后的加碘食盐要注意密封，存放时间不宜太长。

第五，高食品温度、高油温情况下碘容易挥发损失，应在菜品出锅时放加碘食盐。

2. 甲状腺激素补充治疗 无明显诱因的单纯性甲状腺肿患者，可采用甲状腺制剂治疗，以补充内源性 TH 不足，抑制 TSH 分泌。一般采用左甲状腺素或干甲状腺片治疗。

3. 手术治疗 甲状腺肿明显、有压迫症状或疑有癌变者，可手术治疗。

（四）用药护理

1. 甲状腺制剂 遵医嘱按时、按量、长期服药，以免停药后复发；甲状腺制剂从小剂量给药，以免诱发和加重冠心病，在用药过程中必须监测血清 TSH 水平；注意观察治疗效果和不良反应，如患者出现心动过速、呼吸急促、食欲亢进、怕热多汗、腹泻等甲状腺功能亢进症表现时，应及时通知医生并进行相应处理。

2. 碘剂 规范用药，补充碘剂，剂量不可过大，尤其是结节性甲状腺肿患者，大剂量使用碘剂可诱发碘甲亢。

3. 避免服用抑制甲状腺激素合成的药物 如硫脲类、磺胺类、硫氰酸盐、保泰松等。

（五）对症护理

帮助患者进行恰当的修饰，如穿高领衣服、系围巾等，以改善自我形象。有咳嗽、胸闷、呼吸困难者，安排半卧位休息，避免体力活动，增加休息时间。有吞咽困难者，给予半流质或流质食物，避免粗糙和刺激性食物。

（六）心理护理

向患者介绍疾病的相关知识、解释病情，告知患者本病属于可防、可治、效果及预后均较好的疾病，适时开展心理疏导，消除患者不良心理。鼓励患者表达不良感受，指导家属多与患者沟通交流，给予心理支持以帮助患者树立战胜疾病的信心。

（七）健康指导

1. 生活指导 指导碘缺乏患者和青春期、妊娠期、哺乳期患者多进食含碘丰富的食物，避免摄入阻碍甲状腺激素合成的食物和药物等。应避免饮用含氟或钙过多的饮水。

2. 疾病知识指导 向患者及家属解释单纯性甲状腺肿的预防知识，指导患者正确用药，使用甲状腺制剂时应坚持服药，在专科医生指导下对药物进行调整；学会自我观察药物不良反应，如出现心动过速、食欲增加、腹泻、出汗、呼吸急促等，一旦出现应及时就医。

二、甲状腺功能亢进症

甲状腺功能亢进症（hyperthyroidism）简称甲亢，是指甲状腺腺体本身产生甲状腺激素过多而引起的甲状腺毒症。甲状腺毒症指血液循环中甲状腺激素（TH）过多，引起以神经、循环、消化等系统兴奋性增高和代谢亢进为主要表现的一组临床综合征。引起甲状腺毒症的病因很多（表7-2）。根据甲状腺的功能状态，甲状腺毒症可以分为甲状腺功能亢进型和非甲状腺功能亢进型。

表7-2 甲状腺毒症的常见原因

甲状腺功能亢进型	非甲状腺功能亢进型
1. 弥漫性毒性甲状腺肿（Graves病）	1. 亚急性甲状腺炎
2. 多结节性毒性甲状腺肿	2. 无症状性甲状腺炎
3. 甲状腺自主高功能腺瘤	3. 桥本甲状腺炎
4. 碘致甲状腺功能亢进	4. 产后甲状腺炎
5. 桥本甲状腺毒症	5. 外源甲状腺激素
6. 新生儿甲状腺功能亢进症	6. 异位甲状腺激素产生
7. 垂体TSH腺瘤	

引起甲状腺功能亢进的病因很多，其中以毒性弥漫性甲状腺肿最为常见，占全部甲亢病因的80%~85%。

弥漫性毒性甲状腺肿

弥漫性毒性甲状腺肿（diffuse toxic goiter）又称Graves病（Graves disease，GD），是一种甲状腺激素分泌增多的自身免疫性疾病，主要表现为神经兴奋性增强和高代谢状态，甲状腺肿大，常伴有突眼。可发生于任何年龄，以20~40岁女性多见。

【病因与发病机制】

（一）病因

1. 遗传因素 Graves病有明显的遗传倾向，有单卵孪生者同患率高、患者近亲发病率高等特点。与一定的人类白细胞抗原（HLA）类型有关。

2. 免疫因素 本病以遗传易感性为背景，在感染、精神创伤等因素作用下诱发体内免疫功能紊乱。甲状腺内抗原物质致敏T淋巴细胞，刺激B淋巴细胞产生抗体。主要特征是患者血清中存在甲状腺细胞TSH受体的特异性自身抗体，称为TSH受体抗体（thyrotropin receptor antibody，TRAb），TRAb又分为甲状腺刺激性抗体（thyroid stimulating antibody，TSAb）和甲状腺刺激阻断性抗体（thyroid stimulation - blocking antibody，TSBAb），它们都可与TSH受体结合产生相反的效益。TSAb是Graves病甲亢的致病性抗体，90%的患者有此抗体的存在。

3. 环境因素 感染、碘摄入量、性激素、环境毒素、应激和精神刺激等，都可能诱发机体的免疫功能紊乱，对本病的发生和发展有重要影响。

（二）发病机制

未完全阐明，主要与自身免疫密切相关。在遗传易感因素的基础上，由于环境因素的刺激，导致机体免疫调节功能失调，产生 TRAb，其中 TSAb 与 TSH 竞争性地结合于 TSH 受体，促进甲状腺滤泡细胞增生、促进甲状腺激素合成，导致血液中甲状腺激素浓度显著增加。同时，TSAb 与 TSH 受体结合的效应不受负分反馈调节的影响，因此出现甲状腺激素的持续分泌而产生甲状腺功能亢进症。

浸润性突眼的发生主要与细胞免疫有关。由于眶后组织淋巴浸润，大量黏多糖和糖胺聚糖沉积，透明质酸增多，球后眼外肌损伤、纤维化，纤维细胞转化为脂肪细胞，出现球后脂肪浸润，导致突眼发生。

【护理评估】

（一）健康史评估

本病起病缓慢，少数在严重精神创伤或急性感染等应激后急性起病。仔细询问家族近亲属中甲亢患病情况，了解有无感染、精神刺激或创伤史，有无长期导致甲状腺功能亢进的食物或药物（含碘药物如碘油、胺碘酮）服用史。了解病程和病情进展速度。

（二）身体评估

典型表现有 TH 分泌过多所致的高代谢综合征等甲状腺毒症表现、甲状腺肿及眼征。老年和小儿患者表现多不典型。

1. 甲状腺毒症表现

（1）高代谢综合征　以怕热、多汗、易饥、多食、消瘦为主。甲状腺激素促进脂肪及蛋白质分解，糖利用下降、肝糖原分解增强而导致糖耐量异常或引发及加重糖尿病病情。

（2）神经精神系统　表现为神经过敏、精神亢奋、烦躁易怒、失眠、紧张多虑、记忆力减退等，部分患者可见幻觉、精神分裂症表现，少数患者表现为表情淡漠、寡言少语（老年体弱者多见）。手、眼睑、舌等出现震颤，腱反射亢进。

（3）循环系统　心悸、胸闷、气短较为常见。尤其是在休息、睡眠时心率仍然明显加快（90～120 次/分）为本病的重要特征之一。第一心音亢进、血压升高、脉压增大、水冲脉等，严重者出现心律失常（以期前收缩、心房颤动为多见）、心脏扩大、心绞痛以及心肌梗死，严重者可诱发充血性心力衰竭，称为甲亢性心脏病。

（4）消化系统　食欲亢进、多食易饥。TH 分泌过多导致胃肠蠕动加快、消化吸收不良而出现排便次数增多、稀便。重症者可出现肝功能异常。

（5）运动系统　主要表现为甲状腺毒症性周期性瘫痪，多因进甜食、饱餐、注射胰岛素等诱发，病变主要累及下肢，常伴有低钾血症。慢性肌病者出现进行性肌无力，伴肌萎缩，多累及近心端的肩胛和骨盆带肌群。甲亢也可影响骨骼脱钙而发生骨质疏松症。

（6）造血系统　全血细胞寿命缩短及蛋白合成下降而表现贫血、血小板减少性紫癜、白细胞计数下降而淋巴细胞及单核细胞比率上升，易发感染。

（7）内分泌及生殖系统　女性月经紊乱、稀少、闭经以及不孕。男性阴茎勃起异常、阳痿、不育。

2. 甲状腺肿大　多为弥漫性、对称性肿大（图 7-3），随吞咽动作上下移动。肿大程度与甲亢病情轻重无明显关系。早期表面光滑、质地较软，无压痛。随病情发展可出现结节样增生，质韧。甲状腺血流增多，可触及震颤、闻及血管杂音，为 Graves 病的特异性体征。

3. 眼征

（1）单纯性突眼（非浸润性突眼）　与交感神经兴奋眼外肌有关。一般为双侧轻度突眼（突出程度 <18mm），表现为眼裂增宽、瞬眼减少、目光炯炯有神、上睑挛缩，眼睛向下看时上睑不能随眼球下垂，向上看时不能皱额，眼球聚合力差。

（2）浸润性突眼　又称恶性突眼，患者眼球高度突出（图 7-4）。较少见，与眶后组织的自身免疫性炎症有关。浸润性突眼与单纯性突眼表现类似，但突眼度 >19mm，且左右眼突眼程度可不等，常见有眼睑肿胀肥厚、结膜充血水肿、眼部活动受限，眼部不适症状明显，如视力下降、眼视野缩小、眼睛有异物感、畏光流泪等。严重者眼球固定、眼睑闭合不全，角膜外露，可因溃疡或全眼球炎导致失明。

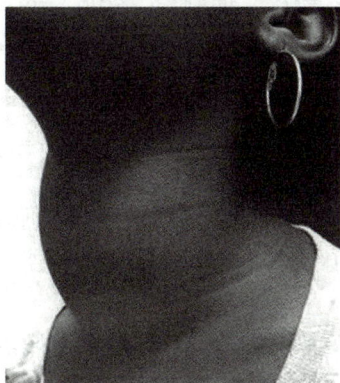

图 7-3　甲亢甲状腺肿大

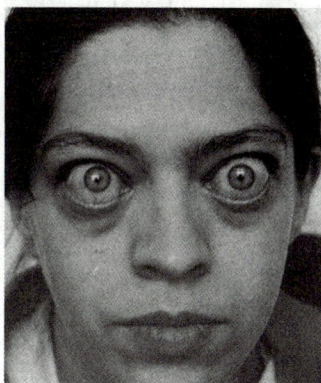

图 7-4　甲亢突眼

4. 特殊表现

（1）甲状腺危象（thyroid storm）　又称甲亢危象是甲状腺毒症急性加重的一个综合征，发生原因与短时间内大量甲状腺激素释放入血有关。本病多发生于未予治疗的重症或治疗不充分的患者。病死率20%以上。

1）常见诱因　①应激状态：如感染、手术、放射性碘治疗、精神刺激、过度劳累、急性创伤等。②严重躯体疾病：如心力衰竭、低血糖、败血症、脑卒中等。③口服过量甲状腺素片。④甲状腺手术准备不充分或术中过度挤压甲状腺等。

2）主要表现　原有甲亢症状加重、高热（T>39℃）、心动过速（HR>140次/分）、大汗淋漓、呕吐、腹泻、嗜睡、谵妄等，严重患者可发生心力衰竭、肺水肿、休克及昏迷等。处理不及时或不当，常很快死亡。

甲亢患者出现体温升高但不超过39℃，心动过速，但<140次/分，多汗、嗜睡、烦躁、食欲减退或呕吐时称为甲状腺危象前期，是甲状腺危象的前兆。

（2）淡漠型甲状腺功能亢进　多见老年体弱者。起病隐匿，患者无明显甲状腺肿大、眼征及交感神经兴奋与高代谢症候群，以神志淡漠、乏力、嗜睡、反应迟钝、震颤、头晕、明显消瘦为主要表现；有时仅有腹泻、畏食等消化系统症状，可见轻微腹泻，不明原因的房颤、心绞痛等，后者易与冠心病混淆。因临床表现不典型难以及时得到诊治，易发甲状腺危象。

（3）胫前黏液性水肿　见于少数 Graves 病患者，与浸润性突眼同属自身免疫性病变，约占 Graves 病5%。多发生在胫骨前下 1/3 部位，也见于足背、踝关节、肩部、手背或手术瘢痕处，偶见于面部。皮损多为对称性，早期皮肤增厚、变粗，有广泛大小不等的棕红色或红褐色或暗紫色突起不平的斑块或结节，边界清楚，大小不等，皮损周围的表皮发亮，可有感觉过敏或减退，或伴痒感。后期皮肤增厚如橘皮或树皮样。

（三）心理-社会评估

评估患者患病后对日常生活的影响，是否有睡眠、活动量及活动耐力的改变。患者常有焦虑、多疑、恐惧、无助等心理变化，因烦躁易怒常于家人或同事发生争执而致人际关系紧张。因形象改变患者多有自卑、社会退缩等。注意患者及家属对疾病知识的了解程度，患者所在社区的医疗保健服务情况等。

（四）辅助检查

1. 甲状腺激素水平测定　包括 TT_4、FT_4 和 TT_3、FT_3 等是直接反应甲状腺毒症的指标。甲状腺功能亢进时上述各指标均可升高。FT_3 和 FT_4 不受血甲状腺结合球蛋白（TBG）影响，可直接反映甲状腺功能状态，是诊断甲亢的首选指标。

2. TSH 水平 是反映甲状腺功能最敏感的指标，尤其对亚临床型甲亢和亚临床型甲减的诊断有重要意义。甲亢时 TSH 降低。

3. ^{131}I 摄取率 甲亢时^{131}I 摄取率表现为总摄取量增高，高峰前移，抑制率 <50%。单纯甲状腺肿大者^{131}I 摄取率不升高，抑制率 >50%。此项试验有助鉴别甲亢和单纯性甲状腺肿。

4. TSH 受体抗体（TRAb）检测 是鉴别甲亢病因、诊断 Graves 病的重要指标之一。新诊断的 Graves 病患者 TRAb 阳性检出率可达 98%，有早期诊断意义，可判断病情活动、复发，还可作为治疗停药的重要指标。

5. 基础代谢率测定 在禁食 12 小时，睡眠 8 小时后的清晨，于静卧空腹状态下测脉搏及血压。采用简便公式估计：基础代谢率（%）= 清晨静息状态［脉率 + 脉压（mmHg）］－111。正常值 －10% ~ +15%。甲亢患者常增高。

6. 医学影像检查 超声、放射性核素扫描、CT、MRI 等有助于甲状腺、异位甲状腺肿和球后病变性质的诊断。B 超检查 GD 时甲状腺呈灶性或弥漫性低回声，伴有血流信号增大，腺体体积增大。

【主要护理诊断/问题】

1. 营养失调：低于机体代谢需要 与分解代谢增强、消化吸收功能下降有关。

2. 活动无耐力 与蛋白质分解增加、肌无力等有关。

3. 有组织完整性受损的危险 与浸润性突眼、眼睑后缩角膜暴露容易损伤有关。

4. 潜在并发症 甲状腺危象。

5. 自我形象紊乱 与突眼、甲状腺肿大等身体外观改变有关。

6. 焦虑 与担心疗效、外观改变有关。

【护理措施】

（一）一般护理

1. 环境与休息 环境安静、阴凉、舒适，避免强光和噪音刺激。怕热、多汗时注意环境温度适宜（室温 18 ~ 20℃、湿度 60% 左右），避免不良刺激。轻症者可照常工作和学习，以不感疲劳为度并适当增加休息；重者或有心律失常应卧床休息，心功能不全或合并严重感染的患者，要严格卧床休息。治疗、护理安排在相对集中时间进行，以减少对患者休息的干扰。护士应经常巡视病房，及时了解患者的需求，做好生活护理。

2. 饮食护理 饮食做到"一忌、两避、三高"。"一忌"为忌碘（忌加碘食盐和海产品、含碘药品）；"两避"为避免高盐、高纤维素食物，以减轻突眼和胃肠道负担；"三高"为高热量、高蛋白、高维生素（尤其是复合维生素 B）饮食以补充足够能量和维生素。避免生冷、辛辣刺激食物和饮料，并根据病情适当补充水分（日饮水 2000 ~ 3000ml）。

（二）病情观察

1. 生命体征的观察 定时测量患者的生命体征，尤其是心率和血压，定期测定基础代谢率的变化，以了解甲亢的严重程度。

2. 症状和体征的观察 观察患者神志、精神状态、基础代谢率、体重、食欲变化；注意观察甲状腺肿大程度以及突眼程度变化；动态观察各种激素的检查结果，以判断疗效和疾病变化。

3. 并发症的观察 观察有无甲状腺危象的发生。当患者原有症状加重、体温升高、心率增快、大汗淋漓、腹泻、严重乏力时，应立即报告医师并协助处理。

（三）配合治疗

治疗方法主要包括抗甲状腺药物治疗、放射性^{131}I 治疗及手术治疗 3 种。

1. 抗甲状腺药物（ATD） 通过抑制甲状腺过氧化物酶的活性抑制甲状腺激素合成。是治疗甲亢的基础。

（1）药物种类 主要有咪唑类和硫脲类。咪唑类有甲巯咪唑（MMI，他巴唑）和卡比马唑

（CMZ，甲亢平）；硫脲类有丙基硫氧嘧啶（PTU）、甲硫氧嘧啶（MTU）。

（2）适应证　①症状轻、甲状腺肿大不严重者。②儿童、青少年甲状腺功能亢进及老年甲状腺功能亢进者。③手术前准备。④甲状腺功能亢进合并妊娠妇女。⑤甲状腺术后或^{131}I治疗后仍然甲状腺功能亢进者。⑥^{131}I治疗前的辅助治疗。

（3）治疗分期　治疗分为3期，总疗程达1.5～2年。①控制治疗期：完全或大部分抑制甲状腺激素合成，剂量根据病情确定，4周左右发挥作用，此期为2～3个月。②减量治疗期：一般在甲亢症状消失、甲状腺激素水平接近正常后逐渐减量。2～4周减量一次，每次减量1/3～1/6，通常需2～3个月。③维持治疗期：治疗成败的关键，以最小量（MMI为5～10mg/d、PTU为50～100mg/d）维持治疗至少1年，维持治疗阶段过短、复发率明显提高。

2. 其他药物治疗

（1）碘剂　大剂量碘可抑制甲状腺激素释放入血，减轻腺体充血，使腺体变硬变小，因此，仅用于术前准备和甲状腺危象。常用有复方碘口服溶液（卢戈氏液）。

（2）β受体阻断剂　阻断甲状腺素对心脏的兴奋作用，阻断外周组织T_4向T_3转化，在抗甲状腺药物开始治疗的1～2个月内联合使用β受体阻断剂，可改善甲亢初治期的症状，近期疗效好。常用药物普萘洛尔、美托洛尔。支气管哮喘患者禁用。

3. 放射性^{131}I治疗　利用甲状腺高度摄取和浓集碘的能力及^{131}I释放β射线破坏甲状腺组织细胞，减少甲状腺激素的合成与释放。

（1）适应证　①年龄在25岁以上的中度甲亢患者；②经抗甲状腺药物治疗无效或对其过敏者；③不宜手术或术后复发或不愿手术者；④其他，如某些高功能结节的甲亢患者；⑤甲亢性心脏病。

（2）禁忌证　①妊娠期、哺乳期妇女；②严重肝、肾衰竭或活动性肺结核者；③外周血白细胞低于$3×10^9$/L或中性粒细胞低于$1.5×10^9$/L者；④甲状腺危象及甲状腺不能摄碘者。

（3）并发症　①甲状腺功能减退：最常见，定期复查甲状腺功能；②放射性甲状腺炎：可能诱发甲状腺危象；③突眼加重：与放射治疗后甲状腺组织破坏，导致促突眼物质释放有关。

4. 手术治疗　甲状腺次全切除术，治愈率可达70%以上，但可引起多种并发症。适应证、禁忌证、并发症等参见外科护理学相关章节。

5. 甲状腺危象的防治　避免和去除诱因、积极治疗甲亢是预防甲状腺危象的关键，尤其是防治感染和做好充分的术前准备工作。一旦发生需积极抢救。

（1）抑制TH合成　首选PTU，首次剂量500～1000mg，口服或胃管注入；以后每4小时给予250mg，待症状稳定后减至一般治疗剂量。

（2）抑制TH释放　服PTU 1～2小时后使用复方碘口服液5滴，以后每8小时一次，或碘化钠1.0g加入10%葡萄糖溶液中静滴24小时，一般使用3～7天停药。

（3）β受体阻断剂　普萘洛尔20～40mg，每6～8小时1次，或1mg稀释后缓慢静注。普萘洛尔有阻断甲状腺素对心脏的刺激和抑制外周组织T_4转换为T_3的作用。

（4）糖皮质激素　氢化可的松50～100mg加入5%～10%葡萄糖液中静滴，每6～8小时1次。

（5）降低血TH浓度　药物治疗效果不好时，可选用血液透析、腹膜透析或血浆置换等措施降低血TH浓度。

（6）对症支持治疗　如监护心、脑、肾功能，纠正水、电解质和酸碱平衡紊乱，降温、给氧、防治感染及各种并发症等。

（四）用药护理

1. 抗甲状腺药物　①指导患者严格遵医嘱按剂量、按疗程服药，不可自行增减或过早停药；指导患者每天测量脉搏，定期测量体重，脉搏减慢、体重增加是治疗有效的表现。密切观察药物的不良反应。②粒细胞减少：多发生在治疗2～3个月内，严重者可致粒细胞缺乏症，因此必须定期复查血象。如患者出现发热、咽痛，外周血白细胞低于$3×10^9$/L或中性粒细胞低于$1.5×10^9$/L，应停药，遵医嘱给以利血生、鲨肝醇等促进白细胞生成的药物。③药疹：皮疹多较轻，严重者出现剥脱性皮炎。④肝功能损害：多在用药后 3 周发生。⑤其他：关节疼痛、血管炎性皮疹、狼疮样综合征、味觉丧失等，应立即停药。

2. 其他用药护理 普萘洛尔用药过程中注意观察心率，以防心动过缓，有哮喘史的患者禁用。甲状腺片应从小剂量开始，尤其对冠心病患者应控制好剂量，防止剂量过大引起心绞痛，用药后注意观察患者的心率有无明显增快。

3. 放射¹³¹I 治疗护理

（1）治疗前和治疗后 1 个月内避免服用含碘的药物和食物，以免影响甲状腺组织对^{131}I 的吸收。

（2）空腹服用^{131}I，服^{131}I 后 2 小时方可进食，以免影响药物吸收，服药后多饮水，每天饮水 2000～3000ml，以加速血中^{131}I 的排泄。

（3）服药 1 个月内，可因甲状腺破坏暂时释放甲状腺激素，出现甲亢症状加重甚至诱发甲状腺危象，此时应注意避免用手挤压甲状腺，避免精神刺激和预防感染，并严密观察病情，如果出现高热、心动过速、大汗、烦躁不安等应考虑为甲状腺危象的可能，应及时抢救处理。

（4）定期复查甲状腺功能，以免发生永久性甲状腺功能减退症。

（5）对患者的排泄物、衣服、被褥、用具等待放射作用消失后再做清洁处理，以免污染环境。

（五）对症护理

1. 突眼护理 ①注意休息，尽量减少用眼时间。②外出时戴眼罩或茶色眼镜，以减少强光和异物损伤。③限制水、盐摄入，睡眠时抬高床头以减轻眼球后组织水肿，必要时遵医嘱使用利尿剂。④睡前涂以红霉素、金霉素眼膏，并盖上无菌生理盐水纱布或眼罩防尘，白天可滴人工泪液防止角膜干燥。⑤指导患者在眼部有异物感、刺痛或流泪时勿用手直接搓揉眼睛，可以用 0.5%～1% 甲基纤维素或 0.5% 氢化可的松溶液滴眼以减轻眼睛局部症状。⑥每日做眼球运动以锻炼眼肌，改善眼肌功能。⑦定期到眼科做角膜检查，一旦发现角膜炎症或溃疡、全眼球炎时，应及时配合医生做好相应处理。

2. 甲状腺危象护理 ①患者安置 ICU，患者应绝对卧床休息，避免一切不良刺激；呼吸困难时半坐卧位。②立即高流量吸氧。③及时准确给药：迅速建立静脉通路。遵医嘱使用 PTU、复方碘溶液、β 受体阻断剂、氢化可的松等药物。严格掌握碘剂的剂量，并观察中毒或过敏反应。准备好抢救药物，如镇静药、血管活性药物、强心药等。④密切观察病情变化：定时测量生命体征，准确记录 24 小时出入量，观察意识状态的变化。⑤对症护理：体温过高者给予冰敷或乙醇擦浴降温，禁用阿司匹林，因阿司匹林可与甲状腺结合球蛋白结合而释放游离甲状腺激素，使病情加重。躁动不安者使用床挡保护患者安全，必要时遵医嘱给适量镇静剂。昏迷者加强皮肤、口腔护理，定时翻身，防止压力性损伤、肺炎的发生。腹泻严重者应注意肛周护理，预防肛周感染。

（六）心理护理

观察患者情绪变化，与患者及亲属讨论行为改变的原因，关心体贴患者，谅解患者的过激行为。耐心解释病情，倾听患者诉求，避免言语刺激。向患者家属解释及宣传有关疾病的知识，日常生活中避免任何对患者的不良刺激行为，创造愉快的生活氛围。鼓励患者参加社会或团体活动。指导患者学习焦虑的应对技巧，如缓慢呼吸、全身肌肉放松、转移注意力等，鼓励患者观赏自己喜欢的轻松愉快的电视节目或音乐，以放松情绪。

（七）健康指导

1. 生活指导 嘱患者注意身心休息，合理安排工作、学习，避免过度劳累与情绪激动。向患者介绍本病的自我护理知识，如合理饮食、稳定情绪技巧、突眼的保护方法。鼓励患者多与他人交流，参加适宜的社交活动。勉励家属鼓励和关心患者，勿使患者承受精神压力。积极建立良好家庭关系，增强患者战胜疾病的信心。

2. 疾病知识指导 指导患者坚持长期、按时、按量服药，不可随意减量和停药，定期到医院复查，如服用 ATD 时应每周查血象 1 次，每隔 1～2 个月进行甲状腺功能测定。密切注意体温的变化，观察有无感染的表现，如出现高热、恶心、呕吐、腹泻、突眼加重等应警惕甲状腺危象的可能并时就诊。指导患者正确自测基础代谢率以判断甲状腺功能状态。

三、甲状腺功能减退症

甲状腺功能减退症（hypothyroidism）简称甲减，是由各种原因引起的甲状腺合成甲状腺激素功能减退或存在甲状腺激素抵抗而导致全身性低代谢为主要特征的一组综合征；病理特征为黏多糖类物质在组织和皮肤堆积而表现为黏液性水肿。严重甲减引发昏迷时称为黏液性水肿昏迷。

胚胎期起病者出生后多表现身材矮小、智力低下，称为呆小病。起病于发育前儿童者，称为幼年型甲减；发病于成人期称为成人型甲减。各年龄段人群均可发生，40～60 岁多见，其患病率随年龄的增加而增长。本节主要介绍成年型甲减。

【分类】

根据病变部位不同，甲减分为原发甲状腺性（原发性）甲减、垂体性（继发性）甲减、下丘脑性（三发性）甲减、甲状腺激素抵抗综合征（RTH）等，其中原发性甲减最为多见，占 95％左右。

【病因及发病机制】

（一）病因

1. 自身免疫损伤　最常见的病因是自身免疫性甲状腺炎引起的 TH 合成和分泌减少，包括桥本甲状腺炎、萎缩性甲状腺炎、产后甲状腺炎等。

2. 甲状腺破坏　甲状腺手术、放射性 ^{131}I 治疗等导致甲状腺功能减退。

3. 碘过量　碘过量可引起具有潜在性甲状腺疾病者发生甲减，也可诱发和加重自身免疫性甲状腺炎，含碘药物胺碘酮也可诱发甲减。

4. 抗甲状腺药物　如硫脲类、咪唑类等药物可抑制甲状腺素的合成。

（二）发病机制

因各种原因使甲状腺激素合成功能障碍、合成原料不足以及甲状腺组织破坏。由于甲状腺激素不足或生物效应低下，全身代谢减慢，基础代谢率降低，氧耗与产热减少，影响全身多系统的功能活动。透明质酸、黏蛋白、黏多糖等在各组织内浸润堆积出现黏液性水肿为本病的病理特征。

【护理评估】

（一）健康史评估

询问有无自身免疫性甲状腺疾病史及家族史，有无抗甲状腺药物服用史，有无头颅手术、外伤史及头颈部放射治疗史，有无泌乳异常、月经异常等。

（二）身体评估

大多数起病隐匿，早期症状多变且缺乏特异性，进展缓慢，典型症状常在几个月甚至几年后才显现出来。临床上主要表现为全身代谢减慢，典型表现为少汗、动作缓慢、低体温。

1. 低代谢综合征　主要表现为逐渐出现的易疲劳、乏力、少言懒动、行动迟缓、畏寒、少汗、体重增加。因血液循环差和热能生成减少，体温可低于正常。表情呆滞或面无表情、颜面水肿、鼻翼肥大、面色苍白、唇厚舌大，呈"黏液性水肿性面容"。全身皮肤粗糙少光泽，手足皮肤呈姜黄色（与 β-胡萝卜素沉积有关）、毛发稀疏、眉毛外 1/3 脱落。部分患者出现胫前黏液性水肿。

2. 系统表现

（1）神经系统　精神萎靡、嗜睡、反应迟钝，严重者出现昏迷、智力下降。感觉异常，腱反射减弱或消失。

（2）心血管系统　心动过缓、心音低钝、心衰、呼吸困难，超声检查可见心包积液、心脏扩大，血压可升高或降低。

（3）消化系统　食欲下降、消化不良、腹胀、便秘等，严重者可出现麻痹性肠梗阻或黏液水肿性巨结肠。

（4）内分泌生殖系统　长期甲减可引起高催乳素血症和溢乳。男子阳痿、性欲减退，女性月经紊乱或经量过多、不孕。

（5）血液系统　25%左右患者出现贫血，因甲状腺激素缺乏导致蛋白质合成障碍、肠道吸收叶酸障碍、伴发壁细胞自身免疫等所致。

（6）运动系统　肌肉乏力，肌萎缩。部分患者可伴有关节病变，偶有关节腔积液。

3. 黏液性水肿昏迷　是威胁甲减患者生命的严重并发症，预后差，病死率高达70%。常见于老年严重甲状腺功能减低患者，冬季多发。

（1）主要诱因　①感染：最常见，占35%左右，肺部感染最多见。②治疗中断：见于甲状腺激素替代治疗中断者。③应激状态：严寒、创伤、手术、麻醉等。④药物：镇静剂的使用。

（2）临床表现　①低体温（直肠温度<35℃），是黏液性水肿昏迷的标志和特点。②嗜睡、精神异常、木僵或昏迷、反射减弱或消失。③呼吸缓慢，心动过缓，血压下降。④肝肾功能不全，甚至休克。

（三）心理－社会评估

常有抑郁、焦虑、记忆力、智力下降，影响患者社会活动能力。

（四）辅助检查

1. 一般检查　多为轻、中度贫血。血清胆固醇、甘油三酯、低密度脂蛋白胆固醇常增高，高密度脂蛋白胆固醇降低。尿量增多、比重下降。

2. 甲状腺功能检查

（1）甲状腺功能检查　血清TSH增高及TT_4、FT_4降低是诊断甲减的必备指标。原发性甲减TSH升高；中枢性及三发性甲减TSH减低；原发性甲减时TT_4、FT_4均减低；亚临床甲减仅有血清TSH升高，血清TT_4、FT_4正常。

（2）促甲状腺激素释放激素试验（TRH兴奋试验）　主要用于原发性甲减与中枢性甲减的鉴别。静脉注TRH后，血清TSH在增高的基值上进一步增高，提示原发性甲减；血清TSH不增高者提示垂体性甲减；延迟升高者为下丘脑性甲减。影像学检查有助于异位甲状腺、下丘脑－垂体病变的确定。

（3）甲状腺^{131}I摄取率减低。

3. 甲状腺自身抗体　甲状腺过氧化物酶抗体（TPOAb）、甲状腺球蛋白抗体（TgAb）是诊断自身免疫甲状腺炎主要指标，TPOAb意义较为肯定。TPOAb>50IU/ml和TgAb>40IU/ml者甲减发生率显著增加。

4. 其他检查　心电图示低电压、窦性心动过缓等。心肌收缩力下降，射血分数减少。

【主要护理诊断/问题】

1. 体温过低　与甲状腺功能减低导致机体代谢下降、产热减少有关。

2. 便秘　与代谢率降低及体力活动减少引起的肠蠕动减慢有关。

3. 潜在并发症　黏液性水肿昏迷。

【护理措施】

（一）一般护理

1. 环境与休息　调节室温在22~23℃，加强保暖，避免受凉。病情较轻者，指导患者适当运动，以无不适症状为宜；病情较重者卧床休息，并注意翻身或活动肢体，以免血液循环不良而造成压疮。

2. 饮食护理　强调"两高、两低"饮食，即高蛋白、高维生素（维生素B_1、维生素B_6、维生素C）、低钠、低脂肪。烹调方式应多样化，食物色香味美以增加患者的食欲。安排适应的进食环境，鼓励少食多餐、细嚼慢咽。慢性淋巴细胞性甲状腺炎所致甲减患者忌食碘盐及含碘食物，以免加重甲状腺功能减低和黏液性水肿，而碘缺乏性甲减者应补充碘剂。

（二）病情观察

1. 生命征及代谢状况观察 观察患者体温、呼吸频率、心率、血压、大便次数和性质等。

2. 黏液性水肿观察 每日观察并记录患者体重，观察皮肤、颜面水肿程度；有无声音嘶哑、呼吸困难等喉头水肿表现；观察患者反应、记忆力、意识状况等。如发现黏液性水肿昏迷症状时应立即报告医生并配合抢救。

（三）配合治疗

1. 替代治疗 所有类型甲减，均需用甲状腺激素替代治疗，永久性甲减需终身替代治疗。首选左甲状腺激素口服，从小剂量开始，逐渐增加至维持剂量，以达到用最小剂量纠正甲减而又无明显不良反应、使 TH 和 TSH 恒定在正常范围的目的。替代治疗的基本原则是"小剂量开始，逐渐加量，个体化用药，定期监测"。

2. 对症治疗 有贫血者补充铁剂、维生素 B_{12}、叶酸等；胃酸低者补充稀盐酸；便秘明显者遵医嘱给予缓泻药，并观察大便的次数、性质和量，观察有无腹胀、腹痛等麻痹性肠梗阻的表现。

（四）用药护理

1. 甲状腺制剂从小剂量开始，逐渐增加，不可随意停药或改变剂量，以防组织需氧量突然增加，加重心脏负担，诱发心力衰竭或心肌梗死。

2. 用药前后分别测脉搏、体重和水肿情况，以便观察药物疗效。

3. 患者服药后如出现多食、消瘦、脉搏＞100 次/分、发热、大汗、情绪激动等情况，提示用药过量，应及时通知医生，进行剂量调整。

4. 缺血性心脏病患者服药起始剂量要小，剂量调整要慢，以防诱发和加重心脏病。

5. 替代治疗初期治疗每 4～6 周监测甲状腺功能一次，目标达成后每 6～12 个月复查一次激素指标，保持 TSH 和 TH 水平恒定在正常范围内。

（五）对症护理

1. 黏液性水肿昏迷治疗护理

（1）维持静脉通道 快速建立静脉通路，准备好急救药品。

（2）通畅气道 去枕平卧，及时清理口腔和气道分泌物，保持呼吸道通畅，持续低流量给氧，配合气管切开或气管插管以及相关护理。

（3）加强病情监测 密切观察生命体征和意识状况，记录 24 小时出入量。

（4）注意保暖 提倡胃肠灌注保温，应避免肢体热敷，以防有效循环血容量进一步减少。

（5）遵医嘱及时准确使用抢救药物 ①首选 T_3 静脉注射，症状改善、神志清醒后改为口服；②同时补充糖皮质激素，氢化可的松持续静脉滴注 1 周左右，以防肾上腺皮质功能危象；③先用 50% 葡萄糖溶液后用 5% 葡萄糖溶液静脉滴注，纠正低血糖；④调节电解质，尤其是血钾和血钠；⑤有感染时遵医嘱使用抗生素；⑥适量补液，补液量不宜过多。

2. 便秘护理 指导患者养成每天定时排便的习惯，为卧床患者创造良好的排便环境。教会患者促进便意的技巧，如进行有效腹部顺时针按摩以促进胃肠蠕动，适当肛周按摩；鼓励患者每天进行适度的运动，如散步、快走等；增加含粗纤维食物，如蔬菜、水果等，以增加肠内容物容积。

（六）心理护理

积极主动与患者沟通交流，使其保持积极、乐观、配合治疗的心态。了解家属对患者的态度，指导家属主动关心患者，共同树立战胜疾病的信心。

（七）健康指导

1. 生活指导 制订合理的饮食计划，慢性淋巴细胞性甲状腺炎引起甲状腺功能减低者注意避免加碘食盐、海产品等。指导及安排患者的活动计划，开展循序渐进的活动方式，鼓励患者力所能及地参与集体或社会活动。争取家属和社会支持及关注，以减轻患者的压力。

2. 疾病知识指导 告知患者发病原因和表现，教会患者自我监测。避免诱发因素，如寒冷、感染、手术、严重躯体疾病、TH 替代治疗中断等，以防黏液性水肿昏迷发生。指导患者正确的用药方法和注意事项，解释终身服药的重要性和必要性，强调不能自行增减药物、停药以及随意增减药物可能引发的严重后果。密切观察药物疗效和用药过量的临床表现。定期到专科门诊复诊。

目标检测

选择题

A1/A2 型题

1. 患者，女，32 岁，诊断单纯性甲状腺肿。护士叮嘱患者避免食用卷心菜、萝卜等的理由是

    A. 避免消化不良   B. 减少食物纤维的摄入   C. 避免过敏

    D. 减轻对胃肠道的刺激   E. 障碍甲状腺激素的合成

2. 甲状腺功能亢进症最主要的表现是

    A. 易饥   B. 消瘦   C. 基础代谢加快

    D. 便秘   E. 交感神经兴奋

3. 甲状腺功能亢进症最主要的护理诊断是

    A. 体温过高   B. 活动无耐力   C. 有组织完整性受损危险

    D. 营养失调：低于机体代谢需要   E. 潜在并发症：甲状腺危象

4. 下列属于正确的甲状腺功能亢进症饮食的是

    A. 高蛋白、高纤维素   B. 高蛋白、高维生素   C. 高热量、高碘

    D. 高蛋白、低热量   E. 高热量、高钠

5. 甲亢患者，3 天前因"感冒"咳嗽、发热，体温 38.9℃。请问下列药物禁忌使用的是

    A. 抗生素   B. 阿司匹林   C. β 受体阻断剂

    D. ATD   E. 补充生理盐水

（于晓斌）

第四节 肾上腺皮质疾病患者的护理

PPT

情境导入

情境： 患者，女，24 岁，因"体型发胖、月经稀少 3 个月"入院。护理评估：BP 148/94mmHg，身高 164cm，体重 68kg。面色红润，有少许痤疮，满月脸，体毛多，躯干及腹部脂肪堆积较多，心肺检查无殊。空腹血糖 6.8mmol/L，血浆皮质醇水平增高且昼夜节律消失。患者焦虑，时常唉声叹气，经常闭门不出，不愿意与人交流。

任务： 1. 该患者目前主要护理问题有哪些？

        2. 患者有什么不良心理问题？如何给予心理疏导？

肾上腺可以分为皮质部和髓质部两部分。皮质部含有大量腺细胞，依据形态和排列不同由外而内分为球状带、束状带、网状带。髓质部分位于肾上腺中央，与网状带相连，因被铬盐染色成褐色而称为嗜铬细胞。

一、库欣综合征

库欣综合征（Cushing syndrome）又称皮质醇增多症，是由各种因素引起下丘脑－垂体－肾上腺轴调控失常，导致体内皮质醇分泌过多所致的一组临床综合征。临床上以向心性肥胖、满月脸、多血质外貌、紫纹、高血压和骨质疏松等为主要表现。库欣综合征多发于 20 ~ 45 岁，成人多于儿童，女性多于男性，男女之比为 1∶（3 ~ 8）。

肾上腺皮质长期分泌过量皮质醇引起的症候群称为自发性库欣综合征；垂体促肾上腺皮质激素（ACTH）分泌过多引起者称为库欣病（Cushing disease），在临床上最为多见。长期应用皮质醇或饮酒等引起类似库欣综合征表现者称之为类库欣综合征。

【病因及发病机制】

（一）病因

库欣综合征病因分为 ACTH 依赖性和非 ACTH 依赖性两类：前者由于垂体和垂体外组织分泌过多 ACTH，使双侧肾上腺皮质增生并分泌过量皮质醇；后者则为肾上腺皮质自主合成及分泌过量皮质醇，常见于肾上腺皮质肿瘤、大结节样增生。

（二）发病机制

库欣病和异位 ACTH 综合征，由于垂体或异位分泌 ACTH 过多，刺激肾上腺皮质增生、皮质醇合成及分泌过多。肾上腺肿瘤、大结节样增生时不受 ACTH 调节，自主分泌过多皮质醇。

【护理评估】

（一）健康史评估

询问患者是否有患垂体肿瘤疾病；询问有无其他部位肿瘤，如肺癌、胰腺癌、胸腺癌等；了解患者有无长期激素药物使用史。

（二）身体评估

库欣综合征有多种表现。①典型病例：主要表现为向心性肥胖、多血质、紫纹等，多见于垂体性库欣病、肾上腺腺瘤、异位 ACTH 综合征中的缓进型。②早期病例：以高血压为主，向心性肥胖不显著，尿游离皮质醇明显增高。③重型病例：主要特征为体重减轻、高血压、水肿、低钾性碱中毒，主要见于癌肿所致的重症者，进展迅速。④以并发症为主的病例：如肺部感染、心衰、脑卒中、病理性骨折、精神症状等，本病表现容易被忽略。⑤周期性或间歇性病例：症状可反复发作，能自行缓解。

典型病例主要表现如下。

1. 向心性肥胖　绝大部分患者表现为轻到中度肥胖，但体重未必增加。脂肪堆积呈向心性分布，表现为满月脸、水牛背、悬垂腹、锁骨上窝脂肪垫，是库欣综合征的特征性表现。

2. 皮肤表现　过量皮质醇促进蛋白分解、抑制蛋白质合成，机体处于负氮平衡状态。表现为肢体肌肉萎缩，皮肤菲薄伴有宽大血管紫纹，以腹部和大腿内侧多见，毛细血管脆性增加而易出现瘀斑。手术切口或伤口不易愈合。

3. 代谢障碍　皮质醇具有拮抗胰岛素、促进糖原异生、抑制组织葡萄糖利用等，易致糖耐量异常或引发糖尿病，糖尿病患者血糖进一步升高甚至诱发高血糖急症。皮质醇具有弱盐皮质激素作用而促进肾脏排钾、保钠；同时，库欣综合征时去氧皮质酮和皮质酮等盐皮质激素合成亦有所增加，引起水钠潴留和低钾血症。骨基质合成减少导致骨质疏松，表现为腰背痛，甚至容易发生骨折。

4. 心血管系统　皮质醇和弱盐皮质激素分泌增多，导致血容量增加；激活肾素－血管紧张素系统，增强心血管系统对血管活性物质的加压反应，约 80% 的患者有高血压症状，甚至诱发心力衰竭。

5. 生长发育　皮质醇直接抑制生长激素分泌导致患者生长停滞、青春期延迟。合并骨质疏松致压缩性骨折时身材矮小尤为明显。

6. 性腺功能障碍 皮质醇对性腺功能抑制作用明显。男性表现为性功能障碍、阴茎短小、性交困难、阳痿等，女性表现为月经紊乱、继发性闭经、不孕等。

7. 其他 皮质醇能促进骨髓红细胞增生以及血红蛋白合成，表现为多血质；中枢神经系统兴奋性增高，表现为欣快、失眠、注意力不集中以及情绪不稳定；皮肤色素沉着、多毛、痤疮；结合膜水肿以及轻度突眼。患者容易发生各种感染，其中以肺部感染多见。

（三）心理－社会评估

患者常因身体外形改变而产生抑郁、自卑、情绪波动、精神障碍等；人际交往、社会活动减少，导致社会退缩。担心疾病预后而出现焦虑甚至悲观的心理状态。

（四）辅助检查

1. 皮质醇测定 血浆皮质醇水平增高且昼夜节律消失：清晨 8 时血浆皮质醇水平高于正常，而下午 4 时或午夜 12 时不明显低于清晨值。午夜血皮质醇若大于 207nmol/L 诊断库欣综合征的敏感性和特异性大于 96%。24 小时尿 17－羟皮质类固醇大多明显高于正常。

2. 地塞米松抑制试验 是诊断库欣综合征的必须试验，可以分为小剂量抑制法和大剂量抑制法。

（1）小剂量地塞米松抑制试验 是库欣综合征的定性诊断试验，尿 17－羟皮质类固醇不能被抑制到对照值的 50% 以下，有助于鉴别单纯性肥胖和库欣综合征。

（2）大剂量地塞米松抑制试验 尿 17－羟皮质类固醇能被抑制到对照值的 50% 以下者病变大多为垂体性，不能被抑制可能为原发性肾上腺皮质肿瘤或异位 ACTH 综合征。

3. ACTH 测定及兴奋试验 垂体性库欣病和异位 ACTH 综合征者常有反应，原发性肾上腺皮质肿瘤者多数无反应。

4. 影像检查 双侧肾上腺 B 超可发现肾上腺增生或肿瘤；肾上腺部位病变薄层 CT 增强扫描较为敏感，垂体部位病变首选 MRI 检查。

【主要护理诊断/问题】

1. 自我形象紊乱 与库欣综合征引起的肥胖、多毛、痤疮等身体外形改变有关。
2. 体液过多 与皮质醇保钠、排钾作用导致水钠潴留有关。
3. 有受伤的危险 与骨质疏松引发的骨折有关。
4. 有感染的危险 与蛋白分解代谢增强、高血糖、细胞免疫抑制有关。

【护理措施】

（一）一般护理

1. 休息与活动 适当休息可以减轻水肿，抬高双下肢以利于静脉回流。骨质疏松者适当限制运动、做好防护措施以免骨折。活动时注意安全防范，地面应清洁、干燥、无障碍物，指导患者穿防滑鞋，外出时应有家属陪伴。步态不稳患者应指导使用拐杖或助行器械，以减少受伤的危险。

2. 合理饮食 坚持"两高、三低"原则：高蛋白饮食以纠正负氮平衡，高钾饮食如柑橘、香蕉等纠正低钾血症；低钠、低碳水化合物、低脂饮食，以纠正高钠血症、高血糖以及脂肪堆积。饮食中适当增加含钙及维生素 D 丰富的食物，防止骨质疏松及骨折的发生。

（二）病情观察

1. 生命体征 尤其是血压和心率，以防高血压及高血压导致的心功能不全或心力衰竭。

2. 血电解质 观察有无乏力、腹胀、心律失常。及时测定血钾，一旦发生低钾血症，遵医嘱立即予以补钾。

3. 血糖观察 观察有无多食、多饮、多尿等症状，及早检测血糖，以明确是否合并高血糖或糖尿病。

4. 骨质疏松及骨折 有无腰背、关节疼痛，一经出现，及早安排骨、关节摄片以明确诊断。

（三）配合治疗

1. Cushing 病

（1）手术治疗　传统经额进颅垂体手术因困难大、风险多、难以切除鞍内肿瘤已少用。经蝶窦切除垂体微腺瘤的微创手术为治疗 Cushing 病的首选方法。

（2）放射治疗　Cushing 病的重要辅助治疗方法，可以选择^{60}Co、直线加速器等。

（3）药物治疗　常用药物有抑制皮质醇合成类药物，如密妥坦、氨鲁米特、美替拉酮、酮康唑；作用于下丘脑类的赛庚啶等；糖皮质激素受体抑制剂米非司酮。主要适用于无法手术的患者以缓解Cushing 综合征的精神神经症状。

（4）水钠潴留　对水钠潴留明显或并发高血压、心力衰竭者应用保钾利尿剂。

2. 肾上腺肿瘤　手术切除可根治。未能根治或已有转移者给予肾上腺皮质激素合成阻滞剂治疗，以减少肾上腺皮质激素的分泌。

3. 肾上腺小结节或大结节增生　做双侧肾上腺切除术，术后激素替代治疗。

（四）用药护理

1. 抑制皮质醇合成类药物　如米托坦（双氯苯二氯乙烷）、美替拉酮等。使用过程中注意胃肠道不良反应，如恶心、呕吐、食欲不振等；注意肝功能损害表现，如黄疸、食欲不振、肝酶升高等；注意精神神经症状，如乏力、嗜睡等。

2. 糖皮质激素受体抑制剂　如米非司酮。长期应用出现 ACTH 升高，少数患者出现艾迪生病表现，男性阳痿及乳腺增生。

3. 利尿剂　遵医嘱用药。对水钠潴留明显或并发高血压、心力衰竭者应用保钾利尿剂。注意钠钾水平监测，如出现低钾血症引起的不良反应，如心律失常、恶心、呕吐、腹胀、肢体无力等，应及时报告医生并及时处理。

（五）对症护理

1. 预防感染　①保持病室环境清洁，室内温度、湿度适宜。②对患者和家属进行日常卫生指导，保持口腔、皮肤、外阴的清洁，保持生活物品的卫生。③避免皮肤擦伤。④长期卧床者应定期翻身，注意保护骨突处，预防压力性损伤发生。⑤指导患者注意保暖，外出时戴口罩，避免到人多拥挤的公共场所，预防上呼吸道感染。⑥严格执行无菌操作，尽量减少侵入性治疗以降低感染及交叉感染的危险。⑦密切观察体温变化，定期检查血常规，注意有无感染征象。

2. 防止受伤　骨质疏松患者易发生骨折和跌倒，所以应指导患者防止受伤。提供安全舒适的环境，移除不必要的物体，保证充分的照明，浴室采取防滑措施，避免剧烈运动，变换体位时动作宜轻柔，防止跌倒和碰撞，观察关节痛和腰背痛等情况，必要时请骨科医生评估是否需要助行器辅助行动。

（六）心理护理

鼓励患者说出身体外形改变的感受，对患者进行心理指导以减轻疾病带来的焦虑等不良情绪。鼓励家属为患者提供有效的心理、情感支持以树立战胜疾病信心。指导患者积极参加力所能及的活动，增强患者的自信心和自尊感。

（七）健康指导

1. 生活指导　指导患者坚持高蛋白质和高钾饮食，减少脂肪和碳水化合物摄入。注意休息，适当运动，避免运动中外伤及骨折发生。避免到人员聚集的场合，避免感染和外伤。

2. 疾病知识指导　指导合理、正确用药，注意药物不良反应及应对措施。指导患者运用心理调试方法，消除自卑心理，树立积极乐观心态，积极参与群体活动。指导患者定期复诊。

二、原发性慢性肾上腺皮质功能减退症

肾上腺皮质功能减退症（adrenal insufficiency，AI）是由于肾上腺、垂体或下丘脑结构、功能异

常，导致肾上腺皮质激素分泌减少引起的一组临床综合征。原发于肾上腺皮质破坏所致者称为原发性肾上腺皮质功能减退症（primary adrenal insufficency，PAI），又称艾迪生病（Addison disease），欧美国家发病率在 10～15/10 万人，临床以慢性肾上腺皮质功能减退症多见；而由下丘脑和垂体功能减退所致的肾上腺激素分泌不足所致者称为继发性肾上腺皮质功能减退症。

本节介绍原发性慢性肾上腺皮质功能减退症。

【病因及发病机制】

（一）病因

1. 感染　是我国原发性肾上腺皮质功能减退症最常见病因。肾上腺结核最为常见，多继发或伴发于其他部位如肺、肾脏或肠结核，常因为原发病灶的结核菌经血性播散所致。此外，肾上腺真菌感染、严重败血症、艾滋病后期等亦可引起本病。

2. 自身免疫性肾上腺炎　为欧美国家常见的病因，与肾上腺自身免疫性抗体尤其是 21 - 羟化酶抗体存在有关。肾上腺皮质内见大量淋巴细胞、浆细胞及单核细胞浸润，导致双侧肾上腺皮质毁坏、纤维化。约半数患者伴有其他器官特异性自身免疫性疾病（如桥本甲状腺炎、甲状旁腺功能减退、1 型糖尿病等），称为自身免疫性多内分泌腺综合征。

（二）发病机制

上述各种原因导致肾上腺皮质结构破坏，合成酶系功能抑制或破坏，引起肾上腺皮质激素分泌减少。

【护理评估】

（一）健康史评估

询问患者有无结核病、肾上腺手术或放射治疗史；有无肾上腺皮质激素合成酶抑制药物应用史；有无甲状腺、性腺功能减退及 1 型糖尿病病史及家族史。

（二）身体评估

1. 皮质醇缺乏表现

（1）色素沉着　皮肤、黏膜色素沉着为本病最具特征性表现。皮肤色素沉着表现为棕褐色、有光泽，不高出皮肤表面，全身分布，其中以暴露、摩擦部位、瘢痕、乳晕处皮肤沉着最为明显；黏膜色素沉着主要见于齿龈、颊黏膜及舌部。与垂体 ACTH 及黑素细胞刺激素分泌过多有关。

（2）能量代谢障碍　主要表现为低血糖。儿童多见，成人相对较少。与肝糖原消耗过度、糖异生减少有关。

（3）系统表现

1）神经 - 精神系统　轻者疲劳、乏力、淡漠，重者嗜睡、意识模糊，甚至精神异常。

2）心血管系统　血压降低、体位性低血压、心界缩小、心音低钝。

3）泌尿系统　肾脏排水能力下降，导致大量饮水后稀释性低钠血症。

4）生殖系统　男性性欲减退、阳痿；女性阴毛、腋毛稀疏或脱落，月经稀疏或闭经。

2. 醛固酮缺乏　主要表现为肾保钠、排钾功能减退，致血钾升高、血钠下降。缺钠导致血容量下降，肾血流减少引起氮质血症。临床表现为乏力、直立性低血压，严重者晕厥、休克。

3. 肾上腺危象表现　为本病急性加重表现，是机体对各种应急的耐受性降低所致。常见诱因有：感染、手术、创伤、分娩、大量体液丢失、突然中断肾上腺皮质激素替代治疗等。表现为：①发热，大多数患者有发热，体温 >40℃时提示合并感染。②胃肠道表现，常较突出，表现为恶心、呕吐、腹痛、腹泻。③循环系统表现，如严重脱水、血压下降、休克、脉搏细速、心率加快。④神经 - 精神表现，如极度虚弱、乏力萎靡、淡漠、嗜睡，也可表现为烦躁不安、谵妄、惊厥等精神异常。⑤其他，如低血糖症、低钠血症等。重者救治不及时易发生休克、昏迷、死亡。

4. 其他　结核感染者常有低热、盗汗、消瘦等。自身免疫者尚有其他自身免疫性疾病表现。

（三）心理 – 社会评估

患者常因皮肤、黏膜色素沉着等而产生自卑感。由于皮质激素水平下降导致乏力、嗜睡，从而引起人际交往、社会活动减少。

（四）辅助检查

1. 血生化检查　低钠血症、高钾血症、高钙血症、低血糖，脱水明显时有氮质血症。新发病例90%有低钠血症，只有50%诊断时血钾升高。

2. 血常规检查　正常细胞正色素性贫血，少数合并恶性贫血。中性粒细胞减少、淋巴细胞相对增高、嗜酸粒细胞明显增多。

3. 肾上腺皮质功能检查

（1）血浆皮质醇　降低。晨间血皮质醇≤30μg/L可确诊本病，≥200μg/L可排除本病。

（2）ACTH兴奋试验　是筛选本病的标准方法，不受食物和药物的影响，可应用于任何年龄的患者，有助于鉴别原发性和继发性肾上腺皮质功能减退症。原发性肾上腺皮质功能减退症者ACTH兴奋试验后皮质醇及尿17 – 羟皮质类固醇无变化，垂体性或下丘脑性肾上腺皮质功能减退症者皮质醇及尿17 – 羟皮质类固醇水平升高。

（3）基础ACTH测定　原发性者ACTH明显升高，继发性者则降低。

4. 其他　21 – 羟化酶抗体检测有助诊断自身免疫性原发性肾上腺皮质功能减退症。

5. 影像学检查　X线摄片、CT或MRI检查在结核患者可见肾上腺增大及钙化；其他感染性疾病、出血、转移性肿瘤可见肾上腺增大；自身免疫性PAI肾上腺不增大。

【主要护理诊断/问题】

1. 体液不足　与醛固酮及糖皮质激素分泌减少引起肾脏水钠排泄增加有关。

2. 营养失调：低于机体需要　与皮质激素分泌不足引起的消化及吸收功能减退有关。

3. 潜在并发症　肾上腺危象。

【护理措施】

（一）一般护理

1. 休息与活动　环境舒适、安静、安全，保证患者充分休息。起床时及活动中避免体位剧烈和突然改变，防止体位性（直立性）低血压发生。活动应缓慢，不致劳累为宜。

2. 饮食护理　①保证营养供给，以高碳水化合物、高蛋白饮食为主。避免摄入高钾食物，以免引起或加重高钾血症，诱发致命性心律失常。②保障水钠摄入，病情许可时每日饮水保持在3000ml以上，食盐摄入在8~10g/d，呕吐、腹泻时适当增加。

（二）病情观察

避免病情加重及肾上腺危象发生。重点观察的内容有：①准确记录液体出入量，为体液补充提供可靠依据。②观察皮肤黏膜的弹性、温度及湿度，注意有无脱水表现。③观察有无恶心、呕吐、腹痛、腹泻，严重脱水、血压下降、休克，脉搏细速、心率加快，精神失常，严重低血糖症、低钠血症等危象。④血液生化检测，注意有无低钠血症、高钾血症、低血糖、高钙血症、氮质血症等。⑤心电监护，观察心电图改变，注意有无心律失常发生。

（三）配合治疗

原发性肾上腺皮质功能减退症的治疗原则是"消除病因，激素替代治疗，防止肾上腺危象发生"。激素替代治疗是本病主要的治疗手段，遵循"缺什么、补什么，终身替代"的原则。

1. 病因治疗　由结核引起者，规范抗结核治疗。如为自身免疫性肾上腺皮质功能减退症者应检查其他腺体功能，如甲状腺、胰腺、甲状旁腺及性腺，如有改变进行相应治疗。

2. 激素替代治疗

（1）糖皮质激素替代治疗　根据患者身高、体重、性别、年龄和体力劳动强度等，确定一个合适的基础量。宜模仿生理性激素分泌昼夜规律服药。在有发热等并发症时适当加量。常用药物为氢化可的松或可的松。

（2）盐皮质激素替代治疗　通常在补充糖皮质激素的基础上，摄入足够食盐即可纠正低钠血症。如仍存在头晕、乏力、低血压时，加用盐皮质激素如 9α – 氟氢可的松 $0.05 \sim 0.1mg$ 上午 8 时一次口服。

（四）用药护理

①遵医嘱尽早给药，向患者说明一般需要终身补充。②遵医嘱按时、按量用药，不可以随意更改用药时间和剂量。③指导患者将药物与食物一起服用，避免单独或空腹服用引起胃肠不适症状。④注意观察用药后病情有无改善，有无用药过量的表现：糖皮质激素过量表现有欣快、精神异常、发胖、多毛、多血质；盐皮质激素过量表现有水肿、高血压、高钾血症等。⑤有应急情况时及时报告医生并根据情况适当增加激素的使用量。

（五）配合抢救及护理肾上腺危象

1. 避免诱因　积极控制感染，避免创伤、过度劳累及治疗中断。手术、分娩时做好充分准备。恶心、呕吐、腹痛、腹泻、严重脱水等及时处理。

2. 病情监测　积极监测生命体征，定时监测血电解质尤其是血钠、血钾、血糖水平以及酸碱平衡情况，准确记录 24 小时出入量。

3. 配合抢救及护理　①快速建立静脉通路并保持通路通畅。②补充液体，以生理盐水为主，初始 2 天每天补充 $2000 \sim 3000ml$。③补充糖皮质激素，立即静脉给予氢化可的松，待病情平稳、能进食后改为口服。④补充葡萄糖以纠正和防止低血糖发生。⑤积极控制感染及其他诱因，注意保暖，注意观察用药疗效和病情变化。

（六）心理护理

向患者介绍疾病的基本知识，指导患者正确认识疾病，树立战胜疾病信心。鼓励家属给予患者心理安慰和精神支持，保持情绪稳定。适当参加团体或社会活动，做好自我防护。

（七）健康指导

1. 生活指导　告知患者要保证充分休息，活动及体位变化时应缓慢以防止体位性（直立性）低血压发生，活动量以不出现疲劳为宜。饮食以高碳水化合物、高蛋白饮食为主，避免摄入高钾食物。有大汗、吐泻时适当增加水钠摄入。外出时避免阳光直晒皮肤而加重色素沉着。

2. 疾病知识指导　掌握疾病基本知识，知晓激素终身替代治疗的重要性以及中断治疗的危害性。掌握药物的服用剂量、时间及不良反应。定期复诊以调整治疗方案。指导患者尽量避免感染、创伤、过度劳累。一旦出现恶心、呕吐、腹痛、腹泻及时就诊。鼓励家属在心理上给予患者安慰和支持，帮助稳定患者情绪并增强治疗信心。

目标检测

选择题

A1/A2 型题

1. 下列不符合艾迪生病临床表现的是
   - A. 乳晕变淡
   - B. 齿龈色素沉着
   - C. 直立性低血压
   - D. 反复发作性低血糖
   - E. 男性性欲减退

2. 患者，女，38 岁，有"肺结核"病史。因"乏力、恶心、呕吐、头晕 3 周"就诊。查体：BP 86/58mmHg。神志清楚，毛发稀疏，齿龈舌面及双侧肘关节伸展面色素沉着。心肺检查无殊。该患者正确的饮食护理是

　　A. 高钠、高钾、高蛋白　　　　　　　　　B. 低钠、高钾、高碳水化合物

　　C. 高钠、低钾、高热量　　　　　　　　　D. 低钠、低钾、高蛋白

　　E. 高脂、高蛋白、高碳水化合物

3. 患者因艾迪生病住院治疗好转出院，护士给予的健康指导中不正确的是

　　A. 告知患者激素替代治疗的重要性　　　　B. 按时、定量服药

　　C. 必须要在病情稳定后方可停药　　　　　D. 注意观察有无腹痛、呕血或黑便

　　E. 注意避免劳累、创伤及感染

（于晓斌）

第五节　糖尿病患者的护理 🄔微课

情境导入

情境：患者，女，66 岁。因"口干、多饮、多尿、肢体麻木 10 余年，视物模糊、四肢麻木 1 年，加重伴反复出现心悸、手抖、出冷汗 1 周"入院。护理评估：腰围 100cm，空腹血糖 11.6mmol/L。

任务：1. 主管护士如何对该患者进行护理评估？

　　　　2. 该患者目前存的护理问题有哪些？

糖尿病（diabetes mellitus，DM）是一组由胰岛素分泌和（或）作用缺陷引起的以慢性高血糖为特征的代谢性疾病。随着病程延长，可导致眼、肾、神经、心脏、血管等组织器官慢性进行性病变、功能减退及衰竭。病情严重或应激时可发生急性严重代谢紊乱，如糖尿病酮症酸中毒、高渗高血糖综合征。

糖尿病是常见病、多发病，是严重威胁人类健康的世界性公共卫生问题。根据国际糖尿病联盟（IDF）统计，2019 年全球糖尿病患病人数已达 4.63 亿，估计到 2045 年患病人数将上升到 7.00 亿。由于生活方式的改变、饮食结构的变化、人口老龄化等因素，我国糖尿病患病率显著增加。截至 2019 年，我国成人糖尿病患者数量达到 1.16 亿，居世界首位，因糖尿病而导致死亡的人数达到 82.4 万。

【分型】

根据病因、发病机制、临床特点不同，WHO（1999 年）将糖尿病分为 4 型。

1. 1 型糖尿病（T1DM）　胰岛 B 细胞破坏，导致胰岛素绝对缺乏。又分为免疫介导性（1A）和特发性（1B，无自身免疫证据）。在亚洲较少见，我国占比小于 5%。

2. 2 型糖尿病（T2DM）　从以胰岛素抵抗为主伴胰岛素进行性分泌不足，到以胰岛素进行性分泌不足为主伴胰岛素抵抗。临床最多见，占 90% ~95%。

3. 妊娠糖尿病　妊娠期间发生的不同程度的糖代谢异常。不包括孕前已诊断糖尿病的患者（称为糖尿病合并妊娠）。

4. 其他特殊类型糖尿病　其他特殊类型糖尿病是指病因学相对明确的糖尿病。

本节主要介绍 1 型糖尿病和 2 型糖尿病患者的护理。T1DM 与 T2DM 临床特点见表 7-3。

表 7 – 3   T1DM 与 T2DM 临床特点

	T1DM 特点	T2DM 特点
起病年龄	儿童、青少年	成年人
家族史	不明显	明显家族史和家族聚集现象
体型特点	消瘦	肥胖
临床表现	典型	不典型、起病隐匿
病情进展	迅速，易发酮症酸中毒	缓慢，不易发酮症酸中毒
胰岛 B 细胞功能	胰岛素及 C – 肽水平绝对低	早期胰岛素及 C – 肽可增高，后逐渐衰退
自身抗体	ICA、IA – 2 等抗体阳性	ICA、IA – 2 等抗体阴性

注：胰岛细胞抗体（ICA）、免疫介导性 – 2（IA – 2）

【病因与发病机制】

（一）病因

1. 1 型糖尿病

（1）自身免疫性 T1DM　绝大多数是自身免疫性疾病，遗传因素和环境因素共同参与其发病。

1）遗传因素　T1DM 家庭成员同患率高，单卵孪生者同患率达 30% ~ 70%。与人类白细胞相容抗原（HLA）有关。

2）环境因素　①病毒感染：是启动胰岛 B 细胞自身免疫反应的最重要环境因素之一，它可以直接损伤 B 细胞而暴露其抗原成分，诱发自身免疫反应。与 T1DM 发病有关的病毒包括柯萨奇病毒、腮腺炎病毒、风疹病毒、巨细胞病毒等。②药物、化学物质与食物：四氧嘧啶、吡甲硝苯脲等，直接引起 B 细胞损伤。

3）自身免疫　①体液免疫：现已发现约 90% 新发病的 T1DM 患者血清中会出现一组针对 B 细胞的抗体，如胰岛细胞抗体（ICA）、胰岛素抗体（IAA）、谷氨酸脱羧酶抗体（GADA）等。②细胞免疫：目前认为较体液免疫作用更为重要，致病性和保护性 T 淋巴细胞比例失衡，产生的细胞因子和其他介质紊乱及功能失调，导致胰岛炎症。

（2）特发性 T1DM　病因不详。其特点包括：①无自身免疫证据；②发病早；③有明显家族史；④起病初始即可发生糖尿病酮症酸中毒，早期即需胰岛素治疗。

2. 2 型糖尿病

（1）遗传因素　T2DM 具有更明显的家族聚集现象，父母同是糖尿病的子女患病率高达 40%，单卵孪生同患率高达 90%。

（2）环境因素　包括年龄增长、长期摄入高热量食物、肥胖、体力活动不足、高血压及高脂血症等导致胰岛功能损害。

（3）胰岛素抵抗及 B 细胞功能缺陷　B 细胞功能缺陷导致不同程度的胰岛素缺乏和组织（特别是骨骼肌和肝脏）的胰岛素抵抗是 T2DM 发病的两个主要环节。不同患者其胰岛素抵抗和胰岛素分泌缺陷在发病中的重要性不同，同一患者在疾病进程中两者的相对重要性也可能发生变化。在存在胰岛素抵抗的情况下，如果 B 细胞能代偿性增加胰岛素分泌，则可维持血糖正常；当 B 细胞功能无法代偿胰岛素抵抗时，就会发生 T2DM。

（4）胰岛 A 细胞功能异常和肠促胰素分泌缺陷　胰岛中 A 细胞分泌胰高血糖素在保持血糖稳态中起重要作用。正常情况下，进餐后血糖升高刺激早时相胰岛素分泌和胰高血糖素样多肽 – 1（GLP – 1）分泌，抑制 A 细胞分泌胰高血糖素，从而使肝糖输出减少，防止出现餐后高血糖。T2DM 患者由于胰岛 B 细胞数量明显减少，A/B 细胞比例显著增加；同时 A 细胞对葡萄糖的敏感性下降，从而导致胰高血糖素分泌增多，肝糖输出增加。

（二）发病机制

1. T1DM 发病机制　自身免疫性 T1DM 除各种因素直接导致胰岛 B 细胞破坏外，针对 B 细胞相

关抗体导致 B 细胞自身免疫反应，以及胰岛炎症，从而诱导胰岛 B 细胞过度凋亡及死亡。

2. T2DM 发病机制　上述因素单独或综合作用引起胰岛素分泌减少、功能减退，或胰岛素拮抗因素增强、协同因素下降，导致胰岛素水平的绝对或相对不足。

【护理评估】

（一）健康史评估

详细询问并了解患者患病的有关因素，如有无糖尿病家族史、胰腺炎病史、胰腺切除史、病毒感染史等；了解患者的生活方式、活动情况、饮食习惯等；询问病情起病时间、主要症状及其特点，用药情况等。

（二）身体评估

1. 临床表现

（1）典型表现　T1DM 有"三多一少"典型症状，即多饮、多食、多尿、体重减轻。由于血糖升高引起渗透性利尿导致尿量增多；多尿导致失水，患者口渴而多饮；由于机体不能利用葡萄糖，蛋白质和脂肪消耗增加，引起消瘦、疲乏、体重减轻；为补充糖分，维持机体活动，患者常易饥多食。T2DM 发病隐匿，"三多一少"症状少见，常在体检或因其他疾病就医时发现。

（2）非典型表现　①皮肤瘙痒：由于高血糖及末梢神经病变导致皮肤干燥和感觉异常，患者常有皮肤瘙痒。女性患者可因尿糖刺激局部皮肤，出现外阴瘙痒。②其他：四肢酸痛、麻木，腰痛、性欲减退、阳痿不育、月经失调、便秘、视物模糊等。

2. 急性并发症

（1）糖尿病酮症酸中毒（diabetic ketoacidosis，DKA）　是由于胰岛素不足和拮抗胰岛素激素过多共同作用所致的严重代谢紊乱综合征，临床以高血糖、酮症和酸中毒为主要表现。糖尿病代谢紊乱加重时，脂肪动员和分解加速，脂肪酸在肝脏经 β 氧化产生大量 β-羟丁酸、乙酰乙酸和丙酮，三者统称为酮体。当血清酮体积聚超过肝外组织的氧化能力时，出现血酮体升高，称酮血症。尿酮体排出增多称为酮尿症，临床上统称为酮症。而 β-羟丁酸和乙酰乙酸均为较强的有机酸，大量消耗体内储备碱，若代谢紊乱进一步加剧，血酮体继续升高，超过机体的处理能力时，便发生代谢性酸中毒，称为糖尿病酮症酸中毒。

1）诱因　T1DM 因胰岛素绝对缺乏，有自发酮症倾向。T2DM 患者多由各种诱因引发。常见的诱因包括感染（最常见）、胰岛素不适量减量或突然中断治疗、饮食不当、胃肠疾病、脑卒中、心肌梗死、创伤、手术、妊娠、分娩、精神刺激以及某些药物（如糖皮质激素）等。

2）临床表现　DKA 早期表现为乏力、烦渴、多饮、多尿；随病情发展逐步出现恶心、呕吐，头痛、嗜睡、烦躁不安，呼出气体有烂苹果味。随着病情加剧，出现严重脱水、尿量减少、体温升高、血压下降、肝肾及心脏功能损害、各种反射减弱或消失、昏迷以致死亡。血糖多为 16.7 ~ 33.3mmol/L。

（2）高渗高血糖综合征（hyperosmolar hyperglycemic syndrome，HHS）　以严重高血糖、无明显酮症、血浆渗透压显著升高、脱水及意识障碍为特征。发生率低于 DKA，但病死率高于 DKA。多见于老年 2 型糖尿病患者，起病比较隐匿，超过 2/3 的患者发病前无糖尿病病史或仅为轻症。

1）诱因　常见诱因包括急性感染、外伤、手术、脑血管意外等应激状态，使用糖皮质激素、利尿药、甘露醇等药物，水摄入不足或失水，透析治疗，静脉高营养等。少数患者因病程早期误诊而输入大量葡萄糖液或因口渴大量饮用含糖饮料而诱发或使病情恶化。

2）临床表现　起病缓慢，最初表现为多尿、多饮，但多食不明显或反而食欲减退。随病程进展逐渐出现严重脱水和神经精神症状，患者表现为反应迟钝、烦躁或淡漠、嗜睡、定向力障碍、偏瘫等。晚期逐渐陷入昏迷、抽搐、尿少甚至尿闭，无酸中毒样深大呼吸。与 DKA 相比，失水更为严重，神经精神症状更为突出。血糖一般为 33.3 ~ 66.8mmol/L。

（3）低血糖　对于非糖尿病患者来说，一般将血糖 < 2.8mmol/L 作为低血糖的诊断标准，而糖

尿病患者血糖≤3.9mmol/L就属于低血糖范畴,但因个体差异,有的患者血糖不低于此值也可出现低血糖症状。

1)诱因 低血糖有两种临床类型,即空腹低血糖和餐后(反应性)低血糖。前者主要见于胰岛素过多或胰岛素拮抗激素缺乏等,如口服磺脲类药物、使用外源性胰岛素、高胰岛素血症、胰岛素瘤等。后者多见于2型糖尿病初期餐后胰岛素分泌高峰延迟,大多数发生在餐后4~5小时,尤以单纯进食碳水化合物时为著,以及见于功能性疾病如倾倒综合征、胃肠外营养治疗等。

2)临床表现 低血糖主要表现为肌肉颤抖、心悸、出汗、饥饿感、软弱无力、面色苍白、心率加快、紧张、焦虑、性格改变、神志改变、认知障碍,严重时可发生抽搐、昏迷等。

3. 慢性并发症

(1)血管并发症 包括大血管和微血管并发症。

1)大血管并发症 是糖尿病最严重和突出的并发症。主要表现为动脉粥样硬化,侵犯主动脉、冠状动脉、脑动脉、下肢动脉等,引起冠心病、脑血管疾病、肾动脉硬化、肢体动脉硬化等。肢体动脉粥样硬化常以下肢动脉病变为主,表现为下肢疼痛、感觉异常和间歇性跛行,严重供血不足可致肢体坏疽。血管病变所致心、脑、肾等严重并发症是2型糖尿病患者的主要死亡原因。

2)微血管并发症 微血管是指直径在100μm以下、介于微小动脉和微小静脉之间的毛细血管及微血管网。糖尿病微血管并发症包括:①糖尿病肾病,是慢性肾脏病的一种重要类型,常导致终末期肾衰竭,是1型糖尿病的主要死因;②糖尿病视网膜病变,视物模糊是其最常见主诉,是糖尿病患者失明的主要原因之一;③糖尿病心肌病,可诱发心肌衰竭、心律失常、心源性休克和猝死等。

(2)神经病变 病变可累及神经系统任何一部分,以周围神经病变最常见。糖尿病周围神经病变最常见的类型是远端对称性多发性神经病变,典型表现为对称性(袜套或手套样)肢体麻木,下肢疼痛、刺痛等。糖尿病自主神经病变也较常见,可累及心血管、消化、呼吸、泌尿生殖等系统。临床表现为体位性低血压、多汗或无汗、顽固性腹泻或便秘、餐后呕吐、尿潴留和尿失禁、阳痿等。

(3)糖尿病足 与下肢远端神经异常和不同程度周围血管病变相关的足部溃疡、感染和(或)深层组织破坏,是糖尿病截肢的最主要原因。常因搔抓、碰撞、修脚、烫伤等诱发,轻者表现为足部畸形、皮肤干燥和发凉,重者出现足部溃疡、坏疽。

(4)眼部其他病变 除视网膜病变外,白内障、青光眼、屈光改变等均易发生,严重时也可致盲。

(三)心理 - 社会评估

糖尿病属于慢性病,需要终身治疗,常因并发症等影响生活质量,甚至危及生命。因此,糖尿病患者容易产生焦虑、恐惧甚至抑郁等心理变化。糖尿病治疗不仅需要家庭成员参与、积极配合,家人及社会对疾病认识、理解与支持以及公共卫生资源投入也是患者战胜疾病必要的保障。

(四)辅助检查

1. 尿糖测定 为发现糖尿病提供线索。尿糖阳性只提示血糖值超过肾糖阈,尿糖阴性不能排除糖尿病可能。如并发肾脏疾病时,肾糖阈升高,虽然血糖升高,但尿糖阴性。妊娠期肾糖阈降低,虽然血糖正常,尿糖可阳性。

2. 血糖测定和口服葡萄糖耐量试验(OGTT) 血糖升高是诊断糖尿病的主要依据,也是判断糖尿病病情和控制情况的主要指标。血糖测定的方法有静脉血浆葡萄糖测定、毛细血管血葡萄糖测定和24小时动态血糖测定3种。前者用于诊断糖尿病,后两种仅用于糖尿病的监测。当血糖高于正常范围而又未达到糖尿病诊断标准时,须进行OGTT。OGTT应在无摄入任何热量8小时后,清晨空腹进行,成人口服75g无水葡萄糖,溶于250~300ml水中,5~10分钟内饮完,测定空腹及开始饮葡萄糖水后2小时静脉血浆葡萄糖。儿童服糖量按1.75g/kg计算,总量不超过75g。

我国目前采用国际上通用WHO糖尿病专家委员会(1999年)提出的诊断和分类标准(表7-4、表7-5),要点如下。

表 7 - 4 糖尿病诊断标准（WHO 糖尿病专家委员会报告，1999 年）

诊断标准	静脉血浆葡萄糖水平（mmol/L）
（1）糖尿病症状 + 随机血糖	≥11.1
或	
（2）空腹血糖	≥7.0
或	
（3）OGTT 2 小时血糖（2hPG）	≥11.1

注：若无糖尿病"三多一少"症状者，需改天重复检查。"空腹"的定义是至少 8h 没有热量的摄入；"随机血糖"是指一天当中任意时间的血糖而不考虑上次进餐的时间，不能用于诊断 IFG 或 IGT。

表 7 - 5 糖代谢状态分类（WHO 糖尿病专家委员会报告，1999 年）

糖代谢分类	静脉血浆葡萄糖（mmol/L）	
	空腹血糖（FPG）	糖负荷后 2 小时血糖
正常血糖（NGR）	< 6.1	< 7.8
空腹血糖受损（IFG）	6.1 ~ < 7.0	< 7.8
糖耐量减低（IGT）	< 7.0	7.8 ~ < 11.1
糖尿病（DM）	≥7.0	≥11.1

糖尿病诊断是基于随机血糖（任意时间点）、空腹血糖或 OGTT 2 小时血糖值（2hPG）。空腹血糖 3.9 ~ < 6.1mmol/L 为正常；6.1 ~ < 7.0mmol/L 为空腹血糖受损；≥7.0mmol/L 应考虑糖尿病。OGTT 2hPG < 7.8mmol/L 为正常糖耐量；7.8 ~ < 11.1mmol/L 为糖耐量减低；≥11.1mmol/L 应考虑糖尿病。

3. 糖化血红蛋白（GHbA1）和糖化血浆白蛋白测定 GHbA1 是葡萄糖或其他糖与血红蛋白的氨基发生非酶催化反应的产物，其量与血糖浓度呈正相关。由于红细胞在血液循环中的寿命约为 120 天，因此 GHbA1 测定可反映患者近 8 ~ 12 周平均血糖水平，是糖尿病病情控制的重要监测指标之一。血浆蛋白也可以与葡萄糖发生非酶催化的糖化反应而形成果糖胺，其形成的量与血糖浓度和持续时间相关，果糖胺能反映糖尿病患者检测前 2 ~ 3 周内的平均血糖水平。

4. 血浆胰岛素和 C - 肽测定 有助于了解胰岛 B 细胞功能（包括储备功能）。C - 肽和胰岛素以等分子数从胰岛细胞生成和释放，由于 C - 肽清除率慢，且不受外源性胰岛素影响，所以能更准确反应胰岛 B 细胞功能。

5. 其他 根据病情需要进行肝、肾、心、眼及经神经系统等各项辅助检查。

【主要护理诊断/问题】

1. 营养失调：低于或高于机体代谢需要 与糖尿病患者胰岛素分泌不足或作用缺陷导致糖、脂肪、蛋白质代谢紊乱有关。

2. 知识缺乏 缺乏糖尿病基本知识及用药和自我护理知识。

3. 有感染的危险 与血糖增高、营养不良和微循环障碍有关。

4. 潜在并发症 低血糖、酮症酸中毒、高渗高血糖综合征、糖尿病足。

【护理措施】

（一）一般护理

1. 饮食护理 饮食治疗是糖尿病治疗的基础，预防和控制糖尿病必不可少的措施。饮食治疗的目的是帮助患者制订营养计划和形成良好的饮食习惯，维持理想体重，保证未成年人的正常生长发育，纠正已发生的代谢紊乱，使血糖、血脂达到或接近正常水平，减少动脉粥样硬化性心血管疾病的危险因素，减缓胰岛 B 细胞功能障碍的进展。护士应向患者介绍饮食治疗的目的、意义及具体措施，取得患者的配合，达到最佳效果。

（1）制订总热量 ①计算标准体重：标准体重（kg）= 身高（cm）- 105。②计算每天所需总热量：成年人休息状态下每天每千克理想体重给予热量 105～126kJ（25～30kcal），轻体力劳动 126～147kJ（30～35kcal），中度体力劳动 147～167kJ（35～40kcal），重体力劳动 167kJ（40kcal）以上。儿童、妊娠期及哺乳期妇女、营养不良和消瘦、伴有消耗性疾病者每天每千克体重酌情增加 21kJ（5kcal），肥胖者酌情减少 21kJ（5kcal），使体重逐渐恢复至理想体重的 ±5%。

（2）食物组成　①碳水化合物占饮食总热量的 50%～60%，成年患者每天主食摄入量为 250～400g，肥胖者酌情可控制在 200～250g。②蛋白质占饮食总热量的 15%～20%，其中优质蛋白比例超过 1/3。伴有糖尿病肾病而肾功能正常者应限制至 0.8g；肾小球滤过率降低者，需降至 0.6～0.7g。③脂肪占饮食总热量的 25%～30%，以不饱和脂肪为主。④胆固醇摄入量应在每天 300mg 以下。⑤多食富含膳食纤维的食物。

（3）食物分配　按每克碳水化合物、蛋白质产热 16.7kJ（4kcal），每克脂肪产热 37.7kJ（9kcal），将热量换算为食品后制订食谱。①三分法：每餐各占总热卡 1/3。②五分法：早、中、晚各占总热卡 1/5、2/5、2/5。③七分法：早、中、晚及睡前各占 1/7、2/7、2/7、2/7。对注射胰岛素或口服降糖药物且病情有波动的患者，可每天进食 5～6 餐，从 3 次正餐中分出 25～50g 主食作为加餐。

（4）注意事项　①超重者忌吃油炸、油煎食物，炒菜宜用植物油，少食动物内脏、蟹黄等高胆固醇食物。②戒烟限酒。女性每天的酒精摄入量不超过 15g，男性不超过 25g。每周不超过 2 次。③每天食盐 <5g。④严格限制各种甜食，包括各种食用糖、糖果、甜点心、饼干及各种含糖饮料等。对于血糖控制接近正常范围者，可在两餐间或睡前加食水果，如苹果、橙子、梨等。⑤可根据营养评估结果适量补充维生素和微量营养素。⑥每周定期测量体重 1 次，如果体重增加 >2kg，进一步减少饮食总热量；如消瘦患者体重有所恢复，也应适当调整饮食方案，避免体重继续增加。

2. 运动锻炼　规律的运动有助于改善胰岛素抵抗，增加外周组织对胰岛素的敏感性，减轻体重，预防心脑血管并发症，改善脂质代谢。根据患者的年龄、性别、体力、病情等不同情况，遵循循序渐进和长期坚持的原则，指导患者进行运动锻炼。

（1）运动方式　糖尿病患者以有氧运动为主，根据患者的年龄、病情、兴趣、爱好选择，如散步、慢跑、快走、做广播操、打太极拳、游泳、骑自行车、跳舞等。

（2）运动时间　一般以饭后 1 小时进行为宜（以进食开始计时），避免空腹运动引起低血糖；一般每日 1 次，每周不少于 3 次，肥胖患者可适当增加运动次数；每次运动持续约 30 分钟，可根据患者情况逐渐延长。

（3）运动强度　一般以运动时心率来衡量，以活动时心率达到个体最大耗氧量的 60% 为宜，最大耗氧达 60% 时心率的简易计算法为：心率＝170－年龄。

（4）注意事项　①运动前评估糖尿病的控制情况，根据患者年龄、病情及身体承受能力等决定运动方式、时间以及运动量。②运动中需注意补充水分。③在运动中若出现胸闷、胸痛、视物模糊等应立即停止运动，并及时处理。④运动后应做好运动日记，以便观察疗效和不良反应。⑤运动前后要加强血糖监测。运动不宜在空腹时进行，防止低血糖发生。⑥运动禁忌证：空腹血糖 >16.7mmol/L、反复低血糖或血糖波动大、发生 DKA 等急性并发症、合并急性感染、增生型视网膜病变、严重肾病、严重心脑血管疾病等。待病情控制稳定后方可逐步恢复运动。

（二）病情观察

1. 病情监测　观察"三多一少"症状变化，定期监测血糖、尿糖、血压、血脂、糖化血红蛋白等，以判断患者病情变化和治疗效果。观察有无 DKA、低血糖等表现。

2. 皮肤观察　观察患者皮肤颜色、温度、感觉的改变，注意皮肤有无红肿、水疱、破溃、坏死等，尤其是双足部皮肤，积极防治糖尿病足。

（三）配合治疗

糖尿病的治疗强调早期、长期、综合、全面达标及治疗方法个体化的原则。国际糖尿病联盟（IDF）提出的糖尿病综合管理包括五个要点（有"五驾马车"之称）：糖尿病健康教育、医学营养治疗、运动治疗、血糖监测和药物治疗。

1. 糖尿病健康教育 为疾病治疗的重要措施之一。①目标：使患者充分认识糖尿病并掌握糖尿病自我管理能力。②内容：包括糖尿病类型、血糖状况、并发症情况、治疗及护理措施、血糖监测、用药知识、急症的发现与应对策略等。③模式：团队式管理为佳，包括执业医师（普通医师/专科医师）、糖尿病教员（教育护士）、营养师、运动康复师、患者及其家属。必要时增加眼科、心血管、肾病、血管外科、产科、足病和心理医师。

2. 医学营养治疗 亦为重要的基础治疗措施，对医学营养治疗的依从性是决定患者能否达到理想代谢控制的关键影响因素，需长期严格坚持。详见本节"饮食护理"。

3. 运动治疗 进行规律的合适的运动，详见本节护理措施中"运动锻炼"。

4. 血糖监测 定期监测血糖，并用便携式血糖仪进行自我监测，了解血糖总体控制情况，以利及时调整治疗方案；每年进行 1～2 次全面检查，以了解血脂及心、脑、神经、眼底变化，以便尽早发现并发症，给予相应治疗。

5. 药物治疗

（1）口服降糖药物 主要包括：促胰岛素分泌剂（磺脲类和非磺脲类）、胰岛素增敏剂（双胍类、噻唑烷二酮类）、α-葡萄糖苷酶抑制剂、二肽基肽酶-Ⅳ抑制剂（DPP-Ⅳ抑制剂）等。

1）促胰岛素分泌剂 ①磺脲类：刺激胰岛 B 细胞分泌胰岛素，适用于机体尚保存一定数量有功能的胰岛 B 细胞。常用药物有格列齐特、格列吡嗪、格列喹酮、格列苯脲、格列美脲。②非磺脲类：促进胰岛素分泌，较适合于 T2DM 早期餐后高血糖阶段或以餐后高血糖为主的老年患者。常用药物有瑞格列奈、那格列奈、米格列奈。

2）胰岛素增敏剂：①双胍类：通过抑制肝葡萄糖输出，改善外周组织对胰岛素的敏感性、增加对葡萄糖的摄取和利用而降低血糖。是肥胖或超重的 T2DM 患者的一线用药。正常人不会发生低血糖。常用药物有二甲双胍。②噻唑烷二酮类：增强胰岛素的敏感性，减轻胰岛素抵抗。可单独或与其他降糖药物合用治疗 T2DM，尤其是肥胖、胰岛素抵抗明显者。常用药物有罗格列酮、比格列酮。

3）α-葡萄糖苷酶抑制剂 抑制碳水化合物在小肠上部的吸收，降低餐后高血糖。适用于以碳水化合物为主要食物成分，或空腹血糖正常而餐后血糖明显升高者。常用药物有阿卡波糖、格列波糖。

4）二肽基肽酶4（DPP-Ⅳ）抑制剂 通过抑制 DPP-Ⅳ而减少胰高血糖素样肽-1（GLP-1）在体内的失活，使内源性 GLP-1 的水平升高。GLP-1 以葡萄糖浓度依赖的方式增强胰岛素分泌，抑制胰高血糖素分泌。目前在国内上市的 DPP-4 抑制剂为西格列汀、沙格列汀、维格列汀、利格列汀和阿格列汀。

5）钠-葡萄糖共转运蛋白2（SGLT-2）抑制剂 通过抑制近端肾小管管腔侧细胞膜上的钠-葡萄糖共转运蛋白2（SGLT-2）的作用，抑制葡萄糖重吸收，降低肾糖阈，促进尿葡萄糖排泄，从而达到降低血糖水平的作用。常用药物包括达格列净、坎格列净、恩格列净。

（2）胰岛素

1）适应证 ①1 型糖尿病；②各种严重的糖尿病伴急、慢性并发症或处于应激状态，如急性感染、创伤、手术前后、妊娠和分娩；③2 型糖尿病经饮食、运动、口服降糖药物治疗后血糖控制不满意者，胰岛 B 细胞功能明显减退者，新诊断并伴有明显高血糖者，无明显诱因出现体重显著下降者；④新发病且与 1 型糖尿病鉴别困难的消瘦糖尿病患者。

2）胰岛素制剂 一般为皮下或静脉注射。根据来源不同可分为动物胰岛素（猪、牛）、人胰岛素和胰岛素类似物 3 种。按作用快慢和维持时间长短，可分为超短效（速效）胰岛素类似物、常规（短效）胰岛素、中效胰岛素、长效胰岛素和预混胰岛素 5 类（表 7-6）。速效和短效胰岛素主要控制餐后高血糖；中效胰岛素主要有低精蛋白胰岛素，主要控制两餐后高血糖，以第二餐为主；长效胰岛素有精蛋白锌胰岛素和长效胰岛素类似物，主要提供基础水平胰岛素；预混胰岛素为胰岛素的混合制剂。

表7-6　临床常用胰岛素和胰岛素类似物制剂特点（皮下注射）

胰岛素制剂	起效时间	峰值时间	作用持续时间
胰岛素			
短效（RI）	15~60min	2~4h	5~8h
中效胰岛素（NPH）	2.5~3h	5~7h	13~16h
长效胰岛素（PZI）	3~4h	8~10h	长达20h
预混胰岛素（HI 30R，HI 70/30）	0.5h	2~12h	14~24h
预混胰岛素（50R）	0.5h	2~3h	10~24h
胰岛素类似物			
速效胰岛素类似物（门冬胰岛素）	10~15min	1~2h	4~6h
速效胰岛素类似物（赖脯胰岛素）	10~15min	1~1.5h	4~5h
速效胰岛素类似物（谷赖胰岛素）	10~15min	1~1.5h	3~5h
长效胰岛素类似物（甘精胰岛素）	2~3h	无峰	长达30h
长效胰岛素类似物（地特胰岛素）	3~4h	3~14h	长达24h
长效胰岛素类似物（德谷胰岛素）	1h	无峰	长达42h
预混胰岛素类似物（预混门冬胰岛素30）	10~20min	1~4h	14~24h
预混胰岛素类似物（预混门冬胰岛素50）	10~20min	1~4h	14~24h
预混胰岛素类似物（预混赖脯胰岛素25）	15min	30~70min	16~24h
预混胰岛素类似物（预混赖脯胰岛素50）	15min	30~70min	16~24h

注：因受胰岛素剂量、吸收、降解等多种因素影响，且个体差异大，作用时间仅供参考。

3）用法与用量　胰岛素治疗应在综合治疗基础上进行。胰岛素治疗个体差异大，一般从小剂量开始，根据血糖水平、胰岛B细胞功能、胰岛素抵抗程度、饮食与运动等情况逐渐调整。用药力求模拟生理性胰岛素分泌模式，即持续性基础分泌与进餐后分泌迅速增加。

6. 急性并发症的治疗

（1）酮症酸中毒（DKA）　①补液：输液是抢救DKA的首要和关键措施。只有在组织灌注得到改善后，胰岛素的生物效应才能充分发挥。通常使用生理盐水，补液量和速度视失水程度而定。②小剂量胰岛素治疗：即按0.1U/（kg·h）的短效胰岛素加入生理盐水中持续静脉滴入或泵入，以达到血糖快速、稳定下降而又不易发生低血糖的效果，同时还能抑制脂肪分解和酮体产生。每间隔1~2小时行血糖监测以便调节胰岛素剂量。当血糖降至13.9mmol/L时，改输5%葡萄糖液并加入短效胰岛素（按每2~4g葡萄糖加1U胰岛素计算）。③纠正酸中毒：轻、中度酸中毒经充分静脉补液及胰岛素治疗后可纠正，无须补碱。pH≤6.9的严重酸中毒者应采用1.4%碳酸氢钠等渗溶液静脉输入。④补充电解质：在补液、纠正酸中毒、使用胰岛素同时，注意电解质尤其是血钾补充。血钾<5.2mmol/L时使用胰岛素同时即可静脉补钾；血钾<3.5mmol/L时必须先行补钾，再行胰岛素治疗。⑤消除诱因、保护重要脏器：控制感染，纠正缺氧，预防心、肝、肾功能损害。

（2）高渗高血糖综合征　治疗基本同DKA。严重失水时，应积极补液，24小时补液量可达到6000~10000ml。治疗开始时用生理盐水，当血糖降至16.7mmol/L时，即可改用5%葡萄糖溶液加入短效胰岛素控制血糖。根据病情可考虑同时给予胃肠道补液。休克患者应另予血浆或全血。密切观察患者意识状态，及早发现和处理脑水肿，积极消除诱因和治疗各种并发症。病情稳定后根据患者血糖、尿糖及进食情况给予皮下注射胰岛素，然后转为常规治疗。

（3）低血糖　反复发生低血糖或较长时间的低血糖昏迷可引起脑部损伤，一旦确定患者发生低血糖，应尽快补充糖分。

7. 慢性并发症的治疗

（1）糖尿病足的治疗　在全身治疗的基础上，进行彻底清创、引流等创面处理。

（2）其他慢性并发症的治疗　定期进行各种慢性并发症的筛查，以便早期诊断处理。控制危险因素，包括积极控制血糖、血压、血脂，抗血小板治疗，调整生活方式，控制体重和戒烟等。

8. 其他治疗　中医药治疗糖尿病已经有两千年的历史，通过大量的循证证据证实，中医药在糖尿病的三级预防中发挥着重要的作用。胰腺移植因其复杂的外分泌处理和严重并发症而受到限制，尚处在临床试验阶段。

（四）用药护理

1. 口服降糖药　护士应熟悉各类降糖药的作用、剂量、用法、不良反应和注意事项，指导患者遵医嘱定时、定量用药，不可随意加减剂量，观察并及时纠正不良反应。①磺脲类：应在餐前半小时服用，用药后严密观察患者有无低血糖及胃肠道反应。②非磺脲类：常于餐前 15 分钟服用，低血糖的风险和程度较磺脲类轻。③双胍类：餐中或餐后服药，从小剂量开始，可减轻胃肠道不良反应。④α – 葡萄糖苷酶抑制剂：应与第一口淀粉类食物同时嚼服。⑤DPP – Ⅳ抑制剂和 SGLT – 2 抑制剂：服药时间不受进餐时间的影响。

2. 胰岛素用药护理　熟悉各种胰岛素的名称、剂型及起效时间与持续时间等作用特点，准确执行医嘱，剂量准确，按时注射。

（1）保存　胰岛素保存应避免过冷、过热、阳光直射，否则将降低其活性或失效；未开封的胰岛素放于冰箱 4 ~ 8℃冷藏保存，禁止冷冻；已经开封的胰岛素常温下（25 ~ 30℃）可保存 28 天，无需放在冰箱。注射前 1 小时自冰箱内取出升温后使用，药物过冷可导致吸收不良甚至引起脂肪萎缩。

（2）抽取　采用 1ml 胰岛素专用注射器抽药，之前核对剂量、类型，确定其浓度、有效期，充分摇匀后抽取。

（3）配制混合胰岛素　速效与长效胰岛素按一定比例混合注射时，应先抽吸速效胰岛素，再抽吸长效胰岛素，然后轻轻摇匀。若先抽长效胰岛素，针头上带有的长效胰岛素可混入速效胰岛素瓶内，速效胰岛素与长效胰岛素中多余的鱼精蛋白锌结合即变成长效胰岛素而失去速效作用。

（4）注射部位　胰岛素采用皮下注射时，宜选择皮下脂肪丰富部位，如上臂外侧、臀部外上侧、大腿外侧、腹部等。腹部吸收胰岛素最快，其次分别为上臂、大腿和臀部。长期注射同一部位可致局部硬结和脂肪萎缩，影响药物的吸收和疗效，因此，注射部位宜交替使用，如在同一区域注射必须距上一次注射部位 1cm 以上；选择无硬结部位注射。

（5）注射方法　各种胰岛素均为皮下注射，仅速效制剂可做静脉注射。皮下注射可用 1ml 胰岛素专用注射器、胰岛素笔、胰岛素泵。

（6）不良反应　①局部不良反应：注射部位硬结形成和皮下脂肪萎缩或增生，停止注射后可自行缓慢恢复，采用多点、多部位皮下注射可预防发生，硬结可行局部热敷以促进吸收。②过敏反应：要表现为注射部位瘙痒，继而出现荨麻疹样皮疹，可伴恶心、呕吐、腹泻等胃肠道症状，处理方法是更换制剂种属、使用抗组胺药和糖皮质激素及脱敏疗法。③低血糖反应：最常见的不良反应，与剂量过大或（和）饮食失调有关，表现为饥饿感、头晕、乏力、心慌、手抖、面色苍白、视物模糊，严重者昏迷甚至死亡。

（五）对症护理

1. 皮肤护理　告知患者勤洗澡、勤换衣，保持皮肤清洁，选择质地柔软、宽松的衣服，避免使用松紧带和各种约束带；护理操作及注射胰岛素时严格消毒，以防感染；按摩皮肤以促进局部血液循环；糖尿病患者尤其女性患者常有会阴部瘙痒，小便后最好温水清洗会阴并擦干，以减轻瘙痒，防止湿疹发生。

2. 眼部护理　长期有效的控制血糖是预防眼部病变的理想方法。如患者出现视物模糊，应减少活动，保持大便通畅，避免用力而导致视网膜剥离。若患者出现视力下降，应协助其日常生活，防止意外发生。

3. 糖尿病足的护理 ①评估糖尿病足危险因素：有无下肢溃疡史、感觉功能异常、下肢及足部发凉、肌肉萎缩、关节畸形。②促进血液循环：足部保暖但须避免烫伤、足部按摩由远端向近端反复进行，适度、合理运动，避免长时间单一姿势如站立、坐位、双腿交叉等。③保持足部清洁：夏季防止潮湿，冬季防止干燥，注意修剪趾甲、积极治疗足癣、专科医生修剪鸡眼或胼胝。④避免足部外伤：穿着舒适透气牛筋底布鞋、弹性棉袜，运动前注意足部关节活动，运动中注意避免挤压、磕碰等外伤。⑤指导足部运动：每日坚持多次适量步行运动、下肢屈伸摆动等。

（六）并发症护理

1. 酮症酸中毒、高渗高血糖综合征的护理

（1）积极预防　定期监测血糖，稳定控制血糖，消除诱发因素。合理用药，不要随意减量或停用药物。保证充足的水分摄入，特别是发生呕吐、腹泻、严重感染时。

（2）病情监测　严密观察和记录患者的生命体征、意识、瞳孔、24 小时出入量等。遵医嘱定时监测电解质、酮体和渗透压等的变化。

（3）急救护理　①一般护理：采取合适体位、适当保暖或降温措施，持续低流量吸氧、寻找并遵嘱及时消除已有或潜在病因与诱因。②快速建立静脉通路，遵医嘱给予补液和胰岛素静脉滴注。③监测并记录生命体征、意识、24 小时液体出入量。④加强生活护理，尤其是口腔及皮肤护理。

2. 低血糖的护理

（1）积极预防　指导患者遵医嘱服用降糖药和注射胰岛素；用药后按时、按量进食；避免空腹运动或运动量过大等。容易在后半夜及清晨发生低血糖的患者，晚餐适当增加主食或含蛋白质较高的食物。

（2）病情监测　糖尿病患者一般血糖≤3.9mmol/L 时出现低血糖症状，但因个体差异，有的患者血糖不低于此值也可出现低血糖症状。注意监测血糖，观察有无低血糖的临床表现如心悸、出汗、饥饿感、软弱无力等。

（3）急救护理　一旦确定患者发生低血糖，对神志清醒患者的处理措施为口服糖水或进食含糖高的食物如方糖、饼干、含糖饮料等，一般 15 分钟后可缓解；对神志不清患者的急救措施为立即静脉推注 50% 葡萄糖溶液 40～60ml。同时了解低血糖发生的诱因，给予健康指导，以避免再次发生。

（七）心理护理

告知患者及家属虽然糖尿病目前尚不能根治，但能够有效控制，从而消除患者及家属紧张、焦虑心理，树立战胜疾病信心。宣传、教育患者及家属有关糖尿病知识，与患者及家属共同制订糖尿病治疗方案、实施治疗措施，让患者及家属全程参与糖尿病防治。鼓励患者积极参与糖尿病"病友"活动及其他团体、社会活动。

（八）健康指导

1. 生活指导　科学、合理的饮食搭配，规律进食习惯，纠正错误或不良饮食观念与习惯。选择有效和适宜的运动方式、合适的运动时间、恰当的运动时长，告知运动中注意事项。

2. 用药指导　掌握口服药物的服用剂量、服用时间、不良反应，胰岛素的使用方法、剂型、剂量，低血糖表现及应对措施。

3. 病情监测指导　教会患者及家属必要的监测技术如血糖、尿糖测定，指导患者定期监测血糖、体重、血脂、糖化血红蛋白，监测心、脑、神经、眼底变化，以便及时了解病情变化，调节药物治疗剂量。

4. 复查指导　指导患者每 3～6 个月复查糖化血红蛋白，以了解血糖控制情况，以利于及时调整治疗方案；每年进行 1～2 次全面检查，以便尽早发现并发症；出现并发症及时就诊。

目标检测

选择题

A1/A2 型题

1. 糖尿病的诊断标准为
   A. 空腹血糖≥5.0mmol/L
   B. 空腹血糖≥6.0mmol/L
   C. 空腹血糖≥7.0mmol/L
   D. 餐后2小时血糖≥10.0mmol/L
   E. 餐后2小时血糖≥12.0mmol/L

2. 患者，女，56岁。患糖尿病5年，最近因感冒进食减少而中断胰岛素治疗。2小时前患者突发昏迷，脉细速、血压下降、尿量减少，入院后诊断为酮症酸中毒。该患者呼吸气的特征性气味是
   A. 氨臭味
   B. 烂苹果味
   C. 大蒜味
   D. 尿素味
   E. 苦味

3. 反映近2~3个月内血糖控制总水平的检查是
   A. 口服葡萄糖耐量试验
   B. C-肽
   C. 果糖胺
   D. 糖化血红蛋白
   E. 血酮体

4. 2型糖尿病最基本的治疗措施是
   A. 饮食治疗
   B. 运动治疗
   C. 口服降糖药
   D. 胰岛素治疗
   E. 心理调节

5. 胰岛素最常见的不良反应是
   A. 过敏反应
   B. 低血糖反应
   C. 胃肠道反应
   D. 酮症反应
   E. 肝功能损害

（张真容）

第六节 痛风患者的护理

PPT

情境导入

情境：患者，男，45岁。因"左脚第一跖趾关节反复红肿热痛2年，复发2天"入院。护理评估：T 36.6℃，P 76次/分，R 18次/分，BP 120/75mmHg，BMI 31.78kg/m²。患者坐轮椅入院，神志清楚，急性面容，表情焦虑，左脚第一跖趾关节红肿热，余关节未见异常表现。辅助检查：血尿酸496μmol/L。

任务：1. 该患者目前存在哪些主要护理问题？
2. 请对该患者进行饮食指导。

尿酸为嘌呤代谢的终产物，主要由细胞代谢分解的核酸和其他嘌呤类化合物以及食物中的嘌呤经酶的作用分解而产生。高尿酸血症是由尿酸盐生成过量和（或）肾脏尿酸排泄减少，或两者共同存在而引起。痛风（gout）是由于体内尿酸以钠盐形式沉积在关节、软骨和肾脏中，引起组织异物反应所致急、慢性炎症和组织损伤性疾病，其临床特征为高尿酸血症、反复发作的痛风性关节炎、痛风石、间质性肾炎、关节畸形、尿酸性尿路结石。临床多见于40岁以上的男性，女性多在更年期后发病。近年发病有年轻化趋势。

【病因与发病机制】

（一）病因

临床上将痛风分为原发性和继发性两大类，其中原发性痛风占绝大多数。

1. 原发性痛风 属遗传性疾病，由先天性嘌呤代谢异常所致，大多数有阳性家族史，属多基因遗传缺陷，但其确切原因未明。

2. 继发性痛风 可由药物、高嘌呤类食物、疾病等多种原因引起。①药物：利尿剂如呋塞米、氢氯噻嗪等，抗肿瘤药物如硫唑嘌呤、6 - 巯基嘌呤，抗结核药如吡嗪酰胺、乙胺丁醇等。②高嘌呤类食物：见本节"一般护理"。③疾病：如肾病、血液病等。

（二）发病机制

痛风与嘌呤代谢紊乱、尿酸合成增加或排泄减少所致的高尿酸血症直接相关。

1. 尿酸合成增加

（1）酶的缺陷 在嘌呤代谢过程中，各环节都有酶的参与调控，当嘌呤核苷酸代谢酶缺陷、功能异常时，则引起嘌呤合成增加而导致尿酸水平升高。

（2）获得性因素 肥胖、化疗、酒精诱导或剧烈肌肉活动引起的 ATP 转换增加等。

2. 尿酸排泄减少 尿酸约2/3通过肾脏排泄，其余1/3通过肠道等肾外途径排泄。80% ~90% 痛风患者具有尿酸排泄障碍，包括肾小球滤过率减少、肾小管重吸收增加、肾小管分泌减少和尿酸盐结晶沉积。肾脏疾病、酸中毒、胰岛素抵抗、使用某些药物时，肾脏对尿酸的排泄能力下降。

血尿酸在37℃时的饱和浓度为420μmol/L，当血尿酸浓度超过此水平时，易形成结晶而析出。体内血尿酸浓度过高时，尿酸以钠盐的形式沉积在关节、肾脏和皮下等组织，引起组织异物炎性反应，造成组织病理学改变，导致痛风性关节炎、痛风性肾病和痛风石等。

【护理评估】

（一）健康史评估

询问患者患病的起始时间，主要症状及其特点。了解患者有无喜食高嘌呤的食物（如动物内脏、鱼虾类、蛤蟹类、肉类等）的饮食习惯及嗜酒史；有无饱餐、劳累等诱发因素；有无致痛风的药物服用史，有无家族史等。

（二）身体评估

1. 无症状期 仅有波动或持续性高尿酸血症，部分患者可终身不出现症状。

2. 急性关节炎期 特点如下：①常在午夜或清晨突然起病，受累关节红、肿、热、痛（撕裂样、刀割样或咬噬样），最易受累部位是第一跖趾关节，其后依次为趾、踝、膝、腕、指、肘等关节。②初次发作常呈自限性，数日内自行缓解，受累关节局部皮肤可有脱屑和瘙痒。③可有全身症状如发热、头痛、恶心、白细胞计数增高、血沉增快等。④常伴高尿酸血症。⑤饮酒、劳累、关节受伤、手术、感染、寒冷、摄入高蛋白高嘌呤饮食等为常见的发病诱因。⑥关节液有尿酸盐结晶。间歇期是指两次痛风发作之间的无症状期。

3. 痛风石及慢性关节炎期 痛风石是痛风的特征性临床表现，由尿酸盐沉积所致。典型部位在耳廓，也常见于反复发作的关节周围，以及鹰嘴、跟腱、髌骨滑囊等处。外观为隆起的大小不一的黄白色赘生物，表面菲薄，破溃后排出白色粉状或糊状物经久不愈，但较少继发感染。关节内大量沉积的痛风石可造成关节骨质破坏、关节周围组织纤维化、继发退行性改变等，临床表现为持续关节肿痛、压痛、畸形、关节功能障碍。

4. 肾脏病变期

（1）痛风性肾病 早期仅有间歇性蛋白尿，随着病情发展为持续性蛋白尿，伴有肾小管浓缩功能受损时会出现夜尿增多。晚期可发展为肾功能不全，表现为水肿、高血压、血尿素氮和肌酐升高。

（2）尿酸性肾结石病 尿酸性结石的形成与血尿酸浓度、尿液尿酸排泄量以及尿液 pH 有关。尿酸盐在酸性环境更易形成结晶。血尿酸浓度越高，则尿液尿酸排泄量越多，尿酸性结石形成就越多。泥沙样结石可无症状，结石较大者可出现血尿、肾区疼痛，引起梗阻时可导致梗阻以上部位积水、继发感染。

（三）心理 - 社会评估

常因疼痛、躯体活动障碍产生抑郁、焦虑等情绪，同时社会活动能力下降，严重影响患者的工作、生活。

（四）辅助检查

1. 血尿酸测定　正常嘌呤饮食状态下，非同日两次空腹血尿酸水平：男性或绝经后女性超过 420μmol/L，绝经前女性超过 350μmol/L，可诊断为高尿酸血症。

2. 24 小时尿液尿酸测定　限制嘌呤饮食 5 天后，每日小便中的尿酸排出量超过 3.57mmol/L，可认为尿酸生成增多。

3. 滑囊液、痛风石检查　在偏振光显微镜下可见针形尿酸盐结晶，是确诊本病的依据。

4. 其他　X 线检查、超声检查、CT 检查、关节镜等有助于发现骨、关节的相关病变或尿酸性尿路结石影。

【主要护理诊断/问题】

1. 关节疼痛　与尿酸盐结晶沉积引起关节炎症反应有关。

2. 躯体活动障碍　与关节受累、畸形有关。

3. 自我形象紊乱　与皮肤破溃、关节畸形有关。

4. 知识缺乏　缺乏与痛风有关的饮食知识。

【护理措施】

（一）一般护理

1. 休息与活动　急性关节炎期，患者关节红、肿、热、痛和功能障碍，应卧床休息，抬高患肢，避免受累关节负重，同时也可在病床上安放支架支托盖被，减少患部受压。待关节痛缓解 72 小时后，方可下床活动。

2. 饮食护理　①控制总热量：每日总热量不宜过高，应限制在 1200～1500kcal/d，蛋白质控制在 1g/（kg·d），碳水化合物占总热量的 50%～60%。②限制高嘌呤食物：如动物内脏、肉汤、海鲜、菠菜、蘑菇、黄豆等。③多食碱性食物：如牛奶、鸡蛋、马铃薯、各类蔬菜、柑橘类水果，使尿液的 pH 在 7.0 或以上，减少尿酸盐结晶的沉积。④多饮水：每日饮水量保持在 2000ml 以上，促进尿酸排泄。⑤其他：饮食宜清淡、易消化，忌辛辣和刺激性食物，严禁饮酒，尤其是啤酒和白酒。

（二）病情观察

观察有无关节疼痛发作及持续时间、部位、性质，有无皮肤破溃；受累关节局部有无红、肿、热及功能障碍；有无痛风石形成；有无痛风诱发因素；关注患者的体温变化；监测血尿酸和尿液尿酸的变化。

（三）配合治疗

1. 急性关节炎期治疗

（1）秋水仙碱　治疗急性痛风性关节炎的特效药物。通过抑制中性粒细胞、单核细胞释放炎症因子和趋化因子，抑制变形和趋化，从而缓解炎症反应。

（2）非甾体抗炎药　能有效缓解急性痛风症状。常用药物有吲哚美辛、双氯酚酸等。

（3）糖皮质激素　上述药物治疗无效或不宜使用时，可考虑使用糖皮质激素。该类药物起效快、缓解率高，但停药后易出现"反跳"现象。

2. 间隙期和慢性关节炎期治疗　治疗目标是使血尿酸 <360μmol/L，以减少或清除体内沉积的单

钠尿酸盐晶体。常用降尿酸药物种类有：①抑制尿酸生成药物，别嘌醇、非布司他；②排尿酸药，苯溴马隆；③碱性药物，碳酸氢钠碱化尿液，使尿酸不易在尿中聚集形成结晶；④新型降尿酸药物，尿酸氧化酶将尿酸分解为可溶性产物排除，包括拉布立酶和普瑞凯希。

3. 痛风性肾病 多饮水，碱化尿液，控制高血尿酸血症，保护肾功能。结石直径超过1cm，比较固定或造成梗阻者需要外科治疗，包括体外冲击波碎石及开放手术取石。

4. 继发性痛风治疗 除治疗原发病外，对痛风的治疗原则同前。

（四）用药护理

指导患者正确用药，观察药物疗效，及时处理不良反应。①秋水仙碱：注意胃肠道反应，若患者一开始口服即出现恶心、呕吐、水样腹泻等严重胃肠道反应，应立即停药。②非甾体抗炎药：注意观察有无活动性消化性溃疡或消化道出血发生。③糖皮质激素：严格遵医嘱用药，不可自行减量、停药，防止"反跳"现象。④促尿酸排泄药物：苯溴马隆等可有皮疹、发热、胃肠道反应等不良反应。使用期间，嘱患者多饮水、口服碳酸氢钠等碱性药。⑤别嘌呤醇：不良反应有皮疹、发热、胃肠道反应、肝损害、骨髓抑制等，肾功能不全者剂量减半，用药期间注意观察肝功能、血象变化。

（五）对症护理

1. 减轻疼痛 手、腕或肘关节受累时，为减轻疼痛，可用夹板固定制动，也可在受累关节给予冰敷或25%硫酸镁湿敷，消除关节肿胀和疼痛。

2. 皮肤护理 痛风石严重时，局部皮肤菲薄，可能导致局部皮肤溃疡发生，故要注意保持皮肤清洁，避免摩擦、损伤。如若已经破溃，应注意避免发生感染。

（六）心理护理

向患者解释有关病情，进行心理疏导，鼓励其积极面对，消除患者恐惧、抑郁、焦虑等心理。

（七）健康指导

1. 生活指导 指导患者心情愉快，适当运动，生活规律，劳逸结合，控制体重，防止受凉、劳累、感染等。忌进食高嘌呤食物，禁烟酒，饮食宜清淡、忌辛辣，鼓励多饮水、进食碱性食物。

2. 用药指导 指导患者遵医嘱用药，严格按医嘱剂量、按时执行。密切关注药物疗效，及时处理不良反应。

3. 病情监测指导 指导患者经常用手触摸耳廓及手足关节处，检查是否有痛风石出现。定期门诊随访，复查血尿酸水平。

目标检测

选择题

A1/A2 型题

1. 痛风的特征性损害是
   A. 痛风石   B. 皮肤破溃   C. 尿路结石
   D. 关节畸形   E. 高尿酸血症

2. 痛风石的典型部位在
   A. 关节软骨组织   B. 肌腱   C. 关节周围
   D. 耳廓   E. 输尿管

3. 治疗急性痛风性关节炎的特效药物是
   A. 双氯酚酸钠   B. 秋水仙碱   C. 吲哚美辛
   D. 布洛芬   E. 糖皮质激素

4. 患者，男，45岁。因急性关节炎就诊，入院后诊断为痛风。患者可以吃的食物是

A. 动物内脏　　　　　　B. 鱼虾类　　　　　　C. 菠菜

D. 蘑菇　　　　　　　　E. 柑橘

5. 患者，女，60岁。痛风病史5年。因担心疾病的预后，思想负担重，情绪低落。此时，护士给予最恰当的护理措施是向患者说明

A. 疼痛会影响进食　　　　　　B. 疼痛会影响睡眠

C. 痛风是一种终身性疾病　　　D. 疾病反复发作会导致关节畸形

E. 积极坚持规范的治疗可维持正常的生活

（张真容）

第七节　骨质疏松症患者的护理

PPT

情境导入

情境： 患者，女，74岁，因"乏力、腰背部胀痛，起床、转身等活动疼痛明显加剧7天"入院。护理评估：T 36.5℃，P 80次/分，BP 135/80mmHg，神清合作，被动体位；胸椎生理曲度存在，胸10至胸12棘突及两侧压痛、叩击痛，腰椎后突畸形。临床诊断：骨质疏松症，T_{12}椎体压缩性骨折。

任务： 1. 请说出该患者目前存在哪些主要护理问题？

2. 请对该患者进行健康指导。

骨质疏松症（osteoporosis，OP）是一种以骨量减少、骨的微观结构退化为特征，致使骨脆性增加、骨强度降低及易于发生骨折为特征的全身代谢性骨病。疼痛、脊柱变形和发生脆性骨折是骨质疏松症最典型的表现。各个年龄阶段均可发生，以老年人常见，尤其绝经后女性，其发病率据所有代谢性骨病首位。按病因可分为原发性和继发性两类。①原发性OP：又分为两种亚型，即Ⅰ型（绝经后骨质疏松症）和Ⅱ型（老年性骨质疏松症）；②继发性OP：病因明确，常由内分泌代谢性疾病（性腺功能减退症、甲亢、库欣综合征、1型糖尿病）或全身性疾病引起。目前，我国骨质疏松症的防治面临患病率高、知晓率、诊断率、治疗率低（"一高三低"）的严峻挑战。

【病因与发病机制】

骨骼需有足够的刚度和韧性以维持其强度，承载外力避免骨折。骨重建是正常成熟骨的代谢主要的形式，由不断重复的骨吸收和骨形成构成。凡可引起骨吸收增加和（或）骨形成减少的因素都会引起骨重建异常，导致骨丢失和骨质量下降，脆性增加，直至发生骨折。

1. 骨吸收因素

（1）性激素缺乏　雌激素缺乏会降低破骨细胞抑制功能，从而引起骨吸收功能增强，加速骨丢失。这是绝经后骨质疏松症的主要病因。

（2）活性维生素D缺乏和甲状旁腺素（PTH）增高　由于增龄和肾功能减退等原因致肠钙吸收和$1,25(OH)_2D_3$生成减少，逐渐引起维生素D缺乏及慢性负钙平衡，PTH代偿性分泌增多，导致加速骨转换率和骨丢失。

（3）细胞因子表达紊乱　高龄和雌激素缺乏使免疫系统持续低活化处于促炎症状态，骨组织的IL-1、IL-6和肿瘤坏死因子（TNF）等分泌，使护骨素减少，导致破骨细胞活性增加，加速骨质疏松。

2. 骨形成因素

（1）峰值骨量降低　青春发育期是人体骨量增加最快的时期，约在30岁左右达到峰值骨量（peak bone mass，PBM）。PBM主要由遗传因素决定并与种族、脆性骨折家族史、瘦高身材等临床表象，以及发育、营养和生活方式等相关联。性成熟障碍致PBM降低，增加成年后发生骨质疏松症的

可能性，引起发病年龄提前。PBM 后骨质疏松症的发生主要取决于骨丢失的量和速度。

（2）骨重建功能衰退　增龄或是长期失用，成骨细胞的功能与活性缺陷导致骨形成不足和骨丢失。可能是老年性骨质疏松症的重要发病原因。

3. 骨质量下降　骨质量主要与遗传因素有关，包括骨的几何形态、矿化程度、微损伤累积、骨矿物质与骨基质的理化与生物学特性等，个体间骨质量的差异 50% ~ 80% 由遗传因素决定。骨质量下降导致骨脆性和骨折风险增高。

4. 不良的生活方式和生活环境　骨质疏松症和骨质疏松性骨折的危险因素很多，如吸烟、酗酒、制动、体力活动过少、跌倒、高蛋白和高盐饮食、大量饮用咖啡、钙和维生素 D 摄入量不足、光照不足、长期服用糖皮质激素等。蛋白质摄入不足、营养不良和肌肉功能减退是老年性骨质疏松症的重要原因。危险因素越多，发生骨质疏松症和骨质疏松症性骨折的概率越大。

【护理评估】

（一）健康史评估

了解患者年龄、性别，有无腰背痛，有无吸烟、饮酒、体力活动不当等危险因素，有无致骨质疏松的药物服用史，有无家族史等。

（二）身体评估

1. 症状

（1）骨痛和肌无力　是骨质疏松症患者的典型表现。一般早期无症状，仅在 X 线摄片或骨密度（BMD）测量时被发现。较重者常诉腰背疼痛或全身骨痛、乏力。骨痛通常为全身弥漫性，无固定部位，疼痛沿脊柱向两侧扩散，检查不能准确定位压痛区（点）。休息（仰卧或坐位）时疼痛减轻，活动后（直立后伸或久立、久坐）疼痛加重，日间轻，夜间和清晨醒来时重。劳累或活动后乏力加重，负重能力下降或不能负重。四肢骨折或髋部骨折时肢体活动明显受限，局部疼痛加重，有畸形或骨折阳性体征。

（2）身高变矮和驼背　由于人直立行走的原因胸椎及腰椎负荷量较大，容易压缩变形，使脊椎前倾加重背曲形成驼背。随着增龄，骨质疏松加重，驼背曲度加大。正常人每一椎体高度约 2cm，骨质疏松时每椎体压缩 2mm 左右，导致身长平均缩短 3 ~ 6cm。

（3）骨折　又称脆性骨折，是老年骨质疏松症患者致残和致死的主要原因之一。常因轻微活动、创伤、弯腰、负重、挤压或摔倒发生，常见部位包括椎体、前臂远端、髋部等，其中椎体骨折最为常见。脊柱压缩性骨折多见，可单发或多发，可引起驼背和身高变矮，多在突发性腰背疼痛后出现。髋部骨折多在股骨颈部以老年骨质疏松症患者多见，通常于摔倒或挤压后发生。第一次骨折后，患者发生再次或反复骨折的概率明显增加。

2. 体征　随着骨质疏松加重出现脊柱两侧肌肉紧张、压痛，各脊柱棘突压痛，脊柱强直，运动度受限。严重时可有脊柱畸形、驼背。部分患者可有肢体肌肉萎缩、压缩性骨折、身长缩短等体征。

3. 并发症　骨质疏松症患者晚期驼背或胸廓畸形可出现胸闷、气短、呼吸困难甚至发绀等表现。长期呼吸异常会引起肺活量、肺最大换气量和心排血量下降，极易发生上呼吸道和肺部感染。骨质疏松症髋部骨折患者生活自理能力下降或丧失，长期卧床加重骨丢失，使骨折极难愈合，常因伤口感染、心血管病或慢性衰竭而死亡。

（三）心理 - 社会评估

患者因为活动受限，生活自理缺陷，需要家人关心照顾，往往有愧疚心理，加上治疗时间长，治疗起效慢，常有情绪低落、烦躁易怒等不良心理反应。

（四）辅助检查

1. 骨转换的生化测定　空腹尿钙或 24 小时尿钙排量是反映骨吸收状态最简易的方法，尿羟脯氨酸和羟赖氨酸等在一定程度上也可反映骨的转换吸收状况。血清碱性磷酸酶、血骨钙素、血 I 型前胶原肽等。

2. 骨密度测定　目前公认的方法为双能 X 线骨密度吸收法（DXA）。DXA 诊断标准见表 7 - 7。国内推荐使用低于峰值骨量 2 倍标准差，或者骨量下降 25% 作为诊断标准。目前 DXA 骨密度是通用的骨质疏松症诊断依据，我国已将骨密度检测项目纳入 40 岁以上人群常规体检。

表 7 - 7　DXA 测定骨密度的分类标准

诊断	T - 值
正常	T - 值 ≥ -1.0
骨量减少	-2.5 < T - 值 < -1.0
骨质疏松	T - 值 ≤ -2.5
严重骨质疏松	T - 值 ≤ -2.5 + 脆性骨折

注：DXA 测量的骨密度通常需要转换为 T - 值用于诊断，T - 值 =（骨密度的实测值 - 同种族同性别正常青年人峰值骨密度）/ 同种族同性别正常青年人峰值骨密度的标准差。

3. X 线检查　一种简单而较易普及的检查骨质疏松症的方法。骨质疏松症 X 线片基本病变表现为骨小梁数目减少、变细，骨皮质变薄。敏感性和准确性较低，临床上可通过 X 线检查发现椎体压缩等征象进而发现骨质疏松，故具有重要参考价值。

【主要护理诊断/问题】

1. 疼痛　与骨质疏松、骨折及肌肉疲劳有关。

2. 躯体活动障碍　与骨痛、骨折引起的活动受限有关。

3. 有受伤的危险　与骨质疏松导致的骨脆性增加有关。

4. 潜在并发症　骨折。

【护理措施】

（一）一般护理

1. 休息与活动　骨质疏松症早期骨痛可以予以硬板床卧床休息 1 周缓解疼痛，疼痛缓解后需多从事户外运动，增加日光照射时间促进皮肤内维生素 D 的形成，提高钙的吸收。身体条件允许的情况下，需要加强负重锻炼，增强应变能力，减少轻微活动引起的骨折发生。锻炼重点应放在提高耐受力和平衡能力上，运动类型、方式和量根据患者具体情况而定。

2. 饮食护理　提倡低钠、高钾、高钙、高非饱和脂肪酸食物，戒烟忌酒，少饮或不饮碳酸饮料、咖啡、浓茶，补充足够的蛋白质，动物蛋白不宜过多；多食富含异黄酮类食物如大豆，有助于保持骨量；摄入含钙丰富的食物有牛奶、芝麻、豆类、海带、虾皮、鱼等，增加富含维生素 A、维生素 C、维生素 D 食物，以利钙的吸收。

3. 纠正不良生活习惯　戒烟限酒，减少咖啡和浓茶饮用频次，提倡选择低钠、高钾、高钙和高非饱和脂肪酸饮食。避免使用致骨质疏松的药物，如抗癫痫药、苯妥英钠、苯巴比妥、加巴喷丁、扑米酮等。

（二）病情观察

观察疼痛部位、性质、程度、加重或缓解因素，观察有无驼背、身长缩短等骨质疏松表现，观察有无骨折表现，脊柱压缩性骨折患者观察有无胸廓畸形所致的心、肺障碍。

（三）配合治疗

1. 对症治疗　疼痛患者可适当给予适量非甾体抗炎镇痛药，如阿司匹林或吲哚美辛。发生骨折或遇顽固性疼痛时，可应用降钙素制剂镇痛。骨畸形患者应局部固定或采用其他矫形措施防止畸形加剧。骨折患者应给予牵引、固定、复位或手术治疗，同时应尽早辅以物理和康复治疗，尽早恢复骨骼运动功能，必要时可采取医护人员被动牵拉运动，避免制动或失用加重病情。

2. 补充钙剂和维生素 D　无论何种类型的骨质疏松症均应补充适量钙剂，使每天摄入钙达 800 ～ 1200mg。除增加饮食制剂钙含量外，可补充碳酸钙、葡萄糖酸钙、枸橼酸钙等。同时服用维生素 D 400 ～ 600IU/d，促进钙吸收。

3. 性激素补充治疗　雌激素主要用于绝经后骨质疏松症预防，也可作为治疗方案之一，常用药物有戊酸雌二醇、替勃龙、尼尔雌醇等。雄激素则用于男性老年骨质疏松症患者，常用药物有睾酮、雄烯二酮和雄酮类似物（苯丙酸诺龙、司坦唑醇）。

4. 二磷酸盐　是目前临床上应用最为广泛的抗骨质疏松症药物，抑制破骨细胞的生成和骨吸收，常用药物为依替磷酸二钠、阿仑磷酸钠、帕来磷酸钠。对于骨折高风险者推荐首选口服二磷酸盐。用药期间需补充钙剂。有血栓疾病和肾功能不全者禁用。

5. 选择性雌激素受体调节剂　有效抑制破骨细胞活性，降低骨转换至妇女绝经前水平。只能用于女性患者，常用药物有雷诺昔芬。

6. 降钙素　主要抑制骨吸收，促进钙在骨基质中沉着，常用药物有鲑鱼降钙素、鳗鱼降钙素。

（四）用药护理

1. 钙剂和维生素 D　钙剂宜空腹服用，避免超大剂量补充钙增加肾结石和心血管疾病的风险。服用钙剂后需多饮水增加尿量，减少泌尿系结石形成的机会。钙剂需要和维生素 D 同时服用，促进钙的吸收。钙剂不可与绿叶蔬菜一起服用，以免形成钙整合物而减少钙的吸收。

2. 性激素　必须在医师指导下按照规定的剂量与钙剂、维生素 D 同时使用。女性服用雌激素应定期进行妇科和乳腺检查，阴道出血应减少用量，甚至停药。使用雄激素应定期监测肝功能。

3. 二磷酸盐　应当晨起空腹服用，同时饮清水 200 ～ 300ml。应整片吞服，禁止含服或咀嚼，防止造成口咽部溃疡。为了减轻对食管的刺激，服药后半小时内不能进食任何东西（如食物、药物、饮料），禁止平卧，应采取立位或坐位。如出现咽下困难、吞咽痛或胸骨后疼痛，应警惕可能发生食管炎、食管溃疡和食管糜烂等情况，应立即停止用药。

4. 降钙素　应注意观察不良反应，如食欲减退、恶心呕吐、颜面潮红等。

（五）心理护理

与患者倾心交谈，鼓励其表达内心的感受，了解他们的心理活动和生活情况，针对心理问题给以开导，鼓励他们适度参加社交活动和娱乐活动，并采取听音乐、冥想等方式分散注意力，使情绪放松，达到消除心理压力、减轻疼痛、提高疗效、促进康复的目的。

（六）健康指导

1. 日常生活指导　指导患者摄入高钙、高蛋白质、高维生素饮食，动物蛋白不宜过多。少饮碳酸饮料，少吃糖及食盐，戒烟限酒，少食用烟熏和腌制肉制品，避免长期咖啡以及浓茶的摄入。多进行户外运动，如步行、游泳、有氧健身操、慢跑、骑自行车等，避免剧烈、有危险的运动，运动要循序渐进，持之以恒。

2. 预防跌倒指导　加强预防跌倒的宣传教育和保护措施，如家庭、公共场所防滑、防绊、防碰撞措施。指导患者维持良好姿势，改变姿势时动作应缓慢。必要时可建议患者使用手杖或助行器，以增加其活动时的稳定性。衣服和鞋穿着要合适，大小适中，且有利于活动。选择合适的衣裤。

3. 用药监护指导　患者正确按时服用各种治疗骨质疏松症药物，学会自我监测药物不良反应。应用性激素治疗的患者应定期检查，以早期发现不良反应。

4. 复查就诊指导　定期进行双能 X 线骨密度仪（DXA）监测是目前最常用的疗效监测方法。治疗开始后可 6 ～ 12 个月检测 1 次骨密度。定期复查定期监测血钙、尿钙及骨代谢指标，出现身长缩短及疼痛加重等表现时应及时就医。

•••• 目标检测

选择题

A1/A2 型题

1. 骨质疏松症患者最主要的临床表现为
   - A. 疼痛
   - B. 关节活动度受限
   - C. 关节僵硬
   - D. 骨折
   - E. 身高变矮

2. 骨质疏松症的病因不包括
   - A. 活性维生素 D_3 缺乏
   - B. 钙摄入不足
   - C. 内分泌疾病
   - D. 光照时间长
   - E. 大量饮咖啡

3. 患者，女，70 岁。主诉轻微骨痛，劳动后加重，诊断骨质疏松症。目前对患者生活影响最大的危险因素是
   - A. 疼痛
   - B. 躯体活动障碍
   - C. 有受伤的危险
   - D. 营养失调
   - E. 焦虑

4. 老年骨质疏松症的常见临床表现不包括
   - A. 手足抽搐
   - B. 形体改变
   - C. 骨折
   - D. 腰背痛
   - E. 肌无力

5. 对骨质疏松症患者服用双磷酸盐指导正确的是
   - A. 空腹服用
   - B. 服药时饮热开水
   - C. 嘱患者咀嚼服药
   - D. 服药后立即进食
   - E. 服药后最好平卧休息半小时

（成　芸）

第八节　内分泌与代谢性疾病护理实训

一、血糖监测

用快速血糖仪测量血糖，操作方法简单，结果获取快捷，随身携带方便，已广泛运用于临床和家庭，以便随时监测血糖变化，调整治疗方案。

【适应证】

适合于任何人，尤其是糖尿病患者，特别是以下情况应该进行血糖监测：更改治疗处方时；血糖不稳定时；使用胰岛素治疗时；出现并发症时。

【禁忌证】

无禁忌证。

【操作前准备】

1. 患者准备　向患者解释血糖测定的意义、操作过程及配合方法，使患者能积极配合。患者温水洗净双手，擦干。采血前热敷手指或手臂下垂可使血管充盈便于采血，但不可以过度挤压手指。

2. 用物准备　75% 乙醇、手消毒剂、消毒棉签、血糖仪、血糖试纸、采血笔、采血针、记录单、笔等，注意检查血糖试纸的有效期，若超过有效期将导致检测结果不准。

3. 环境准备　清洁、无尘，以防止感染；温度、湿度适宜，以保证患者舒适。

4. 护士准备　洗手，戴口罩。

【操作中护理】

1. 用物准备　调整血糖仪代码，取出试纸条。试纸条从包装瓶中取出后，不宜在空气中长时间

暴露（≤3分钟），不可触摸测试条的滴血区、测试区。插入血糖试纸，待显示屏上提示"输入血样"后准备采血。

2. 消毒皮肤　用75%乙醇消毒皮肤，待干后再采血。

3. 穿刺采血　根据患者皮肤情况选择针刺部位及深浅度。刺破皮肤后，应轻轻从周围向采血点挤血，避免用力挤血时挤出组织液影响结果。采血部位一般为手指，指尖侧面的皮肤血供丰富，而且对疼痛不太敏感，是采血的最佳位置。

4. 按压止血　采血完毕，用无菌干棉签按压穿刺部位。

5. 整理用物　关闭血糖仪，整理用物。

【操作后护理】

1. 记录结果，包括姓名、测试日期、时间、结果。

2. 血糖仪的准确性会受温度、湿度、自身稳定性等因素的影响，应至少半年将血糖仪与静脉生化血糖结果进行比对。

3. 血糖试纸放置于干燥处，取试纸后立即盖紧纸筒盖。打开包装后尽量在3个月内用完。

4. 血糖仪避免放置于过冷、过热、潮湿、磁场强（如移动电话、电磁炉等）的地方，勿用75%乙醇清洁血糖仪测试区，以免损坏血糖仪。

二、胰岛素注射笔使用

胰岛素注射笔是专门为糖尿病患者设计的医疗器械，由笔芯、笔身、针头组成，胰岛素储存在笔芯中，笔身可以调节剂量。具有操作技术简单、调节剂量精确、注射疼痛感小、使用时间长、携带方便、易于保管等特点。掌握胰岛素注射笔的正确使用方法，能使糖尿病患者自行注射胰岛素更为方便，有利于控制血糖。

【适应证】

患有糖尿病并且需要长期注射胰岛素的患者。

【禁忌证】

无禁忌证。

【操作前准备】

1. 患者准备　向患者解释使用胰岛素注射笔的意义、操作过程及配合方法，使患者能积极配合。

2. 用物准备　备好胰岛素笔芯、针头、胰岛素笔、75%乙醇及医用棉签。

3. 环境准备　环境应整洁、安静、舒适、必要时屏风遮挡。调节室温，注意保暖，避免患者着凉。

【操作中护理】

1. 安装笔芯　安装前应仔细检查笔芯是否完好，有无裂缝；笔芯中药液的颜色、性状有无异常，有无絮状物或结晶沉淀；笔芯是否过期。确定无误后，扭开笔芯架，装入笔芯并拧紧；用75%乙醇消毒笔芯前端橡皮膜，取出针头，打开包装，顺时针旋紧针头，安装完毕，注射时摘去针头保护帽即可。

2. 笔芯排气　将笔垂直竖起，使笔芯中的气泡聚集在上部，把剂量调节旋钮拨至"2单位"处，之后再按压注射键使之归零，如有1滴胰岛素从针头溢出，即表示驱动杆已与笔芯完全接触且笔芯内气泡已彻底排尽，如果没有药液排出，重复进行此操作，直至排出一滴胰岛素为止。

3. 准备药物　每次注射前先检查胰岛素剂量，确认有本次注射所需的足够剂量后，旋转剂量调节旋钮至所需剂量。速效胰岛素（如诺和锐）、短效胰岛素（如诺和灵R）及甘精胰岛素（来得时）均是澄清溶液，可以直接注射；中效胰岛素或预混胰岛素注射为混悬液，应将胰岛素笔上下颠倒10次左右，直到药液成为均匀白色混悬液，以防药液浓度不均匀导致血糖控制不良。

4. 消毒注射　选择注射部位，常规消毒皮肤，再次核对胰岛素剂量，行皮下注射。注射时左手捏起注射部位皮肤，右手握笔呈45°角（瘦人）或垂直（胖人）快速进针，右拇指按压注射键缓慢匀速推注药液；注射后针头应留在皮下10秒钟以上，并继续按住推键，确保剂量准确，又可阻止药液流入针头或笔芯内；快速拔出针头。

5. 用物整理　注射结束后，将针头戴上外针套（针帽）并旋下，以防刺伤他人，按消毒隔离规定处理废弃针头，戴回笔帽。

【操作后护理】

1. 告之患者注射胰岛素后，按要求进食，以免发生低血糖。

2. 观察是否出现不良反应。

3. 用湿布清洁笔帽、笔身和笔盒，不用酒精、过氧化氢溶液、漂白剂擦拭笔身和剂量窗口，不将注射笔浸入液体或被液体覆盖。胰岛素注射笔取出盒外时，注意防尘并保持清洁。

4. 胰岛素注射笔不暴露在阳光下，无需放入冰箱，开启后的笔芯在室温下可保存一个月。

（张真容）

书网融合……

| 重点小结 | 微课 | 习题 | 答案解析 |

第八章 风湿性疾病患者的护理

学习目标

知识目标：通过本章的学习，掌握风湿性疾病患者主要症状体征及对应的护理措施；熟悉风湿性疾病的重要辅助检查；了解风湿性常见疾病的分类及病理特点。

能力目标：具有对风湿性疾病患者进行整体护理的能力。

素质目标：树立善于观察、勤于思考的专研精神；具有尊重、关心患者的素质。

第一节 风湿性疾病概述、常见症状体征的护理

PPT

情境导入

情境：患者，女，40岁。因"多关节肿痛4年，伴晨僵，关节肿痛加重1个月"入院。护理评估：T 36.5℃，P 98次/分，R 18次/分，BP 110/80mmHg；神志清楚，双手腕、掌指关节肿胀，压痛，双手呈天鹅颈样畸形。辅助检查：血常规正常，补体正常，C反应蛋白1.80mg/dl↑，血沉119mm/h↑；类风湿因子阳性。

任务：1. 该患者目前存在哪些主要护理问题？
　　　　2. 如何对该患者进行健康指导？

一、概述

风湿性疾病（rheumatic diseases）简称风湿病，是指多种病因引起的影响骨、关节及其周围肌肉、肌腱、滑膜、滑囊、韧带和软骨等一组疾病。风湿病的病因多种多样，无明确发病机制，多数与自身免疫密切相关。其主要表现有关节疼痛、肿胀、僵硬和功能障碍，甚至出现脏器功能损害。近年来，风湿病患病率逐年升高。

风湿性疾病的共同特征如下。

1. 发作与缓解交替的慢性病程　如系统性红斑狼疮、类风湿关节炎等都病程长、病情时好时坏，多次反复发作可造成相应脏器和局部组织的严重损害。

2. 同一疾病表现个体差异很大　如系统性红斑狼疮，以皮肤损害为主，出现典型的蝶形红斑；有的无皮肤损害，却发生狼疮性肾炎，甚至肾衰竭。

3. 免疫学检查异常　患者常有免疫学检查异常，如类风湿关节炎患者类风湿因子多呈阳性，SLE患者抗双链DNA（ds-DNA）抗体阳性等。

4. 疗效差异大　不同患者对抗风湿药的耐受量、疗效及不良反应等都有较大差异。

二、常见症状体征的护理

关节疼痛与肿胀

关节疼痛是风湿性疾病关节受累的首发症状，也是风湿病患者就诊的常见原因。疼痛多由关节腔积液或滑膜肥厚所致，同时多伴有关节肿胀和压痛，是滑膜炎或周围组织炎的体征。如类风湿关节炎呈多关节对称分布，多影响腕、掌指、近端指间关节等小关节，持续性疼痛。

【护理评估】

（一）健康史评估

详细询问患者关节疼痛的起始时间，起病特点，病情变化速度；疼痛是否游走或是固定不动，是否持续性，是否影响关节活动，是否随运动变化减轻或加重；既往是否采取减轻疼痛的方法及效果；了解患者的职业、工作环境及家族史，是否患有其他风湿性疾病，家族中是否有类似疾病者。询问有无关节畸形和活动障碍，晨僵、皮肤日光过敏、皮疹表现。

（二）身体评估

评估患者的营养状况、关节肿胀程度，受累关节有无压痛、触痛、局部发热及活动受限情况。

（三）心理 - 社会评估

风湿病是慢性疾病，长期的关节疼痛、活动受限，影响日常生活和工作，患者可产生焦虑、烦躁、抑郁心理。

（四）辅助检查

了解自身抗体测定结果，关节滑液检查及关节 X 线检查结果，以明确导致关节疼痛的原因。

【主要护理诊断/问题】

1. 疼痛 与关节肿胀、局部炎性反应有关。

2. 躯体移动障碍 与关节疼痛、关节活动受限有关。

3. 焦虑 与疼痛反复发作、病情迁延不愈有关。

【护理措施】

（一）一般护理

1. 休息与活动 急性期，应卧床休息，减少活动量，帮助患者取舒适体位，保持关节功能位，必要时给予石膏托、小夹板、护足板固定。病情缓解后尽量早期下床活动，鼓励自主完成生活自理，积极进行有规律的康复锻炼，避免关节废用、肌肉萎缩，减少畸形发生。

2. 饮食护理 给予营养丰富的食物，忌辛辣、刺激性食物，忌食诱发或加重病情的食物、药物。为患者提供安静、舒适、温湿度适宜的环境。

（二）病情观察

观察患者关节疼痛的部位、性质、程度，有无肿胀和局部皮温升高，有无乏力、低热等全身症状；慢性疼痛的患者是否有焦虑、抑郁等负性心理。

（三）配合治疗

1. 非药物治疗 可听轻音乐、看电视、聊天等方式分散患者注意力，降低疼痛敏感度。也可采用针灸、推拿、按摩、磁疗、超短波、红外线等缓解疼痛。

2. 药物治疗 常用药物非甾体抗炎药（阿司匹林、布洛芬）等。还有针对缓解病情的抗风湿药、免疫抑制剂、糖皮质激素等。

（四）用药护理

非甾体抗炎药主要不良反应为胃肠道反应，表现为消化不良、上腹痛、恶心、呕吐等，并可引起胃黏膜损伤，指导患者饭后服药或同时服用胃黏膜保护剂、抗酸药等，可减轻不良反应。

关节僵硬与活动受限

关节僵硬是指关节静止或休息一段时间后，再次活动时感到一种关节不适、不灵活感或僵硬感，难以达到正常关节活动范围。此种僵硬感在患者晨起时最为明显，故又称为晨僵。晨僵是判断关节滑膜炎症活动性的客观指标，其持续时间与炎症严重程度呈正比。早期关节活动受限主要由肿胀、疼痛引起，晚期受到关节骨质破坏、纤维骨质粘连和关节半脱位影响，最终导致关节严重活动障碍直至功能丧失。

【护理评估】

（一）健康史评估

询问患者发病起始时间、特点及发病年龄；有无诱发因素，如寒冷、潮湿及活动方式等；发病后能否从事社会工作，有无自理能力受限等。评估有无恐惧、抑郁等不良心理，患者及家属对疾病相关知识的了解程度。

（二）身体评估

评估患者的营养状态，僵硬关节的分布，活动受限的程度，有无关节畸形和功能障碍。评估患者的肌力、活动度；皮肤的完整性，骨隆突处有无红肿、有无局部缺血；有无血栓性静脉炎，肢体局部有无红、肿、热、痛等。

（三）心理-社会评估

由于晨僵、活动受限，影响正常生活工作，患者及家属易产生焦虑、抑郁心理，需要评估患者及家属对疾病相关知识的了解程度。

（四）辅助检查

自身抗体测定结果，关节滑液检查及关节 X 线等检查结果。

【主要护理诊断/问题】

1. 躯体移动障碍　与关节僵硬、肌肉功能障碍有关。

2. 焦虑　与病情反复发作、活动受限有关。

【护理措施】

（一）一般护理

1. 休息与活动　①急性期：因关节肿痛，应适当限制活动，夜间睡眠时注意对病变关节保暖，预防晨僵。②缓解期：鼓励患者坚持进行被动和主动的全关节活动锻炼，并逐步从主动的全关节活动锻炼到功能性活动，以恢复关节功能、加强肌力与耐力。活动量以患者能够忍受为度，如活动后出现疼痛或不适持续 2 小时以上，应减少活动量。

2. 饮食护理　给予高蛋白、高维生素、高纤维素饮食。根据患者活动受限的程度，协助患者完成洗漱、进食、如厕及个人卫生等。将经常使用的物品放在患者健侧伸手可及之处，鼓励患者做一些自己力所能及的事情，尽可能帮助患者恢复生活自理能力。

（二）病情观察

观察患者关节活动情况，有无活动受限或畸形；患肢的病情有无加重，生活自理能力如何；监测患者的营养状况；观察药物疗效及不良反应。

（三）预防并发症

1. 保持肢体功能位　如用枕头、沙袋或夹板保持足背屈曲，防止足下垂；定期做肢体按摩，防止肌肉萎缩；采取保护性措施，防止患者受伤。

2. 预防压疮　保持皮肤清洁干燥，定时协助患者翻身，适当使用气垫床、减压贴等抗压力器材，以预防压疮。

3. 预防便秘　保证足够的液体入量，多食富含纤维素的食物，适当活动，每日行脐周顺时针环形按摩，必要时给予缓泻剂。

皮肤损害

风湿病常见的皮肤损害有皮疹、红斑、溃疡、皮下结节等，多由血管炎性引起。部分患者可因受寒冷或紧张的刺激后，肢端细动脉痉挛，使手指（足趾）皮肤突然出现苍白，相继出现皮肤变紫、变红，伴局部发冷、感觉异常和疼痛，这种现象称为雷诺现象。

【护理评估】

（一）健康史评估

了解皮肤损害的起始时间、演变特点，有无日光过敏、口眼干燥、胸痛等伴随症状。若怀疑为雷诺现象，还应注意评估其诱因、持续时间和皮损范围等。

（二）身体评估

评估患者的营养状态以及生命体征；皮损的部位、形态、面积大小和表面情况；有无指尖和肢体的溃疡；肢体末梢的颜色和温度，皮肤有无苍白、发绀等；有无甲床瘀点或瘀斑。

（三）心理 - 社会评估

皮肤损害出现在身体暴露部位，导致患者的生活和社交受到影响，护理人员应评估患者的心理状态，有无焦虑、自卑、抑郁等不良心理。

（四）辅助检查

原发疾病的相关检查，尤其是免疫学检查、皮肤狼疮带试验、肌活检等检查的结果。

【主要护理诊断/问题】

1. 皮肤完整性受损　与血管炎性反应及应用免疫抑制剂等因素有关。

2. 组织灌注无效　与肢端血管痉挛、血管舒缩功能调节障碍有关。

3. 焦虑　与皮损影响外貌，引起社交障碍有关。

【护理措施】

（一）一般护理

1. 休息与活动　病情活动期有皮肤损害，患者多卧床休息；缓解期可适当活动，外出时注意遮阳，避免阳光直射。

2. 饮食护理　摄入足够的蛋白质、维生素和水分，满足组织修复的需要。避免吸烟、饮咖啡，以免加重血管痉挛。忌食可能加重光过敏的食物，如芹菜、无花果等。

（二）病情观察

观察皮肤损害情况，有无皮疹、红斑、水肿及溃疡等；观察皮疹状况，如皮疹形态、面积、发生部位，有无破损、出血、感染；是否有雷诺现象，其发生的频率、持续时间等。

（三）配合治疗

1. 一般治疗　皮疹或红斑处局部涂敷药物性软膏；有溃疡时注意预防感染。若局部溃疡合并感染者，做好局部清创换药处理。

2. 药物治疗　常用药物有非甾体抗炎药（布洛芬等）、糖皮质激素、免疫抑制剂等。

（四）用药护理

见本章第二节、第三节相关疾病的用药护理。

（五）对症护理

1. 皮肤护理　①保持皮肤清洁干燥，每天用温水擦洗，忌用碱性肥皂。②有皮疹、红斑或光敏感者，指导患者外出时采取遮阳措施，避免阳光直接照射皮肤，忌日光浴，皮疹或红斑处避免涂用各种化妆品或护肤品。③避免使用染发剂、烫发剂、定型发胶等。④避免服用诱发风湿病的药物，如普鲁卡因胺等。

2. 避免引起血管收缩的因素　①注意保暖：寒冷天气尽量减少户外活动，避免皮肤在寒冷中暴露时间过长；外出时穿保暖衣服和袜子，注意保持肢体末梢的温度，勿用冷水洗手洗脚。②避免吸烟、饮咖啡，防止病变小血管痉挛，加重组织缺血、缺氧。

目标检测

选择题

A1/A2 型题

1. 关于风湿性疾病的临床特点，不正确的是
   A. 病程多呈慢性经过   B. 临床表现差异很大   C. 反复发作与缓解交替出现
   D. 免疫学异常表现复杂   E. 对治疗反应的个体差异不大

2. 风湿活动的正确判断指标是
   A. 血沉减慢   B. 血小板减少   C. 黏蛋白降低
   D. C 反应蛋白增高   E. 红细胞增多

3. 风湿性疾病属于慢性疾病，它主要累及
   A. 肾脏   B. 心脏   C. 肺
   D. 骨骼肌肉系统   E. 中枢神经系统

（成 芸）

第二节 类风湿关节炎患者的护理

PPT

情境导入

情境： 患者，女，42 岁，因"指关节疼痛僵硬 3 年，加重伴指关节变形 3 个月"入院。护理评估：T 36.5℃，P 81 次/分，R 17 次/分，BP 110/80mmHg；双手指关节呈梭形，双腕关节明显肿胀、畸形，双手近侧指间关节、掌指关节均压痛，活动时可扪及骨擦感。辅助检查：类风湿因子阳性、C 反应蛋白增高、红细胞沉降率增快，X 线检查显示：指关节、腕关节周围软组织肿胀，关节邻近骨质疏松；关节间隙狭窄。

任务： 1. 该患者目前存在哪些主要护理问题？
       2. 请对该患者进行康复训练指导。

类风湿关节炎（rheumatoid arthritis，RA）是一种以侵蚀对称多关节炎为主要临床表现的慢性全身性自身免疫性疾病。RA 病理改变早期为关节滑膜的慢性炎症，中期会出现关节软骨和骨破坏，最终导致关节畸形和功能丧失。延缓疾病加重，防止并发症是 RA 临床治疗的重点。

【病因与发病机制】

RA 病因和发病机制复杂，确切病因不明，受到遗传、环境等因素影响。

（一）病因

1. 遗传易感性 流行病学调查，RA 的发病与遗传因素密切相关，发病有家族聚集趋向，家系调查发现 RA 患者一级亲属发生 RA 的概率为 11%。研究发现，RA 发病可能与 HLA – DRB$_1$ 等位基因突变相关。

2. 环境因素 研究表明，某些细菌、支原体和病毒等感染与 RA 关系密切。其可能的机制为通过感染激活 T、B 等淋巴细胞，分泌致炎因子产生自身抗体，影响 RA 的发病和病情进展，感染因子可通过分子模拟导致自身免疫性反应。

（二）发病机制

免疫紊乱是 RA 的主要发病机制，活化免疫细胞和抗原递呈细胞浸润关节滑膜。关节滑膜组织的

某些特殊成分或体内产生的内源性物质也可能作为自身抗原被抗原递呈细胞递呈给活化的 CD4$^+$T 细胞，启动特异性免疫应答，导致相应的关节炎症状。此外，活化的 B 细胞、巨噬细胞及滑膜成纤维细胞等作为抗原递呈及自身抗体来源细胞，在 RA 滑膜炎症性病变的发生及演化中发挥了重要作用。RA 的基本病理改变是滑膜炎和血管炎。

【护理评估】

（一）健康史评估

询问亲属中是否有类似疾病，是否有细菌、病毒、支原体感染史，是否长期生活在寒冷、阴暗、潮湿的环境中，是否受过创伤、精神刺激。

（二）身体评估

1. 症状体征　主要有关节症状和关节外症状的表现。多数隐匿起病而缓慢，在出现明显的关节症状前可有数周的发热、乏力、全身不适、体重下降等症状，以后逐渐出现典型的关节症状。

（1）关节表现

1）晨僵　指病变关节在早晨起床或日间长时间静止不动后出现的僵硬，如胶黏着的感觉，持续时间多在 1 小时以上，活动后方能缓解或消失。晨僵是 RA 突出的临床表现，95% 以上的 RA 患者有晨僵现象，晨僵的程度和持续时间可作为判断病情活动性的重要指标。

2）关节痛与压痛　关节痛是 RA 最早的关节症状，可发生在任何关节，最常出现腕关节、掌指关节、近端指间关节、大关节也常受累。多呈对称性、持续性，伴有压痛。受累关节的皮肤可出现褐色色素沉着。

3）关节肿胀　多因关节腔积液、滑膜增生和软组织水肿所致。凡受累的关节均可肿胀，常见部位为腕、掌指、近端指间关节等，多呈对称性，其中指间呈梭形肿胀是 RA 的特征。

4）关节畸形　多见于较晚期患者，因滑膜炎血管翳破坏骨质结构造成关节纤维性或骨性强直，慢性炎症关节周围肌肉萎缩、痉挛使畸形更为严重。最常见的关节畸形是掌指关节半脱位、手指向尺侧偏斜和呈"天鹅颈样"及"纽扣花"样表现以及腕和肘关节强直。重症者关节因严重畸形失去功能，使患者日常生活不能自理。

5）关节功能障碍　关节肿痛、结构破坏和畸形都会引起关节的活动障碍。美国风湿病学会将因本病而影响生活的程度分为以下四个等级（表 8－1）。

表 8－1　类风湿关节炎关节功能分级

功能分级	关节功能表现
Ⅰ级	不受限，能进行日常生活和各项工作
Ⅱ级	可进行一般的日常生活和某种职业工作，但参与其他项目活动受限
Ⅲ级	可进行一般的日常生活，但参与某种职业工作或其他项目活动受限
Ⅳ级	日常生活的自理和参与工作的能力均受限

（2）关节外表现

1）类风湿结节　是本病较特有的皮肤表现，提示病情处于活动期。结节多位于关节隆突部及受压部位的皮下，如肘鹰嘴突附近、腕、跟腱、踝等关节。其大小不一，直径数毫米到数厘米、质硬、无压痛、对称性分布。

2）类风湿血管炎　是关节外损害的病理基础，常见于长病程、RF 阳性且病情活动的 RA 患者。其皮肤表现各异，包括瘀点、紫癜、指（趾）坏疽、网状青斑，病情严重者可出现下肢深大溃疡。需积极应用免疫抑制剂治疗。

3）器官系统受累　①呼吸系统：可为首发症状。表现为胸膜炎、胸腔积液、肺间质病变等。②循环系统：心包炎最常见，可有心包积液、心肌炎、冠状动脉炎等。③肾脏：RA 很少受累，偶见轻微膜性肾病、肾小球肾炎、肾内小血管炎等。④血液系统：常有贫血，多为正细胞正色素性贫血。

⑤神经系统：神经受压是 RA 神经系统病变的常见原因，受压的周围神经病变与相应关节滑膜炎的严重程度相关，最常受累神经有正中神经、尺神经和桡神经。⑥干燥综合征：表现为口干、眼干。

（三）心理－社会评估

本病病程迁延、反复发作、久治不愈，患者出现焦虑、忧郁等心理。后期出现关节畸形，导致生活不能自理，丧失劳动力，增加家庭负担，致使患者对生活失去信心。

（四）辅助检查

1. 血液检查　有轻至中度贫血，活动期血小板增多，白细胞计数及分类多正常。活动期可有血沉增快、C 反应蛋白增高。

2. 免疫学检查

（1）类风湿因子（RF）　是 RA 的一种自身抗体，有 IgM、IgG 及 IgA 型 RF，临床主要检测 IgM 型 RF。其滴度与本病的活动性和严重性成正比。但 RF 并非 RA 的特异性抗体，因此 RF 阳性者必须结合临床，方能诊断本病。

（2）抗瓜氨酸化蛋白抗体　有助于 RA 的早期诊断，尤其适用于血清 RF 阴性、临床症状不典型的患者。包括抗核周因子（APF）抗体、抗角蛋白抗体（AKA）和抗环状瓜氨酸（CCP）抗体等。其中抗 CCP 抗体敏感性和特异性均很高，约 75% 的 RA 患者出现且具有很高的特异性，亦可在疾病早期出现，与疾病预后相关。

（3）免疫复合物和补体　活动期和急性期患者的 RA 患者血清中可检出不同类型的免疫复合物，血清补体均升高，少数有血管炎的患者可出现低补体血症。

3. 关节滑液检查　正常人的关节腔内滑液不超过 3.5ml。RA 患者滑液的黏度差，含糖量低于血糖，白细胞明显增多，其中，中性粒细胞占优势。

4. 关节影像检查　X 线检查以手指和腕关节的 X 线摄片最有价值。根据关节破坏情况分为四期：① Ⅰ 期：关节周围软组织的肿胀，关节端骨质疏松；② Ⅱ 期：关节间隙变窄；③ Ⅲ 期：关节面出现虫蚀样改变；④ Ⅳ 期：晚期可见关节半脱位和关节破坏后的纤维性和骨性强直。

5. 类风湿结节活检　典型病理改变有助于诊断。

【主要护理诊断/问题】

1. 有失用综合征的危险　与关节疼痛、畸形、功能障碍有关。

2. 疼痛：慢性关节疼痛　与关节炎性反应有关。

3. 自理缺陷　与关节功能障碍、疼痛、疲乏有关。

4. 预感性悲哀　与疾病可能致残、影响生活质量有关。

【护理措施】

（一）一般护理

1. 休息与活动　急性活动期，应卧床休息，保持关节功能。病情恢复期尽早进行关节锻炼，防止关节废用。对无力起床的患者鼓励在床上进行活动，活动强度以患者能承受为宜。

2. 饮食护理　给予高蛋白、高维生素、营养丰富的饮食，避免辛辣、刺激性食物。有贫血者给予含铁丰富的食物。

（二）病情观察

观察关节疼痛的部位、关节肿胀和活动受限的程度，有无畸形、晨僵的程度等，以判断病情及疗效；注意关节外症状，一旦出现，提示病情严重，应尽早给予适当的处理。

（三）配合治疗

1. 药物治疗　目前 RA 无法根治，治疗目的是减轻症状；控制疾病发展，防止和减少关节的破坏，保护关节功能。治疗 RA 常用药物分为 5 类，包括非甾体抗炎药、抗风湿药、糖皮质激素、生物制剂靶向治疗和植物药。

（1）非甾体抗炎药 是治疗 RA 的首选药，通过抑制前列腺素的合成，达到消炎、镇痛的作用。常用药物有布洛芬、阿司匹林等。是改善关节症状的常用药，但不能控制病情，常与抗风湿药同服。

（2）抗风湿药 具有阻止关节破坏、改善和延缓病情进展。常用药物有甲氨蝶呤（MTX）、柳氮磺吡啶、羟氯喹和氯喹等，一般首选甲氨蝶呤，并可作为联合治疗的基本药物。临床多采用此类药物与非甾体抗炎药联合应用治疗。

（3）糖皮质激素 抗炎作用强，能迅速缓解关节肿痛症状，但不能根治，停药后易复发。适用于有关节外症状、关节炎明显而非甾体抗炎药未起效的患者。常用药物有泼尼松、泼尼松龙。

（4）生物制剂靶向治疗 是目前治疗 RA 快速发展的方法，疗效显著。使用最普遍的是 TNF - α拮抗剂、IL - 6 拮抗剂。

（5）植物药制剂 已有植物药制剂有雷公藤总苷、白芍总苷等。

2. 外科手术治疗 包括关节置换和滑膜切除手术，前者适用于晚期有畸形并失去功能的关节；后者可使病情得到一定的缓解，但当滑膜再次增生时病情又趋复发，必须同时应用非甾体抗炎药。

（四）用药护理

1. 非甾体抗炎药 有胃部不适、恶心、呕吐等胃肠道反应，可引起胃黏膜损伤。宜在饭后服用，同时遵医嘱服用胃黏膜保护剂，以减轻胃黏膜损伤。

2. 抗风湿药 有胃肠道反应、骨髓抑制、肝、肾功能损害等不良反应。宜饭后服药，用药期间定期检测血常规及肝、肾功能。

3. 生物制剂靶向治疗 主要不良反应为注射局部皮疹、感染，特别是结核感染，长期使用增加肿瘤患病风险。用药期间，注意筛查感染，尤其是结核，以免出现严重不良反应。

4. 糖皮质激素 参见"系统性红斑狼疮患者的护理"相关内容。

5. 植物药制剂 雷公藤总苷的不良反应有性腺抑制、骨髓抑制及肝损害等。用药期间定期复查血常规、肝功能等。

（五）对症护理

1. 疼痛护理 轻度疼痛可以适当活动，重度疼痛 RA 活动期患者应卧床休息，可遵医嘱给予止痛药物，护士应协助其进行生活护理，减少患者关节活动尽量消除疼痛。

2. 晨僵护理 鼓励患者晨起后行温水浴，或用热水浸泡僵硬的关节，而后活动关节。夜间睡眠戴弹力手套保暖，可减轻晨僵程度。

3. 维持关节功能 ①急性期：卧床休息，保持关节功能位，防止关节畸形。如肩两侧垫枕头，防止肩关节外旋；双手可握小卷轴，维持指关节掌屈；髋关节两侧置靠垫，预防髋关节外旋；膝下垫一小枕，使膝关节处于伸直位；足底放护足板，防止足下垂。②缓解期：鼓励生活自理，积极训练坐、立、行、吃、喝等日常活动，最大限度帮助患者恢复生活自理能力。指导患者坚持功能锻炼，防止关节强直和肌肉萎缩。关节与肢体活动以循序渐进、持之以恒为原则，活动量以患者能承受为限，活动从被动向主动过渡，有计划地增加活动量，可做手部抓捏、转颈、提举、肢体屈伸等活动，病情许可后及早下床活动，可同时配合理疗、按摩，以促进关节功能恢复。

4. 关节功能障碍护理 ①急性疼痛卧床患者协助完成洗漱、进食、排泄及个人卫生活动。②鼓励患者使用健侧手臂从事自我照顾活动。③指导患者及其家属定时翻身，必要时使用气垫床等辅助措施，预防肺部感染、压疮、便秘等。

（六）心理护理

多与患者及家属沟通，解释本病治疗效果，虽不能彻底治愈，但可长期控制。鼓励患者多参与社交活动，有助于保持情绪稳定，有利于疾病治疗。对已经发生关节功能残障的患者，要鼓励发挥健康肢体的作用，尽量做到生活自理或参加力所能及的工作，体现生存价值。

（七）健康指导

1. 生活指导 避免感染、寒冷、潮湿、过劳等诱因，注意保暖。强调关节功能锻炼的重要性，缓解期每天坚持锻炼，增强机体的抗病能力，保护关节功能，延缓功能损害的进程，以防止关节功能废用和肌肉萎缩。

2. 疾病知识指导 帮助患者及家属了解疾病的性质、病程和治疗方案。及时了解病情变化，及早就医，以免重要器官损害。

3. 用药指导 告知患者用药方法和注意事项，指导患者按医嘱按疗程用药，切勿自行停药、换药、增减药量，坚持长期巩固治疗减少复发。

4. 复查就诊指导 指导患者定期到医院复查，出现不适随时就诊，每半年拍关节 X 线片一次，以观察骨破坏情况，定期监测血常规、肝肾功能、免疫指标以调整用药。

目标检测

选择题

A1/A2 型题

1. 类风湿关节炎的基本病理改变是
   A. 免疫反应 B. 关节畸形 C. 骨质破坏
   D. 滑膜炎 E. 补体激活

2. 类风湿关节炎最常出现的部位是
   A. 足趾 B. 膝关节 C. 踝关节
   D. 肘关节 E. 腕关节、指掌关节、近端指关节

3. 类风湿关节炎活动期最常见的临床表现是
   A. 晨僵 B. 指关节畸形 C. 肘侧皮肤出现浅表结节
   D. 下肢皮肤有大片出血点 E. 贫血

4. 对于类风湿关节炎，不正确的叙述是
   A. 糖皮质激素类药物可根治此病 B. 是一种自身免疫疾病
   C. 免疫抑制剂可控制发展 D. 以对称性腕、掌指及近端指间关节病变为特征
   E. 非甾体类药物可改善症状

5. 为预防类风湿关节炎患者发生晨僵而采取的护理措施中，不正确的是
   A. 鼓励多卧床休息 B. 睡眠时使用弹力手套保暖
   C. 晨起后用温水泡僵硬的关节15分钟 D. 遵医嘱服用抗炎药
   E. 避免关节长时间不活动

（成芸）

第三节 系统性红斑狼疮患者的护理 微课

PPT

情境导入

情境：患者，女，28岁，因"低热、乏力、体重下降、双手关节肿痛半年，加重伴面部出现红斑1个月"入院。护理评估：T 37.5℃，面部蝶形红斑，双手关节肿胀，有压痛。辅助检查：红细胞 4.5×10^{12}，血红蛋白 120g/L，白细胞 8×10^9/L，血小板 105×10^9/L，尿蛋白（－），血沉 56mm/h，肝肾功能正常，抗核抗体（ANA）阳性，抗双链 DNA 抗体阳性。临床诊断为系统性红斑狼疮。

任务：1. 请列出该患者主要护理诊断。

　　　2. 正确对患者进行健康指导。

系统性红斑狼疮（systemic lupus erythematosus，SLE）是一种累及多系统、多器官的慢性系统性自身免疫疾病。患者血清中检出以抗核抗体为代表的多种自身抗体。本病以病情缓解和急性发作交替为特点，病程迁延，若有内脏（尤其是肾、中枢神经）损害，其预后较差。我国汉族患病率为（30～70）/10 万，以女性多见，尤其是 20～40 岁的育龄期女性。

【病因及发病机制】

（一）病因

病因未明，可能与遗传、环境、雌激素等有关。

1. 遗传因素　①发病有家族聚集倾向：SLE 患者第 1 代亲属中患 SLE 者 8 倍于无 SLE 病史家庭，单卵双胞胎患 SLE 者 5～10 倍于异卵双胞胎。②易感基因：SLE 是多基因相关疾病，如 HLA－Ⅲ类的 C2 或 C4 的缺失，HLA－Ⅱ类的 DR_2、DR_3 频率异常，推测多个基因在某种条件下相互作用改变了正常免疫耐受而致病。SLE 的发病是很多易感基因异常的叠加效应，具有 SLE 的易感基因或天然缺陷的人群患病率明显高于正常人群。

2. 环境因素　①阳光：紫外线使皮肤上皮细胞凋亡，新抗原暴露而成为自身抗原。②感染：出现发热及肌痛等症状，与病毒感染有关。③食物：某些含补骨脂素的食物（如芹菜、无花果等）能增强 SLE 患者对紫外线的敏感性，含联胺基团的食物（如烟熏食物、蘑菇等）可诱发 SLE 发病。④药物：使用异烟肼、氯丙嗪等药物，都可诱发本病或使病情加重。

3. 雌激素　SLE 患者以女性多见，好发于育龄期。育龄女性与男性患病率之比为 9∶1。妊娠可诱发或加重病情。提示 SLE 的发病与雌激素有关，雌激素可使 SLE 病情恶化。

（二）发病机制

易感性基础上，在各种致病因子（紫外线、药物、感染等）的作用下，促发了异常的免疫应答，从而持续产生大量的免疫复合物和致病性自身抗体，引起组织损伤。

1. 致病性自身抗体的形成　①以 IgG 型为主，与自身抗原有很高的亲和力，如抗 DNA 抗体与肾组织直接结合导致肾小球损伤。②抗血小板抗体及抗红细胞抗体导致血小板和红细胞破坏，出现血小板减少和溶血性贫血。③抗 SSA 抗体经胎盘进入胎儿心脏，引起新生儿心脏传导阻滞。④抗磷脂抗体引起血栓形成、血小板减少；⑤抗核抗体与神经精神狼疮相关。

2. 致病性免疫复合物的形成　SLE 是一个免疫复合物病。免疫复合物由自身抗体和相应自身抗原结合而成，沉积于组织造成组织的损伤。免疫复合物的形成与沉积是 SLE 发病的主要机制。

3. T 细胞和 NK 细胞功能失调　T 细胞功能异常导致新抗原不断产生，刺激 B 细胞持续活化产生自身抗体，使自身免疫反应持续存在。NK 细胞可直接杀伤靶细胞，引起组织损伤。

【护理评估】

（一）健康史评估

1. 病因及诱因　询问近亲属中有无 SLE 患者。与本病有关的病因及诱因，如感染、日晒、药物（普鲁卡因胺、甲基多巴）等；询问女性患者月经史、生育史等。

2. 发病过程及病情变化　了解起病时间、病程及病情变化情况。重点了解患者皮疹出现时间及变化情况，有无关节和肌肉疼痛及其部位、性质、特点等。

（二）身体评估

1. 症状体征　SLE 起病可急可缓或具隐匿性，早期仅侵犯 1～2 个器官时，表现不典型，侵犯多个器官后使临床表现复杂，多呈发作与缓解交替病程。

（1）全身症状　活动期患者大多数有全身症状，主要包括发热、疲倦、乏力、体重下降等。约

90% 患者出现发热，以低、中度热多见，偶有高热。

（2）皮肤与黏膜 80% 患者出现皮肤损害，多见于暴露部位，包括颊部呈蝶形分布的红斑、盘状红斑、指掌部和甲周红斑、指端缺血、面部及躯干皮疹，其中以鼻梁和双颧颊部的蝶形红斑最具特征性。口腔及鼻黏膜无痛性溃疡和脱发也较常见，常提示疾病活动。少数患者有雷诺现象。

（3）浆膜炎 半数以上患者在急性发作期出现多发性浆膜炎，包括双侧中小量胸腔积液，中小量心包积液。

（4）肌肉关节 ①关节痛：往往是首发症状，出现对称性多关节疼痛、肿胀，常见于指、腕、膝关节受累。②关节畸形：因关节周围肌腱受损而出现 Jaccoud 关节病（雅库关节炎），其特点为可复位的非侵蚀性关节半脱位，可维持正常关节功能，关节 X 线检查多无关节骨破坏。③肌痛：5% ~ 10% 患者出现肌炎，表现为肌痛和肌无力。

（5）肾脏 几乎所有患者都有肾脏损害，约半数有狼疮性肾炎。肾脏损害主要表现为水肿、蛋白尿、血尿、高血压，晚期发生尿毒症。尿毒症是 SLE 患者死亡的常见原因。

（6）心血管 ①心包炎：最常见的心脏受累表现，可为纤维蛋白性心包炎或渗出性心包炎。②心肌损害：10% 患者有心肌损害，可有气促、心律失常，严重者可发生心力衰竭和猝死。③心内膜炎：疣状心内膜炎，病理表现为瓣膜赘生物，疣状赘生物可脱落引起栓塞，或并发感染性心内膜炎。④冠状动脉病变：出现心绞痛，甚至出现急性心肌梗死。

（7）肺部 35% 的患者有胸腔积液，多为中小量、双侧性。约 10% 的患者发生狼疮性肺炎，表现为发热、干咳、气促、胸痛等。偶尔发生间质性肺炎导致肺纤维化，表现为活动后气促、干咳、低氧血症。

（8）神经系统 神经精神狼疮（neuropsychiatric lupus，NP - SLE）又称狼疮脑病，严重头痛是 SLE 的首发症状。出现提示疾病处于活动期，病情严重且预后不佳。中枢神经系统病变包括癫痫、狼疮性头痛、运动障碍、急性意识错乱、认知功能减退及精神病等。外周神经系统受累可表现为吉兰 - 巴雷综合征、自主神经病、重症肌无力、脑神经病变等。

（9）消化系统 可有食欲减退、腹痛、呕吐、腹泻等症状。早期出现肝损伤者预后不良。少数患者可并发急腹症，如胰腺炎、肠坏死、肠梗阻。消化系统症状与肠壁和肠系膜血管炎有关。

（10）血液系统 活动性 SLE 患者血红蛋白下降、白细胞减少、血小板减少常见，部分患者轻、中度无痛性淋巴结肿大，以腋窝和颈部多见，少数患者脾大。

（11）眼部 约 15% 患者出现眼底病变，如视网膜出血、视网膜渗出、视盘水肿等，与视网膜血管炎有关。若累及视神经，重者可在数日内致盲。如及时治疗，多数可逆转。

2. 并发症 动脉粥样硬化、高血压、糖尿病、慢性肾衰竭等使病情加重，预后更差。

（三）心理 - 社会评估

本病反复发作，迁延不愈，并因容颜改变、关节疼痛和活动受限而影响到患者正常的生活、工作和社会活动，患者易出现抑郁、焦虑、自卑等心理问题，累及脏器、预后不佳的患者还会出现恐惧、绝望等严重不良心理反应，甚至有自杀倾向。

（四）辅助检查

1. 一般检查 血液检查全血细胞减少；病情活动时血沉多增快、血清 C 反应蛋白增高；尿常规异常（血尿、蛋白尿）提示有肾功能损害。

2. 免疫学检查

（1）抗核抗体（ANA） 几乎见于所有的 SLE 患者，是目前 SLE 首选的筛查指标，特异性低。

（2）抗双链 DNA（抗 dsDNA）抗体 是诊断 SLE 的标记抗体之一，特异性高达 95%，敏感性为 70%。多出现在 SLE 的活动期，抗体的滴度与疾病活动性及预后有关。

（3）抗 Sm 抗体 是诊断 SLE 的标记抗体之一，特异性高达 99%，但敏感性仅 25%，与病情活动性无关。

（4）其他抗体　如抗 RNP 抗体、抗 SSA 抗体、抗 SSB 抗体、抗心磷脂抗体、抗组织细胞抗体、抗血小板抗体。

（5）补体　总补体（CH_{50}）、C3 和 C4 降低，尤其是 C3 低下常提示 SLE 活动。

（6）病情活动度指标　除上述抗 dsDNA 抗体和补体外，以下指标变化亦提示 SLE 活动，包括新发皮疹、蛋白尿增多和炎症指标升高（血沉、血清 C 反应蛋白、血小板计数等）。

3. 肾穿刺活检　对狼疮性肾炎的诊断、治疗和估计预后均有价值，尤其对指导狼疮性肾炎的治疗意义重大。

【主要护理诊断/问题】

1. 皮肤完整性受损　与疾病所致的血管炎性反应有关。

2. 疼痛　与免疫复合物沉积于关节有关。

3. 潜在并发症　狼疮性脑病、狼疮性肾病、感染。

4. 焦虑　与迁延不愈、面容损毁、生活工作受挫及多脏器功能损害等有关。

【护理措施】

（一）一般护理

1. 休息与活动　急性活动期患者应卧床休息；缓解期或病情稳定后可适当活动，并逐渐增加活动量，注意劳逸结合，避免过度劳累。

2. 饮食护理　给予高热量、高蛋白、高维生素、易消化饮食，少食多餐。禁食含有补骨脂素的食物，如芹菜、无花果、香菜等；避免烟熏食品、蘑菇及辛辣刺激性食物，以防诱发或加重病情。有肾功能不全的患者应同时限制钠盐、蛋白质的摄入。

（二）病情观察

观察患者的意识、生命体征有无改变；观察皮损的部位、形态，有无口腔黏膜溃疡；有无肢体末梢皮肤颜色改变和感觉异常；有无头痛、呕吐、肢体瘫痪等；观察水肿的程度、尿量、尿色、尿液检查结果的变化，监测血清电解质、血肌酐、血尿素氮的改变。

（三）配合治疗

SLE 目前尚不能根治，但经合理治疗后可以达到长期缓解。

1. 药物治疗

（1）糖皮质激素　是目前治疗 SLE 的首选药物，病情控制后逐渐减量，多需长期维持治疗。适用于急性暴发性狼疮、脏器受损、中枢神经系统病变等。常用药物有泼尼松、甲泼尼龙等。对于病情突然恶化的狼疮性肾炎和严重中枢神经系统病变者，则采用大剂量激素短期冲击疗法。

（2）免疫抑制剂　病情反复、重症者加用免疫抑制剂有利于更好地控制 SLE 活动，保护重要脏器功能，减少复发。常用药物有环磷酰胺、硫唑嘌呤、吗替麦考酚酯等。

（3）非甾体抗炎药　主要用于发热、关节肌肉疼痛、关节炎等，且无明显内脏或血液病变的轻症患者，肾炎者慎用。常用药物有阿司匹林、吲哚美辛、布洛芬、萘普生等。

（4）抗疟药　是治疗盘状狼疮的主要药物。常用药物有磷酸氯喹、羟氯喹，口服后主要积聚于皮肤，具有控制 SLE 皮疹和抗光敏作用。

（5）其他治疗　对病情危重或治疗困难病例，可静脉注射大剂量免疫球蛋白、血浆置换等。近年来生物制剂已经尝试用于 SLE 的治疗，如贝利尤单抗和利妥昔单抗。

2. 干细胞移植　近年来，异体间充质干细胞（MSCs）治疗作为一种新兴的生物治疗方法，在难治性红斑狼疮的治疗中显示出潜力，有望成为更好的治疗选择。

异体间充质干细胞治疗难治性红斑狼疮的关键技术创新与临床应用

南京大学医学院附属鼓楼医院首次将异体间充质干细胞（MSCs）应用于难治性 SLE 的治疗中。通过临床观察和评估，证实了异体 MSCs 移植治疗难治性 SLE 的有效性和安全性。该治疗方法显著提高了患者的疗效，降低了 5 年死亡率，并改善了患者的生活质量。这一创新技术为难治性 SLE 患者提供了新的治疗选择，并为其他难治性自身免疫病的治疗提供了新的思路。这一创新性的研究成果获得了 2019 年国家技术发明奖二等奖，证明了该项技术的创新性和实用性，对于推动干细胞治疗在自身免疫性疾病领域的应用和发展具有重要意义。

（四）用药护理

1. 糖皮质激素　见第五章肾病综合征患者的用药护理。

2. 免疫抑制剂　见第六章白血病患者的用药护理。

3. 非甾体抗炎药　常见的不良反应是胃肠不适；指导患者饭后服药，可遵医嘱服用胃黏膜保护药、H_2 受体阻断剂或抗酸药等，以减轻药物不良反应。

4. 抗疟药　羟氯喹、磷酸氯喹对血液、肝功能、肾功能影响很小，但可造成心肌损害，可引起视网膜的退行性病变，用药期间应注意监测心电图，并定期做眼底检查。

（五）对症护理

1. 发热护理　定期测量体温变化，每 4 小时测量 1 次；体温达到 39℃ 以上的患者，采用物理降温或药物降温；补充足够的营养和水分。

2. 皮肤黏膜护理

（1）皮损护理　避免阳光直接照射，外出时穿长袖长裤，戴遮阳帽或打遮阳伞，禁日光浴。皮损处可用清水清洗，用 30℃ 温水湿敷红斑处，每日 3 次，每次 30 分钟，促进局部血液循环，可外用皮质类固醇激素霜剂涂擦。局部禁忌使用碱性肥皂、化妆品、染发剂或其他化学药品。

（2）口腔护理　保持口腔清洁，晨起、睡前及每次进食前后用漱口液漱口，口腔溃疡者用中药冰硼散或锡类散涂敷。有口腔感染者根据病因选择漱口液，细菌性感染可选用 1∶5000 的呋喃西林溶液漱口，局部涂碘甘油；真菌感染可用 1%~4% 的碳酸氢钠溶液漱口，亦可用 2.5% 的制霉菌素甘油涂患处。

（3）脱发护理　保持头皮清洁，用温水洗头，但次数不宜过多，以每周 1~2 次为宜，避免染发、烫发、卷发，尽量剪短发，用帽子、假发、头巾等进行修饰，以维护容貌和自尊。

3. 慢性关节性疼痛　参见本章"类风湿关节炎患者的护理"相关内容。

（六）心理护理

疾病的迁延、反复以及躯体的痛苦都会给患者造成很大的心理压力，应评估疾病及治疗导致的心理问题并制订相应的措施。①加强沟通，给予理解和同情，同时加强监护，防止发生意外；②适时告知病情，介绍成功病例，增强患者战胜疾病的信心；③鼓励亲人、朋友多陪伴、关心患者，给予更多心理安慰；④因皮损影响容颜而产生自卑的，除给予解释、鼓励外，指导患者掌握预防及减轻、修复皮损的方法。

（七）健康指导

1. 疾病知识指导　避免诱因，如阳光照射、妊娠、分娩、药物等。育龄妇女应避孕，不宜口服含雌激素的避孕药，有生育愿望的应在医生指导下妊娠。注意个人卫生，切忌挤压皮肤斑丘疹，预防皮损处感染。定期复诊，起病在半年内者，最好应每月复诊 1 次，病情稳定后，至少 3 个月 1 次；有疾病活动征象及时就诊。

2. 用药指导　坚持严格按医嘱用药，不可擅自改变药物剂量或突然停药。应向患者详细介绍所用药物的名称、剂量、给药时间和方法等，并教会其观察药物疗效和不良反应。

目标检测

选择题

A1／A2 型题

1. 系统性红斑狼疮最常见的皮肤损害部位是
   A. 腹部　　　B. 颈部　　　C. 暴露部位
   D. 前胸上部　　E. 下肢

2. 患者，女，26 岁。确诊为"SLE"。健康教育的重点是避免日光照射，原因是
   A. 紫外线是本病的重要诱因　　B. 紫外线可致雌激素作用增强
   C. 紫外线直接破坏细胞　　D. 紫外线直接损害骨髓
   E. 紫外线加重关节滑膜炎

3. SLE 的标志抗体是
   A. 抗单链 DNA 抗体　　B. 抗双链 DNA 抗体　　C. 肾穿刺活检
   D. 抗 SM 抗体　　E. 抗核抗体

4. 患者，女，20 岁。面部红斑 2 周。实验室检查：血沉 68mm/L，尿蛋白（+++），抗核抗体（+），抗 SM 抗体（+）。血常规正常。诊断为系统性红斑狼疮。针对患者病情，目前护士应告知患者重点注意的是
   A. 有无消化道出血　　B. 体温变化　　C. 血红蛋白变化
   D. 肾功能变化，定期复查　　E. 白细胞变化

5. 患者，女，24 岁。SLE 病史 4 年，近 1 个月面部出现红斑，全身关节疼痛伴低热，怀疑是 SLE 活动期。入院后病情稳定，拟明日出院。护士对患者的健康指导，正确的是
   A. 自觉不适，自行增加激素用量　　B. 坚持每天晒太阳 30 分钟以上
   C. 症状缓解自行停药　　D. 口服雌性激素避孕药避孕
   E. 坚持长期用药，定期随访

（李兰慧）

第四节　干燥综合征患者的护理

PPT

情境导入

情境：患者，女，45 岁。因"口干、眼干 2 年余，加重伴双手关节肿痛 3 个月"入院。护理评估：WBC 4.2×10^9/L、Hb 110g/L、PLT 180×10^9/L，肝肾功能正常。尿常规（-）。ANA 1：160（弱阳性），抗 SSA 抗体（+），抗 SSB 抗体（-），RF（-）。临床诊断为干燥综合征伴关节痛。

任务：1. 请列出该患者主要护理诊断/问题。
　　　　2. 正确对患者进行健康指导。

干燥综合征（Sjögren syndrome，SS）是一种以侵犯泪腺、唾液腺等外分泌腺体、B 淋巴细胞异常增殖、组织淋巴细胞浸润为特征的弥漫性结缔组织病。其免疫性炎症反应主要表现在外分泌腺体的上皮细胞。临床上主要表现为干燥性角结膜炎和口腔干燥症，还可累及内脏器官。多发于女性。好发年龄在 30~60 岁，是一种常见的风湿性疾病。

【分类】

根据发病原因，分为原发性和继发性两类。前者指不合并其他自身免疫性疾病者，后者指继发于另一诊断明确的结缔组织病或其他疾病者，如 RA、SLE 等，也就是干燥综合征合并其他自身免疫性疾病。

【病因及发病机制】

（一）病因 病因目前尚不明确，普遍认为与病毒感染、自身免疫、遗传等因素有关。

1. 病毒感染 干燥综合征的发病与多种病毒感染有关。易感人群在感染某些病毒如 EB 病毒后，可以诱发自身免疫反应，出现免疫异常。

2. 遗传 干燥综合征患者有家族史，其中 12% 的亲属中有类似干燥综合征的病变。

3. 性激素 雌激素促使免疫活动过强。女性干燥综合征的发病率几乎是男性的 10 倍，提示性激素在干燥综合征发病中有一定作用。

（二）发病机制

干燥综合征发病的主要基础是免疫功能紊乱。发病过程中唾液腺组织的管道上皮细胞起了抗原递呈细胞的作用，细胞识别后，通过细胞因子促使 T、B 细胞增殖、分化为浆细胞，产生大量免疫球蛋白及自身抗体；同时，NK 细胞功能下降，导致机体细胞免疫及体液免疫异常反应，进一步通过各种细胞因子和炎症介质造成组织损伤。

1. 外分泌腺体炎症 主要累及外分泌腺体，唾液腺和泪腺最易受累。腺体间质有大量淋巴细胞和浆细胞浸润，伴腺泡萎缩及小叶减少、腺管上皮细胞增生、管腔狭窄，甚至阻塞，小唾液腺的上皮细胞则有破坏和萎缩，功能严重损害。其他如呼吸道黏膜、胃肠道黏膜、阴道黏膜等腺体，还包括肾小管、胰腺管等具有外分泌腺体结构的组织亦有类似病变，最终导致局部导管和腺体丧失其应有的功能。

2. 血管炎 小血管壁或血管周围炎症细胞浸润，有时管腔出现栓塞导致局部组织供血不足，是并发肾炎、神经病变、皮疹和雷诺现象的病理基础。

【护理评估】

（一）健康史评估

询问亲属中有无类似疾病的患者，有无其他自身免疫性疾病。起病前有关病因及诱因。了解发病时间、病程及病情变化。

（二）身体评估

1. 症状 起病多隐匿，临床表现多样，主要与被破坏腺体的外分泌功能减退有关。

（1）局部表现

1）口腔干燥症 主要为唾液腺病变引起的症状。①口干：近 80% 患者主诉口干，严重者需频频饮水，进食固体食物需以水送下。②龋齿：牙齿逐渐变黑，继而小片脱落，最终只留残根，是本病的特征之一。③唾液腺炎：以腮腺受累最常见，约 50% 的患者有间歇性腮腺肿痛，累及单侧或双侧，可自行消退，持续肿大者应警惕恶性淋巴瘤的可能。少数患者有颌下腺、舌下腺肿大。④舌：表现为舌痛，舌面干、裂、潮红，舌乳头萎缩，呈"镜面舌"样改变。

2）干燥性角、结膜炎 因泪腺分泌的黏蛋白减少所致。患者常诉双眼干涩，眼睑下磨砂感或烧灼瘙痒感等。双眼发红，视疲劳及光敏感增加。内眦部有黏稠的丝状分泌物聚集，泪液减少，严重者无泪。部分患者有眼睑缘反复化脓性感染、结膜炎、角膜炎等。

3）其他 外分泌腺受累较少，如上下呼吸道黏膜分泌减少而致鼻干、咽干。汗腺受累引起皮肤干燥、脱屑等症状。阴道黏膜外分泌腺受累会导致阴道干涩、性交灼痛。

（2）系统表现 可出现全身症状，如乏力、低热等。约 2/3 的患者出现其他外分泌腺体和系统损害。

1）皮肤黏膜　约1/4的患者出现皮疹，特征性的表现为高出皮面的紫癜样皮疹，多见于下肢，米粒大小、边界清楚的丘疹，压之不褪色，分批出现，反复发作可遗留色素沉着，与高球蛋白、冷球蛋白血症有关。还可有荨麻疹样皮疹、结节红斑等。

2）肌肉骨骼　约80%的患者有关节痛，多不严重，多数可自行缓解，发生关节破坏者极少；有些患者的关节表现和类风湿关节炎非常相似。少数患者有肌炎表现。

3）肾　部分患者有肾损害，表现为因肾小管酸中毒引起的周期性低钾性麻痹，严重者出现肾结石、肾性尿崩症及肾性骨病。部分患者肾小球损害，出现大量蛋白尿、低白蛋白血症，甚至肾功能不全。可能与淀粉样变、免疫复合物沉积等有关。

4）呼吸系统　表现为鼻干、干燥性咽喉炎、干燥性气管炎，引起干咳，小气道受累可出现呼吸困难。部分患者胸部影像表现为肺大疱、间质性肺炎等。

5）消化系统　因黏膜层外分泌腺体破坏出现食管黏膜萎缩、萎缩性胃炎等症状。约20%的患者有肝脏损害，部分患者并发免疫性肝病，以原发性胆汁性胆管炎多见。

6）神经系统　周围和中枢神经系统均可累及，周围神经损害多见。可出现感觉、运动神经异常，偏瘫，横断性脊髓炎等，亦有无菌性脑膜炎、视神经脊髓炎和多发性硬化的报道。

7）血液系统　出现白细胞减少和（或）血小板减少。SS患者发生淋巴瘤的危险较普通人群高近40倍，多为非霍奇金淋巴瘤。持续腮腺肿大、新近出现的白细胞减少、贫血、单克隆球蛋白、原有自身抗体消失提示可能发展为淋巴瘤。

8）甲状腺疾病　45%的患者出现甲状腺功能异常，约20%的患者同时伴有自身免疫性甲状腺炎的表现。

2. 体征　口腔黏膜干燥、发红，舌乳头萎缩。双眼发红，泪液减少。约2/3患者有腮腺或其他唾液腺肿大。其他系统受累可出现相应体征。

（三）心理－社会评估

患者因本病带来的不适感、治疗的不确定性和对未来的担忧等，常出现焦虑、抑郁、自卑等心理问题。

（四）辅助检查

1. 一般检查　患者可见轻度贫血，为正细胞正色素性贫血，白细胞减少、血小板减少。合并肾小管酸中毒者，尿液 pH 升高；也可有蛋白尿。血沉增快、C 反应蛋白增高。

2. 免疫学检查

（1）高丙种球蛋白血症　是本病特点之一。IgG、IgA、IgM 升高，尤以 IgG 升高明显，为多克隆性。少数患者出现巨球蛋白血症。

（2）自身抗体　可检测到多种自身抗体。抗 SSA、抗 SSB 阳性率最高，抗 SSB 是干燥综合征的特异性抗体。RF、抗 RNP 抗体、抗着丝点抗体、抗心磷脂抗体亦可阳性。

3. 干燥性角结膜炎检测

（1）Schirmer 试验　将 5mm×35mm 长的滤纸一端折成直角，消毒后放入结膜囊内，滤纸浸湿长度正常为 15mm/5min，≤5mm/5min 则为阳性。

（2）泪膜破裂时间（BUT 试验）　<10 秒为阳性。

（3）眼部染色　即 OSS（ocular staining score）染色评分，采用角膜荧光素染色和结膜丽丝胺绿染色进行综合评分。将每眼眼表分为 3 部分，即鼻侧结膜、角膜和颞侧结膜。其中鼻侧和颞侧结膜按照睑裂区结膜着染点的数量评分，OSS 评分≥3 分即为阳性。OSS 受试者在试验前不能使用滴眼液，5 年内未行角膜手术或眼睑整形手术。

4. 口干燥症相关检查

（1）唾液流率　将中空导管相连的小吸盘以负压吸附于单侧腮腺导管开口处，收集唾液分泌量。

未经刺激唾液流量 > 0.5ml/min 为正常，≤ 0.1ml/min 为阳性。

（2）腮腺造影　腮腺导管不规则、狭窄或扩张，碘液淤积于腺体末端呈葡萄状或雪花状。

（3）涎腺放射性核素扫描　观察 ^{99m}Tc 化合物的摄取、浓缩和排泄。

5. 唇腺活检　凡淋巴细胞聚集 ≥ 50 个即为 1 个灶，每 4mm² 唾液腺组织中有 ≥ 1 个灶，则为组织病理学检查阳性，可作为诊断依据。

【主要护理诊断/问题】

1. 舒适改变　与口腔干燥及眼部干燥有关。

2. 皮肤完整性受损　与皮肤干燥及皮脂分泌腺减少有关。

【护理措施】

（一）一般护理

1. 生活和休息　休息环境应温湿度适宜，温度保持在 18 ~ 20℃，湿度保持在 50% ~ 60%。生活规律，注意休息，适当锻炼，避免过度劳累。

2. 饮食　宜清淡多汁、均衡有营养。多食新鲜水果、蔬菜，避免过食甘甜、辛辣、油腻食物。

（二）病情观察

观察患者口干、眼干等多部位外分泌腺受累的症状。判断有无系统受累以及受累程度。肾小管酸中毒者，应注意电解质情况，注意观察有无心律失常。

（三）配合治疗

尚无根治方法。没有内脏损害者以替代和对症治疗为主，有内脏损害者则需进行免疫抑制治疗。

1. 局部治疗　口干者多饮水，可以使用人工唾液或唾液替代品来减轻口干的症状，同时建议患者避免吸烟和饮酒，保持口腔卫生，预防龋齿和口腔感染。眼干者可以使用人工泪液来缓解眼部干涩和不适感。M_3 受体激动剂如毛果芸香碱可用于改善口眼干症状。

2. 系统治疗　对合并有关节炎、肺间质病变、肝、肾及神经等唾液腺外表现的患者，应根据病情严重程度给予糖皮质激素、免疫抑制剂等治疗。这些药物可以抑制免疫系统的过度激活，减轻炎症反应，从而控制病情进展。

3. 对症治疗　纠正急性低钾血症以静脉补钾为主，平稳后改口服钾盐片，有的患者需终身服用，以防低血钾再次发生。非甾体抗炎药对肌肉、关节疼痛有一定疗效。

4. 生物制剂　抗 CD_{20} 单克隆抗体可以抑制 B 细胞生成，可能成为有效的治疗药物。

5. 中医治疗　根据患者的具体症状和体质，采用不同的治疗方法，包括药物治疗和针灸、拔罐、推拿等非药物治疗。

（四）用药护理

①毛果芸香碱最常见的副作用是汗多和胃肠道反应。②非甾体抗炎药、糖皮质激素、免疫抑制剂、生物制剂的用药护理详见本章"系统性红斑狼疮患者的护理"。

（五）对症护理

1. 眼睛干燥　避免强光刺激，外出要遮阳。用生理盐水冲洗眼部，必要时滴入眼药水或人工泪液。注意眼睛的休息。注意眼部卫生，避免感染。

2. 口腔干燥　多饮水，多吃促进唾液分泌的食物，如话梅、山楂等酸性食物。保持口腔清洁，每日早晚刷牙、漱口。

3. 皮肤干燥　清洗皮肤忌用碱性皂液，洗浴后适当使用润肤乳液，保持皮肤湿润，以防干裂。皮肤瘙痒的患者，应避免搔抓，以防止皮肤破溃和继发感染。

4. 鼻腔干燥　用生理盐水滴鼻，保持鼻腔湿润。鼻腔干燥不适时，禁止用手指抠鼻，以免引起鼻腔出血。

（六）心理护理

鼓励患者表达心理感受，多与患者沟通，并施以正确有效的心理辅导。告知患者规范治疗是可以控制病情的，使其保持情绪稳定，避免过度激动或抑郁加重病情。

（七）健康指导

1. **生活指导** 保持生活规律，保持心情舒畅；清淡饮食，多饮水，多吃水果。
2. **疾病知识指导** 介绍疾病基本知识，学会自我观察病情变化、自我护理；定期返院复诊。
3. **用药指导** 按医嘱服药治疗，教会患者如何正确用药，注意观察药物不良反应。

目标检测

选择题

A1/A2 型题

1. 干燥综合征的主要临床表现是

  A. 发热、咳嗽   B. 口干、眼干   C. 关节疼痛、肿胀

  D. 皮疹、脱发   E. 腹痛、腹泻

2. 患者，女，45 岁，因"口干、眼干 3 年，加重伴关节疼痛 1 个月"就诊。查体：口腔黏膜干燥，牙齿变黑，多个龋齿，双眼结膜充血。该患者最可能的诊断是

  A. 类风湿关节炎   B. 系统性红斑狼疮   C. 原发性干燥综合征

  D. 干燥综合征继发类风湿关节炎   E. 痛风性关节炎

3. 患者，男，50 岁，因"口干、吞咽困难 2 年"就诊。既往无其他慢性病史。查体：口腔黏膜干燥，舌面光滑，唾液分泌减少。为明确诊断，下列检查最有价值的是

  A. 唾液流率测定   B. 唇腺活检   C. 类风湿因子检测

  D. 抗核抗体检测   E. 血常规检查

（李兰慧）

书网融合……

    重点小结   微课   习题   答案解析

第九章 神经系统疾病患者的护理

学习目标

知识目标：通过本章的学习，掌握神经系统常见疾病患者的身体状况、护理措施；熟悉神经系统常见疾病患者的治疗要点、重要辅助检查；了解神经系统常见疾病的病因及发病机制。

能力目标：具备对神经系统常见疾病患者进行整体护理、急危重症患者初步抢救、社区群体健康教育的能力。

素质目标：树立严谨求实的科学态度，乐于思考、勇于质疑的精神；具有尊重、关心患者的素质。

第一节　神经系统概述、常见疾病症状体征的护理

神经系统疾病是指神经系统和骨骼肌由于感染、血管病变、变性、肿瘤、外伤、中毒、免疫障碍、遗传、营养缺陷、代谢障碍等引起的疾病。

一、概述

神经系统按解剖结构分为中枢神经系统和周围神经系统两部分。中枢神经系统包括脑和脊髓，周围神经系统包括脑神经和脊神经。

（一）中枢神经系统

中枢神经系统由脑和脊髓组成。脑又分为大脑、间脑、脑干和小脑，脊髓由含有神经细胞的灰质和含有上、下行传导束的白质构成。

1. 大脑　由大脑半球、基底节和侧脑室组成。

（1）大脑半球　大脑的表面是大脑皮质，皮质表面有脑沟与脑回，其中外侧裂、中央沟、顶枕沟和枕前切迹的连线为大脑的定位标志，将大脑半球分为额叶、颞叶、顶叶、枕叶和岛叶和边缘系统。

（2）内囊　位于尾状核、豆状核及丘脑之间，其外侧为豆状核，内侧为丘脑，前内侧为尾状核。内囊聚集了大量的上下行传导束，特别是锥体束在此高度集中，如完全损害，病灶对侧可出现偏瘫、偏身感觉障碍及偏盲，称为"三偏综合征"，见于脑出血及脑梗死。

（3）基底节　位于大脑白质深部，是锥体外系统的中继站，它与大脑皮质及小脑协同调节随意运动、肌张力和姿势反射。

2. 间脑　位于大脑半球与中脑之间，是脑干与大脑半球的中继站。

3. 脑干　由中脑、脑桥和延髓组成。脑干是生命中枢，脑干网状结构能保持正常睡眠与觉醒。脑干病变大多涉及某些脑神经和传导束，多见于脑血管疾病、肿瘤等。

4. 小脑　位于后颅窝。主要功能维持躯体平衡，控制姿势和步态，调节肌张力和协调随意运动的准确性。病变时可引起共济失调。

5. 脊髓　脊髓位于椎管内。其主要功能为：①传导功能。传导从周围到脑的神经冲动，一方面把大脑皮质的运动兴奋性经过脊髓、脊神经到达效应器官，另一方面把肌肉、关节和皮肤的痛觉、温度觉、触觉等感觉经脊神经、脊髓、脑干到达大脑半球。②反射功能。当脊髓失去大脑控制后，仍能自主完成一定反射功能，如牵张反射、屈曲反射、竖毛反射等。

（二）周围神经系统

周围神经系统包括脑神经和脊神经。

1. 脑神经 脑神经共有 12 对。采用罗马数字命名。其中第Ⅰ、Ⅱ对脑神经进入大脑外，其他 10 对脑神经与脑干相连。按其功能将脑神经分为 3 类。①感觉神经：第Ⅰ、Ⅱ、Ⅷ对脑神经；②运动神经：第Ⅲ、Ⅳ、Ⅵ、Ⅺ、Ⅻ对脑神经；③混合神经：兼具感觉与运动支配功能，第Ⅴ、Ⅶ、Ⅸ、Ⅹ对脑神经。

2. 脊神经 脊神经是与脊髓相连的周围神经，共有 31 对，其中颈神经 8 对，胸神经 12 对，腰神经 5 对，骶神经 5 对，尾神经 1 对。每对脊神经由后根（感觉纤维）和前根（运动纤维）组成。脊神经病变的临床表现是受损神经支配范围内的感觉、运动、反射和自主神经功能障碍。

二、常见症状体征的护理

头 痛

头痛（headache）是指眉以上至下枕部之间的头颅疼痛，是临床常见的症状。

【病因及发病机制】

颅内的血管、神经和脑膜以及颅外的骨膜、血管、颈肌等敏感结构受挤压、牵拉、移位，发生炎症，或相应组织的血管扩张与痉挛等均可引起头痛。常见头痛有偏头痛、高颅压性头痛、紧张性头痛、丛集性头痛等。

【护理评估】

（一）健康史评估

询问患者有无颅内、外疾病，颅内疾病如颅脑外伤、颅内肿瘤等；颅外疾病如高血压、CO 中毒等；了解头痛的部位、性质、规律和程度；了解患者有无诱因，如用力、咳嗽、喷嚏、屏气；了解患者有无先兆及伴发症状，如头晕、呕吐、视物不清、晕厥等。

（二）身体评估

1. 头痛的起病方式 按病程头痛可分为急性头痛（病程＜2 周，多见于蛛网膜下腔出血），亚急性头痛（病程≤3 个月，多见于颅内占位性病变）与慢性头痛（病程＞3 个月，多见于偏头痛、紧张性头痛、鼻窦炎）。

2. 头痛的部位、性质和程度 ①评估头痛部位：颅内高压所致的头痛为整个头部胀痛，阵发性加剧；偏头痛表现为一侧颞部搏动性头痛，反复发作；神经性头痛多无固定部位。②头痛性质：评估搏动性，还是胀痛、撕裂痛或紧箍痛，颅内压增高有撕裂样疼痛，搏动性疼痛多见于偏头痛、高血压性头痛等，头重感、戴帽感和紧箍痛多见于紧张性头痛。③疼痛程度：蛛网膜下腔出血常表现为突然剧烈头痛，脑肿瘤常为持续性进行性加重的头痛。

3. 头痛的发生时间 颅内高压引起的头痛常在凌晨发生；有规则的晨间头痛也可见于鼻窦炎；夜间发作性头痛常为丛集性头痛；长时间阅读后发生的头痛为眼源性；偏头痛在月经期频繁，神经症性头痛以病程长、波动性与易变性为特点，脑肿瘤所致的头痛多呈慢性、进行性加重。

4. 头痛的诱发因素 评估头痛与体位、情绪、睡眠、及与脑脊液压力暂时性升高（咳嗽、屏气）等的关系，腰椎穿刺后的头痛常因直立位而加重；丛集性头痛则因直立位减轻；脑肿瘤、脑膜炎所致的头痛常因咳嗽而加剧；颈肌急性炎症所致的头痛因颈部运动而加重，与职业有关的颈肌过度紧张所致的头痛，则于颈部活动后减轻；偏头痛患者服用麦角胺后，头痛迅速缓解。

5. 有无伴随症状 头痛伴有呕吐多见于颅内感染、颅内肿瘤；伴眩晕多见于小脑炎症、肿瘤；伴有强迫体位多见于脑室系统病变与后颅窝病变；伴有视觉障碍见于颅内压增高性头痛、椎 - 基底动脉供血不足；伴失眠、焦虑、紧张常见于精神源性头痛。

（三）心理 - 社会评估

患者是否由于疼痛导致情绪低落、焦虑紧张，是否导致工作能力降低、生理状态欠佳；心理上是否存在止痛剂依赖；家属及周围的人是否对患者症状表示理解。

（四）辅助检查

颅脑 CT、MRI、脑脊液检查可为颅内器质性病变提供客观依据。

【主要护理诊断/问题】

1. 疼痛：头痛　与颅内外血管舒缩功能障碍或脑部器质性病变等因素有关。

2. 焦虑　与疼痛影响生活、工作、社交有关。

【护理措施】

（一）一般护理

1. 休息与体位　发作时应卧床休息，器质性病变所致头痛应绝对卧床休息。若为颅内高压性头痛，床头应抬高 15°～30°。呕吐的患者，头偏向一侧，以防误吸导致窒息。

2. 饮食护理　非颅内高压者，尽量多饮水，患者应多进食蔬果，尤其高纤维素食物，保持大便通畅，以防用力排便致使颅内压增高，加重头痛。偏头痛患者应避免进食奶酪等含酪胺、烟熏制品等含亚硝酸盐、巧克力等食物。

（二）病情观察

监测患者头痛的时间、程度、规律、伴随症状及有无意识、瞳孔的改变，有无恶心、喷射性呕吐等颅内压增高的症状。头痛病情改变或伴有颅高压症状时，应及时通知医生。

（三）配合治疗

1. 病因治疗　①纠正颅内压：颅内压高者绝对卧床休息，抬高床头 15°～30°，给予脱水药与利尿剂降低颅内压，呕吐头偏向一侧，防误吸，密切观察有无脑疝的先兆表现；②收缩扩张血管：偏头痛发作患者给予麦角碱类药物，非偏头痛发作患者给予含有咖啡因的复方解热止痛药；③松弛收缩肌肉：可服用地西泮等镇静药。

2. 对症治疗　可使用非甾体抗炎药，严重时可少量服用可待因、罗通定。

（四）用药护理

让患者了解止痛药的不良反应与滥用止痛药的危害，指导患者遵医嘱正确服药。

（五）对症护理

疼痛的护理，指导减轻头痛的方法，如指导患者缓慢深呼吸，听轻音乐、练气功，冷、热敷以及理疗、按摩等。

（六）健康指导

告知患者避免诱发头痛的因素与减轻头痛的方法，指导其遵医嘱正确服药。

运动障碍

运动障碍（movement disorders）指运动系统的任何部位受损所致的骨骼肌活动异常，常见的运动障碍包括瘫痪、僵硬、不随意运动和共济失调等。

【护理评估】

（一）健康史评估

评估患者有无神经系统的感染、血管病变、肿瘤、外伤、中毒、癫痫、偏头痛等病史。

（二）身体评估

1. 瘫痪　是指个体随意运动功能的减低和丧失。

（1）瘫痪的性质　按病变部位分为上运动神经元性瘫痪及下运动神经元性瘫痪（表9–1）。运动系统包含两级运动神经元，位于大脑皮质中央前回的是第一级运动神经元，位于脑干神经核和脊髓前角的是第二级运动神经元，二者的联系纤维称为锥体束。由二级运动神经元以上部位的传导束或一级运动神经元发生病变所致的瘫痪称为上运动神经元性瘫痪，又称中枢性瘫痪、硬瘫或痉挛性瘫痪；由第二级运动神经元和该神经元发出的神经纤维病变所致的瘫痪称为下运动神经元性瘫痪，又称周围性瘫痪、软瘫或弛缓性瘫痪。

表9–1　上、下运动神经元性瘫痪的鉴别

临床检查	上运动神经元性瘫痪	下运动神经元性瘫痪
瘫痪分布	整个肢体为主	肌群为主
肌张力	增高，呈痉挛性瘫痪	减低，呈弛缓性瘫痪
腱反射	增强	减低或消失
病理反射	阳性	阴性
肌萎缩	无或轻度失用性萎缩	明显
肌束颤动	无	有
皮肤营养障碍	多无	常有
肌电图	神经传导速度正常，无失神经电位	神经传导速度异常，有失神经电位

（2）瘫痪的临床类型　①单瘫：单个肢体不能运动或运动无力，多为一个上肢或一个下肢，病变部位在大脑半球、脊髓前角细胞、周围神经或肌肉等。②偏瘫：一侧肢体与面部瘫痪，常伴有瘫痪侧肌张力增高、腱反射亢进及病理征阳性等体征，多由一侧大脑半球病变，如内囊出血、脑梗死等。③交叉性瘫痪：指病变侧脑神经麻痹和对侧肢体瘫痪。见于脑干肿瘤、炎症和血管病变。④截瘫：双下肢的瘫痪，见于脊髓炎症、外伤、肿瘤等引起的脊髓横贯性损害。⑤四肢瘫痪：四肢肌力减退或不能运动，见于高颈段脊髓病变与周围神经病变（图9–1）。

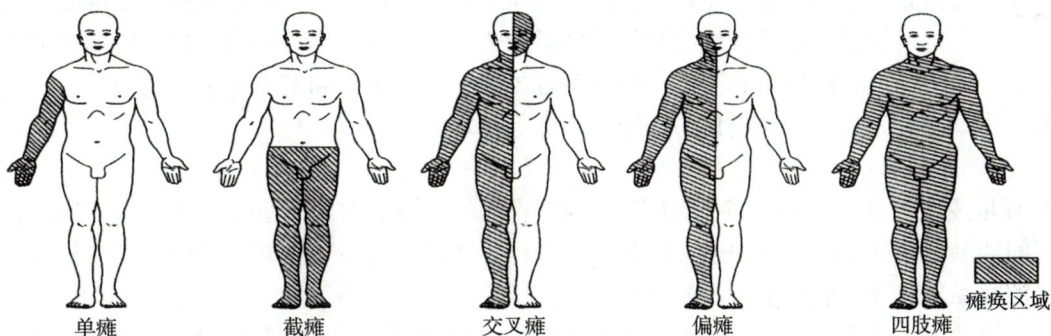

图9–1　瘫痪的临床类型

（3）瘫痪的程度　通过肌力来评估瘫痪的程度。具体评估见表9–2。

表9–2　肌力的分级

分级	临床表现
0级	完全瘫痪
1级	肌肉可轻微收缩，但不能产生动作
2级	肢体可移动，但不能抵抗地心引力，不能抬起
3级	肢体能抬起离开床面，但不能抵抗阻力
4级	肢体能抵抗阻力，但尚未达到正常
5级	肌力正常

2. 肌张力异常 肌张力是指肌肉在静止松弛状态下的紧张度。检查主要触摸肌肉的硬度和被动活动时有无阻力。肌张力低下可见于下运动神经元疾病、急性脊髓损伤的休克期等；肌张力增高表现为肌肉较硬，被动运动阻力增加，关节活动范围缩小，见于锥体系和锥体外系病变。

3. 不自主运动 指患者在意识清楚的情况下，出现的不受主观控制的无目的异常运动。主要包括痉挛发作、抽动、震颤、舞蹈样动作、肌束颤动、手足徐动、扭转痉挛、投掷动作等。所有不自主运动的症状随睡眠而消失。

4. 共济失调 指由小脑、本体感觉以及前庭功能障碍导致的运动笨拙和不协调，累及躯干、四肢和咽喉肌时可引起身体平衡、姿势、步态及言语障碍。

（三）心理-社会评估

评估患者是否因肢体运动障碍、生活不能自理而产生焦虑、悲观等负性情绪；康复训练过程中是否出现注意力不集中、缺乏主动性、情感活动难以自制等现象；有无克服困难、增强自我照顾的能力与自信心；家属在患者的康复中是否能给予支持与帮助。

（四）辅助检查

CT、MRI可了解中枢神经系统有无病灶；肌电图检查神经传导速度及肌肉有无异常；神经肌肉活检有助鉴别各种肌病和周围神经病。

【主要护理诊断/问题】

1. 躯体活动障碍 与脑、脊髓病变及神经肌肉受损、肢体瘫痪或协调能力异常有关。

2. 有失用综合征的危险 与肢体瘫痪、长期卧床有关。

【护理措施】

（一）一般护理

1. 生活护理 保持床单位整洁、干燥、无渣屑，减少对皮肤的机械性刺激。指导患者学会和配合使用便器，便盆置入与取出要动作轻柔；帮助卧床患者取舒适卧位，向患者及家属讲明翻身、拍背的重要性，协助定时翻身、拍背，翻身动作要轻柔，避免拖、拉、推等动作，注意肢体关节应放置于功能位；做好口腔护理，保持口腔清洁；鼓励患者摄取充足的水分和富含纤维素的食物，养成定时排便的习惯；协助患者完成洗漱、进食、如厕、沐浴等基本生活项目。

2. 安全护理

（1）环境要求 活动场所宽敞、明亮，地面平整、干燥、防滑、去除门槛、无障碍物；走廊、厕所、房间墙壁要装扶手，以方便患者的起坐、扶行；床铺高度适中，并设有保护性床栏；呼叫器与经常使用的物品应放在患者触手可及的位置。

（2）患者要求 穿防滑软橡胶底鞋，穿棉衣服，衣着宽松；上肢肌力下降的患者不要独自打开水或用热水瓶倒水，防止烫伤；行走不稳者，选用三角手杖等合适的辅助工具。

3. 康复训练 患者的生命体征和病情稳定48~72小时后，即使意识障碍尚未恢复，康复训练也应予以实施。

（1）意识障碍期的护理 保持肢体功能位，防止畸形挛缩；适时转换体位，防止长时间的固定姿势导致组织挛缩；适当地进行肢体被动运动，保持肌肉的生理长度和张力，保持关节活动度。

（2）疾病恢复期的护理 根据患者病情和恢复进展循序渐进进行训练，如床上动作训练→坐起→坐位平衡→从坐位到站位→站立平衡→移动→步行→日常生活训练等。床上动作训练包括：①Bobath握手，可有效活动肩部与肩关节。具体步骤为：双手相握，十指交叉，患手拇指在上，将手上举过头顶，双肘关节伸展，每日重复数次练习。②桥式运动，能帮助患者增加躯干的运动，为患者以后的坐起、站立与行走打下基础。具体步骤为：指导患者抬高臀部，使骨盆呈水平位，护理人员一手下压患侧膝关节，另一只手轻拍患侧臀部，刺激其活动，帮助伸展患侧髋部。③关节被动运动，在关节允许活动的范围内，进行节律性地来回推动关节，预防关节僵硬与肢体挛缩畸形。

（二）病情观察

观察患者瘫痪的程度、肌张力、姿势与步态、不自主运动的情况、日常生活活动能力。

（三）配合治疗

感染、脑血管病变、肿瘤、外伤、中毒等均可引起运动障碍，应及时治疗引起运动障碍的病因。同时，护士应帮助患者合理选用针灸、理疗、按摩等辅助治疗，以促进功能恢复。

（四）健康指导

指导患者注意安全、坚持锻炼、尽量生活自理、增加营养、促进排便。

感觉障碍

感觉障碍（sense disorders）指机体对各种形式的刺激（如痛、温度、触、压、位置、振动等）无感知、感知减退或异常的一组综合征。感觉分为内脏感觉、特殊感觉和一般感觉。一般感觉由浅感觉（痛、温度及触觉）、深感觉（运动觉、位置觉和振动觉）和复合感觉（实体觉、图形觉及两点辨别觉等）组成。

【护理评估】

（一）健康史评估

询问患者有无神经系统的感染、血管病变、药物中毒、脑肿瘤、脑外伤，以及全身代谢障碍性疾病等病史；询问患者有无过度疲劳、情绪激动、睡眠不足、心理暗示等诱发因素。

（二）身体评估

1. 感觉障碍的分类　临床上将感觉障碍分为抑制性症状和刺激性症状两大类。

（1）抑制性症状　感觉传导通路受到破坏或功能受到抑制时，出现感觉缺失或减退。在同一部位各种感觉都缺失，为完全性感觉缺失。若在同一部位仅有某种感觉障碍，而其他感觉保存者，称分离性感觉障碍。

（2）刺激性症状　感觉传导通路受到刺激或兴奋性增高时出现刺激性症状。常见的刺激性症状有以下几种表现。

1）感觉过敏　感觉过敏指轻微刺激引起强烈的感觉，如用针轻刺皮肤引起强烈的疼痛。

2）感觉过度　感觉的刺激阈增高，反应剧烈，时间延长。当刺激达到阈值时，经一潜伏期，可产生一种强烈的、定位不明确的不适感，患者不能正确指出刺激的部位、性质与强度，且可有刺激点向四周扩散之感觉，持续一段时间后才消失。常见于带状疱疹疼痛等。

3）感觉异常　指没有外界刺激的情况下而出现的感觉，常见的感觉异常有麻木感、痒感、沉重感、针刺感、蚁行感、电击感、紧束感等，客观检查无感觉障碍。常见于周围神经病变。

4）感觉倒错　热刺激引起冷觉感，触觉刺激引起疼痛感觉。常见于癔症或顶叶病变。

2. 感觉障碍的定位诊断　典型感觉障碍的类型具有特殊的定位诊断价值（图9-2）。

（1）末梢型感觉障碍　表现为手套样、袜套样感觉障碍，见于多发性周围神经病。

（2）交叉型感觉障碍　表现为交叉性感觉障碍，如延髓外侧或脑桥病变时，常出现病变同侧的面部和对侧肢体的分离性感觉障碍（痛、温觉缺失而触觉存在）。

（3）后根型感觉障碍　表现为单侧节段性感觉障碍，常伴有剧烈的神经痛等，感觉障碍范围和神经根的分布一致，如髓外肿瘤、腰椎间盘脱出等。

（4）神经干型感觉障碍　表现为受损害的某一神经干分布区内各种感觉消失或减退，如尺神经麻痹、腓总神经损伤等单神经病。

（5）内囊型感觉障碍　为偏身型感觉障碍，即病灶对侧偏身感觉缺失或减退，常伴有偏瘫及偏盲，称三偏征，见于脑血管病。

（6）横贯性脊髓损伤　表现为病变平面以下所有感觉（痛、温、触、深）均减弱或缺失，平面上部可能有过敏带。常见于脊髓炎等。

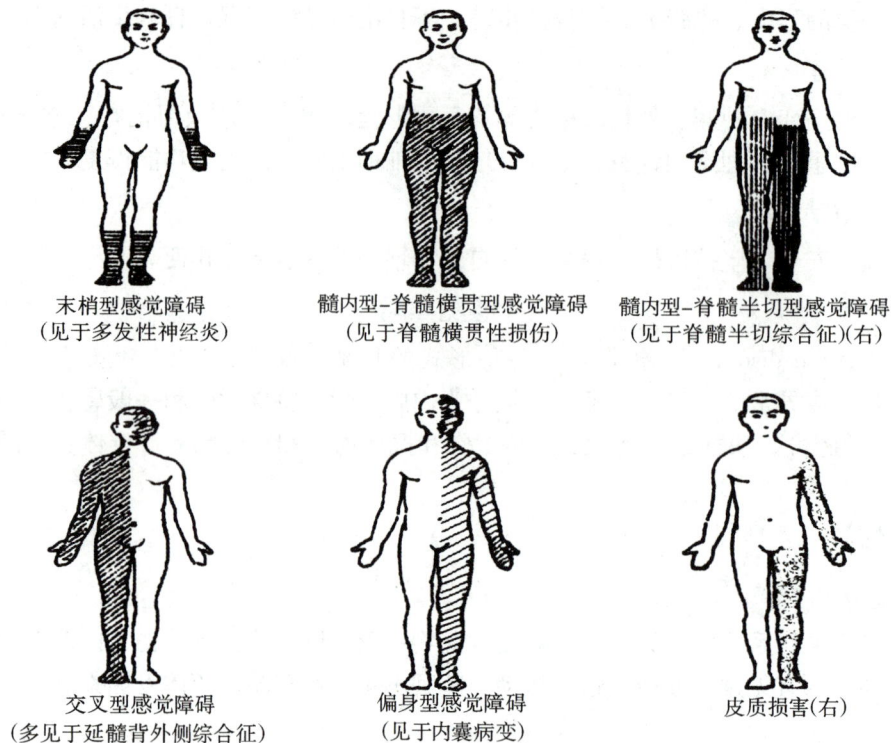

末梢型感觉障碍
（见于多发性神经炎）

髓内型–脊髓横贯型感觉障碍
（见于脊髓横贯性损伤）

髓内型–脊髓半切型感觉障碍
（见于脊髓半切综合征）(右)

交叉型感觉障碍
（多见于延髓背外侧综合征）

偏身型感觉障碍
（见于内囊病变）

皮质损害(右)

图 9 – 2　各种类型感觉障碍分布

（三）心理 – 社会评估

患者因感觉异常而感到紧张、焦虑，甚至恐惧等；由于感觉障碍，增加了患者损伤的危险性，加重患者及家属的心理负担。

（四）辅助检查

实验室及肌电图、诱发电位、MRI、CT 等检查，可了解感觉障碍异常的程度及性质等。

【主要护理诊断/问题】

1. 感知改变　与脑、脊髓病变及周围神经受损有关。

2. 有皮肤完整性受损的危险　与神经受损导致感觉障碍有关。

【护理措施】

（一）一般护理

1. 生活护理　保持床单位整洁、干燥，定时翻身，避免感觉障碍的身体部位长时间受压或受到机械性刺激。慎用热水袋或冰袋，防止烫伤、冻伤，对感觉过敏的患者尽量避免不必要的刺激。对深感觉异常、步态不稳者，防跌撞受伤。

2. 感觉训练　可进行肢体的拍打、按摩、理疗、针灸、被动运动和各种冷、热、电的刺激。如每天用温水擦洗感觉障碍部位，以促进血液循环；被动活动关节时，反复适度地挤压关节，牵拉肌肉、韧带，让患者注视患肢并认真体会其位置、方向及运动感觉，让患者闭目寻找停滞在不同位置的患肢的不同部位，多次重复直至找准，这些方法可促进患者本体感觉的恢复。

（二）病情观察

观察患者感觉障碍变化情况，是否有压疮、感染、烫伤及冻伤的表现。

（三）健康指导

指导患者坚持做感知觉训练，鼓励家属积极配合练习，循序渐进，建立感知觉训练与日常生活能力训练一体化理念。

意识障碍

意识障碍（consciousness disorders）是指人对外界环境刺激缺乏反应的一种精神状态。临床通过患者的言语反应、对针刺的痛觉反应、瞳孔对光反射、吞咽反射、角膜反射等来判断意识障碍的程度。

【护理评估】

（一）健康史评估

详细了解患者是否有高血压、心脏病、糖尿病、癫痫或自杀史、高血压脑病、心源性晕厥、糖尿病酮症、癫痫持续状态、大面积脑梗死、脑出血等病史。

（二）身体评估

意识障碍可分为以下几类。

1. 嗜睡　是最轻的意识障碍。患者在无刺激时处于睡眠状态，刺激后能醒，且可正确回答问题，停止刺激后又继续入睡。

2. 意识模糊　或称朦胧状态，意识障碍较嗜睡程度深，患者能保持简单的精神活动，但对时间、地点、人物的定向力发生障碍。以兴奋为主的意识模糊，称为谵妄，表现为知觉障碍、兴奋躁动等，常见于高热期或药物中毒等。

3. 昏睡　是较嗜睡重的意识障碍，患者处于沉睡状态，正常的外界刺激不能唤醒，需大声呼唤或较强烈的刺激才能唤醒，答非所问，停止刺激后很快入睡。

4. 昏迷　为最严重的意识障碍，患者意识完全丧失，各种强刺激不能使其觉醒，无有目的的自主活动，不能自发睁眼。昏迷按严重程度可分为以下几种。

1）浅昏迷　意识完全丧失，有较少的无意识自主动作。对声、光刺激全无反应，对强烈的疼痛刺激可有痛苦表情，但不能觉醒。角膜反射及瞳孔对光反射存在，生命体征无改变。

2）中昏迷　对外界正常刺激均无反应，自主动作少。对强刺激的防御反射、角膜反射及瞳孔对光反射减弱，大小便潴留或失禁，生命体征发生变化。

3）深昏迷　对外界任何刺激均无反应，全身肌肉松弛，无任何自主运动，眼球固定，瞳孔散大，各种反射消失，大小便失禁。生命体征明显变化，如呼吸不规则、血压下降等。

（三）心理-社会评估

评估患者家属的精神状态、心理承受能力、对患者的关心程度及对预后的期望等。

（四）辅助检查

血糖、血脂、电解质及血常规是否正常，头部 CT、MRI 检查有无异常发现。

【主要护理诊断/问题】

1. 意识障碍　与脑组织受损、功能障碍有关。

2. 潜在并发症　压疮、感染、营养失调等。

【护理措施】

（一）一般护理

1. 生活护理　提供安静、舒适的环境。卧气垫床或按摩床，保持肢体功能位，加床挡；保持床单位整洁、干燥，减少对皮肤的机械性刺激，定时给予翻身、拍背，按摩骨突受压处；做好大小便护理，保持会阴部皮肤清洁，预防尿路感染；注意口腔卫生，不能经口进食或禁食者每天行口腔护理2~3次；体温不升或肢端发凉者注意保暖，慎用热水袋，防止烫伤。

2. 饮食护理　应给予高维生素、高热量饮食，补充足够的水分；鼻饲饮食者定时喂食，注意防止呕吐或食物反流，保证足够的营养供给。

3. 保持呼吸道通畅 平卧位头偏向一侧或侧卧位，取下活动性义齿，及时清除口鼻腔分泌物和呼吸道痰液，防止舌根后坠、窒息、误吸和肺部感染。

4. 预防并发症 预防压力性损伤、尿路感染和肺部感染；谵妄躁动者给予适当约束，防止坠床；长期卧床者每天进行肢体被动运动，预防下肢深静脉血栓形成。

（二）病情观察

严密监测并记录生命体征及意识、瞳孔等变化；观察皮肤弹性及有无脱水现象；观察有无恶心、呕吐及呕吐物的性状与量；观察有无消化道出血和脑疝的早期表现。

（三）健康指导

指导家属做好患者的日常生活护理，教会其方法和注意事项。根据原发疾病特点，进行相关疾病指导，避免加重意识障碍的因素，采取有效措施，积极预防并发症。

言语障碍

言语障碍（language disorders）可分为失语和构音障碍。失语是由于脑损害所致的语言交流能力障碍，构音障碍则是因神经肌肉的器质性病变，造成发音器官的肌无力及运动不协调所致。

【护理评估】

（一）健康史评估

评估患者的职业、文化水平与语言背景；以往和目前的语言能力；患者的意识、精神状态及行为表现，是否意识清楚、检查配合，有无定向力、注意力、记忆力等认知功能障碍。

（二）身体评估

1. 失语症的类型 失语是优势大脑半球损害的重要症状之一，表现为自发语言、听理解、复述、命名、阅读和书写6个基本方面能力残缺或丧失。失语的主要类型如下。

（1）Broca失语 又称运动性失语，口语表达障碍为突出特点。表现为非流利型口语、电报式语言，只能讲一两个简单的词，讲话费力，找词困难，或仅能发出个别的语音。

（2）Wernicke失语 又称感觉性失语，听理解严重障碍为突出特点。患者听觉正常，却不能听懂别人和自己所说的话。口语表达为流利型，发音清晰，语言流畅，但言语混乱而割裂，缺乏有意义的词句，严重时说出的话，别人完全听不懂，答非所问。

（3）传导性失语 以复述不成比例受损为其最大特点，患者不能复述，理解表达完好。

（4）命名性失语 又称遗忘性失语，主要特点是命名不能，不能说出物件的名称。

（5）完全性失语 所有语言功能均严重障碍。

（6）失写 不能书写或者写出的句子常有遗漏、错误，却仍保存抄写能力。

（7）失读 不能认识文字、词句、图画。

2. 构音障碍的特点 构音障碍是与发音相关的中枢神经、周围神经或肌肉疾病导致的言语障碍的总称。患者的语言形成及接受能力正常，表现为口语的声音形成困难，主要为发音不清，发声困难，声音、音调及语速异常，严重者不能发音。

（三）心理 – 社会评估

评估患者的心理状态，观察有无孤独、抑郁、烦躁及自卑情绪；家庭及社会支持情况。

（四）辅助检查

头部CT、MRI检查及肌电图检查有无异常，新斯的明试验是否为阳性反应等。

【主要护理诊断/问题】

言语沟通障碍 与大脑语言中枢病变或发音器官的神经肌肉受损有关。

【护理措施】

（一）一般护理

保持环境舒适，空气流通，鼓励患者多与外界交流，劳逸结合；宜进食清淡、营养丰富的食物。

（二）病情观察

观察患者言语障碍变化情况，意识水平、行为表现及精神状态。

（三）语言康复训练

1. 肌群运动训练　包括缩唇、叩齿、伸舌、卷舌、鼓腮、吹气、咳嗽等活动。

2. 发音训练　循序渐进训练张口诱发唇音（a、o、u）、唇齿音（b、p、m）、舌音，发单音节音（pa、da、ka），当能完成单音节发音后，让患者复诵简单句。如早 – 早上 – 早上好。

3. 复述训练　复述单词和词汇，可出示与需要复诵内容相一致的图片，让患者每次复述 3～5 遍，轮回训练，巩固效果。

4. 命名训练　让患者指出常用物品的名称及说出患者的姓名等。

5. 刺激法训练　采用患者熟悉的、常用的、有意义的内容进行刺激，要求语速、语调和词汇长短合适；刺激后应诱导而不是强迫患者应答；多次反复给予刺激，且不宜过早纠正错误；可利用相关刺激和环境刺激法等，如听语指图、指物和指字。

（四）健康指导

鼓励患者借助图片、表情、手势等方式表达自己的需要。与感觉性失语患者沟通时，应减少外来干扰，避免注意力分散，采取一对一谈话等；对于运动性失语的患者应尽量提出一些简单的问题，让患者回答"是""否"或点头、摇头示意，与患者沟通时说话速度要慢。

目标检测

选择题

A1/A2 型题

1. 下列描述不正确的是
   A. 神经系统分为周围神经系统和中枢神经系统　　B. 脑神经共有 12 对
   C. 脑分为大脑、间脑、脑干、小脑、脊髓　　D. 脊神经有 31 对
   E. 脑干由中脑、脑桥和延髓组成

2. 患者，男，52 岁。右下肢有蚁走感 3 周，经检查无异物刺激存在。该患者可能出现的感觉障碍是
   A. 感觉异常　　　　　　　　B. 感觉过敏　　　　　　　　C. 感觉过度
   D. 感觉倒错　　　　　　　　E. 分离性感觉障碍

3. 患者，男，78 岁。因突发左侧肢体瘫痪 1 天入院。身体评估：生命体征平稳，意识清楚，左侧肢体肌力 2 级，左侧痛觉明显减退，双眼同向偏盲。该患者病变部位应为
   A. 大脑皮质　　　　　　　　B. 小脑　　　　　　　　　　C. 丘脑
   D. 脑桥　　　　　　　　　　E. 内囊

4. 患者，男，72 岁。因突发右侧肢体无力 2 天入院。检查中发现患者不能说出物品的名称，但可说出该物品的用途及如何使用。该患者的失语类型是
   A. Broca 失语　　　　　　　B. Wernicke 失语　　　　　　C. 传导性失语
   D. 混合性失语　　　　　　　E. 命名性失语

5. 对肢体瘫痪的患者，下列措施不妥的是
    A. 保持肢体功能位
    B. 翻身、拍背
    C. 调整饮食以防便秘发生
    D. 鼓励患者多饮水
    E. 由于瘫痪肢体不能移动应将静脉输液置于瘫痪肢体侧

（鲍　宇）

PPT

第二节　周围神经疾病患者的护理

情境导入

情境：患者，男，19 岁。因"四肢麻木无力 3 天，加重 1 天"入院。护理评估：T 36.5℃，P 105 次/分，R 26 次/分，BP 110/80mmHg；呼吸急促，神情，构音障碍，咽反射消失，四肢肌力 1 级，感觉减退，四肢腱反射未引出，病理征阴性。辅助检查：腰椎穿刺脑脊液检查显示蛋白质含量明显增高。

任务：1. 该患者目前存在哪些主要护理问题？
      2. 如何对该患者进行康复训练？

一、面神经炎

面神经炎（facial neuritis）是茎乳孔内的面神经非特异性炎症所致的周围性面瘫，又称为特发性面神经麻痹，是一种最常见的面神经瘫痪疾病。本病可发生于任何年龄、任何季节，但以青壮年多见，男性多于女性。常为单侧起病，2 天内病情达到高峰。

【病因及发病机制】

由于骨性面神经管只能容纳面神经通过，面神经一旦缺血、水肿，就会导致面神经受压。受凉、感染等均可导致局部神经营养血管痉挛，神经缺血、水肿出现面肌瘫痪。

【护理评估】

（一）健康史评估

评估患者是否急性起病，病前是否有患侧耳后或乳突区或同侧面部轻度疼痛。

（二）身体评估

1. 症状　患侧面部表情肌瘫痪，额纹消失，不能皱额、蹙眉，一侧眼裂闭合不能或闭合不完全。鼓腮和吹口哨时，患侧口唇不能闭合而漏气；进食时，食物残渣常滞留于患侧的牙颊间隙内；饮水时，水可从患侧口角漏出。

2. 体征　患侧鼻唇沟变浅，露齿时口角歪向健侧。患侧闭目时，眼球转向外上方露出角膜下缘的巩膜，称为贝尔征（Bell 征）。少数患者可有茎乳孔附近及乳突压痛，说话回响过度，患侧舌前 2/3 味觉障碍，耳廓和外耳道感觉迟钝和外耳道、鼓膜出现疱疹，称为亨特（Hunt）综合征。

（三）心理 - 社会评估

患者口角歪斜、形象改变，感到自我形象受损，担心留下后遗症，因而心理负担过重，出现烦躁、焦虑和自尊紊乱等不良情绪反应，不愿与人交往，外出时心理压力更大。

（四）辅助检查

肌电图检查可有不同程度的变性反应和失神经征，怀疑临床颅内器质性病变时应行头部 MRI 或 CT 检查。

【主要护理诊断/问题】

自我形象紊乱　与面神经炎所致口角歪斜有关。

【护理措施】

（一）一般护理

1. 休息与活动　急性期注意休息和保暖，防风防寒，外出时可戴帽子、戴口罩、系围巾。患侧面部可用湿热毛巾外敷，水温 50 ~ 60℃，每天 3 ~ 4 次，每次 15 ~ 20 分钟；早晚自行按摩患侧，按摩应轻柔、适度、部位准确。

2. 饮食护理　饮食要避免辛辣、酸、干、硬、粗糙食物，患者进食后口腔患侧常有食物残渣滞留，进食前后应做好口腔护理，如指导患者漱口、清洁口腔等。

3. 眼部护理　眼睑不能闭合或闭合不全者应减少用眼动作，并给予眼罩、眼镜防护，或用眼药水预防感染，保护角膜。

（二）病情观察

重点观察面部瘫痪部位、性质、范围及变化情况，观察有无并发症。

（三）配合治疗

1. 急性期治疗　应尽早使用糖皮质激素，可用泼尼松、地塞米松静滴，并用大剂量维生素 B_1、B_{12} 肌内注射，还可采用红外线照射或超短波透热疗法。

2. 恢复期治疗　恢复期可采用低频脉冲电疗、针灸治疗及运动疗法，增进患侧面肌运动，限制健侧面肌牵拉。指导患者尽早开始面肌的主动与被动运动，可对着镜子做皱眉、举额、闭眼、露齿、鼓腮和吹口哨等动作，每天数次，每次 5 ~ 15 分钟。

（四）用药护理

应用糖皮质激素时，注意有无药物不良反应如低钾血症、糖尿病、诱发和加重溃疡等。

（五）心理护理

告诉患者本病大多预后良好，正确对待疾病，积极配合治疗。同时护士在与患者谈话时，应语言柔和、态度和蔼亲切，避免任何伤害患者自尊的言行。

（六）健康指导

1. 生活指导　进食清淡软食，保持口腔清洁，预防口腔感染；鼓励患者保持心情愉快，避免受凉、感冒而诱发；面瘫未完全恢复时注意用围巾或高领风衣适当遮挡、修饰。

2. 疾病知识指导　帮助患者和家属掌握本病相关知识与自我护理方法，消除诱因和不利于康复的因素；指导患者掌握面肌功能训练的方法，坚持每天数次面部按摩和运动。

二、三叉神经痛 🔲 微课

三叉神经痛（trigeminal neuralgia）是一种原因未明的三叉神经分布区内反复发作的、短暂的、难以忍受的剧痛。本病多发于中老年人，女性多于男性。多为一侧发病。发作呈周期性，开始时发作次数较少，间歇期长，随着病程进展，发作逐渐频繁，间歇期缩短。三叉神经痛可分为原发性及继发性，以原发性多见。

【病因及发病机制】

三叉神经痛的病因仍不清楚。多数学者认为是各种原因引起三叉神经局部脱髓鞘产生异位冲动，伪突触形成或产生短路所致，轻微痛觉刺激通过短路传入中枢，中枢传出冲动亦可通过短路传入，如此叠加造成三叉神经痛。

【护理评估】

(一) 健康史评估

询问是否有脑血管病、颅内占位性病变等病史，同时了解直系亲属中是否存在类似情况。询问每次发作前是否有洗脸、刷牙、剃须、说话、咀嚼、吞咽等诱发因素。

(二) 身体评估

1. 症状 以面部三叉神经分布区域突发的短暂剧痛为特点。突然发作、突然停止，似电击、针刺、刀割或火烫样剧烈疼痛，历时短暂，每次发作时间数秒钟至2分钟，多为单侧。疼痛常限于三叉神经分布区的一支，以第2、第3支最多见；疼痛以面颊、上下颌及舌部最为明显，口角、鼻翼、颊部和舌部等处最为敏感，轻触即可诱发，故称为"扳机点"，严重者洗脸、刷牙、说话、咀嚼等都可诱发，以至于患者不敢说话、恐惧进食；疼痛发作时患者常双手握拳或握物，或用力按压、揉搓疼痛部位，以减轻疼痛。因而出现面部皮肤粗糙、色素沉着、眉毛脱落等表现。疼痛时可伴有面部发红、皮温增高、结膜充血和流泪等表现；疼痛严重者伴面部肌肉反复性抽搐、口角牵向患侧，称为痛性抽搐。

2. 体征 原发性三叉神经痛多无神经系统阳性体征。继发性三叉神经痛常伴有其他脑神经和脑干受损的症状和体征。

(三) 心理－社会评估

评估患者对疾病知识的了解，由于发作时疼痛剧烈难忍，多数患者因害怕发作而紧张、恐惧不安或表现为精神抑郁、情绪低落。

(四) 辅助检查

通过神经电生理检查电刺激三叉神经分支并观察眼轮匝肌及咀嚼肌的表面电活动，怀疑继发性三叉神经痛者应行头颅 MRI 检查。

【主要护理诊断/问题】

1. 疼痛 与三叉神经病变有关。

2. 焦虑 与疼痛发作剧烈、反复发作有关。

【护理措施】

(一) 一般护理

1. 休息与活动 室内安静，光线柔和，避免周围环境刺激。生活规律，充分休息，鼓励患者参加一些娱乐活动如看电影、杂志、听音乐、跳交谊舞等，以减轻疼痛和消除紧张情绪。

2. 饮食护理 选择质软、易咀嚼食物，多食新鲜水果、蔬菜，避免硬、油炸、粗糙食物，以免用力咀嚼诱发疼痛。因咀嚼疼痛不能进食者，可给予营养丰富的流质、半流质饮食。

(二) 病情观察

观察患者疼痛的部位、性质、程度、持续时间、发作频率，了解疼痛的原因与诱因。

(三) 配合治疗

1. 药物治疗 卡马西平是首选的治疗药物。首次剂量0.1g，口服，2次/日，每日增加0.1g，至疼痛控制为止，最大剂量不超过1.0g/d。维持治疗2~3周后，逐渐减量至最小有效剂量，再服用数月。其次还可以选择苯妥英钠、加巴喷丁、普瑞巴林。

2. 非药物治疗 药物治疗无效时考虑封闭（神经阻滞）、经皮半月神经节射频电凝疗法及手术治疗。

(四) 用药护理

卡马西平可导致头晕、嗜睡、口干、恶心、行走不稳、肝功能损害、皮疹、白细胞减少等，应注意观察。孕妇忌用。

（五）对症护理

与患者探讨减轻疼痛的方法和技巧，指导患者通过想象、阅读、听音乐、看电视等方法分散注意力，洗脸、刷牙、刮胡子、咀嚼等动作轻柔，以减少对"扳机点"的刺激，天气寒冷应注意保暖，外出时戴口罩，避免冷风直接刺激面部。

（六）心理护理

关心体贴患者，做好解释工作，让患者了解疾病过程、治疗及预后，使他们保持良好的情绪，正确对待疾病，树立信心，能积极配合治疗。

（七）健康指导

1. 生活指导　生活规律、合理休息、适度娱乐，保持情绪稳定和健康心态，培养多种兴趣爱好，适当分散注意力。疼痛严重时予以半流质饮食。

2. 疾病知识指导　告知患者三叉神经痛病因、诱因、疼痛特点、治疗方法，指导患者避免诱因和自我护理方法。

3. 用药指导　指导患者合理用药，学会识别药物不良反应，不随意更换药物或停药。若有眩晕、行走不稳、皮疹等及时就诊，服用卡马西平每 1~2 月复查 1 次血常规、肝功能，出现皮疹、白细胞减少、共济失调等不良反应，立即停药并及时就医。

三、急性炎症性脱髓鞘性多发性神经病

急性炎症性脱髓鞘性多发性神经病，又称吉兰－巴雷综合征（Guillain－Barré syndrome，GBS）。临床特点为急性起病，进行性、对称性、弛缓性肢体麻痹，脑脊液检查常有脑脊液蛋白－细胞分离现象。

【病因及发病机制】

GBS 确切病因未明。目前普遍认为本病为一种自身免疫性疾病，多数有前驱感染史，由于病原体的某种组分与周围神经髓鞘的某些组分相似，机体发生了错误的免疫识别，产生自身免疫 T 细胞和自身抗体，并对周围神经组分发生免疫应答，引起周围神经脱髓鞘。病变部位主要位于运动及感觉神经根、后根神经节、脊神经及脑神经。主要病理改变为周围神经组织小血管周围淋巴细胞、巨噬细胞浸润，神经纤维脱髓鞘，严重病例可继发轴突变性。

【护理评估】

（一）健康史评估

了解发病前 1~4 周是否有上呼吸道或消化道感染史，是否有疫苗接种史，了解既往健康情况。

（二）身体评估

1. 前驱表现　起病前 1~4 周可有流行性感冒、水痘、带状疱疹等病史，疫苗接种等亦可诱发本病。

2. 神经系统表现

（1）运动障碍　首发症状为四肢对称性无力，可自远端向近端发展，亦可远、近端同时受累；多自下肢开始，逐渐向上肢发展，出现四肢对称性瘫痪；并可累及躯干，严重者累及肋间肌与膈肌而致呼吸肌麻痹，急性呼吸衰竭是本病的主要死因。肢体瘫痪为对称性的下运动神经元性弛缓性瘫痪，肌肉无力以近端为重，腱反射减低或消失，病理反射阴性。严重患者远期可出现肌肉萎缩。

（2）感觉障碍　感觉障碍比运动障碍轻。发病时多有肢体感觉异常如烧灼感、麻木、刺痛和不适感，呈手套、袜子样分布，30% 可有肌肉痛。

（3）脑神经障碍　成人以双侧面神经麻痹最常见，儿童为舌咽神经迷走神经麻痹多见，表现为

面瘫、吞咽困难、构音障碍、呛咳和不能咳嗽，易引发肺炎、肺不张和营养不良等。

（4）自主神经功能障碍　以心脏损害最常见也最严重，表现为心律失常、心肌缺血、血压不稳，还可出现皮肤潮红、多汗、皮肤干燥及短暂性尿潴留。

3. 并发症　可出现肺部感染、急性呼吸衰竭、深静脉血栓、压疮、心力衰竭等并发症。

（三）心理－社会评估

发病急骤，患者突然四肢瘫痪，丧失活动能力，易产生焦虑、紧张情绪；病变如累及呼吸肌出现呼吸困难时，患者可产生恐惧和濒死感；因肢体康复时间较长，活动能力恢复较慢，患者易失去信心，产生悲观情绪。

（四）辅助检查

1. 脑脊液检查　是首选的检查方法，典型的脑脊液改变为蛋白含量增高而细胞数正常，称为蛋白－细胞分离现象。此现象为本病的特征性表现之一，通常在起病后第 3 周最为明显。

2. 肌电图检查　早期正常。当神经髓鞘脱失时，神经传导速度减慢，波幅明显降低。

3. 血清学检查　可检测到血清抗神经节苷脂抗体及抗空肠弯曲杆菌抗体。

【主要护理诊断/问题】

1. 低效型呼吸形态　与呼吸肌麻痹有关。

2. 躯体移动障碍　与四肢肌肉进行性瘫痪有关。

3. 清理呼吸道无效　与呼吸肌麻痹、咳嗽无力有关。

4. 吞咽障碍　与脑神经受损所致延髓麻痹、咀嚼肌无力及气管切开等因素有关。

5. 焦虑　与呼吸困难、濒死感、害怕气管切开、四肢瘫痪有关。

【护理措施】

（一）一般护理

1. 休息与活动　提供安静、舒适的环境。取舒适卧位，肢体瘫痪的患者，应定时翻身、按摩，保持瘫痪肢体的功能位，定时对肢体进行被动和主动运动，促进瘫痪肢体功能的恢复。

2. 饮食护理　给予高热量、高蛋白、高维生素、易消化的食物，多食蔬菜、水果。吞咽困难和进食呛咳患者，尽早鼻饲流质饮食或静脉高营养，并注意水、电解质平衡，待吞咽功能恢复后逐步经口进食，维持正氮平衡。进食时和进食后应抬高床头 30 分钟，防止食物反流引起窒息及吸入性肺炎。

3. 口腔、皮肤护理　每日口腔护理 2～3 次，保持口腔清洁。床铺平整，干燥，定时翻身按摩，防止压力性损伤；瘫痪肢体慎用热水袋，以免烫伤。

（二）病情观察

监测呼吸的频率、节律、深度，当患者出现呼吸困难、发绀等，应及时通知医生做相应的处理。此外还应观察患者吞咽、进食情况，观察心率、心律、血压、血氧饱和度及神志等。

（三）配合治疗

1. 辅助呼吸　呼吸肌麻痹是本病的主要危险因素，早期使用呼吸机是提高治愈率、降低死亡率的关键。对有呼吸困难的患者应及时行气管切开并使用呼吸机辅助呼吸。

2. 病因治疗

（1）血浆置换　在发病后 2 周内进行，可清除血中的有害抗体、补体、细胞因子。适应证是不能独立行走、肺活量明显减少或延髓麻痹等病情较严重的患者。

（2）静脉注射免疫球蛋白　应用大剂量的免疫球蛋白静滴治疗急性病例，可获得与血浆置换治疗相接近的效果，而且安全。

（3）糖皮质激素　目前国内外指南均不推荐糖皮质激素用于 GBS 治疗。但在一些基层医院，无法开展免疫球蛋白和血浆置换治疗，可试用甲泼尼龙、地塞米松。

（4）神经营养 可用 ATP、辅酶 Q_{10}。还可选用 B 族维生素，如维生素 B_1、维生素 B_6、维生素 B_{12} 等营养神经的药物。

（四）用药护理

熟悉患者所用药物的名称、作用原理、用药方法、不良反应及注意事项，观察药物疗效和不良反应。

（五）对症护理

1. 呼吸肌麻痹护理

（1）保持呼吸道通畅 患者鼓励咳嗽、深呼吸，协助患者翻身、拍背，及时清除口、鼻腔和呼吸道分泌物，必要时吸痰，以维持呼吸道通畅，防止呼吸道感染。

（2）给氧 持续低流量给氧，保持输氧管道通畅，注意氧气湿化，观察氧疗效果。

（3）准备抢救物品 急救药品、吸引器、气管切开包及机械通气设备，有利及时抢救。

（4）尽早使用呼吸机 当出现呼吸困难、烦躁、发绀等缺氧症状，血氧饱和度降低，动脉血氧分压低于 70mmHg，遵医嘱及早使用呼吸机。使用呼吸机期间注意观察血气分析结果，随时调整呼吸机各种指标（通气量、通气压力等）；加强呼吸机的管理，经常检查呼吸机各连接部位有无漏气或阻塞，管道有无受压或扭曲；定时气管内滴药和气道雾化，定时翻身、拍背和及时吸痰，保持呼吸道通畅。

2. 防止肌萎缩和关节挛缩 保持肢体功能位；向患者及家属讲明肢体运动的重要性，帮助患者被动运动，以防止肌肉萎缩、足下垂、爪形手等后遗症。

3. 大小便护理 尿潴留患者可行下腹部加压按摩，必要时留置导尿；便秘者可用缓泻剂，必要时肥皂水灌肠。

（六）心理护理

护士应及时了解患者的心理状况，积极主动地关心患者，认真倾听患者的诉说，了解其苦闷、烦恼并加以分析和解释，取得患者的信任，告诉患者本病经积极治疗和康复锻炼，绝大多数可以恢复，鼓励患者积极治疗，以增强患者与疾病做斗争的信心。

（七）健康指导

1. 疾病知识指导 向患者及家属介绍本病的病因、治疗、康复与预后。加强营养，增强其体质和机体抵抗能力，避免淋雨、受凉、疲劳和创伤，防止复发。

2. 用药指导 指导患者出院后按时服药，注意药物的不良反应。

3. 康复指导 加强肢体功能锻炼和日常生活活动训练，减少并发症，促进康复。肢体被动和主动运动均应保持关节的最大活动度；运动锻炼过程中应有家人陪同，防止跌倒、受伤。

目标检测

选择题

A1/A2 型题

1. 急性炎症性脱髓鞘性多发性神经病首发症状多数为
   - A. 面瘫
   - B. 肢体感觉障碍
   - C. 四肢对称性无力
   - D. 大小便失禁
   - E. 多汗

2. 患者，男，60 岁。因"手足麻木 2 周，加重伴双侧面瘫 2 天"入院，诊断为吉兰－巴雷综合征，该患者的脑脊液检查结果主要表现为
   - A. 细胞数增加
   - B. 蛋白增高
   - C. 糖降低
   - D. 氯化物降低
   - E. 脑脊液正常

3. 患者，男，28 岁。因"头痛、流涕、咽痛 1 周，1 天前出现四肢麻木无力、自远端向近端扩

展，伴饮水呛咳、呼吸困难"收治入院。以下护理措施最重要的是

A. 亲切关怀、安慰患者，稳定其情绪 　　　 B. 鼻饲流食，补充营养

C. 维持呼吸功能，保持呼吸道通畅 　　　 D. 保护肢体，防止冻伤或烫伤

E. 按摩四肢，增加血液循环

4. 患者，男，19岁，以"急性炎症性脱髓鞘性多发性神经病"收治入院。入院评估时发现患者双下肢感觉减退呈袜套型分布，该种情况的护理诊断为

A. 营养失调 　　　 B. 皮肤完整性受损的危险 　　　 C. 感知觉紊乱

D. 疼痛 　　　 E. 焦虑

5. 三叉神经痛首选治疗药物是

A. 阿司匹林 　　　 B. 6 - 氨基己酸 　　　 C. 地西泮

D. 卡马西平 　　　 E. 新斯的明

（鲍　宇）

第三节　脑血管疾病患者的护理

PPT

>> **情境导入** //

　　情境：患者，男，69岁。因"右侧肢体麻木无力，言语不清3天"入院。护理评估：T 36.5℃，P 67次/分，R 18次/分，BP 160/110mmHg，神志清，构音障碍，命名性失语。患者右侧鼻唇沟浅，伸舌偏右。右侧肢体肌力2级，右侧偏身感觉减退，右侧肢体腱反射减弱，右 Babinski 征（＋），脑膜刺激征阴性。颅脑CT：左侧颞区片状低密度病灶。

　　任务：1. 该患者目前存在哪些主要护理问题？

　　　　　　2. 该患者主要死因是什么？如何配合抢救？

一、概述

　　脑血管疾病（cerebrovascular disease，CVD）是指由各种原因引起的脑血管病变，导致脑功能障碍。急性脑血管疾病又称脑卒中，是指由于急性脑循环障碍所致的局限或全面性脑功能缺损综合征。脑血管疾病目前已跃升为国民死亡原因之首，脑卒中是单病种致残率最高的疾病，给社会和家庭带来沉重负担。脑卒中发病率、患病率和死亡率随年龄增长而增加。

（一）脑血管疾病的分类

　　脑血管疾病依据神经功能缺失症状持续的时间，将不足24小时者称为短暂性脑缺血发作（TIA），超过24小时者称为脑卒中。根据病理性质可分为缺血性脑卒中和出血性脑卒中，前者又称为脑梗死，主要包括脑血栓形成和脑栓塞；后者包括脑出血和蛛网膜下隙出血。

（二）脑血管疾病的危险因素

　　脑血管病的危险因素与脑血管病的发生和发展有直接联系。一个或多个危险因素存在，将增加脑血管病的发病率。脑血管病的危险因素分为可干预和不可干预两种。可干预因素是指可以控制或治疗的危险因素，主要包括高血压、心脏病、糖尿病、高脂血症、高尿酸血症、吸烟、酗酒、超重肥胖、抗凝治疗、饮食因素（长期高盐、高脂肪、高胆固醇饮食）、体力活动减少、A型人格等。其中高血压是公认的引起脑血管的最重要的独立危险因素，心脏疾病、糖尿病、吸烟、酗酒也是重要的危险因素；不可干预因素是指不能控制和治疗的因素，主要包括年龄、性别、遗传、种族等脑血管疾病的发病率和死亡率随着年龄的增加而上升。

（三）脑血管疾病的预防

对脑血管疾病危险因素的早期发现和早期干预是减少脑卒中复发的关键。因此，预防脑血管病的发生非常重要，脑卒中的预防分为一级预防和二级预防。

1. 一级预防 指发病前的预防，是最关键的预防环节，即在社区人群中早期识别具有卒中危险因素尚无卒中发作的特定人群，如高血压、糖尿病、血脂异常、心脏病等开展综合预防措施，控制危险因素，改变饮酒、吸烟等不健康的生活方式，从而达到脑血管病不发生或推迟发病年龄的目的。

2. 二级预防 针对发生过卒中或短暂性脑缺血发作病史的预防，通过寻找卒中事件发生的原因，对所有可干预的危险因素进行治疗，以降低再次发生卒中的危险，减轻残疾程度。如病因预防，服用阿司匹林、噻氯匹定和华法林等抗血小板聚集药物，对卒中后认知障碍和抑郁进行干预等。

二、短暂性脑缺血发作

短暂性脑缺血发作（transient ischemic attack，TIA）是指因脑血管病变引起的短暂性、局限性脑功能缺失或视网膜功能障碍，临床症状一般持续数分钟至数小时，最长不超过 24 小时，不遗留神经功能缺陷，影像学检查无结构性改变。近期频繁发作的 TIA 是脑梗死的特级警报。

【病因及发病机制】

（一）病因

本病的发病与动脉粥样硬化、动脉狭窄、心脏病、血液成分改变等病因有关。

（二）发病机制

有关 TIA 的发病机制学说有很多，主要有以下方面。

1. 微栓塞 颈内动脉颅外段或者椎动脉粥样硬化斑脱落，或者心脏、主动脉弓脱落的微栓子栓塞小动脉，引起脑缺血表现。当栓子溶解时，被阻塞的微动脉再通，或侧支循环的代偿作用使症状缓解、消失。

2. 血流动力学改变 各种原因所致动脉严重狭窄基础上，血压的急剧波动导致原来靠侧支循环的脑组织发生一过性缺血。

3. 其他因素 脑血管痉挛；血液成分改变如真性红细胞增多症、高脂血症；血液高凝状态等，也可参与 TIA 的发病。

【护理评估】

（一）健康史评估

详细询问患者的既往史，了解患者是否有动脉粥样硬化、高血压、心脏病、高脂血症、糖尿病、红细胞增多症等病史以及 TIA 类似发作的病史。

（二）身体评估

TIA 以中老年（50~70 岁）多见，男性多于女性。发病突然，迅速出现脑部局限性神经功能缺失，历时数分钟至数小时，24 小时内完全恢复，不遗留神经功能缺损后遗症，多反复发作，每次发作症状相似。根据受累的血管不同临床上将 TIA 分为两大类。

1. 颈内动脉 TIA 最常见。①常见症状：病变对侧发作性的肢体单瘫、偏瘫和面瘫，病变对侧单肢或偏身麻木。②特征性症状：病变侧单眼一过性黑矇或失明，对侧偏瘫及感觉障碍，优势半球受累可有失语。还可有病灶对侧同向性偏盲。

2. 椎－基底动脉系统 TIA ①常见症状：眩晕、恶心、呕吐，平衡失调。②特征性症状：跌倒发作（突然出现双下肢无力而倒地，无意识丧失，但可随即自行站起，整个过程意识清楚）；短暂性全面遗忘症（发作时出现短时间记忆丧失，对时间、地点定向障碍，但对话、书写和计算能力正常，无意识障碍，持续数分钟或数小时）。③其他症状：复视、眼震、构音障碍、吞咽困难、共济失调、交叉性瘫痪等。

（三）心理 - 社会评估

了解有无因反复发作害怕卒中而出现紧张、恐惧心理，或因对本病的危害性认识不足而疏忽治疗，发展为更严重的疾病。

（四）辅助检查

1. 影像学检查 磁共振血管造影可见颅内动脉狭窄；数字减影血管造影可明确颅内外动脉的狭窄程度；发作时弥散加权 MRI 和 PET 可见片状缺血区。经颅彩色经颅多普勒超声（TCD）可见动脉狭窄、粥样硬化斑块等。

2. 其他 血常规、凝血功能、血脂、血糖、心电图、经胸超声心动图等检查有助于发现病因。

【主要护理诊断/问题】

1. 有受伤的危险 与突发晕厥、平衡失调及一过性失明等有关。

2. 知识缺乏 缺乏疾病的防治知识。

3. 潜在并发症 脑卒中。

【护理措施】

（一）一般护理

1. 安全护理 患者由于一过性黑矇、眩晕，容易跌倒和受伤，指导患者采取适当的防护措施。发作时卧床休息，注意枕头不宜过高，以 15°～20°为宜，以免影响头部血液供应；指导患者仰头或转头动作缓慢、幅度不宜过大，以防诱发 TIA 急性发作而跌伤；频繁发作者避免重体力活动，必要时入厕、淋浴、外出由家人陪伴。

2. 饮食护理 指导患者进食低盐、低脂、清淡、易消化、富含蛋白质和维生素的饮食，多吃蔬菜、水果，戒烟酒，忌辛辣、油炸食物，忌暴饮暴食。

（二）病情观察

频繁 TIA 发作的患者应注意发作的频率、每次发作持续的时间、间隔的时间、伴随症状，警惕脑梗死的发生。

（三）配合治疗

1. 病因治疗 针对病因进行治疗是预防 TIA 复发的关键。如控制血压、控制血糖、调节血脂、治疗心律失常等。同时应建立健康的生活方式，戒除烟酒，合理运动，适度降低体重。

2. 药物治疗

（1）抗血小板聚集 目前主张小剂量阿司匹林（75～150mg）餐后服用，其他药物有双嘧达莫、噻氯吡啶、氯吡格雷、奥扎格雷等。可减少微栓子的发生。

（2）抗凝药物 适用于伴有房颤、短期内频繁发作或发作持续时间长、症状逐渐加重的 TIA，且无禁忌证的患者。常用药物有肝素、华法林及新型抗凝药物（达比加群、利伐沙班等）。

（3）钙离子拮抗剂 防止脑动脉痉挛，增加脑血流量，改善微循环。常用药物尼莫地平和盐酸氟桂利嗪。

（4）其他 对有高纤维蛋白原血症的 TIA 患者，可选用降纤酶治疗如巴曲酶、降纤酶等；活血化瘀的中药制剂也可酌情使用。

3. 介入治疗 通过血管介入治疗，使病变动脉管腔再通或扩张，以达到防治短暂性脑缺血的目的。若严重的动脉狭窄或闭塞，可通过手术治疗方式。

（四）用药护理

①指导患者遵医嘱正确服药，不可自行调整、更换或停用药物。②详细告知药物的不良反应、禁忌证及用药注意事项，观察药物疗效。③抗凝药物治疗过程中应注意观察有无出血倾向，定时监测出

凝血时间及凝血酶原时间；阿司匹林常见不良反应是胃肠道反应，应饭后服用，用药期间定期查血常规，发现异常情况及时报告医生。

（五）心理护理

帮助患者了解本病治疗与预后的关系，既要消除紧张、恐惧心理，保持乐观心态，又要强调本病的危害性，使其积极配合治疗。帮助患者寻找和去除自身的危险因素，积极治疗相关疾病，并自觉改变不良生活方式，建立良好生活方式。

（六）健康指导

1. 生活指导　生活起居规律，情绪稳定，饮食合理，戒烟限酒，坚持适当的锻炼和活动，改变不良生活方式，建立良好的生活习惯。

2. 疾病知识指导　指导患者积极治疗高血压、动脉硬化、心脏病、糖尿病、高脂血症和肥胖症等危险因素，遵医嘱坚持服药，不可随意停药或换药，注意药物不良反应。

3. 复查指导　指导患者定期门诊复查，发现肢体麻木、无力、眩晕、复视或突然跌倒等症状，应及时就医。

三、脑梗死

脑梗死（cerebral infarction）又称缺血性脑卒中，是指各种原因所致脑部血液供应障碍，导致脑组织缺血、缺氧所引起的局限性脑组织软化或缺血性坏死。脑梗死是脑卒中最常见类型，主要包括脑血栓形成和脑栓塞。

脑血栓形成

脑血栓形成（cerebral thrombosis）是脑梗死常见的类型。各种原因导致的脑血管管腔狭窄、闭塞或血栓形成，造成该动脉供血区局部脑组织血流中断而发生缺血、缺氧性坏死，引起偏瘫、失语等相应的神经症状和体征。

【病因及发病机制】

（一）病因

1. 脑动脉粥样硬化　是脑血栓形成最常见和最基本的病因，常伴有高血压、糖尿病和高脂血症等常加速脑动脉粥样硬化。

2. 脑动脉炎　细菌、病毒等感染均可导致脑动脉炎症，使管腔狭窄或闭塞。

3. 其他　真性红细胞增多症、血小板增多症、弥散性血管内凝血、颅内外夹层动脉瘤等。

（二）发病机制

在动脉壁病变的基础上，动脉内膜损害破裂或形成溃疡，造成管壁粗糙，管腔狭窄。失水、睡眠状态、心律失常等使血液黏滞性增高、血压下降、血流缓慢促使血栓形成。脑血栓以大脑中动脉、颈内动脉多见。血栓形成后，血流受阻或完全中断，若侧支循环不能代偿供血，受累血管供应区的脑组织则缺血、水肿、软化、坏死。经数周后坏死组织被吸收，胶质纤维增生或瘢痕形成。急性脑梗死病灶由缺血中心区及其周围的缺血半暗带组成。缺血中心区脑组织已发生不可逆性损害。缺血半暗带是指梗死灶中心坏死区周围可恢复的部分血流灌注区，因此区内有侧支循环存在而可获得部分血液供给，因此，急性脑梗死的治疗必须在发病早期进行。有效挽救缺血半暗带脑组织的治疗时间，称为治疗时间窗。目前研究表明，急性缺血性脑卒中的治疗时间窗一般不超过 6 小时。

【护理评估】

（一）健康史评估

评估患者发病的时间、急缓；有无脑动脉粥样硬化、高血压、糖尿病、高脂血症、TIA 病史，有无脑血管疾病的家族史；有无吸烟、酗酒、口服避孕药、高脂饮食、高盐饮食。

（二）身体评估

1. 临床特点　①多见于 50 岁以上有动脉粥样硬化、高血压、高脂血症、糖尿病的患者；②安静或睡眠中发病，部分患者发病前有肢体麻木、无力等前驱症状或 TIA 发作；③起病缓慢，症状多在发病后 10 小时或 1～2 天达高峰；④多数患者生命体征平稳，无意识障碍和颅内压增高表现，当大面积脑梗死时，患者出现头痛、呕吐、意识障碍，甚至危及生命。⑤以偏瘫、失语、偏身感觉障碍和共济失调等局灶定位症状为主。

2. 神经系统定位表现　不同部位脑血管闭塞临床表现不同。

（1）大脑中动脉血栓形成　表现为"三偏征"，即对侧偏瘫、偏身感觉障碍及同向性偏盲。优势半球受累可出现失语。由于主干闭塞引起大面积的脑梗死，患者多有意识障碍，脑水肿严重时可导致脑疝形成，甚至死亡。

（2）颈内动脉血栓形成　除有大脑中动脉血栓形成的症状外，还有病灶侧单眼一过性黑矇、颈动脉搏动减弱等症状。

（3）椎-基底动脉系统闭塞　最常见表现是眩晕、平衡障碍；特征性表现为跌倒发作和短暂性全面性遗忘症；可有单侧或者双侧面部、口周麻木，单独出现或者伴有对侧肢体瘫痪、感觉障碍，呈现典型的或者不典型的脑干缺血综合征。

3. 临床类型　①完全型：起病 6 小时内病情达高峰，为一侧肢体完全性瘫痪甚至昏迷，需与脑出血鉴别。②进展型：症状在发病 48 小时内逐渐进展或呈阶梯式加重。③缓慢进展型：起病 2 周以后症状仍逐渐发展。④可逆性缺血性神经功能缺失：症状和体征持续时间超过 24 小时，但 1～3 周内可完全恢复，无任何后遗症。

（三）心理-社会评估

突然出现的感觉与运动障碍、可能的后遗症等，往往会给患者和家人带来巨大精神压力和经济负担，使患者和家属产生焦虑、抑郁、恐惧等不良心理反应。

（四）辅助检查

1. 影像学检查

（1）头颅 CT　是最常用的检查。发病 24 小时内 CT 显示正常，24 小时后显示低密度病灶。发病后尽快进行 CT 检查，有助于早期脑梗死与脑出血的鉴别（图 9-3）。

（2）MRI　功能性 MRI，如弥散加权成像在症状出现数分钟内就可显示缺血灶，并可早期确定大小、部位与时间，对早期发现小梗死灶较常规 MRI 更敏感。

（3）脑血管造影检查　是诊断脑血管疾病的金标准。可以发现血管狭窄、闭塞及其他血管病变，如动脉瘤和动静脉畸形等（图 9-4）。可以为脑卒中的血管内治疗提供依据。

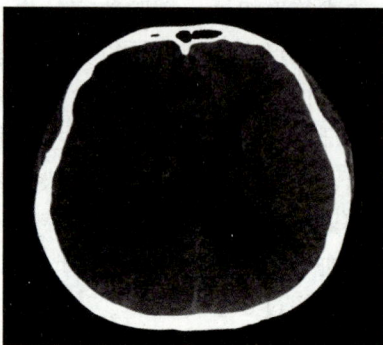

图 9-3　CT 扫描示大面积脑梗死及占位效应

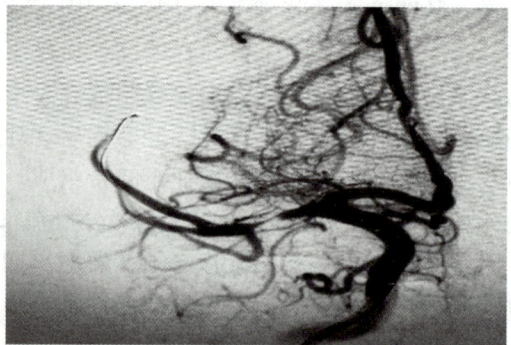

图 9-4　脑血管造影显示右侧大脑中动脉狭窄

2. 彩色多普勒超声检查（TCD）　对判断颅内外血管狭窄、闭塞、痉挛等有帮助，还可用于溶栓监测，判断预后。

3. 超声检查 彩色多普勒超声检查对发现颅内外血管狭窄、闭塞、血管痉挛或侧支循环建立程度有帮助，并可用于溶栓治疗监测。

4. 其他检查 血常规、血糖、血脂、肾功能、凝血功能等。这些检查有助于发现脑梗死的危险因素并对病因进行鉴别。

【主要护理诊断/问题】

1. 躯体移动障碍 与运动中枢损害致肢体瘫痪有关。

2. 吞咽障碍 与意识障碍或延髓麻痹有关。

3. 语言沟通障碍 与语言中枢损害有关。

4. 有失用综合征的危险 与意识障碍、偏瘫所致长期卧床有关。

5. 潜在并发症 颅内压增高、脑疝等。

6. 焦虑 与瘫痪、失语、缺少社会支持及担心疾病预后有关。

【护理措施】

（一）一般护理

1. 休息与活动 急性期绝对卧床休息，取平卧位，保证脑部的血液供应；患者头部禁用冰袋或冷敷，以免血管收缩，使脑血流量减少。协助做好日常生活护理；注意患侧肢体良肢位的摆放，恢复期尽量鼓励其独立完成生活自理活动，增强自我照顾的能力和信心。

2. 饮食护理 能吞咽者鼓励自行进食，少量多餐，选择高蛋白、高维生素、低盐、低脂、低热量的流质、半流质或软饭，避免粗糙、干硬、刺激性的食物；能坐起的患者取坐位，头略前倾，不能坐起的患者取仰卧位，将床头抬高30°，头下垫软枕使头部前屈。进食后保持坐位0.5~1小时，防止食物反流及误吸。如患者有意识障碍、吞咽困难、饮水呛咳不能进食时，不能用吸管饮水防止误吸，给予鼻饲流质饮食。

3. 安全护理 偏瘫患者安置床边护栏，防止坠床；肢体轻瘫患者防止摔伤，走廊、厕所安装扶手，地面防潮、防滑，去除门槛和障碍物。感觉障碍肢体应避免过冷或过热刺激，热水袋水温不宜超过50℃，以防烫伤。

（二）病情观察

观察患者意识、瞳孔、生命体征的变化，监测有无电解质、酸碱平衡紊乱或肠道出血等。观察肌力、肌张力、腱反射的改变，如脑梗死症状加重，提示病灶扩大或合并颅内出血。观察头痛、呕吐、视神经盘水肿及瞳孔变化，判断有无脑水肿、颅内压增高。

（三）配合治疗

1. 急性期治疗

（1）早期溶栓治疗 发病3~4.5小时进行溶栓使血管再通，恢复梗死区血流灌注和改善组织代谢。重组组织型纤溶酶原激活剂（rt-PA）和尿激酶（UK）是目前我国使用的主要溶栓药物，rt-PA是选择性纤维蛋白溶解剂，其溶栓作用局限于血栓形成部位，不产生全身溶栓状态，宜在发病后3小时内进行。尿激酶不仅在血栓局部溶栓，并使全身处于溶栓状态。

（2）抗凝治疗 主要包括肝素、低分子肝素和华法林、新型抗凝药。对于长期卧床，特别是合并高凝状态有形成深静脉血栓和肺栓塞趋势者，可以使用低分子肝素预防治疗。

（3）调整血压 脑梗死急性期血压应维持在比病前稍高的水平。除非血压过高（血压>220/120mmHg及平均动脉压>130mmHg），否则急性期一般不使用降压药，以免血压过低而致脑血流量不足，加重脑梗死。持续性血压过低的患者，必要时给升压药。

（4）防止脑水肿 多见于大面积脑梗死，梗死后3~5天达高峰，是脑血栓形成急性期的主要死因。首选20%甘露醇250ml，静脉快速滴注，降低颅内压、减轻脑水肿。

（5）抗血小板聚集 常用抗血小板聚集剂有阿司匹林和氯吡格雷。未行溶栓的急性脑梗死患者应在48小时之内服用阿司匹林，但一般不在溶栓后24小时内应用阿司匹林，以免增加出血风险。氯吡格雷宜口服，必要时可将氯吡格雷与阿司匹林联合应用。

（6）脑保护治疗　应用胞磷胆碱、钙离子拮抗剂（尼莫地平、盐酸氟桂嗪等）和自由基清除剂（依达拉奉）等药物及头部或全身亚低温治疗，以降低脑细胞代谢，减轻脑损伤。

（7）控制血糖　急性期患者血糖升高较常见。血糖超过11.1mmol/L时可给予胰岛素治疗。应加强血糖监测，可将高血糖患者血糖控制在7.8~10mmol/L以下。

（8）血管内介入治疗　根据患者情况选择开颅减压术、部分脑组织切除术、脑室引流术、颈内动脉内膜切除术、血管成形术、血管内支架术等治疗。

（9）中医治疗　中药丹参、川芎、红花、三七、葛根素等，具有活血化瘀、通经活络、改善脑部血液循环的作用。

2. 恢复期治疗　恢复期患者的患侧肢体由迟缓性瘫痪逐渐进入痉挛性瘫痪，康复治疗是重要的治疗手段。原则是综合各种康复手段，如物理疗法、针灸、言语训练、认知训练、吞咽功能训练、合理使用各种训练工具，促进患者患肢随意运动的出现，强化日常生活活动能力（ADL）训练，为患者早日回归家庭和社会做好准备。

（四）用药护理

1. 溶栓抗凝药物　严格控制药物剂量，监测出凝血时间、凝血酶原时间，观察皮肤及消化道出血倾向。如果患者出现头痛、肌力和意识状态突然恶化、血压增高、恶心或呕吐，提示并发颅内出血，遵医嘱立即停用溶栓抗凝药物。

2. 抗血小板药物　此类药物宜长期服用，治疗期间应监测药物疗效、不良反应和血常规。主要不良反应有恶心、腹痛、腹泻、皮疹及白细胞减少。

3. 钙通道阻滞剂　可有头部胀痛、颜面发红、血压降低等不良反应，静脉滴速宜慢，指导患者和家属不要随意调节输液速度，在用药过程中注意观察血压变化。

（五）对症护理

1. 预防感染　①预防肺部感染：鼓励患者深呼吸，定时给患者翻身、拍背，保持呼吸道通畅，病情稳定后指导患者尽早活动。②预防尿路感染：多饮水，保持会阴部清洁，尽可能避免留置导尿，留置导尿患者做好尿感护理，避免感染。

2. 预防压疮　保持床单平整、清洁、干燥，每2小时翻身一次，避免拖拉患者，大小便失禁者及时更换被服。必要时使用气垫床。

3. 预防便秘　训练患者养成定时排便的习惯，鼓励患者尽早运动，多饮水，多食富含纤维素的食物，顺时针按摩腹部，必要时给予缓泻剂。

4. 康复护理　瘫痪、感觉障碍、语言障碍的护理　见本章第一节相关内容。

（六）心理护理

关心、尊重患者，多与患者交谈，鼓励患者表达自己的感受；提供有关疾病的治疗和预后的相关知识，鼓励患者正确对待疾病，消除焦虑、恐惧心理和悲观情绪；避免任何刺激和伤害患者自尊的言行。

（七）健康指导

1. 生活指导　生活规律，心情愉快，适当进行体力活动，摄入低盐、低脂、低胆固醇、低热量、高维生素饮食，多食蔬菜、水果，保持大便通畅，忌烟忌酒。

2. 疾病知识指导　向患者及家属介绍脑血栓形成的病因、临床表现和治疗方法。指导患者积极治疗脑血栓形成的危险因素，如高血压、高脂血症、糖尿病、TIA等。高血压治疗应平稳降压、血压不宜下降过低或波动过大。

3. 康复指导　教会患者康复基本技能，帮助其分析和消除不利于疾病康复的因素，让其坚持训练、循序渐进、持之以恒地落实康复计划。

4. 复查、就诊指导 指导患者定期复查血压、血糖、血脂等，如出现头晕、肢体麻木、短暂脑缺血发作等先兆表现时，应及时就诊。

<h3 style="text-align:center">脑栓塞</h3>

脑栓塞（cerebral embolism）是指各种栓子随血液进入颅内动脉，使血管急性闭塞或严重狭窄，引起相应供血区脑组织发生缺血坏死及功能障碍的一组综合征，约占全部脑梗死的1/3。脑部任何血管都可以发生脑栓塞，以颈内动脉系统特别是大脑中动脉最常见，基底动脉和椎动脉栓塞少见。青壮年发病率较高。

【病因及发病机制】

（一）病因

根据栓子来源分为心源性、非心源性和来源不明性3种。

1. 心源性 为脑栓塞最常见病因，以风湿性心脏病二尖瓣狭窄伴心房颤动最多见；其他的原因有心肌梗死、感染性心内膜炎、心脏手术及二尖瓣脱垂等。

2. 非心源性 指心脏以外血管来的栓子造成的脑栓塞。常见的原因有动脉粥样硬化的斑块脱落、骨折或手术时脂肪栓均可引起脑栓塞。

3. 其他 来源不明性少数病例查不到栓子来源。

（二）发病机制

脑栓塞最常见于颈内动脉系统。脑栓塞所引起的病理改变与脑血栓形成基本相同，但可多发。脑动脉栓塞后造成该血管供应区的脑组织发生梗死，可形成红色充血性梗死或者白色缺血性梗死，或混合性梗死；此外，由于骤然发生的脑栓塞易伴发脑血管痉挛，导致的脑缺血损伤较脑血栓形成更严重。

【护理评估】

（一）健康史评估

评估患者的有无风湿性心脏病、心房颤动、心肌梗死、动脉粥样硬化等病史。

（二）身体评估

1. 多在活动中急骤发病，无前驱症状，局灶性神经体征在数秒至数分钟达到高峰，是所有急性脑血管病中发病速度最快的，多表现为完全性脑卒中。

2. 以偏瘫、失语等局灶性神经功能缺损为主要表现，患者有无意识障碍取决于栓塞血管的大小和梗死面积，重者表现为突发昏迷、全身抽搐，可因脑水肿或颅内高压继发脑疝而死亡。

3. 因脑栓塞的病因不同，除上述脑部症状外，常伴有原发病的症状。如心房颤动的第一心音强弱不等、心律不规则、脉搏短绌；心肌梗死的剧烈而较持久的胸骨后疼痛；心脏瓣膜病的心脏杂音、肺栓塞的气急、胸痛和咯血；肾栓塞的腰痛和血尿等。

（三）心理-社会评估

因突然出现肢体瘫痪、失语等表现，患者和亲属心理遭受巨大的打击，易产生紧张、焦虑、悲观等心理。

（四）辅助检查

1. 头颅 CT 和 MRI 检查 可显示缺血性梗死或出血性梗死的改变，出现出血性梗死改变更支持脑栓塞的诊断。

2. 脑脊液（CSF）检查 脑脊液压力正常，大面积栓塞时压力可增高。

3. 其他检查 心电图、超声心动图、胸部 X 线检查，以帮助寻找栓子来源，怀疑感染性心内膜炎时需做血液常规和细菌培养等检查。

（五）配合治疗

由于引起脑栓塞的栓子种类繁多，可根据栓子性质的不同分别进行处理。对于心房颤动导致脑栓塞应使用华法林或新型抗凝药治疗。对感染性栓塞应使用抗生素，并禁用溶栓和抗凝治疗，防止感染扩散。在脂肪栓塞时，可用扩容剂、血管扩张剂。

【护理诊断】

参见"脑血栓形成"相关内容。

【护理措施】

参见"脑血栓形成"相关内容。

四、脑出血

脑出血（intracerebral hemorrhage，ICH）是指原发性非外伤性脑实质出血，占全部脑卒中的20%~30%，是病死率最高的脑卒中类型。高发年龄为50~70岁，男性略多见，冬春季好发。80%的脑出血为大脑半球出血，脑干和小脑出血约占20%。

【病因及发病机制】

（一）病因

脑出血最常见的病因是高血压伴发脑内小动脉硬化，其他病因有颅内动脉瘤、脑血管畸形、脑底异常血管网病、动脉炎、血液病、抗凝和溶栓治疗等。

（二）发病机制

因长期高血压可导致脑内小动脉在血流冲击下形成微小动脉瘤或微夹层动脉瘤，当情绪激动、排便、用力等诱因导致血压骤然升高时，脑内的微小动脉瘤或微夹层动脉瘤突然破裂出血，血液进入脑组织形成血肿，可造成局部神经功能障碍。豆纹动脉自大脑中动脉近端呈直角发出，受高压血流冲击最大，易致血管破裂出血，是脑出血的好发部位，可造成基底节区出血；出血和水肿可引起脑组织受压出现神经系统缺失症状。脑出血的主要死因是脑疝。

【护理评估】

（一）健康史评估

重点评估患者既往有无高血压、脑动脉硬化、颅内动脉瘤、脑血管畸形、血液病等病史，是否有家族脑卒中史；询问发病前有无剧烈活动、情绪激动、饮酒、用力排便、劳累等诱因。

（二）身体评估

1. 临床特点 多见于50~70岁的高血压患者，男性多于女性，好发于冬季。起病突然，多于白天，因情绪激动、用力排便、饮酒或活动时发病；起病较急，数分钟至数小时内病情发展到高峰；发病时血压明显升高；发病后主要表现为剧烈头痛、喷射性呕吐、意识障碍、偏瘫、失语、大小便失禁等，出血量多时可致颅内压增高，形成脑疝而死亡。

2. 不同出血部位临床表现

（1）壳核出血 最常见，占脑出血50%~60%，为豆纹动脉尤其是其外侧支破裂所致，常波及内囊。表现为典型的三偏征（病灶对侧偏瘫、偏身感觉障碍和同向偏盲），还可出现双眼球不能向病灶对侧同向凝视，优势半球受损可有失语。出血量小（<30ml）者临床症状轻、预后好；出血量较大（>30ml）者临床症状较重，可出现意识障碍甚至脑疝死亡。

（2）丘脑出血 占脑出血的10%~15%，系丘脑膝状体动脉和丘脑穿通动脉破裂所致，表现如下。①丘脑性感觉障碍：对侧半身深浅感觉减退，感觉过敏或自发性疼痛；②运动障碍：出血侵及内囊可出现对侧肢体瘫痪，多为下肢重于上肢；③丘脑性失语：言语缓慢而不清、重复言语、发音困难、复述差，朗读正常；④丘脑性痴呆：记忆力减退、计算力下降、情感障碍、人格改变；⑤眼球运动障碍：眼球向上注视麻痹，常向内下方凝视。

（3）脑干出血 占脑出血病例10%～15%，脑桥出血多见，由基底动脉的脑桥支破裂导致。①小量出血：可无意识障碍，仅表现为交叉性瘫痪、共济失调性偏瘫，双目凝视瘫痪肢体。②大量出血（＞5ml）：累及双侧脑桥，患者迅速出现昏迷、四肢瘫痪、双侧瞳孔针尖样缩小、中枢性高热、中枢性呼吸障碍、去大脑强直、应激性溃疡等，多在48小时内死亡。

（4）小脑出血 多由小脑上动脉分支破裂所致。①少量出血：表现为眩晕、呕吐、共济失调、眼球震颤、无肢体瘫痪、枕部疼痛等。②大量出血：病情十分危重，常迅速昏迷，双侧瞳孔缩小呈针尖样，呼吸节律不规则，有去大脑强直发作，最后致枕骨大孔疝而死亡。

（5）脑叶出血 占5%～10%，顶叶最常见，其次为颞叶、枕叶、额叶。常表现为头痛、呕吐、失语等，顶叶出血可有偏身感觉障碍、轻偏瘫。

（6）脑室出血 占3%～5%。由脑室内脉络丛动脉或室管膜下动脉破裂所致，血液直接进入脑室，称原发性脑室出血。出血量较少时，仅表现头痛、呕吐、脑膜刺激征阳性、无局限性神经体征。脑室内大量出血时，很快进入昏迷或昏迷逐渐加深，双侧瞳孔缩小呈针尖样，四肢弛缓性瘫痪及去大脑强直发作，脑膜刺激征阳性，高热、呼吸不规则、脉搏血压不稳定等，预后差，多迅速死亡。

（三）心理-社会评估

因起病突然、病情危重、死亡率高，会有焦虑、恐惧等心理反应。面对突然发生的肢体瘫痪、感觉障碍，容易出现沮丧、悲观、绝望心理，对自己的生活能力和生存价值丧失信心。

（四）辅助检查

1. 一般检查 可有血白细胞、血糖、尿素氮等暂时升高及蛋白尿。

2. 头颅CT检查 是临床诊断脑出血的首选检查。可清楚显示脑出血的部位、范围及出血量等。出血后CT即刻显示圆形或卵圆形高密度影，边界清楚（图9-5，图9-6）。随着血肿逐渐液化吸收，密度逐渐减低至等密度或低密度灶。

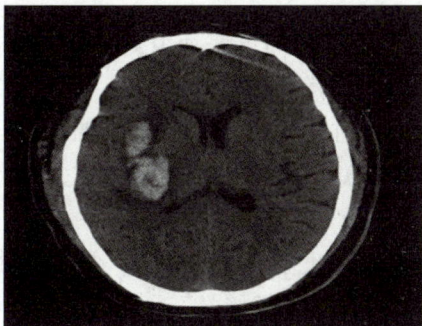

图9-5 CT示右侧基底节区脑出血

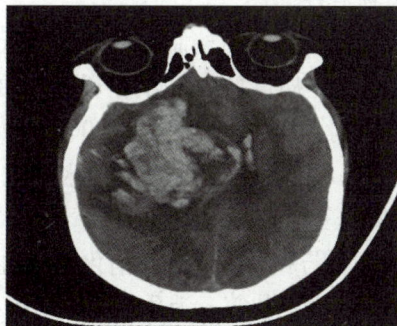

图9-6 CT示大量脑出血破入脑室并脑疝

3. 头颅MRI检查 对检出脑干和小脑的出血灶和监测脑出血的演变过程优于CT，对急性脑出血诊断不及CT，但较CT更易发现脑血管畸形、血管瘤等。

4. 脑脊液检查 脑脊液压力增高，多呈血性脑脊液。重症脑出血根据临床表现可以确诊者不宜腰穿，以免诱发脑疝导致死亡。

【主要护理诊断/问题】

1. 急性意识障碍 与脑出血、脑水肿有关。

2. 生活自理能力缺陷 与意识障碍、偏瘫有关。

3. 有皮肤完整性受损的危险 与长期卧床、意识障碍、运动功能受损有关。

4. 语言沟通障碍 与大脑语言功能区受损、意识障碍有关。

5. 有失用综合征的危险　与脑出血所致意识障碍、运动障碍或长期卧床有关。

6. 潜在并发症　脑疝、上消化道出血。

【护理措施】

（一）一般护理

1. 休息与体位　发病后 24 ~ 48 小时内避免搬动，绝对卧床休息 2 ~ 4 周。抬高床头 15° ~ 30°，以利静脉回流，减轻脑水肿。昏迷患者头偏向一侧或取侧卧位，以利于唾液和呼吸道分泌物排出。各项护理操作如翻身、吸痰、鼻饲等动作应轻柔，避免情绪激动、剧烈咳嗽、打喷嚏等，以防止颅内压和血压增高而导致再次出血或出血加重。

2. 饮食护理　生命体征平稳、无颅内压增高和消化道出血，给予高蛋白、高维生素、易消化的清淡饮食，补充足够水分（每天液体摄入量不少于 2500ml），避免刺激性食物，进食速度不宜过快，遇呕吐或反流呛咳时应暂停进食，以防窒息和吸入性肺炎。有消化道出血者禁食 24 ~ 48 小时。发病 3 天后仍神志不清楚，不能进食者，应鼻饲流质饮食，以保证营养供给，病情稳定后逐渐恢复正常饮食。

（二）病情观察

密切观察生命体征、意识及瞳孔的变化，观察脑出血患者是否有剧烈头痛、喷射性呕吐、血压升高、脉搏减慢、呼吸不规则、一侧瞳孔散大、意识加重等脑疝表现，或上腹部饱胀不适、呕血、便血、尿量减少等上消化道出血征象，发现异常及时通知医生做出处理。

（三）配合治疗

治疗原则：降轻颅内压，控制血压，防止再出血，控制脑水肿，防治并发症，降低死亡率。

1. 一般治疗　应卧床休息，密切观察生命体征、瞳孔和意识变化，保持呼吸道通畅，必要时吸氧，保证水、电解质平衡和营养供给。

2. 药物治疗

（1）降低颅内压　控制脑水肿、降低颅内压是脑出血急性期治疗的重要环节。常用 20% 甘露醇快速静脉滴注，病情平稳时可用 10% 甘油果糖静脉滴注，也可呋塞米静脉注射。

（2）控制血压　当收缩压 ≥ 200mmHg 或舒张压 ≥ 110mmHg 时，脱水基础上给予温和降压药物，平稳降血压，使血压略高于发病前水平或 180/105mmHg 左右。急性期后，血压仍持续过高者，可系统地应用降压药，以防再次出血。

（3）止血药和凝血　合并消化道出血或有凝血障碍时可以使用止血药、凝血药，常用药物有 6 - 氨基己酸、酚磺乙胺等。消化道出血时可给予西咪替丁、奥美拉唑效果较好。

2. 手术治疗　壳核出血 ≥ 30ml、丘脑出血 ≥ 15ml、小脑出血量 ≥ 10ml（或直径 ≥ 3cm）、脑叶出血 ≥ 30ml 且距皮层表面 ≤ 1cm 可考虑手术治疗。常用手术方法有开颅清除血肿、钻孔扩大骨窗血肿清除术、钻孔血肿吸除术、脑室引流术等。手术宜在发病后 24 小时内进行。

3. 亚低温治疗　是脑出血的一种新的辅助治疗方法。在应用肌松剂和控制呼吸的基础上采用降温毯、降温头盔等，进行全身和头部降温，将温度控制在 32 ~ 35℃，可减轻脑水肿，降低颅内压，促进神经功能恢复。

4. 康复治疗　患者生命体征平稳，病情稳定，康复治疗就应开始进行。早期康复治疗能促进神经功能的恢复，提高生活质量。

（四）用药护理

甘露醇遇冷易结晶，用药前应仔细检查，如有结晶，可在热水中或用力振荡待结晶完全溶解后再使用；选择较为粗大的静脉给药，以保证甘露醇快速静滴（一般 20% 甘露醇 250ml 在 30 分钟内输完）；长期、大剂量应用可引起肾功能损害、心力衰竭，注意观察有无肾功能衰竭、心力衰竭的相应表现；甘露醇为渗透性利尿，常导致水、电解质的丢失，用药期间注意监测和维持水、电解质平衡；用药期间观察尿液颜色、尿量，记录24小时出入水量。

（五）对症护理

1. 脑疝的护理

（1）观察患者有无脑疝的表现　如有头痛加剧、喷射状呕吐、视神经盘水肿、血压升高、脉搏变慢、意识障碍、双侧瞳孔大小不等，应立即通知医生。

（2）急救配合与护理　应迅速给予吸氧和建立静脉通道，遵医嘱给快速静脉滴注20%甘露醇250ml；立即清除呕吐物和口鼻分泌物，保持呼吸道通畅，防止窒息；备好气管插管和脑室穿刺引流包；对呼吸骤停者应立即查明原因并行气管插管及人工呼吸，对心脏骤停者应立即给予胸外按压。

（3）避免引起颅内压增高因素　如用力、屏气，保持大便通畅；严密观察患者神志、瞳孔、生命体征变化。

2. 应激性溃疡　观察患者有无呕血、黑便。鼻饲患者，每次鼻饲前抽吸胃液，观察其颜色的变化；监测大便隐血试验结果，以便及时发现有无上消化道出血。如患者出现腹胀、胃液呈咖啡色或黑便，立即报告医生。其护理措施参见上"消化道出血患者的护理"相关内容。

（六）心理护理

和患者建立良好的关系，耐心介绍脑出血的病因、治疗和康复方法，帮助患者树立战胜疾病的信心；向患者介绍康复知识和护理计划，说明早期功能锻炼的重要性，鼓励患者与他人交流治疗和康复训练的体会；争取社会及亲友的支持。

（七）健康指导

1. 生活指导　生活规律，保证充足的睡眠，适当锻炼，避免过度劳累、突然用力过猛，保持大便通畅。进食低盐、低脂、低胆固醇、高维生素饮食，戒烟酒。嘱其自我控制情绪，保持乐观心态。

2. 疾病知识指导　向患者和家属介绍本病的基本知识，指导积极治疗高血压、糖尿病等；告知患者有再出血的危险，应避免情绪激动、便秘等诱因；定期观测血压，将血压控制在适当水平；学会自我监测，一旦出现头痛、肢体麻木、活动不灵、口齿不清时，立即就诊。

3. 康复指导　向患者和其家人说明康复训练的重要性，与患者及家属制订康复训练计划，尽量使患者能做到日常生活自理，指导并鼓励患者积极进行肢体康复、语言康复、感觉康复训练，循序渐进，持之以恒。

五、蛛网膜下隙出血

蛛网膜下隙出血（subarachnoid hemorrhage，SAH）是多种原因所致脑底部或脑及脊髓的表面血管破裂后，血液直接流入蛛网膜下隙而引起的临床综合征，又称原发性蛛网膜下隙出血。由于脑实质出血，血液穿破脑组织而流入脑室及蛛网膜下隙者，称为继发性蛛网膜下隙出血。蛛网膜下隙出血占所有脑卒中的10%。以青壮年多见，女性多于男性。

【病因及发病机制】

（一）病因

1. 颅内动脉瘤　最常见（先天性动脉瘤占大多数）。颅内动脉瘤破裂出血的主要危险因素包括高血压、吸烟、饮酒过量、既往有动脉瘤破裂史、动脉瘤体积较大、多发性动脉瘤等。

2. 其他　脑血管畸形、血液病、夹层动脉瘤、肿瘤、结缔组织疾病、抗凝治疗等。

（二）发病机制

动脉瘤好发于脑底动脉环交叉处，由于该处动脉壁内弹力层和肌层的先天性缺陷，在血液涡流的冲击下渐向外突出而形成动脉瘤；脑血管畸形的血管壁常为先天性发育不全，血管壁变性、厚薄不一；脑动脉硬化时，脑动脉中纤维组织替代了肌层，内弹力层变性断裂和胆固醇沉积于内膜，加上血流的冲击，硬化动脉渐扩张而形成动脉瘤。因此，在脑血管发生上述病变的基础上，当重体力劳动、情绪发生改变，以及饮酒、特别是酗酒时，血压突然升高，脑表面及脑底部血管发生破裂，血液流入蛛网膜下隙。

【护理评估】

（一）健康史评估

询问患者有无先天性动脉瘤、颅内血管畸形以及高血压等病史；有无血液病、糖尿病、颅内血肿及抗凝治疗史；有无吸烟、饮酒过量史；有无家族病史；有无情绪激动、剧烈运动、用力排便、疲劳过度等诱发因素。

（二）身体评估

1. 症状 主要取决于出血量、积血部位、脑脊液循环受损程度等。多在剧烈运动、情绪激动、用力等情况下急性发病，典型表现为突发异常剧烈的头痛，呈爆裂样疼痛。伴有一过性意识障碍和恶心、呕吐。头痛可持续数日，2周后逐渐减轻，若2周后头痛再次发生，常提示再出血。少数可有癫痫发作，少数患者可出现精神症状，如欣快、谵妄和幻觉。

2. 体征 脑膜刺激征是本病最具特征性的体征，以颈项强直最多见。20%患者眼底可见玻璃体下片状出血，发病1小时内即可出现，是急性颅内压增高和眼静脉回流受阻所致。部分患者眼底镜检查还可发现视神经盘水肿或视网膜出血。

3. 并发症 本病主要并发症为再出血、脑血管痉挛和脑积水。

（1）再出血 是最严重的急性并发症。多发生在1个月内，以第2周最多见。突然再次出现剧烈头痛、呕吐、抽搐、昏迷、颈项强直及Kernig征阳性。

（2）脑血管痉挛 是死亡和伤残的重要原因，脑血管痉挛可引起迟发性缺血性损伤，继发脑梗死。临床表现取决于痉挛的血管，常表现为轻偏瘫和失语等。

（3）脑积水 多发生于出血后1周内，轻者表现为嗜睡、精神运动迟缓和近记忆损害，重者出现头痛、呕吐、意识障碍、痴呆和尿失禁等。

（三）心理-社会评估

蛛网膜下隙出血患者常因剧烈头痛、担心再出血和疾病预后而产生焦虑、恐惧等心理。

（四）辅助检查

1. 头颅CT检查 是确诊的首选诊断方法，可见蛛网膜下隙高密度出血影（图9-7）。出血量少，CT可能不显示高密度影，因此需注意，CT显示正常有时不能排除蛛网膜下隙出血。

2. 头颅MRI检查 在显示急性期蛛网膜下隙出血时没有CT敏感，但是当蛛网膜下隙出血发病后数天CT检查的敏感性下降时，MRI可发挥较大作用。MRI可初步筛查动脉瘤。

3. 脑血管造影检查 是确诊蛛网膜下隙出血病因特别是颅内动脉瘤最有价值的检查方法。通过造影可清晰显示动脉瘤位置、大小、与载瘤动脉的关系及有无血管痉挛等（图9-8）。

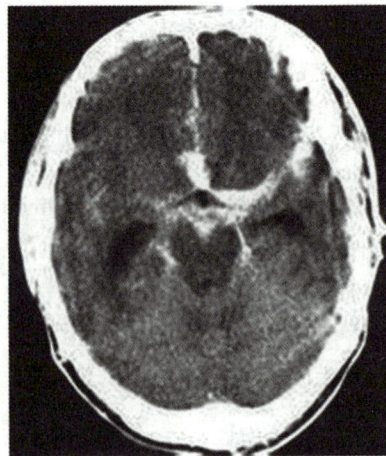

图9-7 CT平扫示左侧大脑外侧裂蛛网膜下隙出血

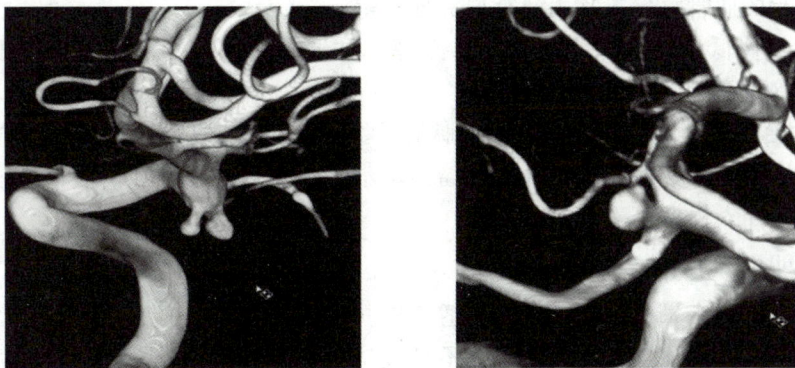

图 9 - 8 脑血管造影示动脉瘤

4. 脑脊液检查 是最有诊断价值和特征性的检查。脑脊液压力增高，外观呈均匀血性，镜检可见大量红细胞，当出血时间较长，引起无菌性化学性脑膜炎时白细胞计数常增加。

【主要护理诊断/问题】

1. 疼痛 头痛与脑水肿、颅内高压、血液刺激脑膜或继发性脑血管痉挛有关。

2. 恐惧 与剧烈头痛、担心再出血和疾病预后有关。

3. 自理缺陷 与长期卧床有关。

4. 潜在并发症 再出血。

【护理措施】

（一）一般护理

1. 休息与活动 绝对卧床休息 4~6 周，抬高床头 15°~20°，避免搬动和过早下床活动。避免情绪激动、剧烈咳嗽、屏气、打喷嚏、剧烈活动等诱发因素，避免头部过度摆动，保持大便通畅，便秘者给予缓泻剂，防止再次出血或出血加重。

2. 饮食护理 给予高热量、富含维生素、易消化的饮食，补充足够的水分，多食水果、蔬菜，避免刺激性食物，戒烟戒酒；不能进食者鼻饲流质饮食。

（二）病情观察

严密观察神志、血压、脉搏、呼吸、神志、瞳孔的变化，并做好详细记录。观察患者有无再出血征象，如为病情稳定后再次发生剧烈头痛、呕吐、痫性发作、昏迷、颈强直、Kernig 征加重等，应及时通知医生，配合抢救。

（三）配合治疗

治疗目的防治再出血和迟发性脑血管痉挛等并发症，预防复发，降低死亡率和致残率。

1. 一般治疗 绝对卧床休息、降低颅内压、控制脑水肿、维持水电解质平衡、维持生命体征稳定、预防感染等。

2. 防止再出血

（1）安静休息 避免一切引起血压和颅内压增高的因素，烦躁不安者应用地西泮、苯巴比妥等镇静药。

（2）调控血压 去除疼痛等诱因后，如收缩压 >180mmHg 或平均动脉压 >125mmHg，可在血压监测下使用短效降压药使血压下降，保持血压稳定在正常或者起病前水平。药物可选用钙离子通道阻滞剂、β 受体阻断剂或 ACEI 类。

（3）止血药物 可选用 6 - 氨基己酸和氨甲苯酸，防止动脉瘤周围的血块溶解引起再出血，但应注意可能发生脑缺血性病变。

3. 防止迟发性脑血管痉挛 主要选用钙通道阻滞剂，以降低细胞内 Ca^{2+} 水平，扩张血管，解除蛛网膜下隙出血引起的血管痉挛。常用药有尼莫地平等。

4. 防治脑积水 降低颅内压，常用20%甘露醇、甘油果糖、呋塞米等脱水降颅内压治疗。药物治疗无效者可考虑脑室穿刺脑脊液引流术。

6. 手术和介入治疗 消除动脉瘤是防止动脉瘤性SAH再出血最好的方法。颅内动脉瘤可采用动脉瘤夹闭术、动脉瘤切除术、血管内介入动脉瘤栓塞术。对于颅内动静脉畸形，可采用手术切除、供血动脉结扎术、血管介入栓塞等治疗。

（四）用药护理

①尼莫地平：可出现头晕、头痛、胃肠不适、皮肤发红、多汗、血压下降、心动过缓或过速等反应，应严格控制输液速度并注意密切观察有无不良反应发生。②6－氨基己酸：观察有无低血压、心动过缓、胃肠道反应等。静脉滴注速度应缓慢，以免导致血压下降。③甘露醇：快速静滴，注意观察尿量，记录24小时出入量，定期复查电解质。

（五）对症护理

采用缓解头痛的方法，如缓慢深呼吸、听音乐、转移注意力。如患者头痛或者躁动不安，遵医嘱使用药物止痛、镇静，以保证患者安静休息，防止病情加重。有便秘者，及时使用缓泻剂和大便软化剂。

（六）心理护理

主动向患者讲解头痛的原因，并告知随着出血的停止、颅内压的降低，头痛会逐渐缓解，以消除患者的紧张、恐惧、焦虑心理，增强战胜疾病的信心。

（七）健康指导

1. 生活指导 生活规律，保持情绪稳定；多摄入高蛋白、富含维生素的食物，戒烟戒酒；避免剧烈活动、重体力劳动、用力大便，养成良好的排便习惯；女性患者在发病后1~2年避免妊娠和分娩。

2. 疾病知识 告知疾病相关知识，让患者了解蛛网膜下隙出血的病因及诱因。告诉患者及家属本病的复发率高，如果确诊为动脉瘤，应尽早手术切除或血管内介入治疗，这是防止再出血的最根本方法。学会自我监测方法，如果再次出现剧烈头痛、恶心、呕吐，可能为蛛网膜下隙再出血，要及时就诊。

目标检测

选择题

A1/A2 型题

1. 患者，女，40岁，既往风心病10年，今日晨起吃早饭时突然口角歪斜，口齿不清，左侧肢体无力。考虑医疗诊断为
   A. 脑出血　　　　　　　　B. 脑血栓形成　　　　　　　　C. 蛛网膜下隙出血
   D. 脑栓塞　　　　　　　　E. 短暂性脑缺血发作

2. 脑出血患者典型的"三偏"症状为
   A. 偏身感觉障碍、偏瘫、偏侧面瘫　　　　B. 伸舌偏、抬眼偏、嘴角偏
   C. 偏身麻木、偏瘫、偏身疼痛　　　　　　D. 偏身感觉障碍、偏瘫、偏盲
   E. 偏身麻木、偏盲、偏身疼痛

3. 患者，男，48岁。脑出血，入院第2天发生颅内压增高，遵医嘱静脉滴注20%甘露醇250ml时应注意
   A. 慢　　　　　　　　　　B. 极慢　　　　　　　　　　C. 一般速度
   D. 快速滴注　　　　　　　E. 按血压高低调节滴注速度

A3/A4 型题

（4~7 题共用题干）

老年男性患者，情绪激动时出现剧烈头痛、呕吐，继之昏迷，体温 36.5℃，血压 220/120mmHg，既往有高血压病史 10 年。检查：右侧上、下肢软瘫，头部 CT 示高密度病灶。

4. 该患者诊断应首先考虑
   A. SAH
   B. 脑出血
   C. 脑梗死
   D. TIA 发作
   E. 脑血栓形成

5. 临床哪项检查对明确诊断意义最大
   A. 颅脑 MRI
   B. 血常规
   C. 颅脑 CT
   D. 脑血管造影 DSA
   E. 腰椎穿刺

6. 该病急性期最威胁患者生命的并发症是
   A. 消化性出血
   B. 脑疝形成
   C. 电解质紊乱
   D. 营养不良
   E. 下肢深静脉血栓形成

7. 急性期护理措施错误的是
   A. 严密观察神志、瞳孔、生命体征的变化
   B. 保持呼吸道通畅
   C. 鼓励家属及朋友多探视，陪伴安慰患者
   D. 绝对卧床休息
   E. 做好生活护理

（8~10 题共用题干）

患者，男，68 岁，农民。近 1 年来经常出现头晕、右侧肢体活动不良伴麻木感，一般持续 10~20 分钟后症状完全消失，未予重视。3 小时前中午睡醒后突然发现右侧肢体无力，不能说话，但神志清楚。家人迅速将其送至医院。

8. 根据病史，考虑对患者此次发病最有提示意义的危险因素是
   A. 年龄、性别
   B. 糖尿病
   C. 短暂性脑缺血发作
   D. 高血压
   E. 高脂血症

9. 经头颅 CT 证实，患者脑内无出血灶存在。患者发病至今仅 3 小时，目前最应该积极采取的治疗措施是
   A. 抗凝治疗
   B. 抗血小板聚集治疗
   C. 脑保护治疗
   D. 早期溶栓治疗
   E. 脱水降颅压治疗

10. 患者发病后 5 小时完成上述治疗后，评估发现患者神经功能缺损症状无缓解，此时可对患者进行下列治疗，除外
    A. 立即给予阿司匹林口服
    B. 进行血管内机械取栓治疗
    C. 给予胞磷胆碱、脑蛋白水解物等药物降低脑代谢
    D. 给予银杏叶制剂等改善脑循环
    E. 防治脑水肿

第四节　帕金森病患者的护理

PPT

▶ 情境导入

情境：患者，男，72 岁，退休职工。因"四肢颤动 5 年，加重伴步行困难 1 月余"入院。护理评估：T 36.8℃，P 78 次/分，R 18 次/分，BP 136/80mmHg。面具脸。四肢肌力 4 级，肌张力明显增高，呈齿轮样强直，步行不能。病理征（-），腱反射亢进。

任务：1. 该患者目前存在哪些主要护理问题？
2. 应从哪些方面对该患者进行生活护理？

帕金森病（Parkinson disease，PD）又名震颤麻痹，是一种常见的中老年神经系统变性疾病，临床上以静止性震颤、运动迟缓、肌强直和姿势步态异常为主要特征，同时可伴有抑郁、便秘和睡眠障碍等非运动症状。我国 65 岁以上人群患病率为 1.7%，患病率随年龄增加而升高，男性稍高于女性。

【病因及发病机制】

（一）病因

本病的病因尚未阐明，其发生可能与下列因素有关。

1. 遗传因素　10% 的 PD 有家族史，遗传因素可能决定本病的易感性。

2. 环境因素　杀虫剂、除草剂是 PD 发病的高危因素，促进自由基生成，导致多巴胺神经元变性死亡。

3. 年龄老化　本病多见于中老年人，随着年龄增长，老化能加速黑质多巴胺能神经元和纹状体中多巴胺递质减少，导致本病发生。

4. 多因素交互作　在环境因素、神经系统老化等因素的共同作用下，通过氧化应激、线粒体功能紊乱、蛋白酶功能障碍、炎性和（或）免疫反应、钙稳态失衡、细胞凋亡等机制，导致黑质多巴胺能神经元大量变性、丢失导致发病。

（二）发病机制

纹状体中多巴胺（DA）与乙酰胆碱（ACh）两大递质系统的功能相互拮抗，两者之间的平衡对基底核运动功能起着重要调节作用。黑质多巴胺能神经元通过黑质 – 纹状体通路将多巴胺输送到纹状体，由于帕金森病患者的黑质多巴胺能神经元显著变性丢失，多巴胺递质水平显著降低，多巴胺递质降低的程度与患者的症状严重度呈正相关。多巴胺水平显著降低，造成乙酰胆碱系统功能相对亢进，这种递质失衡与震颤、肌张力增高、动作减少等运动症状的产生密切有关。中脑 – 边缘系统和中脑 – 皮质系统的多巴胺水平的显著降低，是智能减退、情感障碍等高级神经活动异常的生化基础。多巴胺替代药物和抗胆碱能药物对帕金森病的治疗原理正是基于纠正这种递质失衡。

【护理评估】

（一）健康史评估

评估此类患者的年龄；有无接触除草剂、杀虫剂、异喹啉类化合物等工业或农业毒素；有无家族遗传史等。

（二）身体评估

1. 症状体征

（1）静止性震颤　多为首发症状。常从一侧手指开始，后可波及整个上肢、下肢、下颌、口唇和头部，表现为有规律的拇指对掌和手指屈曲的不自主震颤，类似"搓丸样动作"。典型震颤为静止性震颤，即在静止时明显，动作时减轻，睡眠时消失，情绪激动时加重。少数患者可不出现震颤，可合并轻度姿势性震颤。

（2）肌强直　被动运动关节时阻力增高，呈均匀一致性，类似弯曲软铅管的感觉，故称"铅管样强直"。弯曲震颤患者的手臂时，可感到在均匀的阻力中出现断续停顿，如同转动齿轮，称为"齿轮样强直"。手部肌肉强直时，患者书写字迹不正，字越写越小，称为"写字过小征"。面部肌肉强直时出现表情僵硬、双眼凝视、瞬目动作减少、笑容出现和消失减慢，形成"面具脸"。

（3）运动迟缓　随意运动减少，动作缓慢、笨拙。多表现为开始动作困难和缓慢，如行走时启动和终止均有困难。由少动引起的构音不全、重复语言、口吃等被称为本病的慌张语言。患者做快速重复性动作，运动速度缓慢、幅度减小。

（4）姿势步态异常　患者呈特殊的屈曲体姿，表现为头部前倾、躯干俯屈、肘关节屈曲、腕关节伸直、前臂内收、髋及膝关节弯曲。在疾病早期，表现为走路时患侧上肢摆臂幅度减小或消失；行走时步幅缩小，一旦迈步会越走越快，不能及时止步，称为"慌张步态"。启动、转弯时步态障碍尤为明显，自坐位、卧位起立时困难，有时行走中全身僵住，不能活动，称为"冻结"现象。

（5）非运动症状　近年来，PD 除上述运动症状外，还有非运动症状，如抑郁、便秘、睡眠障碍、嗅觉障碍、流涎等。因为非运动症状对患者的生活质量影响较大，有时甚至超过运动症状，已受到越来越多的学者关注。

（三）心理-社会评估

由于震颤、流涎、面肌强直等身体形象改变、生活不能自理而产生自卑、脾气暴躁、抑郁、焦虑、恐惧等负性情绪。

（四）辅助检查

1. 一般检查　常规检查均无异常，可检测到脑脊液中高香草酸和 5 - 羟吲哚醋酸含量降低，但无特异性。

2. 影像学检查　CT、MRI 检查无特征性改变；分子影像 PET 或 SPECT 检查在疾病早期甚至亚临床期即能显示异常，可检测到多巴胺转运体功能降低、多巴胺合成减少等，有较高的诊断价值。

【主要护理诊断/问题】

1. 躯体活动障碍　与本病引起的震颤、肌强直、体位不稳等运动障碍有关。

2. 营养失调：低于机体需要量　与吞咽困难有关。

3. 自尊低下　与因运动障碍而引起的自身形象改变、生活不能自理等有关。

4. 言语沟通障碍　与喉肌及面部肌肉强直、运动减少、减慢有关。

【护理措施】

（一）一般护理

1. 生活护理　鼓励患者尽量做到自我照顾，增加独立性，避免过分依赖别人，如进食、穿衣、移动等。对如厕有困难者，应移除厕所通道上的障碍物，提供必备辅助器材，如高度适中的座厕或便桶，便桶支撑侧要有扶手。建立有效的沟通方式指导患者采用手势、纸笔、画板等沟通方式与他人交流，与患者交流时应和蔼、诚恳，耐心倾听患者主诉。

2. 饮食护理　食物以高热量、高维生素、低脂、适量优质蛋白质饮食为主，并及时补充水分，蛋白不宜盲目给予过多，以免降低左旋多巴类药物的疗效；槟榔为拟胆碱能食物，可降低抗胆碱能药物疗效，也应避免食用。对端碗持筷有困难的患者，用大把手的叉子、汤勺，以及不易碎的不锈钢饭碗、水杯等。若患者手指颤抖厉害，可协助其进食。

3. 皮肤护理　对出汗多的患者，指导其穿柔软、宽松的棉质衣物，经常清洁皮肤，勤换被褥衣物，勤洗澡，若洗澡有困难则应指导其家人协助完成；患者长期卧床时，应保持床单元的整洁、干燥，定时翻身、拍背，并注意做好骨突处保护，预防压疮。

4. 安全护理　指导患者避免登高和操作高速运转的机器，不单独使用煤气、热水器以及锐利器械，以防止意外伤害，避免食用带刺的食物和使用易碎的器皿，外出时有人陪伴，尤其有智能障碍者在其口袋中放写有联系方式的"安全卡片"或"手腕识别牌"，以防丢失。

（二）病情观察

观察进行性加重的震颤、运动减少、强直和体位不稳等典型神经症状和体征等，同时观察有无因长期卧床并发肺炎、压疮等情况。

（二）配合治疗

1. 药物治疗

（1）复方左旋多巴　是目前治疗帕金森病最基本、最有效的药物。多巴胺不能通过血-脑屏障，因而需用其先驱物左旋多巴替代，但其副作用大，目前主要用复方左旋多巴治疗，这样既能增加左旋多巴的疗效，又能减轻其不良反应。常用复方制剂有美多巴、帕金宁等。

（2）抗胆碱能药物　协助维持纹状体的递质平衡。常用药物包括盐酸苯海索、东莨菪碱等。

（3）金刚烷胺　促进神经末梢释放多巴胺，并阻止其再吸收。

（4）多巴胺受体激动剂　能直接激动纹状体，产生和多巴胺相同作用的药物，减少和推迟运动并发症的发生。临床常用药物有普拉克索和吡贝地尔。

知识链接

深部脑刺激术

脑深部电刺激术（DBS）又称脑起搏器植入术，原理是通过植入大脑中的电极发放高频电刺激到控制运动的相关神经核团（苍白球内侧部、丘脑底核等），电刺激信号会干扰异常神经电活动，将运动控制环路或紊乱的神经递质恢复到相对正常的功能状态，从而达到减轻患者运动障碍症状、提高生活质量的目的。DBS手术属于神经外科微创手术，术中创面小、出血量低、术后康复快，脑起搏器是一套精密的微电子器械，植入体内后不影响正常生活。该手术的安全性已经逐渐得到了广泛的关注和认可。

2. 手术治疗　凡药物治疗无效、不能耐受药物治疗或在治疗中出现运动障碍者，可考虑外科治疗。目前常用的手术方法有苍白球、丘脑毁损术和深部脑刺激术（DBS）。

3. 康复治疗　对患者进行语言、进食等日常生活的训练和指导，尽可能改善患者生活质量；晚期卧床患者应加强护理，减少并发症。

（四）用药护理

1. 复方左旋多巴　①外周不良反应：表现恶心、呕吐、便秘等消化道症状。②中枢不良反应：即运动障碍，又称异动症，与纹状体受体的超敏感有关，可表现类似舞蹈症及手足徐动症。③症状波动：包括剂末现象（指每次用药的有效作用时间缩短，症状随血液药物浓度发生波动）和"开－关"现象（指症状在突然缓解与加重之间波动，与血药浓度无关）；④精神症状：表现欣快、躁狂、抑郁、焦虑、错觉、幻觉等，故精神病患者禁用。⑤指导患者从小剂量开始，逐步缓慢加量直至有效维持，服药期间嘱患者尽量避免使用维生素 B_6、利舍平、氯氮、氯丙嗪等药物，以免降低药效或导致直立性低血压。

2. 抗胆碱能药　主要有口干、眼花、少汗或无汗、面红、恶心、便秘、失眠等副作用。

3. 金刚烷胺　不良反应有心神不宁、失眠、意识模糊、踝部水肿等。

（五）对症护理

1. 排便护理　便秘患者多食含纤维素的食物，每天按摩腹部，养成定时排便的习惯，必要时遵医嘱给缓泻剂或灌肠、开塞露等。

2. 吞咽困难护理　对吞咽困难、饮水呛咳的患者要及时给予鼻饲，并做好相应的护理，以防引起误吸、窒息及吸入性肺炎。

（六）心理护理

细心观察患者的心理反应，倾听其心理感受，理解患者面对疾病的困难，及时给予正确的信息和引导，使其保持良好心态；培养患者兴趣与爱好，多与他人交往，不要孤立自己；关心、理解家属的处境，减轻其心理压力，尽力帮他们解决困难、走出困境，并鼓励家属关心和体贴患者，为患者创造良好的亲情氛围。

（七）健康指导

1. 生活指导　保持心理平衡，让患者认识加强生活自理能力、合理的饮食对改善病情的重要性。避免让患者进食带骨刺的食物和使用易碎的器皿；外出需有人陪伴，尤其是精神智能障碍者，应随身携带"安全卡片"，卡片上写患者姓名、联系电话，或佩戴识别牌，以防走失。

2. 运动康复 进行康复训练指导，指导患者在家属陪同下坚持适当运动和体育锻炼，加强日常生活动作训练，鼓励患者尽可能的生活自理，对卧床患者指导家属进行被动运动和按摩，以防止关节强直和肌肉挛缩，同时加强平衡功能及语言功能的康复训练。

3. 用药指导 告知患者服药的方法、注意事项、药物的不良反应，指导患者遵医嘱长期服药或终身服药，定期复查肝、肾功能、血常规，定期测量血压变化。

目标检测

选择题

A1/A2 型题

1. 患者，男，64 岁。近 2 个月来出现动作缓慢和双手抖动，到医院检查后诊断为帕金森病。该病一般不会出现

   A. 面具脸   B. 静止性震颤   C. 肌肉强直

   D. 写字过小症   E. 偏瘫

2. 患者，男，68 岁，双手抖动伴动作缓慢 9 年。慌张步态，双手静止性震颤，手指扣纽扣、系鞋带等困难，面具脸，讲话声音断续，进食可。下列项目中该患者目前不可能出现的护理诊断是

   A. 有受伤的危险   B. 自尊低下   C. 语言沟通障碍

   D. 生活自理缺陷   E. 营养失调

A3/A4 型题

（3~5 题共用题干）

患者，男，67 岁，双手颤抖和动作迟缓 6 年余。查体有面具脸，双手静止性震颤，右侧明显，右上肢肌张力轮齿样增高，手指扣纽扣、系鞋带等困难，慌张步态。

3. 根据临床征象，患者最可能患的疾病是

   A. 脑梗死   B. 帕金森病   C. 特发性震颤

   D. 脑出血   E. 吉兰 - 巴雷综合征

4. 本病最常见的首发症状是

   A. 静止性震颤   B. 面部表情减少   C. 肌强直

   D. 运动迟缓   E. 感觉缺失

5. 该病患者主要的护理诊断/问题不包括

   A. 长期自尊低下   B. 躯体活动障碍   C. 语言沟通障碍

   D. 疼痛：头痛   E. 潜在并发症：外伤

第五节 癫痫患者的护理

PPT

情境导入

情境： 患者，男，18 岁。因"反复发作性意识丧失、全身抽搐 8 年，复发 1 小时"入院。1 小时前，患者又出现尖叫一声后倒地、呼之不应、全身抽搐、口吐白沫、两眼上翻、牙关紧闭、头后仰，伴大小便失禁，持续 3 分钟左右，伴有外伤，患者清醒后对当时发作的情况无记忆。

任务： 1. 该患者目前存在哪些主要护理问题？

        2. 本病发作期应如何处理？

癫痫（epilepsy）是由脑部神经元高度同步化异常放电所致的，以短暂中枢神经系统功能失常为特征的临床综合征，突然发生和反复发作，具有发作性、短暂性、重复性和刻板性的特点。临床上每次发作或每种发作的过程称为痫性发作，一个患者可有一种或数种形式的痫性发作。

癫痫是仅次于脑血管疾病的第二大神经系统疾病。可发生于任何年龄，青少年和老年是发病的两个高峰期。我国目前约有 900 万以上癫痫患者，每年新发病例 65 万 ~ 70 万。

【病因及发病机制】

（一）病因

1. 特发性癫痫　病因不明，未发现脑部有足以引起癫痫发作的结构性损伤或功能异常，可能与遗传因素密切相关，常在某一特定年龄段起病，一般预后良好。

2. 症状性癫痫　由各种明确的中枢神经系统结构损伤或功能异常所致，包括先天性畸形、代谢障碍、感染、颅脑外伤、颅内占位病变等。

3. 隐源性癫痫　临床表现提示为症状性癫痫，但现有的检查手段不能发现明确病因。占全部癫痫的 60% ~ 70%。

（二）发病机制

癫痫的发病机制尚未完全阐明。但无论何种病因引起的癫痫，其病理生理学改变是一致的：各种病因引发神经元钙、钠离子内流，神经细胞膜电位稳定性破坏，大脑神经元出现异常、过度同步放电。

【护理评估】

（一）健康史评估

评估家族中有无此类患者；有无睡眠不足、疲劳、饥饿、便秘、饮酒、情绪激动、内分泌失调、电解质紊乱、闪光等诱发因素。

（二）身体评估

不同类型的癫痫具有不同的临床发作特征，但都有如下共性。①发作性：症状突然发生，持续一段时间后迅速恢复，间歇期正常；②短暂性：发作持续时间非常短，通常为数秒钟或数分钟，除癫痫持续状态外，很少超过半小时；③重复性：首次发作后，经过不同间隔时间会有第二次或更多次的发作；④刻板性：每次发作的临床表现几乎一致。

1. 部分性发作　是指源于大脑半球局部区域的异常放电，包括单纯部分性发作、复杂部分性发作、部分性继发全面性发作 3 类，前者为局限性发作、无意识障碍，后两者出现意识障碍。

（1）单纯部分性发作　发作时间短，一般不超过 1 分钟，突然发生突然停止。分为部分运动性发作、部分感觉性发作、自主神经性发作和精神性发 4 类。

1）部分运动性发作　表现为某一局部发生不自主抽动，多为一侧眼睑、口角、手指或足趾，也可涉及一侧面部或肢体。如发作沿大脑皮质运动区有序扩散，如抽搐自一侧手指开始沿腕部、前臂、肘、肩、口角、面部扩展，称 Jackson 癫痫。发作后的肢体可遗留短暂的肢体瘫痪，称为 Todd 瘫痪。

2）部分感觉性发作　有体觉性、特殊感觉性、自主神经性、精神性发作等。表现为躯体某部位发作性感觉异常，如麻木感、针刺感、蚁走感等；特殊感觉以视、听、味、嗅幻觉等。感觉性发作可作为先兆症状出现。

3）自主神经性发作　表现为多汗、呕吐、面色苍白、全身潮红、腹痛、瞳孔散大等，容易扩散出现意识障碍而成为复杂部分性发作的一部分。

4）精神性发作　表现为记忆障碍、情感障碍、错觉、幻觉等。常为复杂部分性发作的先兆，也可继发全面性强直－阵挛性发作。

（2）复杂部分性发作　也称精神运动性发作，表现有意识障碍，发作时对外界刺激无反应，以自动症和精神症状为特征。主要分为以下 3 类。①仅表现为意识障碍：主要为意识模糊，意识丧失较少见；②表现为意识障碍与自动症：自动症是指在癫痫发作过程中或发作后意识模糊状态下出现的具有一定协调性和适应性的无意识活动，均在意识障碍的基础上发生，表现为反复撒嘴、咀嚼、舔舌、磨牙、反复搓手，不断地穿衣、脱衣、解衣扣等。③表现为意识障碍运动症状：特别是在睡眠中发生，运动障碍可为局灶性或不对称强直、阵挛、各种特殊姿势如击剑样动作等。发作后不能回忆发作过程。

（3）部分性发作继发全面性发作　单纯部分性发作可发展为复杂部分性发作，单纯或复杂部分性发作均可泛化为全面性强直阵挛发作。

2. 全面性发作　以意识障碍为首发症状。

（1）全面强直-阵挛发作　既往称大发作，为最常见的发作类型之一。以意识丧失和全身抽搐为特征。发作分3期。

1）强直期　突然意识丧失，跌倒在地，全身骨骼肌持续性收缩。眼球上翻或凝视、喉肌痉挛、发出尖叫、呼吸停止；口先张开后突然闭合，可咬破舌尖；颈部和躯干先屈曲后反张；上肢自上举、后旋转为内收、前旋；下肢自屈曲转为伸直。此期持续10~20秒。

2）阵挛期　肌肉交替性收缩与松弛，呈一张一弛交替性抽动，频率逐渐变慢，松弛时间逐渐延长。此期持续30~60秒。

以上两期都可发生舌咬伤，并伴呼吸停止、心率增快、血压升高、唾液和支气管分泌物增多、瞳孔扩大及对光反射消失等。

3）惊厥后期　尚有短暂阵挛，可引起牙关紧闭、大小便失禁。呼吸首先恢复，瞳孔、血压和心率逐渐正常。肌张力松弛，意识逐渐清醒。从发作到意识恢复5~15分钟。患者清醒后常感头晕、头痛、全身酸痛和疲乏无力，对发作过程全无记忆。

（2）失神发作　也称小发作，主要见于儿童或青年。分为典型和不典型失神发作。

1）典型失神发作　儿童多见，青春期前停止。表现为突然短暂意识丧失，突然中断正在进行的某种活动或手中持物坠落，患儿表情呆滞、呼之不应、两眼瞪视不动，持续5~10秒，事后立即清醒，继续原先之活动，对发作无记忆。

2）非典型失神发作　起始和终止均较典型失神缓慢，除意识丧失外，常伴肌张力降低，偶有肌阵挛。多见于有弥漫性脑损害患儿，预后较差。

（3）肌阵挛发作　可发生于任何年龄。表现为突然、快速、短暂、触电样肌肉收缩，可仅限于某个肌群、某个肢体，也可累及全身，声、光刺激可诱发，一般无意识障碍。

（4）阵挛性发作　常发生于婴幼儿，表现为全身重复性阵挛性抽搐伴有意识丧失，之前无强直期，恢复较快。

（5）强直性发作　常在睡眠中发作，表现为全身骨骼肌强直性收缩，常伴面色苍白或潮红、瞳孔散大等自主神经功能异常症状。发作持续数秒至数十秒。

（6）失张力发作　部分或全身肌肉张力突然降低导致垂颈、张口、肢体下垂和跌倒。持续数秒至1分钟，时间短者无意识障碍，发作后立即清醒和站起。

3. 癫痫持续状态　是临床最常见、最危险的癫痫状态。传统意义的癫痫持续状态是指一次癫痫发作持续30分钟以上，或连续多次发作、发作间期意识或神经功能未恢复正常。目前认为，如果全面强直-阵挛发作持续5分钟以上也考虑癫痫持续状态。多由于突然停用抗癫痫药、感染、饮酒、过度疲劳、精神因素所致，常伴发高热、脱水、酸中毒和休克，致残率和死亡率高。

（三）心理-社会评估

疾病的反复发作加之长期用药而引起的不同程度不良反应，为患者带来沉重的精神负担，患者易产生紧张、焦虑、抑郁、易怒等负性情绪。

（四）辅助检查

1. 脑电图检查　是诊断癫痫最重要的辅助检查方法。典型表现为棘波、尖波、棘-慢或尖-慢复合波。脑电图检查对发作性症状的诊断有很大的价值，有助于明确癫痫的诊断、分型和确定特殊综合征，并可作为手术前确定痫灶的定位依据。

2. 头颅影像学检查　如 CT 和 MRI，可发现脑部器质性病变和占位性病变，有助于病因诊断。

3. 实验室检查　血常规、血生化、脑脊液、寄生虫卵检查，有助于了解病因。

【主要护理诊断/问题】

1. 有窒息的危险　与癫痫发作时喉头痉挛、气道分泌物增多、意识障碍有关。

2. 有受伤的危险　与癫痫发作时肌肉抽搐、意识障碍有关。

3. 知识缺乏　缺乏长期正确服药的知识。

4. 潜在并发症　脑水肿、酸中毒、水电解质紊乱。

【护理措施】

（一）一般护理

1. 休息与活动　癫痫发作时卧床休息。平时注意劳逸结合，生活规律，充足睡眠。避免长时间看电视、玩电子游戏、洗浴，尽量不去舞厅、歌厅、游戏厅，禁忌游泳和蒸气浴。

2. 饮食护理　进食清淡、营养丰富的食物，忌辛辣、刺激性食物，多吃蔬菜、水果。饮食规律，勿过饥过饱，戒烟戒酒，不饮浓茶、咖啡。

3. 防止窒息　发作时将患者置于头低侧卧位或平卧位头偏向一侧，取下义齿，让唾液与呼吸道分泌物流出口外，床旁备吸引器，及时吸出痰液。

4. 防止受伤　有发作先兆时，将患者就地放平；松开领带和衣扣，解开腰带；用牙垫或厚纱布垫在上下臼齿之间，以防咬伤舌头或。抽搐发作时，切不可用力按压抽搐肢体，以免造成骨折、肌肉撕裂及关节脱位；不强行喂水喂药。发作间歇期时，拉上床挡，防坠床；床桌上不可放置热水瓶与锐利物品等危险物品。对于有癫痫发作史并外伤史的患者，在病房内显著处放置"谨防跌倒、小心舌咬伤"的警示牌，以此提醒患者、家属与医护人员做好预防发生意外的准备。

（二）病情观察

观察癫痫发作的类型、持续时间、次数，发作时生命特征、神志的变化，发作后有无外伤、窒息。

（三）配合治疗

1. 病因治疗　明确原因者首先应积极治疗病因，如手术治疗颅内占位性病变、中枢神经系统感染的抗感染治疗等。

2. 发作时治疗　立即协助患者就地平卧；保持呼吸道通畅；防止外伤及其他并发症；应用地西泮或苯妥英钠预防再次发作。

3. 发作间歇期治疗

（1）常用药物　包括卡马西平、苯妥英钠、丙戊酸、氯硝西泮、苯巴比妥、拉莫三嗪、奥卡西平等。全面强直-阵挛发作与典型失神、肌阵挛性发作首选丙戊酸钠。部分性发作、强直性发作首选卡马西平。

（2）用药原则　①确定是否用药，半年内发作 2 次以上者，一经诊断就立即用药；首次发作或半年以上发作 1 次者，告之患者药物的不良反应和治疗的可能后果，根据患者及家属的意愿，选择是否使用抗癫痫药。②正确选择药物，根据癫痫发作类型和药物不良反应等选择药物。③尽可能单一用药，一种药物达到最大有效血药浓度仍不能控制发作，才考虑换药第二种药物。④小剂量开始，逐渐增加至最小有效量。⑤坚持长期规律用药，大发作一般完全控制 4～5 年后才能停药；失神发作停止发作半年后可考虑缓慢减量，1～1.5 年以上无发作者方可停药。

4. 癫痫持续状态的治疗

（1）迅速控制发作　是治疗的关键。首选地西泮，缓慢静脉注射，15 分钟后如复发可重复给药。如出现呼吸抑制，则需要停止注射。亦可选用异戊巴比妥、苯妥英钠静脉注射，10% 水合氯醛 20～30ml 保留灌肠治疗。

（2）对症处理　保持呼吸道通畅，吸氧，有牙关紧闭者应放置牙垫，防止舌咬伤，拉上床挡以防坠床。预防或治疗感染，防治脑水肿可给予 20% 甘露醇快速静脉滴注，高热者用物理降温；纠正酸碱平衡及电解质紊乱。给予营养支持治疗。

5. 其他 如外科手术治疗。必须进行严格评估，严格手术适应证和禁忌证。

（四）用药护理

让患者与家属认识到遵医嘱长期乃至终身服药的重要性，告知患者和家属少服、漏服药物的危害。向患者和家属介绍药物的不良反应，服药期间定期抽血做血象和生化检查，必要时做血药浓度的测定，预防药物毒副作用。常用抗癫痫药及不良反应见表 9 – 3。

表 9 – 3 常用抗癫痫药的不良反应

药物名称	不良反应
苯妥英钠	眼球震颤、共济失调、胃肠道症状、毛发增多、齿龈增生、肝毒性等
卡马西平	头晕、视物模糊、困倦、中性粒细胞减少、皮疹、再生障碍性贫血等
苯巴比妥	疲劳、嗜睡、注意力不集中、骨质疏松、皮疹、周围神经病等
丙戊酸钠	震颤、厌食、呕吐、嗜睡、毛发减少、肝功能异常、血小板减少等
加巴喷丁	嗜睡、头晕、疲劳、复视、感觉异常、健忘等
拉莫三嗪	复视、头晕、恶心、困倦、共济失调、攻击行为、皮疹、肝毒性等
氯硝西泮	镇静、共济失调、易激惹、攻击行为、白细胞减少等

（五）心理护理

告知患者大多数预后较好。观察患者的心理反应，关心、理解、尊重患者，鼓励患者表达自己的心理感受，指导患者面对现实，采取积极的应对方式，督促其与社会接触、交往，积极主动地参与各种社交活动。

（六）健康指导

1. 疾病知识指导 向患者和家属讲解疾病及治疗的相关知识及自我护理方法。告知患者尽量避免突然停用抗癫痫药物、劳累、睡眠不足、饥饿、饮酒、便秘、情绪激动、强烈的声光刺激、惊吓、长时间看电视等诱因。鼓励家属督促、管理患者治疗行为，保证患者坚持治疗，从而减少癫痫发作。

2. 用药指导 向患者及家属解释坚持服药的重要性，遵医嘱规律服药，避免随意减量、停药、换药，注意观察药物不良反应，定期复查。首次服药 5 ~ 7 天后检查血药浓度，以后每 3 个月至半年复查 1 次，每月检查血常规和每季度检查肝、肾功能，以动态观察抗癫痫药物的血药浓度和不良反应。

3. 安全与婚育指导 根据病情选择适当工作，禁止从事攀高、游泳、驾驶、炉火旁、带电作业等危险工作。告知患者外出随身携带信息卡，卡上注明姓名、地址、病史、家庭联系电话等，以备发作时及时得到有效处理。特发性癫痫且有家族史的女性，婚后不宜生育；双方均有癫痫，或一方有癫痫，另一方有家族史者不宜结婚。

····· 目标检测

选择题

A1/A2 型题

1. 关于抗癫痫药物治疗，下列叙述错误的是
   A. 从单一药物开始
   B. 剂量由小到大，逐渐增加至最低有效量
   C. 长期规律服药
   D. 常用药物有卡马西平、苯妥英钠、托吡酯等
   E. 发作停止后即可停用药物

2. 患者，男，33岁。癫痫史12年。在工作时突然跌倒在地，口吐白沫，四肢强直-阵挛发作。给予下列处理措施是错误的是

    A. 用力按住其手足，阻止抽搐发作   B. 使患者头偏向一侧

    C. 在患者背后垫衣被等软物   D. 松解患者的衣领及裤带，以利呼吸

    E. 用毛巾或衣物垫在患者上下白齿之间

3. 患儿，男，9岁，做作业时，突然中断，发呆，手中铅笔落地，约10秒后又能继续做作业，近来连续发作，一周内发作4次，但每次发作均无记忆，最可能的诊断为

    A. 癫痫失神发作   B. 肌阵挛发作   C. 无张力发作

    D. 单纯部分性发作   E. 精神运动性发作

A3/A4 型题

(4~5 题共用题干)

患者，男，24岁，某天突然出现意识丧失、全身抽搐、眼球上翻、瞳孔散大、牙关紧闭、大小便失禁，持续约32分钟，清醒后对抽搐全无记忆。

4. 该患者首选的治疗药物为

    A. 地西泮   B. 丙戊酸钠   C. 糖皮质激素

    D. 苯妥英钠   E. 硫酸锌

5. 对该患者进行健康教育错误的是

    A. 保持情绪稳定   B. 避免疲劳、烟酒   C. 定期查血常规及肝、肾功能

    D. 避免从事驾驶工作   E. 自我感觉良好及时停药

(鲍　宇)

第六节　神经系统护理实训

腰椎穿刺术的护理

PPT

腰椎穿刺术（lumbar puncture）简称腰穿，是通过穿刺腰椎间隙进入蛛网膜下隙，以获取脑脊液协助诊断和鉴别诊断，或以注入药物、行内外引流术等治疗性穿刺为目的的技术。

【适应证】

1. 诊断性穿刺

（1）用于中枢神经系统炎症性疾病（如细菌性脑膜炎、病毒性脑膜炎、乙型脑炎等）的诊断与鉴别诊断。

（2）用于出血性脑血管疾病与缺血性脑血管疾病的诊断与鉴别诊断。

（3）用于脑膜白血病的诊断。

（4）测定颅内压和通过压颈试验判断蛛网膜下隙有无阻塞。

2. 治疗性穿刺

（1）通过腰椎穿刺鞘内注射化疗药物，治疗脑膜白血病。

（2）注入液体或放出脑脊液，以维持、调节颅内压平衡。

【禁忌证】

1. 穿刺部位皮肤和软组织有局灶性感染或有脊柱结核者。

2. 颅压明显增高，或已有脑疝先兆，特别是怀疑后颅内占位性病变者。

3. 躁动不安无法合作或病情危重、体位变动可能影响呼吸道通畅和生命体征者。

4. 脊髓压迫症如高颈段脊髓肿物、椎管完全阻塞或脊髓外伤急性期者。

【置管前准备】

1. 患者准备　核对患者信息，向患者及其家属讲解腰椎穿刺术的目的、方法，以消除其紧张情

绪，并征得患者或家属签字同意。了解患者精神状态，测量生命体征，检查患者眼底，判断是否存在视盘水肿。

2. 物品准备　一次性腰椎穿刺包，2% 利多卡因 5ml，胶布，碘伏消毒液，无菌医用棉签，0.9% 氯化钠溶液，免洗手消毒液，无菌手套，口罩，帽子，听诊器，血压计等。

3. 环境准备　环境整洁、舒适，温度、光线适宜，适合操作。

【操作过程】

1. 体位　患者去枕侧卧，一般取左侧卧位，背齐床沿，屈颈抱膝，使脊柱尽量前屈，以增加椎间隙宽度，有利穿刺。

2. 确定穿刺点　通常以双侧髂嵴最高点连线与后正中线的交会处为穿刺点，相当于第 3 ~ 4 腰椎间隙，有时也可上移或下移一个椎间隙。

3. 消毒　以穿刺点为圆心用碘伏自内向外进行皮肤消毒 2 次，消毒范围直径约 15cm，第二次的消毒范围不要超过第一次。

4. 检查穿刺包　打开腰椎穿刺包外层，操作者戴无菌手套，检查包内物品是否齐全、腰穿针是否通畅。

5. 铺巾　铺无菌洞巾，使其中心对准穿刺点，助手用胶布固定于患者皮肤或衣服上。

6. 麻醉　核对麻药无误后，用 2% 利多卡因在穿刺点局部皮下注射形成 1 个皮丘，然后自皮肤到椎间隙韧带逐层浸润麻醉，注药前需回抽无血方可注药。

7. 穿刺　持腰穿针沿第 3 腰椎棘突下方缓慢垂直进针，成人进针深度 4 ~ 6cm、儿童 2 ~ 4cm。待阻力突然消失提示针尖已进入蛛网膜下隙，拔出针芯观察是否见脑脊液流出。

8. 测压　让患者双下肢和头部略伸展，平静呼吸，接上测压管，测得脑脊液压力。正常侧卧位脑脊液压力为 70 ~ 180mmH$_2$O 或 40 ~ 50 滴/分。

9. 取液送检　撤去测压管，收集脑脊液于无菌试管中送检（每管收集 3 ~ 5ml）。

10. 术后处理　术毕，套入针芯，拔出穿刺针，用纱布按压穿刺点数分钟，撤无菌孔巾，碘伏消毒穿刺点，覆盖无菌纱布，胶布固定。医疗垃圾分类处理；清洁双手，书写腰椎穿刺操作记录。

【操作后护理】

1. 患者去枕平卧 4 ~ 6 小时，24 小时内勿下床活动，嘱咐患者卧床期间不可抬高头部，可适当转动身体，以防发生低颅压性头痛。注意询问患者是否有头痛等不适。

2. 密切监测神志、瞳孔、血压、脉搏、面色的变化，观察有无头痛、脑疝、腰背痛、感染等并发症。如脑脊液放出较多或持续脑脊液外漏至颅内压降低时出现头痛，应指导患者多进饮料、多进水，延长卧床休息时间至 24 小时，遵医嘱静脉滴注生理盐水。

3. 保持穿刺部位纱布干燥，观察有无渗液、渗血，24 小时内不宜淋浴。

（鲍　宇）

书网融合……

| 重点小结 | 微课 | 习题 | 答案解析 |

第十章 传染病患者的护理

学习目标

知识目标： 通过本章的学习，掌握传染病的基本特征、临床特点、预防措施及常见传染病患者的身心状况、护理措施；熟悉传染病的流行病学特点、常见传染病的治疗要点和辅助检查；了解传染病的流行过程、常见传染病的病因及发病机制。

能力目标： 具备对常见传染病患者进行护理评估、提出护理诊断、实施相应的护理措施并对其进行健康指导的能力。

素质目标： 树立人类命运共同体的意识、爱国爱党信念及团队协作精神。

第一节 传染病总论

PPT

传染病（communicable diseases）是由各种病原微生物（病毒、细菌、真菌、衣原体、支原体等）和寄生虫（原虫、蠕虫、医学昆虫等）感染人体后所引起的具有传染性的疾病。传染病属于感染性疾病，但感染性疾病不一定有传染性，感染性疾病中有传染性的疾病才能称为传染病，它可在人群中传播并造成流行。

在人类历史发展过程中，传染病对人类健康构成了巨大威胁。中华人民共和国成立后，我国积极推行"预防为主、防治结合"的卫生方针，传染病的防治工作取得了巨大成就，天花被消灭，脊髓灰质炎、乙型脑炎、麻疹、白喉、百日咳、新生儿破伤风等发病率也明显下降。目前，传染病已不再是引起死亡的首位原因，但部分传染病如病毒性肝炎、出血热、结核病、感染性腹泻等仍广泛存在。过去已消灭的传染病如梅毒、疟疾等仍有死灰复燃的迹象，新发现的传染病如艾滋病、传染性非典型肺炎、高致病性禽流感等不断出现。因此，传染病的防治、护理工作仍任重道远。

【感染与免疫】

（一）感染的概念

感染是病原体与人体之间相互作用、相互斗争的过程。病原体通过各种途径进入人体以后就开始了感染的过程。病原体侵入人体后能否引起疾病取决于病原体的致病能力及机体的免疫功能两个方面因素。

（二）感染过程中病原体的致病作用

病原体的致病能力与其侵袭力、毒力、数量及变异性相关。

1. 侵袭力 指病原体侵入人体并在人体内扩散的能力，如霍乱弧菌的黏附能力、阿米巴原虫的溶组织能力。

2. 毒力 包括外毒素和内毒素。外毒素通过与靶细胞的受体结合进入细胞内而起作用；内毒素通过激活单核-巨噬细胞、释放细胞因子而起作用。

3. 数量 同一种传染病，入侵病原体的数量与致病能力呈正比。不同传染病，引起发病的最低病原体数量有很大差异，如伤寒需要10万个菌体，而细菌性痢疾仅需要10个菌体即能致病。

4. 变异性 病原体可因环境或遗传等因素而发生变异。抗原变异可致病原体逃避机体的特异性免疫作用，继续引起疾病或使疾病慢性化，为该病的预防带来困难。

（三）感染过程中机体的免疫应答

机体的免疫应答对感染过程的表现及转归起着重要作用。人体的免疫反应分为保护性免疫应答和变态反应两类。保护性免疫应答有利于机体抵抗病原体入侵与破坏，分为非特异性免疫应答和特异性免疫应答。变态反应则能促进病理生理过程及组织损伤，对人体多有害。

1. 非特异性免疫　通过遗传获得，不针对某一种特定的病原体，对多种病原体都有防御作用，因此叫作非特异性免疫，又称先天性免疫。主要表现在以下三方面的功能。

（1）天然屏障　包括外部屏障和内部屏障。外部屏障如皮肤、黏膜及其分泌物（如气管黏膜上的纤毛、溶菌酶）等；内部屏障如血 – 脑屏障、胎盘屏障等。

（2）吞噬作用　肝、脾、骨髓、淋巴结、肺泡及血管内皮的吞噬细胞及存在于血液中的单核细胞、中性粒细胞具有强大的吞噬作用，可清除体液中的颗粒状病原体。

（3）体液因子　血液、各种分泌液与组织液含有补体、溶菌酶、各种细胞因子等，这些体液因子可直接或通过免疫调节作用清除病原体。

2. 特异性免疫　又称获得性免疫，是对抗原特异性识别而产生的免疫。能抵抗同一种微生物的重复感染，感染和接种疫苗均能产生特异性免疫。感染后的免疫分为细胞免疫与体液免疫两类。

（1）细胞免疫　T 细胞被某种病原体的抗原刺激后，转化为致敏 T 细胞。致敏 T 细胞与相应抗原再次相遇时，分化增生并释放多种可溶性活性物质，通过细胞毒性淋巴因子来杀伤病原体及其所寄生的细胞。

（2）体液免疫　B 细胞是参与体液免疫的致敏细胞。当被某种病原体抗原致敏的 B 细胞再次受抗原刺激后，发生增殖、分化，转化为浆细胞，并产生能与相应抗原相结合的特异性抗体，即免疫球蛋白（immunoglobulin，Ig），如 IgM、IgG、IgA、IgE、IgD 等。抗体有中和病毒颗粒和外毒素、促进吞噬细胞吞噬、参与溶解和杀伤被感染细胞等作用。在感染过程中最早出现的是 IgM，但持续时间不长，是近期感染的标志，因此具有早期诊断意义；IgG 在感染后临近恢复期时出现，持续时间较长，多用于回顾性诊断或流行病学调查；IgA 主要是呼吸道和消化道黏膜的局部抗体，其作用是将病原体黏附于黏膜表面，阻止扩散；IgE 主要作用于原虫和蠕虫；IgD 在机体含量较少，不易测出。

3. 变态反应　抗原抗体在体内的相互作用中，转变为对人体不利表现，出现异常免疫反应，即变态反应。在传染病和寄生虫病的发病机制中起重要作用。变态反应分为四型，其中Ⅲ型变态反应和Ⅳ型变态反应损伤最为常见。

（1）第Ⅰ型变态反应（速发型）　如血清过敏性休克，青霉素过敏反应，寄生虫感染时的过敏反应。

（2）第Ⅱ型变态反应（细胞溶解型）　如输血反应，药物过敏性血细胞减少。

（3）第Ⅲ型变态反应（免疫复合物型）　如流行性出血热，链球菌感染后肾小球肾炎。

（4）第Ⅳ型变态反应（迟发型）　细胞内寄生的细菌性疾病，如结核病、布氏杆菌病、某些真菌感染等。

（四）感染过程的表现

病原体通过各种途径侵入人体后即开始感染的过程。病原体感染人体后的表现主要与病原体的致病力及人体的免疫功能有关，因而产生了感染过程的不同表现。

1. 病原体被清除　病原体进入人体后，首先可被机体非特异性防御能力清除，这种防御能力有皮肤和黏膜的屏障作用、胃酸的杀菌作用、正常体液的溶菌作用、组织内细胞的吞噬作用等；其次，也可由事先存在于体内的特异性体液免疫与细胞免疫物质将相应的病原体清除。人体通过非特异性免疫或特异性免疫将病原体清除，人体并不产生病理变化，也不引起任何临床表现。

2. 病原携带状态　指病原体侵入人体后，在人体内生长繁殖并不断排出体外，而人体不出现任何疾病表现的状态，因而成为传染病流行的重要传染源。所有病原携带者都有一个共同的特点，即虽无明显临床症状但是携带病原体，如伤寒、细菌性痢疾、霍乱、流行性脑脊髓膜炎和乙型肝炎等。但并非所有的传染病都有病原携带者，如恙虫病、甲型肝炎、登革热和流行性感冒等。

3. 隐性感染　也称亚临床感染，是病原体侵袭机体后，仅使机体发生特异性免疫应答，病理变化轻微，临床上无任何症状、体征，甚至生化改变，只有通过免疫学检查才能发现。大多数传染病以隐性感染最常见。隐性感染后可获得对该传染病的特异性免疫力，病原体被清除。少数转变为病原携带状态，病原体持续存在于体内，成为无症状携带者，如伤寒沙门菌、乙型肝炎病毒感染等。

4. 潜伏性感染 病原体感染人体后，寄生在机体某个部位，机体的免疫功能使病原体局限而不引起发病，但又不能将病原体完全清除，病原体潜伏于机体内。当机体免疫功能下降时，可导致机体发病，常见于水痘、结核病、疟疾等。潜伏性感染期间，病原体一般不排出体外，故不会成为传染源，这是与病原携带状态不同之处。

5. 显性感染 也称临床感染，是指病原体侵入人体后，不但引起机体发生免疫应答，而且通过病原体的致病作用或机体的变态反应，使机体发生组织损伤，导致病理改变，出现临床特有的症状、体征。在大多数传染病中，显性感染只占全部受感染者的小部分，少数传染病中，如麻疹、水痘以显性感染多见。显性感染后的结局各异，多数感染者机体内病原体可被完全清除，机体获得特异性免疫力，不易再受感染，如麻疹、甲型肝炎和伤寒等；也有部分感染者由于病后免疫力不牢固，可再次发生感染，如细菌性痢疾、阿米巴痢疾等。还有小部分感染者可成为慢性病原携带者。

上述五种感染表现形式，在不同的传染病中各有侧重，且在一定条件下，可相互转变。一般说来，隐性感染最常见，病原携带状态次之，显性感染出现比例最低，但一旦出现则容易识别。

【传染病的流行过程及影响因素】

传染病的流行过程是指传染病在人群中的发生、发展和转归的过程。构成传染病流行过程需要三个基本条件，即传染源、传播途径和易感人群。流行过程也受到自然因素、社会因素和个人行为因素的影响。

（一）流行过程的基本条件

1. 传染源 是指病原体已在体内生长繁殖并将其排出体外的人和动物。

（1）患者 是重要传染源，不同临床类型或病期的患者，传染性的强弱各不相同，尤其在发病期其传染性最强。

（2）隐性感染者 由于无任何症状、体征而不易被发现。在某些传染病，如脊髓灰质炎、流行性脑脊髓膜炎等，隐性感染者在病原体被清除前是重要的传染源。

（3）病原携带者 能排出病原体成为传染源，由于不出现症状而不易被识别，对某些传染病（如伤寒、细菌性痢疾）的流行病学有重要意义。

（4）受感染的动物 某些传染病，如鼠疫、狂犬病等，可由动物体内排出病原体导致人类发病，称动物源性传染病。有些动物本身发病，如狂犬病、鼠疫；有些动物表现为病原携带状态，动物本身不发病，如流行性乙型脑炎、恙虫病、地方性斑疹伤寒等。

2. 传播途径 病原体离开传染源到达另一个易感者的途径称为传播途径，一种传染病可以有多种传播途径。

（1）消化道传播 病原体污染食物、水源或食具，易感者于进食时获得感染，如伤寒、细菌性痢疾和霍乱等。

（2）呼吸道传播 病原体存在于空气中的飞沫或气溶胶中，易感者吸入时获得感染，如流行性脑脊髓膜炎、流行性感冒、麻疹、白喉、结核病、禽流感等。

（3）虫媒传播 病原体在昆虫体内繁殖，通过不同的侵入方式进入易感者体内。主要见于以吸血节肢动物如蚊、蜱、蚤、恙虫、蝇等为重要传播媒介，如疟疾、乙型脑炎、斑疹伤寒、鼠疫、恙虫病等。

（4）接触传播 通过性接触传播，如艾滋病；日常生活接触传播，通过污染的手、用物、玩具传播，如痢疾、白喉等；通过污染的土壤传播，如破伤风等。

（5）血液、体液传播 通过输液、输血或唾液、黏液等传播，如乙型肝炎、艾滋病等。

（6）母婴传播 指携带病原体的母亲将病原体传播给下一代，包括宫内感染胎儿、产程感染新生儿和生后哺乳感染婴幼儿。母婴传播属于垂直传播，其他途径传播统称为水平传播。婴儿出生前已经从母亲或父亲获得的感染称为先天性感染。

3. 人群易感性　人群作为一个整体对传染病的易感程度称为人群易感性。免疫接种可提高人群对传染病的特异性免疫力，是降低人群易感性最重要的措施。

（二）影响流行过程的因素

1. 自然因素　主要是气候、地理、生态等因素，对流行过程的发生和发展有重要的影响。传染病的地区性和季节性与自然因素关系密切，例如长江流域湖沼地区有适合钉螺生长的地理、气候环境，从而形成了血吸虫病的地区性分布特点；寒冷可减弱呼吸道抵抗力，故呼吸道传染病多发生于冬春季节；炎热的夏季使人体胃酸分泌减少，易诱发消化道传染病。

2. 社会因素　主要与社会制度、人民的文化生活水平、社会卫生保健事业的发展与普及、风俗习惯等密切相关。生活水平低，工作与卫生条件差，可致机体抗病能力低下，无疑会增加感染的机会，亦是构成传染病流行的条件之一。

3. 个人行为因素　个人自身不文明和不科学的行为及生活习惯，有时也可能造成传染病的发生与传播。

【传染病的基本特征与临床特点】

（一）传染病的基本特征

传染病与其他疾病的主要区别在于有下列 4 个基本特征。

1. 有病原体　每种传染病都是由特异的病原体引起，这些病原体包括病毒、立克次体、细菌、真菌、螺旋体、原虫等，其中以细菌和病毒最常见。检出病原体对诊断传染病有重要意义。

2. 有传染性　传染性是传染病与其他感染性疾病的主要区别。其传染强度与病原体种类、数量、毒力、易感者免疫状态等有关。传染病患者有传染性的时期称传染期，每种传染病的传染期相对固定，可以此作为隔离患者的依据之一。

3. 有流行病学特征

（1）流行性　传染病在人群中传播，引起不同程度蔓延的特性称为流行性。按其强度可分为以下几种。①散发：指在一定地区内某传染病的发病率呈历年一般水平，各病例间在发病时间和地点方面无明显联系地散在发生。②流行：指某种传染病的发病率显著高于当地常年发病率数倍。③大流行：某种传染病在一个短时期内迅速传播、蔓延，流行范围广，超出国界或洲界。④暴发：某一局部地区或单位，在短期内突然出现大批同类传染病。

（2）季节性　指某些传染病的发病率在每年一定季节出现升高的现象，如呼吸道传染病冬春季节发病率升高，消化道传染病夏秋季节发病率升高。

（3）地方性　某些传染病由于受地理气候等自然因素或人们生活习惯等社会因素的影响，常局限在一定的地理范围内发生，如血吸虫病多发生在长江以南有钉螺存在的地区。

（4）外来性　指在国内或地区内原来不存在，而从国外或外地通过外来人口或物品传入的传染病，如霍乱。

4. 有感染后免疫　人体感染病原体后，在一定时间内都能产生针对病原体及其产物（如毒素）的特异性免疫。不同的传染病和不同的个体，感染后获得免疫持续时间有很大差别，有的传染病患病后可获得持久免疫，如麻疹、脊髓灰质炎等；细菌性痢疾、钩端螺旋体等的感染后，免疫持续时间较短，仅数月至数年；蠕虫病感染后常不产生保护性免疫，因此易产生重复感染。

（二）传染病的临床特点

1. 病程发展的阶段性　按传染病的发生、发展及转归，通常可分为 4 期。

（1）潜伏期　是指病原体侵入人体起至开始出现临床症状的时期。不同传染病的潜伏期长短不一，即使同一种传染病，各患者潜伏期长短也不尽相同，短至数小时，长至数月乃至数年，如细菌性食物中毒潜伏期较短，仅数小时；狂犬病、获得性免疫缺陷综合征其潜伏期可长达数年。有些传染病在潜伏期末已具有传染性。了解潜伏期有助于传染病的诊断、确定检疫期限和协助流行病学调查。

（2）前驱期　从起病至症状明显开始为止的时期称为前驱期。在此期间患者可出现头痛、发热、疲乏、食欲下降和肌肉酸痛等非特异性表现，与病原体繁殖产生的毒性物质有关，一般持续 1~3 天。起病急骤者则无前驱期。此期症状无特异性，具有传染性。

（3）症状明显期　是前驱期后，各传染病所特有的症状和体征随病程发展相继出现的时期。症状由轻到重，由少到多，逐渐或迅速达高峰，随机体免疫力的产生与提高趋向恢复。此期传染性较强且易发生并发症。

（4）恢复期　当机体的免疫力增长至一定程度，体内病理生理过程基本终止，患者的症状及体征基本消失，临床上称为恢复期。此期体内病原体尚未被完全清除（如霍乱、细菌性痢疾），或还有残余病理改变（如伤寒）及生化改变（如病毒性肝炎），传染性还会持续一段时间。

（5）复发与再燃　某些传染病病情已转入恢复期或接近痊愈，体温已降至正常，由于潜伏于体内的病原体再度繁殖，使原有症状再度出现称复发；如疾病进入缓解期后，体温尚未正常而又再上升，症状重新出现者称再燃。再燃和复发可见于伤寒、疟疾和细菌性痢疾等传染病。

2. 常见的症状和体征　包括发热、发疹、毒血症状和肝、脾、淋巴结肿大。

（1）发热　为许多传染病的共同表现，是传染病最常见、最突出的症状。热型是传染病的重要特征之一，具有鉴别诊断意义。常见热型有：①稽留热，见于伤寒等；②弛张热，见于伤寒缓解期、败血症等；③间歇热，见于疟疾等；④回归热，见回归热、布鲁氏菌病等；⑤不规则热，见于流行性感冒、败血症等。

（2）发疹　许多传染病在发热的同时伴有不同程度的皮疹，称为发疹性感染，是传染病特征之一。不同传染病有不同的疹形，包括斑疹、丘疹、斑丘疹、红斑疹、玫瑰疹、瘀点、疱疹、脓疱疹、荨麻疹等。皮疹出现的时间、部位、出疹顺序、数目、形态等，各种传染病不完全相同，可作为临床诊断的重要参考依据。常见的出疹性传染病有猩红热、麻疹、水痘、斑疹伤寒、伤寒、流行性脑脊髓膜炎、流行性血热、败血症等。

（3）毒血症状　病原体的各种代谢产物，包括细菌毒素在内，可引起除发热以外的多种症状，如疲乏、全身不适、厌食、头痛、肌肉、关节和骨骼疼痛等。严重者可有意识障碍、谵妄、脑膜刺激征、中毒性脑病、呼吸衰竭及休克等表现，有时还可引起肝、肾损害，表现为肝、肾功能的改变。

（4）单核-吞噬细胞系统反应　在病原体及其代谢产物的作用下，单核-吞噬细胞系统可出现充血、增生等反应，临床上表现为肝、脾和淋巴结的肿大。

【传染病的预防】

传染病的预防应针对传染病流行过程的 3 个基本环节，采取综合性防疫措施，同时根据各个传染病的特点针对主导环节重点采取预防措施的原则。

（一）管理传染源

对传染源的管理应做到早发现、早诊断、早报告、早隔离、早治疗。传染病的报告制度是早期发现传染病的重要措施，也是医护工作者的重要职责。

1. 报告人　执行职务的医护人员、检疫人员、疾病预防控制人员、乡村医生、个体开业医生均为责任疫情报告人，必须按照传染病防治法的规定进行疫情报告，履行法律法规的义务。

2. 报告种类　根据《中华人民共和国传染病防治法》及《突发公共卫生应急事件与传染病疫情监测信息报告》，将法定传染病分甲、乙、丙 3 类。

（1）甲类　共 2 种，包括鼠疫、霍乱。

（2）乙类　包括新型冠状病毒感染、人感染 H7N9 禽流感、传染性非典型肺炎（严重急性呼吸综合征）、病毒性肝炎、人感染高致病性禽流感、肾综合征出血热、细菌性和阿米巴痢疾、伤寒与副伤寒、艾滋病、淋病、梅毒、脊髓灰质炎、麻疹、百日咳、白喉、流行性脑脊髓膜炎、猩红热、流行性出血热、狂犬病、钩端螺旋体病、布鲁菌病、炭疽、流行性乙型脑炎、疟疾、登革热、肺结核、新生儿破伤风、血吸虫病等。

（3）丙类 包括丝虫病、麻风病、流行性感冒（含甲型 H1N1 流感）、流行性腮腺炎、风疹、流行性和地方性斑疹伤寒、黑热病、除霍乱、细菌性和阿米巴性痢疾、伤寒和副伤寒以外的感染性腹泻、急性出血性结膜炎、手足口病等。

3. 报告时限 甲类传染病为强制管理的烈性传染病，发现甲类传染病和乙类传染病中的肺炭疽、传染性非典型肺炎、新型冠状病毒肺炎、脊髓灰质炎、人感染高致病性禽流感的患者或疑似患者时，应在2小时内完成网络直报；对于其他乙、丙类传染病，要求发现后24小时内上报。

4. 传染病管理措施 依据传染源的不同采取相应的管理措施。

（1）对接触者的管理 对接触者应根据具体情况采取留验、医学观察、隔离和必要的卫生处理等检疫措施，或根据具体情况进行紧急免疫接种或药物预防。

（2）对病原携带者的管理 应做到早期发现。凡是传染病接触者、有传染病史者、流行区居民以及服务性行业、托幼机构与供水行业的工作人员应定期普查，检出病原携带者。对病原携带者须做好登记，加强管理。必要时，应调整工作岗位或隔离治疗。

（3）对动物传染源的管理 应根据动物的病种和经济价值，予以隔离、治疗或杀灭。在流行地区，对动物（如家畜、家禽）进行预防接种，可降低发病率。

（二）切断传播途径

切断传播途径是预防传染病继续传播的有效措施。根据传染病的不同传播途径，采取不同措施。对消化道传染病应着重加强饮食卫生、个人卫生及粪便管理，保护水源，消灭苍蝇、蟑螂、老鼠等；对呼吸道传染病，应着重进行空气消毒，提倡外出时戴口罩，流行期间少到公共场所；对虫媒传染病，采用药物等措施进行防虫、驱虫、杀虫。加强血源和血制品的管理、防止医源性传播是预防血源性传染病的有效手段。消毒是切断传播途径的重要措施，要坚持做好疫源地消毒和预防性消毒工作。

（三）保护易感人群

要提高人群免疫力，一方面可以通过改善营养、锻炼身体等措施提高机体非特异性免疫力，另一方面通过有重点、有计划地进行预防接种，提高人群主动或被动特异性免疫力，是预防传染病最有效的措施。特异性主动免疫是有计划地对易感者接种疫苗、菌苗、类毒素，接种后免疫力在 1~4 周内出现，持续数月至数年。特异性被动免疫是指接种抗毒血清、丙种球蛋白、胎盘球蛋白、高效免疫球蛋白，使其迅速中和进入人体的病原体和毒素，使人体获得特异性被动免疫保护作用，免疫力持续时间短暂，一般维持 1~2 个月即消失。儿童计划免疫对传染病预防起着关键性的作用。

【传染病的隔离与消毒】

严格实行消毒、隔离制度对控制传染病的传播及扩散有重要作用。

（一）传染病的隔离

隔离是指为防止传染病播散，把传染病患者或病原携带者安排在特定地点，使其与健康人和非传染患者隔开，进行集中治疗和护理。隔离的种类有以下几种。

1. 呼吸道隔离 对由患者的飞沫和鼻咽分泌物经呼吸道传播的疾病，如传染性非典型肺炎、流感、流行性脑脊髓膜炎、麻疹、白喉、百日咳、肺结核等，应给予呼吸道隔离。

2. 消化道隔离 对由患者的排泄物直接或间接污染食物、食具而传播的传染病，如伤寒、菌痢、甲型肝炎、戊型肝炎、阿米巴病等，最好能在一个病房中只收治一个病种，否则应特别注意加强床边隔离。

3. 严密隔离 对传染性强、病死率高的传染病，如霍乱、鼠疫、狂犬病等，应住单人房，严密隔离。

4. 接触隔离 对病原体经体表或感染部位排出，他人直接或间接与破损皮肤或黏膜接触感染引起的传染病，如破伤风、炭疽、梅毒、淋病和皮肤的真菌感染等，应做接触隔离。

5. 血液、体液隔离 对于直接或间接接触感染的血及体液而发生的传染病，如乙型肝炎、丙型肝炎、艾滋病、钩端螺旋体病等，在一个病房中只住由同种病原体感染的患者。

6. 昆虫隔离 对以昆虫作为媒介传播的传染病，如乙脑、疟疾、斑疹伤寒、回归热、丝虫病等，应做昆虫隔离。病室应有纱窗、纱门，做到防蚊、防蝇、防螨、防虱和防蚤等。

7. 保护性隔离 对抵抗力特别低的易感者，如长期大量应用免疫抑制剂者、严重烧伤患者、早产婴儿和器官移植患者等，应做保护性隔离。在诊断、治疗和护理工作中，尤其应注意避免医源性感染。

（二）传染病的消毒

消毒是通过物理、化学或生物学方法，消除或杀灭环境中病原微生物的一系列方法。目的是切断传播途径，阻止和控制传染的发生。

1. 消毒种类 依据性质不同分为预防性消毒和疫源地消毒。

（1）预防性消毒 指虽未发现传染源，但对可能受到病原体污染的场所、物品和人体进行消毒。如对饮用水源、餐具、食物的消毒，也包括对病房、手术室和医护人员手的消毒。

（2）疫源地消毒 是指对有传染源的地域进行消毒，以防止病原体传播到外界，可分为随时消毒和终末消毒两种。①随时消毒：是指传染源还在疫源地，对其排泄物、分泌物及其所污染的物品及时进行消毒，目的是及时迅速杀灭从机体中排出的病原体。②终末消毒：是指传染源住院、转移、死亡而离开疫点或终止传染状态后，对疫点进行的一次彻底消毒。目的是完全消灭患者所播散的、遗留在居室和各种物体上的存活的病原体，使疫点无害化。

2. 消毒方法 参见基础护理学中相关内容。

····· 目标检测

选择题

A1／A2 型题

1. 传染病的基本特征不包括
   A. 有病原体　　　　　　B. 有传染性　　　　　　C. 有遗传性
   D. 有流行性　　　　　　E. 有免疫性

2. 确定传染病隔离期的依据是
   A. 潜伏期　　　　　　　B. 传染期　　　　　　　C. 发热期
   D. 极期　　　　　　　　E. 后遗症期

3. 传染病流行的环节包括
   A. 传染源、传播途径　　　　　　　　B. 传播途径、人群易感性
   C. 传染源、传播途径、人群易感性　　D. 传染源、自然因素、社会因素
   E. 病原体、自然环境

4. 传染病的重要传染源是
   A. 患者　　　　　　　　B. 恢复期携带者　　　　C. 健康携带者
   D. 隐性感染者　　　　　E. 动物源

5. 预防传染病最有效的方法是
   A. 及时接种疫苗　　　　B. 养成卫生习惯　　　　C. 保持环境卫生
   D. 及时隔离患者　　　　E. 消灭蚊蝇老鼠

（张真容）

第二节　流行性感冒患者的护理

PPT

情境导入

情境：患者，男，58岁，因"发热、全身肌肉酸痛2天"入院。护理评估：T 39.3℃，P 110次/分，R 20次/分，BP 115/76mmHg，急性病容，咽部充血红肿。辅助检查：血白细胞6.5×10^9/L，淋巴细胞65%。X线胸片未见明显异常。

任务：1. 患者可能的医疗诊断是什么？
　　　　2. 患者目前主要的护理诊断有哪些？

【概述】

流行性感冒（influenza）简称流感，是由流感病毒引起的急性呼吸道传染病，是一种传染性强，传播迅速的疾病。其主要表现为高热、头痛、乏力等全身中毒症状，而呼吸道症状相对较轻。

（一）病原学

流感病毒是一种RNA病毒，由包膜和核壳体组成。根据流感病毒感染的对象可分为人、猪、马及禽流感病毒，其中人类流感病毒根据核蛋白抗原性分为甲、乙和丙三型，三型之间具有相似的生化和生物学特征。流感病毒最大特点是极易发生变异，尤其以甲型流感病毒最易发生。流感病毒不耐热、酸和乙醚，对紫外线、碘伏、碘酊、乙醇均敏感。

（二）流行病学

1. 传染源　主要为流感患者，其次为隐性感染者。症状出现前2天到症状出现后大约1周均可传播流感病毒，儿童达10天或更长时间。以病初2~3天的传染性最强。

2. 传播途径　主要通过呼吸道传播。也可通过被污染的手、日常用具等接触传播。

3. 易感人群　人群普遍易感，感染后可获得对同型病毒的免疫力，同型免疫力一般不超过1年。不同亚型间无交叉免疫性，易反复发病且易引起流行。

4. 流行特征　本病好发于冬、春季节。流感常突然发生，迅速蔓延，发病率高和流行过程短是流感的流行特征。大流行主要由甲型流感病毒引起。

（三）发病机制

流感病毒主要通过感染呼吸道内各类细胞，并在细胞内复制导致细胞损伤和死亡而致病。受流感病毒感染的上皮细胞发生变性、坏死与脱落，引起局部炎症和全身中毒反应。免疫力低下者可出现流感病毒性肺炎，肺充血，肺泡细胞出血、脱落，重者可见支气管黏膜坏死、肺水肿以及毛细血管血栓形成。

【护理评估】

（一）健康史评估

是否有受凉或与上呼吸道感染患者接触史；是否有鼻塞、流涕、咽喉疼痛、发热和全身酸痛等。

（二）身体评估

潜伏期一般为1~3天，最短为数小时，最长可达4天。流感的症状通常较普通感冒重。具体可分为以下几型。

1. 单纯型　最常见，预后良好。主要表现为起病急、高热、寒战、头痛、乏力、食欲减退、全身肌肉酸痛等全身中毒症状，上呼吸道卡他症状相对较轻或不明显，少数病例可有咳嗽、鼻塞、流涕、咽干痛、声嘶等上呼吸道症状，体温1~2天达高峰，3~4天后逐渐下降，热退后全身症状好转，乏力可持续 1~2 周，上呼吸道症状持续数日后消失。

2. 肺炎型 少见，主要发生于婴幼儿、老年人、孕妇、慢性心肺疾病患者和免疫功能低下者。患者可表现为高热不退、气急、发绀、咯血、极度疲乏等症状，甚至呼吸衰竭。病初与单纯型流感相似，1~2 天后病情加重。体检双肺呼吸音低，布满湿啰音，但无实变体征。痰液中可分离到流感病毒。对抗菌药物治疗无效。本型病死率高，最后多因呼吸及循环衰竭于 5~10 天内死亡。

3. 胃肠型 主要症状为呕吐、腹泻腹痛、食欲下降等，多见于儿童，较少见。

4. 中毒型 有全身毒血症表现，可有高热或明显的神经系统和心血管系统受损表现，晚期亦可出现中毒型心肌损害，严重者可出现休克、弥散性血管内凝血、循环衰竭等，病死率较高，预后不良，极少见。

（三）心理 - 社会评估

本病起病急、蔓延迅速，评估患者有无因高热、全身不适而出现的紧张、焦虑等心理；了解患者及家属对疾病的认识程度，是否采取有效的消毒隔离等预防措施。

（四）辅助检查

1. 血常规检查 白细胞计数正常或减少，淋巴细胞相对增加。如合并细菌性感染，白细胞和中性粒细胞增多。

2. 病原学检查 起病后 3 天内取患者的含漱液或鼻咽拭子进行病毒分离试验，可获得 70% 阳性结果，是确诊的重要依据；取患者鼻甲黏膜印片，应用免疫荧光抗体技术检测病毒抗原，阳性有助于早期诊断。

3. 影像学检查 肺炎型患者 X 线可见肺部散在絮状阴影，以肺门处较多。

【主要护理诊断/问题】

1. 体温过高 与病毒感染有关。

2. 气体交换受损 与肺炎型流感或继发细菌性肺炎有关。

3. 知识缺乏 缺乏对流感预防、保健等相关知识。

【护理措施】

（一）一般护理

1. 消毒与隔离 按呼吸道隔离要求，隔离患者 1 周或至主要症状消失。隔离期避免外出，如外出需戴口罩。

2. 休息与活动 急性期应卧床休息，协助患者做好生活护理。

3. 饮食护理 发热期间指导患者多饮水，给予清淡、易消化的流质或半流质饮食。如由呕吐者，可适当增加静脉营养供给。

（二）病情观察

1. 监测体温 严密监测生命体征，尤其是观察体温的变化；观察发热的程度及持续时间。

2. 及早发现并发症 对老人、儿童及其他免疫力低下者应注意观察有无持续高热、剧烈咳嗽、咳血性痰、呼吸困难、发绀等症状，警惕肺炎型流感的发生，并注意观察有无心功能不全及肺水肿等并发症的发生。

（三）配合治疗

1. 对症治疗 高热者给予物理降温，必要时遵医嘱使用解热镇痛药；咳嗽咳痰严重者给予止咳祛痰药物。

2. 抗病毒治疗 常用药有金刚烷胺、金刚乙胺、奥司他韦、扎那米韦等。金刚烷胺和金刚乙胺有抑制甲型流感病毒的作用，但流感病毒对其基本耐药，现临床上已很少使用。奥司他韦可特异性抑制甲、乙型病毒复制，成人用量每次 75mg，每天 2 次，连服 5 天。扎那米韦（吸入喷雾剂）适用于成人及 7 岁以上青少年，每次 10mg，每天 2 次，连服 5 天。

3. 中医药治疗　中药治疗流感方法较多，效果较好，如连翘、金银花、黄芪等。

4. 抗生素治疗　主要用于防治继发性细菌感染。

（四）对症护理

体温过高时应及时降温，指导患者多饮水或遵医嘱予以静脉补液。呼吸困难者应协助患者取半卧位，吸氧、翻身、拍背，必要时可用雾化吸入、机械吸痰等方法以保持呼吸道通畅。

（五）用药护理

告知患者药物的注意事项、用法用量、用药禁忌等，密切观察用药后的疗效和不良反应。使用奥司他韦前要了解患者的肾功能，肾功能不全者要根据肌酐清除率调整用药剂量。

（六）心理护理

因有高热、全身不适等症状患者易出现紧张、焦虑等心理，护理人员应多与患者交流沟通，关心、同情患者，并做好有关流感的知识宣教，指导患者及家属正确进行隔离及护理。

（七）健康指导

1. 生活指导　指导患者锻炼身体，增强机体的抵抗力。根据天气变化及时增减衣服。保持良好的个人卫生习惯，勤洗手。流感流行时应尽可能减少公众集会和集体娱乐活动，尤其是室内活动，以防止疫情扩散。房间要经常通风换气，保持清洁。出现流感样症状应当注意休息及自我隔离，外出就医过程中需佩戴口罩。

2. 疾病知识指导　宣传流感病因、传播途径、临床表现、预防方法等，流行季节出现高热、全身酸痛、鼻塞、流涕、咽痛、干咳等症状及时就诊。接种疫苗是预防流感的最有效手段，可显著降低罹患流感和发生严重并发症的风险。

目标检测

选择题

A1／A2 型题

1. 关于流行性感冒的描述，错误的是
   - A. 传染性强
   - B. 甲型流感易发生变异
   - C. 由流行性感冒病毒引起
   - D. 临床表现以上呼吸道症状为主
   - E. 发热及全身症状较重

2. 流行性感冒传染性最强的时间是
   - A. 病后 1~7 天
   - B. 病初 2~3 天
   - C. 病后 4~5 天
   - D. 潜伏期
   - E. 恢复期

3. 流行性感冒的主要临床表现为
   - A. 上呼吸道症状较轻，发热和全身症状较重
   - B. 上呼吸道症状较轻，发热和全身症状也较轻
   - C. 上呼吸道症状较重，发热和全身症状均较轻
   - D. 上呼吸道症状较轻，无发热和全身中毒症状
   - E. 无上呼吸道症状，发热和全身症状较重

4. 患者，男，18 岁。3 天前开始出现咳嗽，咽干，继而出现喷嚏、流清水样鼻涕，伴轻度头痛，低热，无明显咳嗽。查体：鼻黏膜充血。该患者最可能出现了
   - A. 疱疹性咽峡炎
   - B. 急性感染性喉炎
   - C. 进行性细菌性扁桃体炎
   - D. 急性支气管炎
   - E. 流行性感冒

5. 患者，女，65 岁。因"着凉"出现咽痒、打喷嚏，流清水样鼻涕等感冒症状 3 天来诊。查体：咽部充血，咽拭子提示流感病毒感染。既往秋冬有慢性阻塞性肺疾病病史。护士应告诉患者预防再次发病最具针对性的方法是

  A. 加强锻炼　　　　　　B. 高蛋白饮食　　　　　　C. 餐具每日消毒
  D. 保持居室通风　　　　E. 接种流感疫苗

（张真容）

第三节　病毒性肝炎患者的护理

情境导入

情境： 患者，男，28 岁，因"发热、乏力、食欲减退、恶心 2 周，皮肤黄染 1 周"入院。护理评估：肝肋下 3cm，上腹部轻度压痛，皮肤巩膜黄染。ALT 1270U/L，总胆红素 165μmol/L，白蛋白 40g/L，球蛋白 30g/L；血清标志物检测抗 – HAV – IgM（＋），其余指标均为阴性。

任务： 1. 患者目前主要的护理诊断有哪些？
      2. 乙肝病毒标志物两对半的临床意义是什么？

【概述】

病毒性肝炎（viral hepatitis）简称肝炎，是由多种肝炎病毒引起的以肝脏病变为主的一组全身性传染性疾病，包括甲型肝炎、乙型肝炎、丙型肝炎、丁型肝炎及戊型肝炎等。甲型及戊型主要表现为急性肝炎，而乙型、丙型及丁型易转为慢性肝炎，少数可发展为肝硬化，甚至发生肝癌。各型病毒性肝炎的病原学有所不同，但临床表现基本相似，主要临床表现为乏力、恶心、厌油、食欲减退、肝大、肝功能异常等，部分病例可出现黄疸。

（一）病原学

1. 甲型肝炎病毒（HAV） 为 RNA 病毒。感染后病毒在肝细胞内复制，随胆汁经肠道排出体外。HAV 感染后早期出现 IgM 型抗体，一般持续 8～12 周，少数病例可延续 6 个月。IgG 型抗体可长期存在。HAV 抵抗力较强，耐低温、耐酸碱，在贝壳类动物、污水、海水、淡水、泥土等可存活数月，但对紫外线、热力及消毒剂敏感。

2. 乙型肝炎病毒（HBV） 为分子量较小的 DNA 病毒。HBV 感染者血清中存在 3 种形式的病毒颗粒：①大球形颗粒，是完整的 HBV 颗粒，由胞膜和核心两部分组成。②小球形颗粒。③管状颗粒。小球形颗粒、管状颗粒是不完整的病毒颗粒，是 HBV 的包膜蛋白部分。HBV 在肝细胞内合成后释放入血，还可存在于唾液、精液、阴道分泌物等体液中。HBV 抵抗力很强，对热、低温、干燥、紫外线及一般浓度的消毒剂均能耐受，但煮沸 10 分钟、高压蒸汽、2% 戊二醛及含氯消毒剂等均可使其灭活。

3. 丙型肝炎病毒（HCV） 为 RNA 病毒。HCV 易变异，不易被机体清除。一般消毒剂、加热 100℃ 5 分钟、紫外线、高压蒸汽灭菌等可使其灭活。

4. 丁型肝炎病毒（HDV） 为 RNA 病毒，分子量较小、有缺陷，不能单独感染致病，必须在 HBV 的辅助下才能复制增殖，即 HDV 的感染需同时或先有 HBV 感染的基础。

5. 戊型肝炎病毒（HEV） 为无包膜 RNA 病毒，主要在肝细胞内复制，经胆道随粪便排出体外。HEV 在碱性环境下较稳定，对高热、三氯甲烷敏感。

（二）流行病学

1. 传染源 患者、亚临床感染者或病毒携带者是本病的传染源。

（1）甲、戊型肝炎 传染源为急性肝炎患者和亚临床感染者，甲型肝炎患者在起病前 2 周和起

病后 1 周，从粪便中排出 HAV 的数量最多，传染性最强。由于亚临床感染者数量较多，因此是最重要的传染源。

（2）乙、丙、丁型肝炎　传染源为急性、慢性肝炎患者、亚临床感染者和病毒携带者，其传染性贯穿整个病程。慢性肝炎患者及病毒携带者是 HBV 最主要的传染源，血中 HBeAg、HBV - DNA、HBV - DNAP 阳性的患者传染性最强。急性 HCV 在病程 5 ~ 25 天传染性最强，50% 以上可转为慢性，因此慢性患者是 HCV 的主要传染源。HDV 患者发生于 HBV 感染的基础上，主要传染源为慢性患者和病毒携带者。

2. 传播途径

（1）甲、戊型肝炎　以粪 - 口传播途径为主。日常生活接触式是散发性发病的主要传播方式；水源污染、食物如毛蚶、生蚝等贝壳类受污染可致暴发流行。

（2）乙、丙、丁型肝炎　以血液和体液传播途径为主，其传播途径有：①血液传播，是最主要的传播方式，如输注含肝炎病毒的血液和血制品。此外，还可通过使用带病毒的医疗器械、血液透析、脏器移植、意外针刺等造成血液传播。HCV 主要通过输血传播。②生活接触传播，主要与接触唾液、乳汁、精液和阴道分泌物等各种体液和分泌物有关。此外，共用牙刷和剃刀、纹眉、纹身等同样可造成感染。③母婴传播，主要经胎盘、产道分娩、哺乳和喂养方式等传播，是 HBV 传播的重要途径。

3. 易感人群　人类对各型肝炎病毒普遍易感。甲型肝炎以幼儿、学龄前儿童发病最多，其次为青年人，但暴发流行时各年龄组均可发病，感染后可获得持久免疫力。HBV 感染多发生于婴幼儿及青少年，我国 30 岁以上的成人抗 - HBs 阳性率达 50% 。丙型肝炎各个年龄组普遍易感，不同 HCV 株间无交叉免疫反应。人类对 HDV 普遍易感，目前仍未发现 HDV 的保护性抗体。戊型肝炎普遍易感，以青壮年较多，感染后免疫力不持久，孕妇感染后病情重，病死率较高。

4. 流行特征　甲型肝炎好发于秋、冬季，以散发为主，与人群生活条件、经济水平、卫生状况、饮食习惯等有关。戊型肝炎多发生于雨季或洪水后，在亚洲和非洲多见，呈地方性流行。乙、丙、丁型肝炎以散发为主，无明显的季节性。我国是乙型肝炎高发区，全球 HBsAg 阳性携带者有 3.5 亿，其中我国有 1.2 亿，总感染率达 10% ~ 15% 。近年来，随着乙肝疫苗的广泛接种，乙型肝炎的发病率有所下降。

（三）发病机制

各型肝炎病毒引起肝脏损伤的机制包括病毒的直接毒性作用和由病毒感染诱发的免疫损伤的协同作用。基本病理改变为弥漫性肝细胞变性、坏死，伴有不同程度的炎症细胞浸润，间质增生和肝细胞再生。因肝细胞破坏导致肝功能减退，临床可出现黄疸、出血、腹水和肝肾综合征，严重时发生肝性脑病。

【护理评估】

（一）健康史评估

询问家族成员是否有肝病史；有无输血和使用血制品史，有无器官移植、使用未严格消毒的侵入性操作；起病后有无恶心、呕吐、厌油腻食物、食欲减退、乏力等症状，皮肤黏膜及小便有无发黄等。有无特殊用药史及烟酒嗜好，是否接种过各型肝炎疫苗等。

（二）身体评估

各型肝炎潜伏期：甲型肝炎 2 ~ 6 周（平均 4 周）；乙型肝炎 1 ~ 6 个月（平均 3 个月）；丙型肝炎 2 周 ~ 6 个月（平均 40 天）；丁型肝炎 4 ~ 20 周；戊型肝炎 2 ~ 9 周（平均 6 周）。甲型肝炎和戊型肝炎主要表现为急性肝炎，乙、丙、丁型肝炎除急性肝炎外，主要表现为慢性肝炎。5 种肝炎病毒可重叠感染或协同感染，使病情加重。

1. 急性肝炎　急性肝炎分急性黄疸型肝炎和急性无黄疸型肝炎。

（1）急性黄疸型肝炎　典型临床表现分为3期，总病程1~4个月。①黄疸前期：本期持续1~21天，平均5~7天。主要表现为发热、全身不适、食欲缺乏、恶心、呕吐、厌油、腹胀、肝区胀痛。本期末出现尿黄。②黄疸期：本期持续2~6周。发热消退，自觉症状稍减轻，但尿色加深如浓茶样，黄疸可逐渐加深，1~3周达到高峰。临床上以巩膜和皮肤黄染为进入此期的标志。部分患者可有大便颜色变浅、皮肤瘙痒、心动过缓等。体检常见肝脏肿大，质地软，有明显压痛及叩击痛。部分患者有轻度脾大。此期肝功能明显异常。③恢复期：本期持续2周~4个月，平均1个月。黄疸逐渐消退，症状逐渐消失，肝、脾缩小，肝功能逐渐恢复正常。

（2）急性无黄疸型肝炎　除无黄疸外，其他临床表现与黄疸型相似。较黄疸型肝炎多见，占急性肝炎病例的90%以上，病程2~3个月。无黄疸型通常起病较缓慢，症状较轻，主要表现为全身乏力、食欲下降、恶心、腹胀、肝区痛、肝大、有轻压痛及叩痛。肝功能轻、中度异常。临床症状较黄疸型肝炎轻且无特征性，因而不易被发现而成为重要的传染源。乙型、丙型、丁型肝炎患者易转为慢性。

2. 慢性肝炎　病毒性肝炎病程超过6个月或发病日期不明确而临床有慢性肝炎表现者，称为慢性肝炎，仅见于乙型、丙型、丁型肝炎。根据病情轻重可分为3度。

（1）轻度　反复出现疲乏、消化道及肝区不适等症状，肝脾轻度肿大，部分患者可无明显症状和体征，肝功能检查反复或持续出现血清转氨酶升高。

（2）中度　症状、体征、实验室检查介于轻度和重度之间。

（3）重度　明显或持续的肝炎症状，如乏力、食欲减退、腹胀、尿黄、便溏，明显的慢性肝病体征如肝病面容、蜘蛛痣、肝掌或肝脾肿大，实验室检查肝功明显异常。

3. 重型肝炎　是病毒性肝炎中最严重的一种类型，发生率为0.2%~0.5%，预后差，病死率达50%~70%以上。各型肝炎均可引起重型肝炎，可因劳累、精神刺激、营养不良、服用损肝药物、饮酒、重叠或合并感染等诱发。

（1）急性重型肝炎　亦称暴发型肝炎，以急性黄疸型肝炎起病，但病情发展迅速，起病10天内出现高热、极度乏力、严重的消化道症状及精神神经症状。主要表现：①黄疸迅速加深，呈"酶-胆分离"。②肝进行性缩小、肝臭。③出血倾向，凝血酶原活动度（PTA）<40%。④迅速出现腹水或中毒性鼓肠。⑤精神神经系统症状（Ⅱ度以上肝性脑病）。⑥肝肾综合征，出现少尿甚至无尿，血尿素氮升高等。本病病死率高，病程一般不超过3周。

（2）亚急性重型肝炎　亦称亚急性肝坏死，发病10天以上出现上述表现，肝性脑病多出现在疾病的后期，腹水明显。此型病程可长达3周至数月，易发展为坏死性肝硬化，一旦出现肝肾综合征，预后不良。

（3）慢性重型肝炎　在慢性肝炎或肝炎后肝硬化基础上发生的重型肝炎。此型肝炎的特征为慢性肝炎或肝炎后肝硬化病史、体征、肝功能损害、亚急性重型肝炎的表现，预后差，病死率高。

4. 淤胆型肝炎　亦称毛细胆管型肝炎，病程持续时间较长，可达2~4个月或更长时间，起病类似急性黄疸型肝炎，主要表现为：①黄疸具有"三分离"特征，即黄疸深，但消化道症状轻，ALT升高不明显，PTA下降不明显。②具有较长期（3周以上）肝内梗阻性黄疸的表现，如皮肤瘙痒、粪便颜色变浅、肝脏肿大和梗阻性黄疸的化验结果。

（三）心理-社会评估

急性期患者由于对疾病的不了解、隔离治疗、活动受限等，患者易出现紧张、焦虑、恐惧心理；慢性病患者因病情反复、久治不愈，担心疾病预后等出现焦虑、悲观、孤独、抑郁等消极心理，表现为少言寡欢、情绪低落、睡眠障碍等。注意询问患者对肝炎知识的了解程度；患者患病后对住院隔离和疾病预后的认识，有无焦虑、抑郁及被人歧视或孤独感等心理反应；患病后是否对学习、工作、家庭造成影响；患者应对能力。

（四）辅助检查

1. 肝功能检查　判断肝脏损害的严重程度。

（1）血清酶　丙氨酸氨基转移酶（ALT）是判定肝细胞损害的重要指标。急性肝炎在黄疸出现前3周，ALT即开始升高，黄疸消退后2~4周恢复正常；慢性肝炎可持续或反复升高；重型肝炎时因大量肝细胞坏死，ALT随黄疸迅速加深反而下降，呈酶－胆分离现象。天冬氨酸氨基转移酶（AST）也升高，意义与ALT相似。其他血清酶类，如碱性磷酸酶（ALP）、γ－谷氨酰转肽酶（γ－GT）在肝炎时也可升高。

（2）血清蛋白　由于持续肝功能损害时，肝脏合成白蛋白减少，出现A/G比值下降或倒置，对慢性肝炎或肝硬化的诊断有一定参考价值。

（3）胆红素　黄疸型肝炎时血清总胆红素、直接胆红素和间接胆红素、尿胆原和尿胆红素均升高。淤胆型肝炎则以直接胆红素、尿胆红素增加为主，尿胆原减少或阴性。

（4）凝血酶原活动度（PTA）　对重型肝炎的临床诊断和预后判断有重要意义。PTA高低与肝损害程度呈反比，重型肝炎时PTA<40%。PTA越低，肝损害越重，预后越差。

2. 肝炎病毒标记物检测　有助于病原诊断。

（1）甲型肝炎　血清抗－HAV－IgM阳性是HAV近期感染的指标，是确诊甲型肝炎最主要的标记物；血清抗－HAV－IgG是保护性抗体，见于甲型肝炎疫苗接种后或既往感染HAV的患者。

（2）乙型肝炎　病毒标记物检测的临床意义见表10－1。

表10－1　乙型肝炎病毒血清标志物的临床意义

血清标志物	临床意义
乙型肝炎表面抗原（HBsAg）	阳性表示HBV感染；如无任何临床表现，肝功能正常，而HBsAg持续6个月以上阳性者为慢性乙肝病毒携带者
乙型肝炎表面抗体（抗－HBs）	为保护性抗体，阳性表示对HBV产生保护性免疫。见于接种乙肝疫苗后或既往感染并产生免疫力的恢复者。阴性说明对HBV易感
乙型肝炎e抗原（HBeAg）	阳性提示HBV复制活跃，传染性较强，持续阳性则易转为慢性
乙型肝炎e抗体（抗－HBe）	阳性提示感染时间久，HBV复制减弱或传染性减低或提示HBV DNA与宿主DNA整合，长期潜伏于体内
乙型肝炎核心抗原（HBcAg）	是HBV的主体，阳性表示HBV复制，但一般方法不易检出血液中的HBcAg
乙型肝炎核心抗体（抗－HBc）	抗HBc IgG阳性为过去感染的标志，可保持多年；抗－HBc－IgM阳性提示有HBV的急性感染或慢性感染急性发作期；高滴度抗－HBc－IgM阳性提示HBV有活动性复制

HBV－DNA和DNA－P均位于HBV的核心部分，是反应HBV感染最直接、最特异和最敏感的指标，两者阳性提示体内HBV有活动性复制，传染性强。

（3）丙型肝炎　检测血清中抗－HCV和HCV－RNA。①HCV－RNA在病程早期即可出现，治愈后很快消失。②抗－HCV不是保护性抗体，而是HCV感染的一种标志。抗－HCV－IgM见于丙型肝炎急性期或慢性活动期，治愈后可消失，急性病例一般可持续4~48周；高滴度抗－HCV－IgG提示HCV病毒感染，低滴度抗－HCV－IgG提示病毒处于静止状态，见于丙型肝炎恢复期。

（4）丁型肝炎　血清或肝组织中的HDVAg和（或）HDV－RNA阳性有确诊意义。急性HDV感染时，HDVAg仅在血中出现数天，继之出现抗－HDV－IgM，持续时间也较短。而抗－HDV－IgG效价增高见于慢性丁型肝炎。

（5）戊型肝炎　HEV感染者血清中可检测出抗－HEV－IgM和抗－HEV－IgG两者阳性均可作为近期感染的指标。

【主要护理诊断/问题】

1. 活动无耐力　与肝功能受损、能量代谢障碍有关。

2. 营养失调：低于机体需要量　与摄入减少及消化吸收障碍有关。

3. 焦虑　与担心预后及隔离治疗等有关。

4. 知识缺乏　缺乏病毒性肝炎的防治知识。

5. 潜在并发症 出血、肝性脑病、感染、肝肾综合征等。

【护理措施】

（一）一般护理

1. 消毒与隔离 甲、戊型肝炎从发病之日起按消化道隔离 3 周；急性乙、丙、丁型肝炎按血液（体液）隔离；慢性肝炎（乙型、丙型）按病毒携带者管理。

2. 休息与活动 急性肝炎、慢性肝炎活动期、肝衰竭者应卧床休息，以降低机体代谢率，增加肝脏的血流量，有利于肝细胞修复。待症状好转、黄疸减轻、肝功能改善后，逐渐增加活动量，以不感疲劳为度。肝功能正常 1～3 个月后可恢复日常活动及工作，但仍应避免过度劳累和重体力劳动。病情严重者需协助患者做好进餐、沐浴、如厕等生活护理。

3. 饮食护理 合理的饮食可以改善患者的营养状况，促进肝细胞再生和修复，有利于肝功能恢复。

（1）急性肝炎 患者常有食欲缺乏、厌油、恶心、呕吐等症状，此时不宜强调"高营养"或强迫进食，宜进食清淡、易消化、富含维生素的流质。如进食量太少，不能满足生理需要，可遵医嘱静脉补充葡萄糖、脂肪乳和维生素。黄疸消退，食欲好转后，可逐渐增加饮食，但应避免暴饮暴食。恢复期患者可过渡至普通饮食。

（2）慢性肝炎 宜适当补充高蛋白、高热量、高维生素、易消化食物。蛋白质以 1.5～2.0g/（kg·d），以优质蛋白为主，如牛奶、鸡蛋、瘦肉、鱼等。

（3）重症肝炎 给予高热量饮食，保证每天热量供应 1200～1600kcal。每天入液总量以不超过 2500ml 为宜。肝硬化腹水患者一般以每天 1000ml 左右为标准，控制入液量。脂肪可延缓胃的排空，应尽量少用。

（4）各型肝炎患者的饮食禁忌 不宜长期摄入高糖、高热量饮食，尤其有糖尿病倾向和肥胖者，以防诱发糖尿病和脂肪肝。腹胀者减少产气食品（牛奶、豆制品）的摄入。各型肝炎患者均应禁饮酒。酸菜等腌制食品中含有较多的亚硝酸盐，易引起肝功能损害。

（二）病情观察

密切观察生命体征、意识；消化道症状及黄疸程度；有无心悸、呼吸困难、腹水；皮肤黏膜有无瘀点、瘀斑，有无呕血、便血等出血倾向；血红蛋白、血小板计数、凝血酶原时间、凝血酶原活动度等指标；是否有肝性脑病、肾功能不全等早期表现。重型肝炎和肝衰竭患者应严格纪录 24 小时出入液量，监测尿常规、尿比重、血清钾、血清钠、血肌酐、血尿素氮，一旦发现病情变化，及时报告医生，积极配合抢救。

（三）配合治疗

病毒性肝炎目前仍无特效治疗，原则为综合性治疗，以休息、营养为主，辅以适当药物治疗，避免使用损害肝脏的药物等。

1. 保肝治疗 肝功能异常者，可适当选用还原型谷胱甘肽、甘草酸制剂、维生素 E 等抗炎、减轻过氧化损伤等药物。伴有肝内胆汁淤积的患者，可选用熊去氧胆酸、腺苷蛋氨酸等。

2. 抗病毒治疗

（1）甲型、戊型肝炎 无须抗病毒治疗。

（2）乙型肝炎 HBV 感染所致的急性乙肝，一般无须抗病毒治疗。HBV 感染所致的慢性乙肝，常需要抗病毒治疗。乙肝抗病毒药物主要有核苷类似物（如替诺福韦、恩替卡韦、替比夫定、拉米夫定等）和干扰素（如普通干扰素、聚乙二醇干扰素）。

（3）丙型肝炎 针对 HCV 的感染，无论急、慢性丙肝，所有 HCV-RNA 阳性患者均应抗病毒治疗。丙肝抗病毒药物和方案主要包括：①直接抗病毒药物，如索非布韦、达卡他韦、维帕他韦等；②PR 方案，聚乙二醇干扰素联合利巴韦林；③直接抗病毒药物联合 PR 方案。无论是乙肝还是丙肝，一旦进入肝硬化阶段，则禁用干扰素抗病毒治疗。

（4）丁型肝炎 HDV 与 HBV 协同感染所致急性肝炎时，无须抗病毒处理，与 HBV 叠加感染造成慢性肝炎加重时，可用干扰素。

3. 人工肝或者肝移植 对各型重症肝炎患者，可以运用人工肝或者肝移植进行治疗。

（四）对症护理

1. 皮肤瘙痒 黄疸型肝炎患者由于胆盐沉积刺激皮肤，引起皮肤瘙痒，具体护理措施为：①保持床单清洁干燥，衣服宜柔软、宽松，经常换洗。②每日用温水清洗皮肤，不宜使用肥皂、化妆品等刺激性用品。③及时修剪指甲，避免搔抓，防止皮肤破损，对已有破损者，则应保持局部清洁、干燥，预防感染。④瘙痒重者局部可涂擦止痒剂，也可口服抗组胺药。

2. 呕吐、腹泻 给予清淡、易消化饮食，少食多餐；记录 24 小时出入液量；严重者暂禁食，遵医嘱静脉补充所需营养；保持床单整洁，加强肛周皮肤护理。

（五）用药护理

禁用损害肝的药物。指导患者遵医嘱用药，并密切观察各种药物的不良反应，如干扰素有发热反应、胃肠道反应、脱发、肝功能损害和神经精神症状等不良反应。妊娠期妇女禁用干扰素。

（六）心理护理

急性期患者由于对疾病的认识不足及对隔离治疗、活动受限等措施的不理解，患者易出现紧张、焦虑、恐惧等心理；慢性病患者因病情反复、久治不愈及担心疾病预后等出现焦虑、悲观、孤独、抑郁等消极心理，表现为少言寡欢、情绪低落、自卑、睡眠障碍等。在护理中应注意介绍疾病相关知识，如治疗方法、疾病预后及隔离的意义，多与患者交流沟通，随时了解患者心理活动，鼓励说出自己的想法和感受，及时进行疏导使患者消除焦虑、抑郁等不良心理，保持豁达、乐观心情，增强战胜疾病的信心，有利疾病早日康复。

（七）健康指导

1. 生活指导 ①指导患者规律生活，劳逸结合，待症状消失、肝功能恢复 3 个月以上，可逐渐恢复原工作，坚持正常工作和学习，但避免劳累。②加强营养，适当增加蛋白质摄入，多食蔬菜水果，但要避免长期高热量、高脂肪饮食。不吸烟、不饮酒。③做好皮肤护理，如有出血倾向，应避免碰撞、损伤，避免用手抠鼻、剔牙及使用硬毛牙刷，以免诱发出血。④实施适当的家庭隔离，如患者的食具、用具和洗漱用品应专用，家中密切接触者，可行预防接种。⑤不滥用药物，以免加重肝损害。定期复查肝功能、病毒的血清学指标，以指导调整治疗方案。

2. 疾病知识指导 甲型和戊型肝炎应预防消化道传播，重点在于加强粪便管理，保护水源，严格饮用水的消毒，加强食品卫生和食具消毒。乙、丙、丁型肝炎预防重点则在于防止通过血液和体液传播。注意个人卫生，不和任何人共用剃须刀和牙具等用品。若性伴侣为 HBsAg 阳性者，应接种乙型肝炎疫苗或采用避孕套；在性伴侣健康状况不明的情况下，一定要使用安全套以预防乙型肝炎及其他血源性或性传播疾病。对献血员进行严格筛选，不合格者不得献血。

3. 预防接种 ①主动免疫：接种甲型肝炎病毒活疫苗、乙肝疫苗进行主动免疫；如母亲 HBsAg 阳性，新生儿出生后立即注射乙型肝炎免疫球蛋白（HBIG），并同时注射乙肝疫苗。②被动免疫：意外接触 HBV 感染者的血液和体液后，应立即检测 HBV – DNA、HBsAg、抗 – HBs、HBeAg、抗 – HBc、ALT 和 AST，并于 3 个月和 6 个月复查。如已接种过乙肝疫苗，且已知抗 – HBs≥10mIU/ml 者，可不进行特殊处理。如未接种过乙肝疫苗，或虽接种过乙肝疫苗，但抗 – HBs < 10mIU/ml 或抗 – HBs 水平不详，应立即注射 HBIG 200～400IU，并同时在不同部位接种一剂次乙肝疫苗，于 1 个月和 6 个月后分别接种第 2 和第 3 剂次乙肝疫苗。

•••• 目标检测

选择题

A1/A2 型题

1. 丙型肝炎的主要传播途径是

 A. 粪－口传播   B. 水传播   C. 食物传播

 D. 血液传播   E. 媒介传播

2. 孕妇，23 岁。孕 1 产 0，孕 20 周来院进行产前检查，HBsAg（＋）、HBeAg（＋）、HBcAb（＋），孕妇不断询问乙肝母婴传播途径不包括

 A. 乳汁传播   B. 产后接触母亲唾液或汗液传染

 C. 经胎盘传播   D. 分娩时通过软产道接触母血或羊水传播

 E. 粪－口传播

3. 急性黄疸型肝炎前驱期的表现是

 A. 粪便颜色变浅   B. 皮肤瘙痒   C. 消化道症状

 D. 皮肤黄染   E. 肝区疼痛

4. 患者，男，35 岁。因"近 2 周食欲减退、上腹部不适、疲乏无力"就诊。体检：肝肋下 2cm，有轻度触痛。为明确诊断首先应检查的项目是

 A. 尿胆红素   B. 血清胆红素   C. 血清蛋白

 D. 血清丙氨酸氨基转移酶   E. 谷氨肽基转移酶

5. 患者，男，27 岁。既往体健。体检时肝功能正常，抗 HBs 阳性，HBV 其他血清病毒标记物均为阴性。其很担心自己患上乙型肝炎，护士应告知患者其此时的状况是

 A. 乙型肝炎且有传染性   B. 乙型肝炎但病情稳定   C. 乙型肝炎病毒携带状态

 D. 处于乙型肝炎恢复期   E. 对乙型肝炎病毒具有免疫力

（张真容）

第四节 获得性免疫缺陷综合征患者的护理 🄴 微课

PPT

> ⟫ **情境导入** ⫻

情境：患者，男，36 岁，因"发热、乏力、咳嗽、胸闷 1 周"入院，护理评估：T 39.3℃，P 98 次/分，R 22 次/分，BP 110/89mmHg，慢性病容，双侧腹股沟数个浅表淋巴结肿大，双下肢可见数个小脓肿。辅助检查：血常规 WBC 7.0×10^9/L，N 80%，胸片示双肺浸润灶，如毛玻璃样改变。临床诊断：艾滋病。

 任务：1. 患者目前主要的护理诊断有哪些？

        2. 患者的治疗和护理要点有哪些？

【概述】

艾滋病全称为获得性免疫缺陷综合征（acquired immunodeficiency syndrome，AIDS），是由人类免疫缺陷病毒（human immunodeficiency virus，HIV）感染而导致的一种严重慢性传染病。病毒通过侵犯 $CD4^+T$ 淋巴细胞致使机体的细胞免疫受损，临床上表现为各种严重的机会性感染和恶性肿瘤，死亡率极高，严重地威胁着人类的健康。本病主要经性接触、血液及母婴传播。

（一）病原学

HIV 属反转录病毒科，为单链 RNA 病毒，呈圆形或椭圆形。HIV 分为两型，即 HIV－1 型和 HIV－2 型，两者均能引起 AIDS，以 HIV－1 为主，HIV－2 传染性和致病性均较低，如同时感染 HIV－1、HIV－2 者，预后很差。HIV 在外界的抵抗力不强，对热较为敏感，56℃ 30 分钟、75% 乙醇、0.2% 次氯酸钠和漂白粉能将其灭活。但对 0.1% 甲醛、紫外线、γ 射线不敏感。HIV 感染人体后能刺激人体产生抗体，但中和抗体很少，病毒和抗体可同时存在，故仍有传染性。

（二）流行病学

1. 传染源 包括 HIV 感染者和艾滋病患者。HIV 主要存在于传染源的血液、精液、阴道分泌物、胸腹水、脑脊液、羊水和乳汁等体液中。

2. 传播途径 主要的传播途径包括性接触传播、血液传播和母婴传播。

（1）性接触传播 是本病的主要传播途径，包括不安全的同性、异性和双性性接触。与发病率有关的因素包括性伴侣数量、性伴侣的感染阶段、性交方式和性交保护措施等。

（2）血液传播 包括输注含 HIV 的血液或成分血、血制品，药瘾者共用针头或注射器，美容纹身、介入性医疗操作等，均可导致感染。

（3）母婴传播 患本病的孕妇可以通过胎盘、分娩及产后血性分泌物或哺乳等方式将病毒传播给婴儿。

（4）其他途径 如移植病毒携带者的器官或人工授精等。医护人员被污染的针头刺伤或破损皮肤污染有可能被传染。HIV 在外界干燥环境下，抵抗力很弱，短时间内将会失去活性和感染力，握手、拥抱、共用办公用具、卧具和浴池等不会传播 AIDS。

3. 易感人群 人群普遍易感。同性恋、异性性乱交者、静脉药瘾者、血友病及多次输血者患该病的风险较大，为本病的高危人群。从目前统计资料看，发病年龄以 15～49 岁的人居多。近年来我国 60 岁以上老年人感染率持续升高。

4. 流行特征 根据联合国艾滋病规划署发布的《2023 全球艾滋病防治进展报告》显示，截至 2022 年，全球目前共有 3900 万例艾滋病病毒感染者；其中 2022 年新增感染者达到 130 万例。东欧和中亚（自 2010 年以来增加了 49%）以及中东和北非（自 2010 年以来增加了 61%）的新发感染人数继续急剧增加。截至 2023 年 6 月 30 日，我国现存活艾滋病病毒（HIV）感染者/AIDS 患者 126.09 万例，报告死亡 43.7 万例。

（三）发病机制

HIV 主要侵犯人体的免疫系统，包括 CD4$^+$T 淋巴细胞、单核巨噬细胞和树突状细胞等，主要表现为 CD4$^+$T 淋巴细胞数量不断减少，最终导致人体细胞免疫功能缺陷，引起各种机会性感染和肿瘤的发生。

【护理评估】

（一）健康史评估

询问患者是否存在相关诱因和病因，如有无同性恋及性乱交史；有无输血或血制品史；有无吸毒史；是否进行过器官移植或接收过人工授精等。详细了解患者发病时间及相关临床表现，如有无发热、咳嗽、慢性腹泻、淋巴结肿大等，目前采用过的治疗方式等。

（二）身体评估

本病潜伏期较长，感染 HIV－1 型者经历 2～10 年发展为艾滋病，HIV－2 型历时更长。本病大致分为急性期、无症状期、全身淋巴结肿大综合征和艾滋病期。

本病潜伏期长，平均 8～9 年，可短至数月，长达 15 年。根据感染后临床表现及症状严重程度，HIV 感染的全过程可分为急性期、无症状期和艾滋病期。

1. 急性期 一般发生于初次感染 HIV 后 2～4 周。部分感染者出现 HIV 病毒血症和免疫系统急性损伤所产生的临床表现。大多数患者临床症状轻微，以发热最为常见，可伴有咽痛、盗汗、恶心、呕吐、腹泻、皮疹、关节疼痛、淋巴结肿大及神经系统症状。患者大多症状轻微无特异性，持续 1～3 周后症状消失，容易忽略。

2. 无症状期 可从急性期进入此期，或无明显的急性期症状而直接进入此期，临床上无任何症状。此期持续时间一般为 6～8 年，其时间长短与感染病毒的数量、感染途径、机体免疫状况、营养及卫生条件及生活习惯等因素有关。此期由于 HIV 在感染者体内不断复制，具有传染性。

3. 艾滋病期 为感染 HIV 后的最终阶段。此期主要临床表现为艾滋病相关综合征、各种机会性感染及肿瘤。

（1）**艾滋病相关症状** 主要表现为持续 1 个月以上的发热、盗汗、腹泻；体重减轻 10% 以上。部分患者表现为神经精神症状，如记忆力减退、精神淡漠、性格改变、头痛、癫痫及痴呆。另外还可出现持续性全身性淋巴结肿大，其特点为：①除腹股沟以外有两个或两个以上部位的淋巴结肿大；②淋巴结直径≥1cm，无压痛，无粘连；③持续时间 3 个月以上。

（2）**各种机会性感染** ①呼吸系统：以肺孢子菌肺炎最为常见，是本病机会性感染死亡的主要原因，表现为间质性肺炎，念珠菌、巨细胞病毒、结核分枝杆菌、卡波西肉瘤均可侵犯肺部。②中枢神经系统：新隐球菌脑膜炎、结核性脑膜炎、脑弓形虫病、巨细胞病毒脑炎等。③消化系统：念珠菌、疱疹和巨细胞病毒引起口腔和食管炎症或溃疡最为常见，表现为吞咽疼痛和胸骨后烧灼感。胃肠道黏膜常受到疱疹病毒、隐孢子虫、鸟分枝杆菌和卡波西肉瘤的侵犯，引起腹泻和体重减轻。④皮肤黏膜：弥漫性丘疹、带状疱疹、口腔和咽部黏膜炎症及溃烂等。⑤眼部：巨细胞病毒、弓形虫可引起视网膜炎，眼部卡波西肉瘤等。

（3）**恶性肿瘤** 肿瘤最多见的为卡波西肉瘤、非霍奇金淋巴瘤等，其中 1/3 以上的患者可发生卡波济肉瘤，表现为紫红色或深蓝色浸润斑或结节，可融合成大片，表面出现溃疡并向四周扩散。

（三）心理-社会评估

因疾病带来的身体、心理以及社会适应上的危机与挑战会对患者造成巨大的压力与潜在的创伤。因此需要评估患者有无焦虑、恐惧、悲伤、自杀或自杀意念等负性心理反应，评估患者获得的家庭及社会支持，如患病后对家庭、生活、工作等的影响，经济状况、家人的反应、照护者与患者的关系、有无接触或参加艾滋病帮扶组织等。

（四）辅助检查

1. 血常规检查 患者出现不同程度的贫血，白细胞及淋巴细胞减少。

2. 免疫学检查 T 细胞总数降低，CD4$^+$T 淋巴细胞计数下降，CD4$^+$/CD8$^+$≤1.0。此检查有助于判断治疗效果及预后。

3. 病原体检测 ①HIV 抗体检测：HIV-1/HIV-2 抗体检查是 HIV 检查的金标准。②HIV 抗原检测：有利于"窗口期"和新生儿早期感染的诊断。③核酸检测：HIV RNA 或 HIV DNA 检测，有助于诊断，并可判读治疗效果和预后。

4. 其他检查 X 线检查可显示间质性肺炎或肺脓肿等；脑脊液检查及 CT 有助于神经系统病变的诊断。

【主要护理诊断/问题】

1. 体温过高 与 HIV 病毒感染、机会性感染导致大量致热源释放或药物反应有关。

2. 营养失调：低于机体需要量 与腹泻、食欲缺乏、疾病高消耗状态有关。

3. 腹泻 与并发胃肠道机会性感染和肿瘤有关。

4. 气体交换受损 与肺部炎性渗出导致气体分压改变有关。

5. 疼痛 与机会性感染导致各组织脏器病变产生不适有关。

6. 有感染的危险 与免疫功能受损有关。

【护理措施】

（一）一般护理

1. 消毒与隔离 艾滋病期患者应在执行血液、体液隔离的同时实施保护性隔离。医务人员预防艾滋病病毒感染的防护措施应当遵照标准预防原则，尤其要预防污染针头及其他锐器刺破皮肤。

2. 休息与活动 无症状患者可以正常工作，参加一些自己喜爱的活动，但应避免劳累，急性期和艾滋病期应卧床休息。

3. 饮食护理 提倡高热量、高蛋白、高维生素、清淡、易消化的饮食，患者应少吃多餐，糖类、油脂类也应适当的摄入，注意补充维生素和矿物质，营养保持均衡，增强机体抗病能力。不能进食者给予鼻饲或按医嘱给予静脉高营养。

（二）病情观察

观察生命体征；观察患者意识状态及口腔、皮肤黏膜、肺部、胃肠道、中枢神经系统等有无感染表现；观察体重的变化及营养状况等。

（三）配合治疗

此病目前缺乏行之有效的治疗措施，早期抗病毒治疗是关键。

1. 抗病毒治疗 主要有三类。①核苷类反转录酶抑制剂：此类药物能选择性地与 HIV 反转录酶结合，并掺入正在延长的 DNA 中，抑制 HIV 的复制。常用药物有齐多夫定、去羟肌苷及拉米夫定等。②非核苷类反转录酶抑制剂：作用于 HIV 反转录酶的某个位点，使其失去活性，主要药物有奈韦拉平、依非韦伦，常与其他抗 HIV 药物联合应用。③蛋白酶抑制剂：抑制蛋白酶，阻断 HIV 复制和成熟过程中所必需的蛋白质合成。主要药物有利托那韦、沙奎那韦及奈非那韦等。单一用药容易发生 HIV 变异，产生耐药，因而主张三联或四联用药，即三类药物的联合或使用两种不同的核苷类反转录酶抑制剂加上一种或两种蛋白酶抑制剂。

2. 免疫治疗 采用 IL–2 与抗病毒药物同时应用有助于改善患者免疫功能。

3. 治疗并发症 ①肺孢子菌肺炎：首选复方磺胺甲噁唑。②卡波西肉瘤：抗病毒治疗同时使用干扰素治疗，也可用博来霉素、长春新碱和多柔比星联合化疗等。③真菌感染：可用克霉唑、酮康唑及制霉菌素等。④病毒感染：可用阿昔洛韦或更昔洛韦等。⑤弓形虫感染：可用螺旋霉素或克林霉素、复方磺胺甲噁唑。

4. 支持治疗及对症治疗 输血、补充维生素及营养物质，必要时辅以心理治疗。

5. 预防性治疗 结核菌素试验阳性者异烟肼治疗 1 个月，$CD4^+T$ 淋巴细胞 $< 0.2 \times 10^9/L$ 者可用复方磺胺甲噁唑，每次 2 片，每天 1 次，预防肺孢子菌肺炎。医务人员被污染针头刺伤或实验室意外，根据职业暴露后预防程序进行评估和用药预防。

（四）对症护理

1. 发热 注意观察体温变化；高热给予物理降温，如温水擦浴、75% 乙醇擦浴和冰敷，必要时可给予退热药物；此外还要注意水分和营养食物的补充；出汗时及时更换衣被，以防感冒。

2. 呼吸困难 监测呼吸频率、节律、深度，有无发绀；患者卧床休息，取端坐位或半卧位，必要时氧气吸入；禁用镇静剂和麻醉剂。

3. 咳嗽咳痰 观察痰液的颜色、性质、量。根据医嘱进行雾化吸入，稀释痰液，必要时吸痰。

（五）用药护理

抗病毒药物如齐多夫定等常有骨髓抑制的不良反应，用药后早期可出现巨幼细胞性贫血，晚期可出现中性粒细胞和血小板减少、恶心、头痛、肌炎等表现，故应严格遵医嘱给药，定期复查血象，当 $Hb \leq 80g/L$ 或骨髓抑制时可输血，遵医嘱减量；如中性粒细胞 $< 0.5 \times 10^9/L$，应及时报告医生停药。

（六）心理护理

由于人们对本病的恐惧心理和特殊的流行病学特征，患者往往受到他人的回避，甚至歧视，极易产生恐惧、焦虑、孤独及悲观失望的心理，护理人员应从心理上给予患者支持和帮助，多与患者沟通，鼓励其表达自己的感受，开展有针对性的心理疏导工作，争取患者的信任和积极配合，树立起战胜疾病的信心。

（七）健康指导

1. 生活指导 饮食应以高蛋白、高热量、清淡为原则，鼓励患者多进食，对于严重厌食者静脉补液。急性感染期和艾滋病期，患者应卧床休息，无症状感染期适度工作，不感到疲劳为宜。指导家属及朋友关心、同情、鼓励患者，并做好心理护理使其回归正常生活。

2. 疾病知识指导

（1）控制传染源 ①加强艾滋病防治知识、法制和道德教育及针对感染者和患者的关怀教育；②报告疫情，及时发现和管理艾滋病患者，并对其血液和体液进行严格消毒处理；③建立艾滋病监测网络，加强对高危人群的监测，加强国境检疫，对艾滋病抗体阳性者禁止入境；④密切追踪和随访HIV感染者，提供心理医疗咨询。

（2）切断传播途径 ①避免不良性行为，高危人群要正确使用质量可靠的避孕套。②不吸毒，不共用注射器，使用一次性注射器和输液器，医疗器械应一人一用一消毒。③提倡义务献血，打击商业性采血；尽量避免输血如必须输血时，应选择正规渠道的安全用血；患者和感染者禁止捐献器官或献血。④患者日常生活用品如剃须刀等宜单独使用并定期消毒；美容器械必须严格消毒后才能使用。⑤对HIV感染的妊娠期妇女可采用产科干预（如终止妊娠、择期剖宫产等）、抗病毒药物干预及人工喂养措施。

目标检测

选择题

A1/A2 型题

1. 艾滋病患者应采取的隔离措施是
    A. 接触隔离
    B. 呼吸道隔离
    C. 血液、体液隔离及保护性隔离
    D. 血液、体液隔离
    E. 肠道隔离

2. 患者，女，27 岁。因"发热、咳嗽伴胸痛"就诊。体格检查：体温 38℃；双侧颊黏膜散在溃疡、并有白色分泌物；两肺听诊可闻及湿啰音。血白细胞 $4.0 \times 10^9/L$，$CD4^+/CD8^+ < 1$。诊断为艾滋病。针对该患者的护理措施，错误的是
    A. 严格执行消毒隔离措施
    B. 将患者安置于隔离病室内进行严密隔离
    C. 给予高热量、高蛋白、高维生素易消化饮食
    D. 提供患者与家属、亲友沟通机会，获得更多心理支持
    E. 多与患者沟通，鼓励患者树立战胜疾病的信心

3. 患者，女，25 岁。在一次体检中发现 HIV 阳性，护士对患者的指导，不正确的是
    A. 性行为时使用安全套
    B. 外出时戴口罩
    C. 告知不要传染给别人的义务
    D. 严禁献血
    E. 使用含氯消毒剂对血液、排泄物进行消毒

4. 预防、医疗、保健机构发现艾滋病病毒感染者时，以下措施不正确的是
    A. 身体约束
    B. 留观
    C. 给予宣教
    D. 医学观察
    E. 定期和不定期访视

5. 艾滋病最常见的并发症是

A. 肺孢子菌肺炎　　　　　B. 肺结核　　　　　　　C. 隐球菌性脑膜炎

D. 尖锐湿疣　　　　　　　E. 恶性淋巴瘤

（张真容）

第五节　霍乱患者的护理

PPT

情境导入

情境：患者，男，25 岁，因"腹泻 10 小时"入院。10 小时前排多量黄色稀水样便，次数达 10 余次。护理评估：体温 37℃，脉搏 86 次/分，呼吸 26 次/分，血压 85/58mmHg。辅助检查：血常规示 RBC 5.15×10^9/L，WBC 9.80×10^9/L，N 80%。粪便直接涂片：可见革兰阴性稍弯曲的弧菌纵裂呈"鱼群"样。临床诊断：霍乱。

任务：1. 患者目前主要的护理诊断有哪些？

2. 患者的治疗和护理要点有哪些？

【概述】

霍乱（cholera）是由霍乱弧菌感染引起的烈性肠道传染病，经污染的水和食物引起传播。临床上以起病急骤，剧烈腹泻、呕吐、排泄大量米泔水样肠内容物，水、电解质、酸碱平衡紊乱及周围循环衰竭为特征，严重者可因休克、尿毒症或酸中毒而死亡。

（一）病原学

病原体为霍乱弧菌，呈弧形或逗点状，革兰染色阴性，无芽孢和荚膜。WHO 腹泻控制中心将霍乱弧菌分为 O_1 群霍乱弧菌、不典型 O_1 群霍乱弧菌及非 O_1 群霍乱弧菌三群，其中，O_1 群霍乱弧菌是主要致病菌。

霍乱弧菌耐碱不耐酸，在正常胃酸中仅能存活 5 分钟，在未经处理的大便中能存活数天。对热、干燥敏感，一般煮沸 1~2 分钟即可杀灭，干热消毒需 2 小时。对各种常用消毒剂敏感，在 0.1% 漂白粉中 10 分钟即死亡。

（二）流行病学

1. 传染源　患者和带菌者为主要传染源。轻型患者、隐性感染者和恢复期带菌者具有更重要的传染意义。

2. 传播途径　通过污染的水、食物等经消化道传播是主要的传播途径，也可经苍蝇以及日常生活接触而传播。

3. 易感人群　人群普遍易感。病后可获得一定免疫力，但持续时间短，可再次感染。

4. 流行特征　本病多见于沿江、沿海地带，如广东、广西、浙江、江苏、上海等省市。全年均可发病，我国以夏秋季流行为主，流行高峰多在 7~10 月份。

（三）发病机制

食入霍乱弧菌后是否发病，取决于机体的免疫力、弧菌的数量和致病力。人体正常分泌的胃酸可杀灭一定数量的霍乱弧菌，不引起发病。但若胃大部切除使胃酸分泌减少，大量饮水和大量进食使胃酸稀释，或者食入霍乱弧菌的量超过 $10^8 \sim 10^9$，均能引起发病。霍乱弧菌经胃抵达肠道后，穿过肠黏膜上的黏液层，黏附于小肠上段黏膜上皮细胞的刷状缘上，在小肠的碱性环境下大量繁殖，产生外毒素性质的霍乱肠毒素，即霍乱原，引起肠液的过度分泌。该肠毒素有 A、B 两个亚单位。B 亚单位与肠黏膜上皮细胞的膜表面受体结合后，使 A 亚单位与整个毒素脱离并进入细胞内，水解成 A1 片段和

A2 片段，A1 片段使细胞内环磷酸腺苷浓度升高，刺激隐窝细胞分泌水、氯化物及碳酸氢盐的功能增强，同时抵制绒毛细胞对钠的正常吸收，以致大量水分和电解质聚集在肠腔，形成本病特征性的剧烈样腹泻。腹泻导致的失水使胆汁分泌减少，故腹泻排出的大便可呈"米泔水"样。

【护理评估】

（一）健康史评估

询问患者有无与霍乱患者的接触史；有无进食不洁食物或饮用被污染的水；是否到过流行区域；评估患者的起病情况，呕吐腹泻的时间、次数、量；有无经过处理等。

（二）身体评估

少数患者有短暂的前驱症状，表现为头晕、腹胀和轻度腹泻外，大多为突然起病，病情轻重不一。潜伏期可短至数小时或长达 3～6 天，一般为 1～3 天。典型病例病程分为 3 期。

1. 泻吐期　以剧烈腹泻开始，继之出现呕吐，一般不发热，仅少数有低热。本期持续数小时至 1～2 天。

（1）腹泻　常为首发症状，无痛性剧烈腹泻，不伴有里急后重，粪便性状由泥浆样或水样含粪质，见黏液，速转为"米泔水"样便或洗肉水样血便，无粪质，便次逐增，每日数次至十余次，重则从肛门直流而出，每次便量超过 1000ml，无粪臭，稍有鱼腥味。

（2）呕吐　发生在腹泻之后，多不伴恶心，呈喷射性呕吐。呕吐物初为胃内容物，后为水样，严重者可呕吐"米泔水"样液体，与粪便性质相似。轻者可无呕吐。

2. 脱水期　严重吐泻引起脱水、电解质紊乱和代谢性酸中毒，严重者出现周围循环衰竭。

（1）脱水　频繁吐泻导致机体大量丢失水分和电解质，内环境紊乱，甚至发生循环衰竭。本期持续时间为数小时至 2～3 天，治疗是否及时和正确是缩短本期病程的关键。患者表现为烦躁不安、口渴，眼窝深陷，声音嘶哑，皮肤干燥皱缩，舟状腹等。

（2）电解质紊乱及酸中毒　①由于吐泻使钠盐大量丢失，低钠可引起腓肠肌和腹直肌痉挛，表现为痉挛部位的疼痛，肌肉呈强直状态。②频繁地腹泻使钾盐大量丧失，低钾血症可引起肌张力减低，腱反射消失，甚至心律失常。③酸中毒时可出现神志不清，呼吸深长，血压下降。

（3）循环衰竭　由于中度或重度脱水，血容量显著下降及血液极度浓缩，导致循环衰竭，患者表现为面色苍白、四肢冰凉、血压下降、脉搏细速、尿量减少或无尿、意识障碍等。血液检查可有红细胞、血红蛋白、血浆蛋白及血浆比重等增高，血液黏稠度增加。

3. 恢复期　腹泻停止，脱水纠正后多数患者症状消失，体温、脉搏、血压恢复正常，尿量增加，体力逐步恢复。有约 1/3 病例由于血液循环的改善，留于肠腔的内毒素被吸收进入血流可引起轻重不一的发热，一般患者体温可达 38～39℃，持续 1～3 天后自行消退。尤以儿童多见。

（三）心理-社会评估

霍乱为我国法定的甲类传染病，传染性极强，易引起流行和暴发流行，病死率较高，一旦发现应严密隔离。患者可因隔离引起焦虑、恐慌等心理，应注意评估患者的心理状态。

（四）辅助检查

1. 血常规及生化检查　红细胞、血红蛋白及红细胞压积均可增高，白细胞计数可达（10～30）×10⁹/L 或更高，中性粒细胞及大单核细胞增多。脱水期间血清钾、钠、氯化物和碳酸盐均降低，血 pH 下降，尿素氮、肌酐升高。

2. 尿常规　尿液检查可见蛋白、细胞和管型。

3. 病原菌检查

（1）涂片染色　取粪便或早期培养物涂片作革兰染色镜检，可见革兰阴性、呈"鱼群"状排列的稍弯曲的弧菌。

（2）制动试验　取急性期患者的水样粪便或碱性胨水增菌培养的表层生长物，先做暗视野显微镜检，观察动力，如有穿梭样运动物时，则加入 O_1 群多价血清一滴，若是 O_1 群霍乱弧菌，由于抗原抗体作用，则凝集成块，弧菌运动即停止。

（3）细菌培养 所有怀疑霍乱患者的粪便，除做显微镜检外，均应做细菌培养，为明确诊断提供依据。

4. 血清免疫学检查 可检测血清中抗体，有诊断参考价值。

【主要护理诊断/问题】

1. 体液不足 与剧烈的吐、泻导致大量水分丢失有关。

2. 营养失调：低于机体需要量 与剧烈的吐、泻导致大量营养物质丢失有关。

3. 潜在并发症 休克、急性肾功能衰竭、电解质紊乱等。

4. 焦虑 与担心预后及隔离治疗有关。

【护理措施】

（一）一般护理

1. 消毒与隔离 按甲类传染病进行严格隔离及时上报疫情。确诊患者与疑似病例应分别隔离。患者排泄物应进行彻底消毒。患者症状消失后，隔天粪便培养1次，连续两次粪便培养阴性方可解除隔离。

2. 休息与活动 急性期患者腹泻频繁，全身症状明显者应卧床休息。频繁腹泻伴大量呕吐、发热、疲乏无力、严重脱水者，应协助患者床边排便（注意遮挡），减少患者往返如厕对体力的消耗，避免跌倒等不良事件发生。

3. 饮食护理 剧烈吐泻者应禁食，静脉补充营养，加强口腔护理。恢复期给予清淡、易消化、少渣半流质饮食，尽量避免豆制品、牛奶、糖类等易产气食物，少食多餐，逐渐增加食量。

（二）病情观察

密切观察生命体征、意识状态，特别注意观察脉搏、血压等；观察呕吐物、排泄物的颜色、性质、量、次数，并准确记录24小时出入量；监测血清电解质等血生化结果，特别注意有无腱反射消失、心动过速、心音减弱、心律不齐等低钾血症的表现；观察有无口渴、眼窝深陷、声音嘶哑、皮肤干燥等脱水表现，有无面色苍白，四肢冰凉、血压下降、脉搏细速、尿量减少或无尿等休克表现。

（三）配合治疗

治疗原则包括严密隔离、补液、抗菌和对症治疗。

1. 补液治疗 及时正确地补充液体和电解质是治疗霍乱的关键。

（1）口服补液 适用于轻、中度脱水及纠正低血容量休克后的重度脱水患者。WHO 推荐的口服补液盐（ORS）配方为葡萄糖20g、NaCl 3.5g、NaHCO$_3$ 2.5g、KCl 1.5g，加水1000ml。方法为：治疗最初6小时，成人每小时口服750ml，小儿（20kg 以下）每小时给250ml。以后每6小时的口服补液量为前6小时泻吐量的1.5倍。

（2）静脉补液 适用于重度脱水及口服补液困难的患者。常用补液种类有541溶液、腹泻治疗液、2∶1溶液及林格乳酸钠溶液等。

2. 抗菌治疗 为辅助治疗。常用药物有诺氟沙星、环丙沙星、庆大霉素、四环素、黄连素等，一般连用3天，药物疗效以口服为佳。

3. 对症治疗 ①重症患者经液体治疗后，血压仍未上升，可加用肾上腺皮质激素及血管活性药物。②发现急性肺水肿和心力衰竭的临床表现时，应调整输液速度，给予镇静剂、利尿剂及强心剂，可应用地塞米松或氢化可的松，静脉滴注。③对急性肾衰竭者，应纠正酸中毒及电解质紊乱，如出现高血容量、高钾血症、严重酸中毒，必要时可采用透析治疗。

（四）对症护理

1. 腹泻 密切观察大便的次数、量、性状及伴随症状，记录24小时出入量，注意补充足够水分及所需营养，加强肛周皮肤护理。排泄物应及时消毒处理。

2. 肌肉痉挛　监测血清电解质浓度，遵医嘱及时纠正低钠血症和低钙血症；局部热敷、按摩、针灸等方法也可缓解不适。

3. 体液不足　①评估患者体液不足的程度及脱水体征。②密切监测血压、脉搏、呼吸，记录24小时出入液量。③采取休克体位，绝对卧床休息。④建立静脉通路，必要时采取两路输液，观察输液效果，并注意有无输液反应。补液后血压仍不升者，遵医嘱给予血管活性药物。

（五）用药护理

严格遵医嘱补液，静脉补液原则是：早期、迅速、足量、先盐后糖、先快后慢、纠酸补钙、见尿补钾；对老人、婴幼儿及心肺功能不全的患者补液不可过快，边补边观察治疗反应。遵医嘱应用抗生素，注意观察药物疗效与不良反应。

（六）心理护理

在护理过程中注意多与患者交流沟通，讲解隔离的重要性与必要性，鼓励患者说出自己的想法和感受，分析了解患者出现焦虑、恐惧心理的原因，充分理解患者，并注意运用语言艺术和沟通技巧，满足患者不同层次的心理需要，为患者提供切实的帮助，消除其消极的心理反应，树立战胜疾病的信心。

（七）健康指导

1. 生活指导　加强饮水消毒和食品管理，不吃生或半熟的水产品，不喝生水，饭前便后要洗手，养成良好的个人卫生习惯。

2. 疾病预防指导

（1）控制传染源　加强对传染源的管理是控制霍乱流行的重要环节，应严格执行疫情报告和隔离制度。对疫点、疫区需进行严格消毒、隔离，以防止霍乱传播。

（2）切断传播途径　大力开展三管（管水、管粪、管饮食）、一灭（灭蝇）为中心的群众性卫生运动，以切断传播途径。

（3）保护易感人群　霍乱流行时，有选择地为疫区人群接种霍乱菌苗，对减少急性病例、控制流行有一定意义。口服菌苗可使肠道产生特异性 IgM、IgG 和 IgA 抗体，亦能阻止弧菌黏附于肠壁而免于发病。

目标检测

选择题

A1／A2 型题

1. 治疗霍乱的关键环节是
   A. 抗菌药物 　　　　　　　B. 抑制肠黏膜分泌药 　　　　　　C. 并发症治疗
   D. 补充液体和电解质 　　　E. 休息

2. 下列不属于霍乱的传播途径是
   A. 水 　　　　　　　　　　B. 食物 　　　　　　　　　　　　C. 生活接触
   D. 苍蝇媒介 　　　　　　　E. 血液

3. 关于霍乱，描述不正确的是
   A. 甲类传染病 　　　　　　　　　　B. 主要经消化道传播
   C. 患者是唯一的传染源 　　　　　　D. 人体正常分泌的胃酸可杀灭一定数量的霍乱弧菌
   E. 接种霍乱疫苗对该病有预防作用

4. 霍乱的生物学特点，描述不正确的是
   A. 霍乱弧菌为革兰阴性，呈弧形或逗点状杆菌

  B. 患者粪便直接涂片时可见弧菌纵列呈"鱼群"样

  C. 霍乱弧菌可产生溶血素，有细胞毒性及心脏毒性

  D. 在碱性环境中生长繁殖快

  E. 霍乱弧菌对干燥、加热和一般消毒剂均不敏感

5. 下列有关霍乱吐泻期临床表现的描述，不正确的是

  A. 少数发病前 1~2 天可有头晕、乏力等症状

  B. 以剧烈腹泻开始，继之出现呕吐

  C. 急性期表现为持续的高热，一般在 38℃ 以上

  D. 严重者可呕吐"米泔水"样液体，与粪便性质相似

  E. 腹泻的特点为无里急后重感

（张真容）

第六节　细菌性痢疾患者的护理

PPT

情境导入

  情境：患者，男，21 岁，因"街边进食后出现发热、腹痛、腹泻 2 小时"入院。查体：体温 38.2℃，脉搏 138 次/分，呼吸 22 次/分，血压 86/58mmHg。血常规 Hb 110g/L，WBC 26.2×10^9/L，PLT 130×10^9/L，大便常规：黄色脓血便，WBC 30~40/高倍，RBC 3~8/高倍。临床诊断：细菌性痢疾。

  任务：1. 患者目前主要的护理诊断有哪些？

     2. 患者的治疗和护理要点有哪些？

【概述】

  细菌性痢疾（bacillary dysentery）简称菌痢，是由志贺菌（痢疾杆菌）引起的肠道传染病。主要累及直肠、乙状结肠，表现为炎症与溃疡，临床主要表现为腹痛、腹泻、里急后重和黏液脓血便，可伴有发热及全身毒血症状，严重者可发生感染性休克和（或）中毒性脑病。本病可反复感染，一般为急性，少数迁延为慢性。

（一）病原学

  志贺菌属（Shigella）俗称痢疾杆菌，属于肠杆菌科，革兰阴性杆菌，有菌毛，无鞭毛、荚膜及芽孢，兼性厌氧，但最适宜于需氧生长。志贺菌存在于患者与带菌者的粪便中，抵抗力弱，60℃加热 10 分钟可被杀死，对酸和一般消毒剂敏感。在粪便中数小时内死亡，但在污染物品及瓜果、蔬菜上可存活 10~20 天。

（二）流行病学

  1. 传染源 急、慢性患者及带菌者为主要传染源。急性菌痢患者早期排菌量大、传染性强。非典型患者、慢性患者由于症状轻微或不典型，带菌者可能不表现出症状，而易被忽略，具有更大的流行病学意义。

  2. 传播途径 主要经消化道传播。志贺菌主要通过污染食物、水、生活用品，经口传播；亦可通过苍蝇污染食物而传播。

  3. 易感人群 人群普遍易感。病后可获得一定的免疫力，但持续时间短，不同菌群及血清型间无交叉保护性免疫，易反复感染。

（三）发病机制

  志贺菌进入机体后是否发病，取决于三个要素：细菌数量、致病力和人体抵抗力。志贺菌进入消

化道后，大部分被胃酸杀死，少数进入下消化道的细菌也可因正常菌群的拮抗作用、肠道分泌型 IgA 的阻断作用而不能致病。致病力强的志贺菌即使 10~100 个细菌进入人体也可引起发病。当人体抵抗力下降时，少量细菌也可致病。志贺菌经口进入，穿过胃酸屏障后，侵袭和生长在结肠黏膜上皮细胞，经基底膜进入固有层，并在其中繁殖、释放毒素，引起炎症反应和小血管循环障碍，炎性介质的释放使志贺菌进一步侵入并加重炎症反应，导致肠黏膜炎症、坏死及溃疡。由黏液、细胞碎屑、中性粒细胞、渗出液和血液形成黏液脓血便。

【护理评估】

（一）健康史评估

询问患者发病前是否饮用不洁生水、井水、摄入不洁饮食，评估患者饮食、饮水、个人卫生及生活环境。了解患者发病时间及主要症状、病情的进展情况，目前一般状况等。

（二）身体评估

本病潜伏期一般为 1~4 天，短者数小时，长者可达 7 天。根据病程长短和病情轻重可以分为下列各型。

1. 急性菌痢　根据毒血症及肠道症状轻重，可以分为 4 型。

（1）普通型　起病急，有畏寒、发热，体温可达 39℃ 以上，伴头痛、乏力、食欲减退，并出现腹痛、腹泻，多先为稀水样便，1~2 天后转为黏液脓血便，每天排便 10 余次至数十次，便量少，有时为脓血便，里急后重明显。常伴肠鸣音亢进，左下腹压痛。自然病程为 1~2 周，多数可自行恢复，少数转为慢性。

（2）轻型　全身毒血症状轻微，可无发热或仅低热。表现为急性腹泻，每天排便 10 次以内，稀便有黏液但无脓血。有轻微腹痛及左下腹压痛，里急后重较轻或缺如。1 周左右可自愈，少数转为慢性。

（3）重型　多见于老年、体弱、营养不良患者。急起发热，腹泻每天 30 次以上，为稀水脓血便，偶尔排出片状假膜，甚至大便失禁，腹痛、里急后重明显。后期可出现严重腹胀及中毒性肠麻痹，常伴呕吐，严重失水可引起外周循环衰竭。部分病例以中毒性休克为突出表现者，则体温不升，常有酸中毒和水、电解质平衡失调，少数患者可出现心、肾功能不全。

（4）中毒性菌痢　以 2~7 岁儿童为多见，成人偶有发生。起病急骤，畏寒、高热，病势凶险，全身中毒症状严重，可有嗜睡、昏迷及抽搐，迅速发生循环和呼吸衰竭。临床以严重毒血症状、休克和（或）中毒性脑病为主，而局部肠道症状很轻或缺如。开始时可无腹痛及腹泻症状，但发病 24 小时内可出现痢疾样粪便。按临床表现可分为以下 3 型：①休克型，即周围循环衰竭型，成人较多见，以感染性休克为主要表现。患者面色灰白、四肢厥冷、指甲发白、心率增快、脉搏细速、脉压小、尿量减少。早期血压正常或稍低，晚期血压下降甚至不能测出，皮肤花纹明显，伴不同程度意识障碍，并可出现心、肾功能不全的症状。②脑型，亦称呼吸衰竭型，是最为严重的一个类型。以脑膜脑炎、颅内压增高甚至脑疝，并出现中枢性呼吸衰竭为主要表现。患者有剧烈头痛、频繁呕吐，呈典型的喷射状呕吐。频繁或持续性惊厥、昏迷。瞳孔大小不等，可忽大忽小，对光反应迟钝或消失，眼球下沉呈落日征。呼吸节律不齐、深浅不匀，双吸气或叹息样呼吸，严重者可出现呼吸停止。③混合型，兼有上两型 3 的表现，预后最为凶险，病死率很高，可达 90% 以上。

2. 慢性菌痢　菌痢反复发作或迁延不愈达 2 个月以上者，即为慢性菌痢。根据临床表现可以分为 3 型。

（1）慢性迁延型　最为多见。急性菌痢发作后，迁延不愈，时轻时重。长期腹泻可导致营养不良、贫血、乏力等。

（2）急性发作型　有慢性菌痢史，间隔一段时间又出现急性菌痢的表现，但发热等全身毒血症状不明显。

（3）慢性隐匿型　较少见。有急性菌痢史，无明显临床症状，但粪便培养可检出志贺菌，结肠镜检可发现黏膜炎症或溃疡等病变。

（三）心理 - 社会评估

菌痢起病急，部分患者可迅速发展为休克或中枢性呼吸衰竭，容易引起患者和家属的恐慌。因此，需要评估患者和家属有无困惑、焦虑、恐惧等心理反应，对住院隔离治疗的认识及适应情况。患病后对家庭、经济等的影响，社会支持系统的作用，如家属对菌痢知识的了解程度、对患者的心理支持等。

（四）辅助检查

1. 血常规 急性菌痢白细胞总数可轻至中度增多，以中性粒细胞为主，可达（$10 \sim 20$）$\times 10^9$/L。慢性患者可有贫血表现。

2. 粪便常规 粪便外观多为黏液脓血便，镜检可见白细胞（$\geqslant 15$ 个/高倍视野）、脓细胞和少数红细胞，如有巨噬细胞则有助于诊断。

3. 病原学检查 ①细菌培养：粪便培养找到痢疾杆菌是确诊的最直接依据。在抗菌药物使用前采集新鲜标本，取脓血部分及时送检和早期多次送检均有助于提高细菌培养阳性率。②特异性核酸检测：采用核酸杂交或聚合酶链反应（PCR）可直接检查粪便中的痢疾杆菌核酸，具有灵敏度高、特异性强、快速简便、对标本要求低等优点，但临床较少使用。

4. 免疫学检查 采用免疫学方法检测抗原具有早期、快速的优点，对菌痢的早期诊断有一定帮助，但由于粪便中抗原成分复杂，易出现假阳性。

【主要护理诊断/问题】

1. 体温过高 与痢疾杆菌内毒素激活细胞释放内源性致热原，作用于体温中枢导致体温升高有关。

2. 组织灌注无效 与中毒性菌痢导致微循环障碍有关。

3. 潜在并发症 中枢性呼吸衰竭。

【护理措施】

（一）一般护理

1. 休息与活动 急性期患者腹泻频繁、全身症状明显者应卧床休息。频繁腹泻伴发热、疲乏无力、严重脱水者应协助患者床边排便，以减少体力消耗，避免跌倒等不良事件发生。

2. 饮食护理 严重腹泻伴呕吐者可暂禁食，静脉补充所需营养，使肠道得到充分休息。能进食者，以进食高热量、高蛋白、高维生素、少渣、少纤维素、易消化、清淡流质或半流饮食为原则，避免生冷、多渣、油腻、刺激性食物。病情好转后可由流质半流质饮食逐步过渡至正常饮食。

（二）病情观察

严密监测患者生命体征，重点监测脉搏、血压、神志、尿量，观察患者有无面色苍白、四肢湿冷、血压下降、脉搏细数、尿少、烦躁等休克征象；观察患者腹泻情况，如排便频次、量、颜色、性状及伴随症状等。

（三）配合治疗

1. 急性菌痢

（1）一般治疗 消化道隔离至临床症状消失，粪便培养连续 2 次阴性。注意饮食，维持水、电解质、酸碱平衡。

（2）抗菌治疗 轻型菌痢患者可不用抗菌药物，严重病例则需应用抗生素。近年来，志贺菌对抗生素的耐药性逐年增长，因此，应根据当地流行菌株药敏试验或粪便培养的结果进行选择。抗生素治疗的疗程一般为 $3 \sim 5$ 天。常用药物包括以下几种。①喹诺酮类药物：抗菌谱广，可作为首选药物，首选环丙沙星。儿童、妊娠期及哺乳期妇女如非必要不宜使用。②其他 WHO 推荐的二线用药：头孢曲松和匹美西林可应用于任何年龄组，同时对多重耐药菌株有效。阿奇霉素也可用于成人治疗。③小檗碱（黄连素）：因其有减少肠道分泌的作用，故在使用抗生素时可同时使用。

（3）对症治疗　只要有水和电解质丢失，均应口服补液盐，严重脱水者，才可考虑先静脉补液，然后尽快改为口服补液；高热可物理降温为主，必要时适当使用退热药；毒血症状严重者，可给予小剂量肾上腺糖皮质激素；腹痛剧烈者可用颠茄片或阿托品等解痉药物。

2. 中毒性菌痢　应采取综合急救措施，力争早期治疗。

（1）抗菌治疗　药物选择基本与急性菌痢相同，但应先采用静脉给药，可采用环丙沙星、氧氟沙星等喹诺酮类或三代头孢菌素类抗生素。病情好转后改为口服，剂量和疗程同急性菌痢。

（2）对症治疗　①降温、镇静：高热应给予物理降温，必要时给予退热药；高热伴烦躁、惊厥者，可采用亚冬眠疗法。②休克型：扩充血容量，纠正酸中毒，维持水、电解质平衡；给予山莨菪碱（654-2）、酚妥拉明、多巴胺等药物，改善微循环障碍；保护心、脑、肾等重要脏器的功能；短期应用肾上腺皮质激素。③脑型：可用20%甘露醇减轻脑水肿。应用血管活性药物以改善脑部微循环，同时给予肾上腺皮质激素有助于改善病情。防治呼吸衰竭需保持呼吸道通畅、吸氧，如出现呼吸衰竭可使用洛贝林等药物，必要时可应用呼吸机。

3. 慢性菌痢

（1）抗菌治疗　根据病原菌药敏结果选用有效抗菌药物，通常联用2种不同类型药物，疗程延长到10～14天，重复1～3个疗程。亦可应用药物保留灌肠疗法，灌肠液内加用小量肾上腺皮质激素，以增加其渗透作用而提高疗效。

（2）对症治疗　有肠道功能紊乱者可采用镇静或解痉药物。

（四）用药护理

遵医嘱使用有效抗菌药物，注意观察药物不良反应。喹诺酮类抗生素因影响骨骼发育，儿童、妊娠期及哺乳期妇女慎用。早期禁用止泻药，便于毒素排出。

（五）心理护理

多与患者交流沟通，讲解隔离的重要性与必要性，安慰患者，减少患者恐惧紧张心理。树立战胜疾病的信心。

（六）健康指导

1. 疾病预防指导　做好饮水、食品、粪便的卫生管理及防蝇灭蝇工作，改善环境卫生条件。严格执行食品卫生管理法及有关制度，凡从事食品加工或生产及饮食服务的人员，在工作时必须勤洗手。从事服务性行业（尤其饮食业）者定期健康检查，发现慢性带菌者应暂时调换工种，接受治疗。养成良好的个人卫生习惯，餐前便后洗手，不饮生水，禁食不洁食物，把住"病从口入"关。

2. 保护易感人群　加强易感人群的管理。在痢疾流行期间，易感者可口服多价痢疾减毒活菌苗，提高机体免疫力。

3. 疾病知识指导　菌痢患者应及时隔离、治疗，粪便消毒对于传染源的控制极为重要，应向患者及家属说明。遵医嘱按时、按量、按疗程坚持服药，争取急性期彻底治愈，以防转变为慢性菌痢。慢性菌痢患者可因进食生冷食物、暴饮暴食、过度紧张和劳累、受凉、情绪波动等诱发急性发作，应注意避免诱发因素。加强体育锻炼，保持生活规律，复发时及时治疗。

•••• 目标检测

选择题

A1/A2 型题

1. 急性细菌性痢疾的首选药物是

　　A. 喹诺酮类　　　　　　B. 大环内酯类　　　　　　C. 磺胺类

　　D. 青霉素　　　　　　　E. 头孢类

2. 不符合中毒性细菌性痢疾临床特征的是

　　A. 起病急骤　　　　　　　　B. 有严重的全身毒血症状　　　C. 病死率高

　　D. 包括 3 种类型　　　　　　E. 休克型最为严重

3. 细菌性痢疾的主要传染源是

　　A. 轻型患者　　　　　　　　B. 普通型患者　　　　　　　　C. 中毒性菌痢患者

　　D. 重型患者　　　　　　　　E. 患者和带菌者

4. 细菌性痢疾患者查体时,腹部压痛部位最有可能是

　　A. 右下腹　　　　　　　　　B. 右上腹　　　　　　　　　　C. 左上腹

　　D. 左下腹　　　　　　　　　E. 脐周

5. 患者,女,35 岁。诊断为急性细菌性痢疾。每天排脓血便 7~8 次,护理措施中错误的是

　　A. 须执行接触隔离　　　　　　　　　B. 排便后用软纸擦拭肛门

　　C. 温水,局部坐浴后,肛门涂凡士林　　D. 鼓励患者多饮水,卧床休息

　　E. 补充电解质

(张真容)

第七节　传染性疾病护理实训

传染病医护人员职业防护

　　传染病区的医护人员职业防护对保证自身安全和预防传染病的播散十分重要。如果医护人员职业防护意识薄弱,一旦被感染,不仅威胁到医护人员自身的健康,而且在院内造成交叉感染。

　　【各种防护用品的应用】

　　1. 口罩　根据不同的操作要求选用不同种类的口罩。一般医疗活动,可佩戴纱布口罩或医用外科口罩。纱布口罩应保持清洁干燥,定期更换与消毒。接触经空气、飞沫传播的呼吸道感染患者时,应戴医用防护口罩或全面型呼吸防护器,其效力能维持 6~8 小时,遇污染或潮湿,应及时更换且要进行面部密合性试验。

　　2. 护目镜/防护面罩/全面型防护面罩　下列情况应使用护目镜/防护面罩:①在进行诊疗、护理操作时可能被传染病患者的血液、体液、分泌物等喷溅时;②近距离接触经飞沫传播的传染病患者时,如为呼吸道传染病患者进行气管切开、气管插管等近距离操作,可能发生患者血液、体液、分泌物喷溅时,应使用全面型防护面罩。佩戴前应检查有无破损,佩戴装置有无松懈。用后应清洁与消毒。

　　3. 帽子　进入洁净环境前、进行无菌操作时应戴帽子。帽子被患者血液、体液污染时,应立即更换;布质帽子应保持清洁干燥,定期更换与清洁;一次性帽子应一次性使用。

　　4. 防护服　根据制作材质的不同,防护服分为一次性防护服和重复使用的防护服。下列情况应穿防护服:①可能受到患者血液、体液、分泌物、排泄物污染时;②对患者实行保护性隔离时,如护理大面积烧伤患者、骨髓移植患者以及大创面换药时;③对感染性疾病患者如多重耐药菌感染患者等实施隔离时。

　　5. 防水围裙　可能有患者的血液、体液、分泌物及其他污染物质喷溅、进行复用医疗器械的清洗时应穿防水围裙。一次性防水围裙应一次性使用,受到明显污染时应及时更换;重复使用的塑胶围裙,用后应及时清洗与消毒;遇有破损或渗透时,应及时更换。

　　6. 手套　戴手套是预防经"手"感染的另一个有效方法。应根据操作的需要,选择合适的手套。接触患者的血液、体液、分泌物、排泄物及污染物品时,应戴手套。

　　7. 鞋套　鞋套应具有良好的防水性能,并一次性应用。下列情况应穿鞋套:在区域隔离预防,

从潜在污染区进入污染区时；负压病房的隔离预防，从缓冲区进入病房时。鞋套应在规定区域内穿，离开该区域时应及时脱掉鞋套。发现破损应及时更换。

【防护用品穿脱程序】

1. 穿防护用品应遵循的程序

（1）清洁区进入潜在污染区　洗手→戴帽子→戴医用防护口罩→穿工作衣裤→换工作鞋后→进入潜在污染区。

（2）潜在污染区进入污染区　穿隔离衣或防护服→戴护目镜/防护面罩→戴手套→穿鞋套→进入污染区。

2. 脱防护用品应遵循的程序

（1）离开污染区进入潜在污染区　摘手套、消毒双手→摘护目镜/防护面罩→脱隔离衣或防护服→脱鞋套→洗手和（或）手消毒→进入潜在污染区，洗手或手消毒。用后物品分别放置于专用污物容器内。

（2）从潜在污染区进入清洁区　洗手和（或）手消毒→脱工作服→摘医用防护口罩→摘帽子→洗手和（或）手消毒后，进入清洁区。

（3）离开清洁区　沐浴、更衣→离开清洁区。

（张真容）

书网融合……

| 重点小结 | 微课 | 习题 | 答案解析 |

参考文献

［1］ 葛均波，徐永健，王辰．内科学［M］. 9 版．北京：人民卫生出版社，2018.

［2］ 尤黎明，吴英．内科护理学［M］. 7 版．北京：人民卫生出版社，2022.

［3］ 洪霞，王刚．内科护理学［M］. 2 版．北京：中国医药科技出版社，2019.

［4］ 王秀玲. 2022 年全国护士执业资格考试同步习题解析与技巧点拨［M］．北京：人民卫生出版社，2022.

［5］ 罗先武，王冉. 2024 年全国护士执业资格考试轻松过［M］．北京：人民卫生出版社，2024.

［6］ 王所荣，徐茂凤．内科护理学［M］. 2 版．北京：中国医药科技出版社，2023.

［7］ 汪芝碧，钟云龙．内科护理学［M］．北京：北京大学医学出版社，2019.

［8］ 高清源，刘俊香，魏映红．内科护理［M］. 3 版．武汉：华中科技大学出版社，2018.

［9］ 李葆华，赵志新．传染病护理学［M］．北京：人民卫生出版社，2022.

［10］ 李兰娟，任红．传染病学［M］. 9 版．北京：人民卫生出版社，2018.

［11］ 陈丽云，李锦萍．内科护理学［M］. 2 版．北京：人民卫生出版社，2020.

［12］ 王宏运，耿桂灵．内科护理学［M］. 3 版．北京：人民卫生出版社，2020.

［13］ 杨涛，曲鹏．内科学［M］. 4 版．北京：人民卫生出版社，2020.